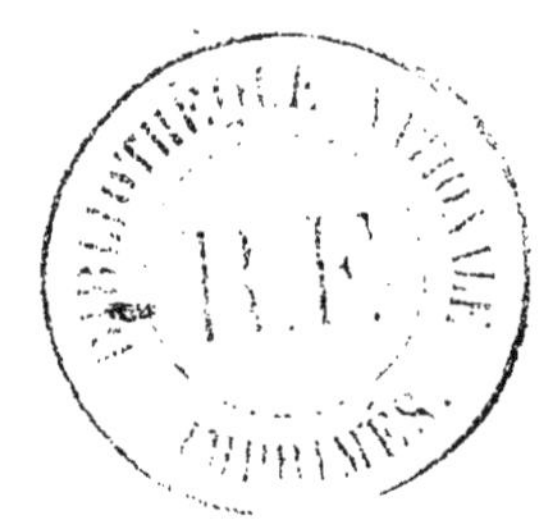

LEÇONS

SUR LES

MALADIES DE LA PEAU

TOME II

PARIS

TYPOGRAPHIE GEORGES CHAMEROT

19, RUE DES SAINTS-PÈRES, 19

MORITZ KAPOSI
PROFESSEUR DE DERMATOLOGIE A L'UNIVERSITÉ DE VIENNE

LEÇONS
SUR LES
MALADIES DE LA PEAU

TRADUITES ET ANNOTÉES

PAR

ERNEST BESNIER
MEMBRE DE L'ACADÉMIE DE MÉDECINE DE PARIS
MÉDECIN DE L'HOPITAL SAINT-LOUIS
SECRÉTAIRE GÉNÉRAL
DE LA SOCIÉTÉ MÉDICALE DES HOPITAUX, ETC.
CHEVALIER DE LA LÉGION D'HONNEUR

ADRIEN DOYON
MEMBRE CORRESPONDANT DE L'ACADÉMIE
DE MÉDECINE DE PARIS
DE LA SOCIÉTÉ DE MÉDECINE DE LYON
MÉDECIN INSPECTEUR DES EAUX D'URIAGE, ETC.
CHEVALIER DE LA LÉGION D'HONNEUR

Avec 64 Figures dans le Texte

TOME II

PARIS
G. MASSON, ÉDITEUR
LIBRAIRE DE L'ACADÉMIE DE MÉDECINE
120, BOULEVARD SAINT-GERMAIN, 120

M DCCC LXXXI

LEÇONS

SUR LES

MALADIES DE LA PEAU

TOME DEUXIÈME.

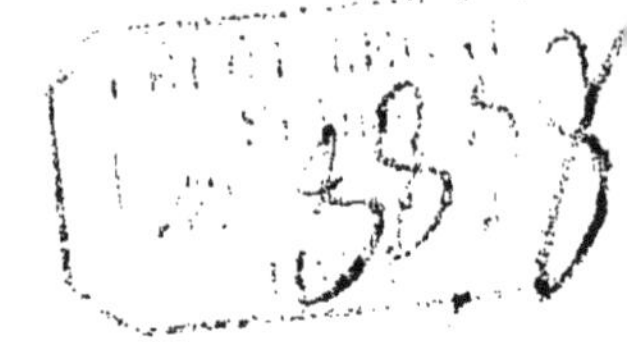

VINGT-SIXIÈME LEÇON

PRURIGO.

Prurigo caractéristique. — Prurigo agria. — Prurigo mitis.

Suivant en cela des exemples antérieurs, beaucoup de médecins emploient encore actuellement le nom de prurigo comme synonyme de prurit ou démangeaison de la peau, et comprennent sous cette dénomination des affections cutanées tout à fait différentes les unes des autres, s'accompagnant ou non de papules, mais qui n'ont de commun que le symptôme démangeaison. C'est ainsi qu'il est question de prurigo pédiculaire, prurigo sénile, local, etc.

Mais l'emploi banal du terme de prurigo n'est plus permis aujourd'hui, depuis que Hebra en a fait l'application à un processus pathologique différencié par des caractères très tranchés des autres maladies de la peau qui s'accompagnent de démangeaisons, et dans lequel on doit reconnaître un mal d'un genre spécial (1).

(1) Personne, plus que nous, n'a reconnu la vérité de la création du prurigo de Hebra; et nous ne croyons pas que personne ait plus ardemment poursuivi la démonstration de la nécessité d'adopter la réforme imposée par le chef illustre de l'école de Vienne. Cela posé, nous conservons toute notre liberté pour présenter les objections de détail qu'il est nécessaire d'introduire.

Et tout d'abord, Hebra eût été mieux inspiré en désignant la maladie nouvelle sous un nom nouveau, quel qu'il fût; c'est toujours chose hasardée que de déclasser une appellation pour l'appliquer à une chose nouvelle et spéciale, alors surtout que cette appellation, comme dans le cas actuel, est

Le prurigo (Juckblätterchen, littéralement petite squame prurigineuse) est en réalité une maladie qui apparaît dans la plus tendre enfance (1) et se prolonge généralement pendant toute la vie. Dans cette affection, on voit se développer, sous forme d'éruptions qui se reproduisent d'une façon chronique, de petites papules épidermiques dont le volume varie de celui d'un grain de millet à celui d'une tête d'épingle, pâles ou d'un rouge pâle, dures et donnant lieu à une violente démangeaison; ces papules sont disséminées sur tout le corps, mais plutôt localisées sur le côté d'extension des membres, tandis que la peau du côté de la flexion des articulations en est régulièrement exempte.

Les symptômes du prurigo se complètent encore davantage par les phénomènes qui succèdent aux éruptions que nous avons

un véritable comble de banalité. Pour nous, nous n'avons trouvé qu'un seul moyen de sortir, *véritablement*, d'embarras sans rien sacrifier de ce qui doit être respecté. Nous appelons l'affection ici décrite sous le nom de *prurigo de Hebra*, et nous avons la confiance de croire que notre proposition sera adoptée par les dermatologistes. Quant à rayer d'un trait de plume la qualification de prurigo de toutes les autres parties de la dermatopathologie, nous n'y saurions consentir. Quoi qu'en disent l'illustre Hebra et notre éminent auteur, il y a un prurigo pédiculaire, un prurigo sénile, un prurigo de la vulve, du scrotum et de l'anus, et jamais les médecins ne se soumettront par décret à supprimer ces expressions de leur vocabulaire. Nous nous déclarons, pour notre part, satisfaits amplement si les médecins consentaient seulement à ne jamais employer le mot prurigo sans qualificatif: Prurigo, sans qualificatif, veut dire simplement et exactement affection prurigineuse dans laquelle les lésions cutanées sont essentiellement ou en grande partie le *résultat* des irritations mécaniques produites par le grattage qu'entraîne l'irritation provoquée (du dehors ou dedans) dans le système nerveux tégumentaire. Lorsque nous aurons dit, selon les cas, prurigo de Hebra, prurigo des vieillards, prurigo pédiculaire, prurigo partiel, etc., nous aurons satisfait à toutes les nécessités actuelles de la science et de la pratique, si nous appliquons exactement ces dénominations à ce à quoi elles conviennent, et non à autre chose. (*Note des Traducteurs.*)

(1) Le prurigo de Hébra est *souvent* une maladie qui apparaît dans l'enfance, mais nous contestons formellement que ce début précoce soit *constant*, *nécessaire*. Nous observons dans une proportion assez grande, peut-être même dans la moitié des cas, un début plus tardif, l'époque d'apparition ayant toutefois lieu toujours dans la *jeunesse*. Plusieurs des élèves de l'école de Vienne qui nous ont fait l'honneur de suivre nos cliniques pourront témoigner de la réalité de notre proposition d'après l'examen attentif et l'interrogatoire détaillé des malades que nous les avons invités à faire eux-mêmes. (*Note des Traducteurs.*)

signalées, ainsi que par les particularités du développement et de la marche de la maladie.

Les symptômes du prurigo n'existent pas chez l'enfant nouveau-né ; cette maladie ne commence que du huitième au douzième mois de la vie, et tout d'abord elle ne présente pas le tableau caractéristique qui existe plus tard. Elle apparaît alors sous forme d'une urticaire qui persiste jusque dans la seconde année de la vie avec les alternatives qui lui sont particulières de plaques blanches, de démangeaison, d'insomnie et d'excoriations. Seulement, vers la fin de la première année ou au commencement de la seconde, en outre des plaques blanches, il survient de petites papules, et l'affection se manifeste d'une façon tout à fait appréciable, en se localisant principalement sur la face antérieure des jambes et des cuisses, sur le bassin, les régions fessières, et le côté de l'extension des membres supérieurs. Ces papules sont peu saillantes, souvent elles ne sont perceptibles qu'au moyen du toucher ; elles sont pâles ou rouges, démangent beaucoup et deviennent plus saillantes par le fait du grattage, qui en même temps les blesse et les excorie. La gouttelette de sérosité et de sang qui en sort se dessèche promptement en une croûtelle brune, qui couronne le sommet de la papule et est encore adhérente, même après que celle-ci s'est affaissée par le fait de la résorption de l'exsudat qui lui avait donné naissance.

A ces phénomènes s'ajoutent maintenant les symptômes ultérieurs que détermine le grattage violent auquel se livrent les malades, c'est-à-dire des excoriations sous forme de stries et de petites croûtes de sang, des pustules et des pertes de substance profondes, une pigmentation brune diffuse ou en forme de raies, l'arrachement des poils follets, l'œdème et l'épaississement de la peau des jambes, l'engorgement des ganglions inguinaux et les phénomènes de l'eczéma à tous les degrés.

Avec la fin de la seconde année ou au commencement de la troisième, la physionomie pathologique du prurigo dans la forme typique est complète.

Ce qui frappe d'abord au premier coup d'œil que l'on jette sur un malade entièrement découvert, c'est que les lésions morbides, efflorescences, pigmentation, excoriations, etc., affectent au degré le plus élevé le côté de l'extension des membres, et qu'elles vont en augmentant des bras aux jambes, de sorte que c'est sur les bras que la peau est le moins malade, et sur les jambes qu'elle l'est le plus.

C'est sur les membres inférieurs que l'on trouve le plus grand nombre de papules, la plupart écorchées et couvertes d'une croûtelle sanguine, ainsi que de nombreuses pustules et excoriations. L'épiderme présente une pigmentation d'un brun foncé et s'exfolie sous l'ongle qui le gratte en une poussière fine comme de la farine. Si l'on frotte doucement avec la paume de la main la peau de la cuisse en descendant vers la jambe, on éprouve la sensation manifeste que, suivant la même direction, la peau devient graduellement plus rugueuse, plus sèche et plus épaisse. Les lignes et les sillons de la région du genou sont considérablement développés. Si l'on saisit entre les doigts la peau de la face antérieure des cuisses, on reconnaît qu'elle a une épaisseur anormale. Aux jambes, dans les cas où le prurigo est intense, c'est à peine si on peut soulever un pli de la peau, tant elle est épaisse et tendue. Les poils follets sont inégalement arrachés par suite du grattage.

Les lésions se prolongent même sur le dos du pied, mais à un moindre degré. Sur le tronc, on trouve souvent encore un assez grand nombre de papules et d'excoriations, qui sont disséminées çà et là ; on en rencontre moins encore sur les joues, sur le cou et sur le front ; dans ces régions, il se développe le plus souvent un eczéma squameux.

Au contraire, au creux du jarret et au pli du coude, dans le creux de l'aisselle et dans le pli de l'aine, la peau est toujours blanche, lisse, humide et exempte de prurigo. Les ganglions lymphatiques hypertrophiés, formant des nodosités saillantes dans la région inguinale, complètent le tableau caractéristique de la maladie.

D'après les observations que nous possédons actuellement, à partir de ce moment la maladie persiste jusque dans l'âge mûr et même jusque dans la vieillesse, en conservant complètement le type primitif. On peut placer un enfant de trois ans atteint de prurigo à côté d'un homme de cinquante ans atteint de la même affection, et l'on sera forcé de reconnaître que la physionomie de la maladie du premier n'est qu'une copie rajeunie de celle du dernier.

Mais dans cette affection qui évolue pendant toute la durée de la vie, l'état change bien des fois, sous le rapport de l'intensité et des symptômes. Ainsi, en général, l'éruption et la démangeaison diminuent pendant les mois chauds de l'été, il survient même un peu de transpiration sur la peau des régions envahies par le prurigo ; puis la maladie se reproduit et augmente en hiver. Les soins de propreté bien entendus et constants exercent une influence favorable incontestable sur le degré de la maladie. Au contraire, quand on néglige complètement ces soins et le traitement, on voit s'aggraver les symptômes ainsi que les conséquences et les complications des phénomènes exsudatifs et des lésions mécaniques que supporte le tégument. A cette série de conditions se rattachent la pigmentation, qui peut aller parfois jusqu'au brun noir (melasma), et l'épaississement du derme ; sur les jambes la peau finit par être tendue, lisse ou rugueuse, à peu près comme du tissu cicatriciel, et elle ne peut plus se plisser. En outre, un eczéma croûteux recouvre le plus souvent les parties atteintes de prurigo, et, de plus, comme dans toutes les maladies de peau accompagnées de démangeaisons, il peut aussi s'établir sur le côté de la flexion des articulations et sur la face, que le prurigo n'envahit pas, ainsi que sur le cuir chevelu, dont les heveux deviennent poussiéreux, ternes, grêles et finissent par tomber. On peut enfin rencontrer la lymphangite et, complication plus rare, la suppuration des ganglions de l'aine.

Au point de vue pratique, il est important de distinguer deux degrés dans la maladie en question.

L'une, la forme la plus grave, le prurigo *agria* ou *ferox* (Hebra), est celle dont je viens de donner la description.

L'autre forme, le prurigo *mitis*, a absolument le même type que la première, mais elle est beaucoup plus bénigne, soit parce que, d'une manière générale, le nombre des papules, la fréquence des éruptions et l'intensité de la démangeaison sont très peu considérables, et que, par suite, les altérations qui relèvent de cette forme de prurigo ou qui la compliquent sont naturellement beaucoup moindres; soit parce que les membres inférieurs (pour les bras cela est tout à fait exceptionnel) en sont seuls atteints (prurigo partiel).

Sous ce point de vue, les deux formes du prurigo restent distinctes : le prurigo bénin d'un enfant de trois ans n'augmente pas avec les années, au point de devenir du prurigo intense. Dans ce dernier cas, le caractère grave de la maladie existait déjà primitivement, et il persiste ensuite, de façon qu'un enfant de cinq ans atteint de prurigo agria présente déjà sur la peau des jambes des lésions d'un degré beaucoup plus élevé qu'un individu de quarante ans, qui n'est atteint que de prurigo mitis.

Cette distinction a une importance spéciale au point de vue du pronostic du prurigo, car, pour la forme grave et même pour les cas modérés observés chez les adultes, l'expression employée par Hebra est toujours vraie : « Cette affection est incurable. » C'est dans la première enfance seulement que le prurigo mitis peut être complètement guéri par des soins constants et bien entendus surtout, et que le prurigo agria peut, pour les années ultérieures, être suffisamment amendé et assez bien maintenu dans cet état d'amélioration, pour que le malade se suppose de temps à autre débarrassé de son affection.

Abandonné à lui-même, le prurigo constitue une maladie grave et qui exerce une grande influence sur la vie physique et morale de celui qui en est atteint. Non seulement les accidents locaux détériorent l'état physique du malade par suite des déperditions, de l'épuisement nerveux et des insomnies auxquels il donne lieu, — le sujet atteint de prurigo est généralement pâle et amaigri, — mais encore la vie tout entière d'un individu aussi cruellement atteint est depuis le berceau marquée pour le malheur. Enfant, il donnait beaucoup de mal et de soucis aux personnes chargées de le soigner; souvent empêché par son état de santé de s'appliquer à ses leçons et à son travail, évité, repoussé par ses camarades d'école et de chambre parce qu'il se gratte constamment, l'individu atteint de prurigo arrive rarement à une instruction qui lui permette d'occuper dans la vie une position stable dans un certain rang. Il n'y a guère que les gens riches qui puissent par des soins assidus corriger suffisamment cette infortune pour échapper à cette exclusion de la société. Le prurigo ne rend certainement pas les gens impropres à la vie conjugale, mais ils ne sont cependant guère en état de se marier ; et ils sont « impropres » au service militaire (1).

En raison des symptômes si prononcés du prurigo, il n'est guère possible que le diagnostic de cette affection donne lieu à des erreurs. L'aspect de la peau brune, couverte de papules et de petites croûtes punctiformes, déchirée par le grattage, sèche, épaissie ; ces modifications dont l'intensité augmente, à mesure que l'on descend vers les jambes, en connexion avec l'engorgement des ganglions inguinaux, tandis que, au contraire, la peau est saine, blanche, exempte d'excoriations dans le triangle crural et au creux du jarret, tout cela est tellement caractéristique, que l'on ne peut confondre cette affection avec une autre.

Le prurigo est difficile à diagnostiquer à l'époque de la première éruption, lorsque c'est l'urticaire qui domine. D'un autre côté, on peut le méconnaître, lorsque l'eczéma est tellement prononcé que les croûtes masquent les symptômes propres, et que même les parties de peau épargnées par le prurigo, comme le côté de la flexion des articulations, sont envahies par l'eczéma.

Dans l'ichthyose nacrée, on trouve aussi, exactement sur les points qui sont le siège habituel du prurigo, par conséquent sur le côté de l'extension des membres, la peau sèche avec son épiderme en desquamation, tandis que le tégument du côté de la flexion des articulations est normal. Mais les autres symptômes caractéristiques du prurigo manquent dans l'ichthyose, à savoir les papules, la pigmentation et l'épaississement de la peau, bien qu'il existe même un eczéma modéré.

Dans toutes les dermatoses qui s'accompagnent d'une vive démangeaison, spécialement dans les maladies chroniques, gale, excoriations consécutives à la présence des poux de corps, urticaire chronique, prurit cutané, sénile, il survient des pigmentations, des papules, des pustules et de l'eczéma. Mais ces lé-

(1) Tout cela, nous le reconnaissons, est merveilleusement exact ; mais la lettre en doit être appliquée seulement aux formes graves du prurigo de Hebra, lesquelles, à ce degré, sont exceptionnelles, au moins dans le rayon de notre observation française. (*Note des Traducteurs.*)

sions ne présentent jamais la localisation typique du prurigo et, en outre, en raison des caractères particuliers qu'offrent ces affections, c'est à celles-ci que l'on doit rapporter l'origine de ces divers accidents.

Si l'on considère les résultats des recherches anatomiques entreprises par Simon, Hebra, Derby, Neumann, Gay et par moi-même, et que l'on espère y trouver une explication particulière des symptômes du prurigo, on reconnaît bientôt que l'on s'est complètement trompé dans ses espérances. En effet, on ne trouve pas autre chose dans la région des papules qu'une infiltration modérée des papilles et une imbibition séreuse de celles-ci qui existent également dans le réseau de Malpighi, absolument comme dans les altérations de l'eczéma papuleux. Au contraire, dans les points qui ont été pendant de nombreuses années le siège d'un prurigo intense, on constate les mêmes phénomènes que dans toute dermatite chronique, par conséquent aussi dans l'eczéma chronique, à savoir : épaississement, prolifération dans les couches du réseau muqueux, dépôts de pigment disséminés dans le chorion, pénétration abondante de cellules dans ce dernier, surtout autour des vaisseaux, çà et là dilatation des vaisseaux lymphatiques et de quelques glandes sudoripares, par suite de la prolifération de leur revêtement cellulaire. On reconnaît enfin, en certains endroits la déformation des follicules par les végétationsqui se produisent sur les gaînes de la racine du poil, l'hypertrophie des muscles redresseurs des poils; et, dans les formes anciennes, la dégénérescence atrophique des follicules et des glandes sébacées. En aucun cas, ces divers états anatomiques ne peuvent expliquer ni la démangeaison violente, ni la localisation particulière de la maladie, non plus que la maladie elle-même.

Il est probable que la sensation de prurit déterminée par chaque papule provient de l'irritation que la quantité, même minime, de sérum qui arrive brusquement dans chaque efflorescence, exerce sur les nerfs des papilles (Hebra). Mais il reste toujours inexpliqué pourquoi des exsudations circonscrites plus considérables ou seulement analogues, comme celles de l'herpès ou de l'érythème papuleux, ne provoquent pas une démangeaison aussi vive; pourquoi, dans le prurigo, les papules se renouvellent avec tant de ténacité et se localisent d'une façon aussi particulière? Nous ne pouvons pas considérer le prurigo comme une simple névrose, comme le prurit cutané, puisque nous sommes en présence de modifications de la peau parfaitement visibles, qui correspondent entièrement aux phénomènes pathologiques et qui constituent la nature de la maladie. Car il est certain que tous les symptômes sont proportionnés à l'augmentation et à la diminution de l'éruption papuleuse.

Relativement aux causes du prurigo, tout au plus pouvons-nous admettre certaines conditions générales sous l'influence desquelles d'ordinaire le prurigo se développe plus fréquemment. Il n'est pas douteux, par exemple, que le prurigo se rencontre beaucoup plus souvent dans les classes pauvres que dans les familles riches; on ne peut pas nier cependant qu'on l'observe aussi chez des enfants appartenant aux couches les plus élevées de la société.

D'un autre côté, ce sont souvent des enfants faibles, mal nourris, auxquels les soins matériels font défaut, et même des enfants scrofuleux et qui ont le ventre très développé, chez lesquels le prurigo se manifeste; cependant, il n'est pas rare de le rencontrer chez des enfants parfaitement nourris, et l'on ne doit pas oublier aussi que le prurigo lui-même, lorsqu'il dure depuis un certain temps, affaiblit considérablement les sujets qui en sont atteints.

Sous le rapport du sexe, le prurigo paraît être plus fréquent chez l'homme que chez la femme.

Dans certains cas, on peut considérer une disposition héréditaire comme étant la cause du prurigo, en raison de cette circonstance, que cette maladie commence toujours dans le cours de la première ou de la seconde année de la vie. Aussi n'est-il pas rare de trouver dans une famille plusieurs frères et sœurs atteints de cette même affection. Il y a certainement beaucoup de vrai dans la remarque faite par Hebra que des mères tuberculeuses, et, d'après ce que j'ai vu moi-même, des mères qui, pendant leur grossesse, étaient anémiques et souffraient de catarrhe chronique (sujet à des exacerbations) du sommet des poumons, mettent au monde des enfants que le prurigo atteint plus tard (1).

On ne peut pas produire le prurigo artificiellement par des moyens externes; il n'est pas non plus contagieux. Enfin, j'ai constaté, ainsi que Hebra, d'après les nombreux cas que nous avons observés, que rien ne permet d'admettre que le prurigo puisse être transmis des parents aux enfants.

Dans le traitement du prurigo, c'est généralement le soufre, le goudron et le savon qui nous fournissent les moyens de combattre directement le prurit et les éruptions de papules. On emploie le soufre sous forme de savon sulfureux, de solution de sulfure de potasse ou de chaux, ou d'eaux thermales sulfureuses. Le goudron pur ou mélangé d'huile d'olive ou d'huile de foie de morue est utilisé particulièrement contre le prurit. En outre, on se sert encore de toutes les pommades et graisses indifférentes connues, et l'on a recours à des bains préparés avec les combinaisons les plus variées de substances, soit contre les symptômes proprement dits du prurigo, soit contre l'eczéma qui l'accompagne.

La méthode de traitement est proportionnée à l'intensité de chaque cas; elle est douce et simple, ou énergique et compliquée.

Au début des symptômes du prurigo, et dans les formes légères, alors que l'urticaire prédomine et qu'il y a seulement un petit nombre de papules, il suffit de laver convenablement le malade tous les jours avec du savon sulfureux ou avec du savon de goudron et de soufre, ou même de le recouvrir d'écume de savon, puis de le placer dans un bain pendant une heure, après quoi on le frotte d'huile de foie de morue, d'huile et de goudron, ou de graisse simple.

Dans les cas de prurigo intense, on fera usage de la solution de Vlemingkz en bains prolongés d'après la méthode que nous avons exposée à propos du psoriasis.

Une série de dix à douze frictions avec la pommade de Wilkinson amène dans le prurigo agria une amélioration considérable, et en particulier supprime immédiatement la déman-

(1) La scrofule, l'arthritisme, voilà, pour nous, les deux grandes sources héréditaires et constitutionnelles du prurigo de Hebra. (*Note des Traducteurs.*)

geaison et procure un bon sommeil. L'enveloppement avec la toile de caoutchouc donne également de bons résultats.

Il est facile de comprendre que l'on devra aussi appliquer tantôt sur la totalité du corps, tantôt sur des points limités de la peau, d'autres remèdes que l'on a indiqués pour combattre le prurit modéré, la sécheresse de l'épiderme, ainsi que l'eczéma avec suintement; tels sont : l'acide phénique ou l'acide salycilique 1 sur 200, l'alcool, la pommade de zinc, l'onguent diachylon, la pommade boratée (acide borique, cire blanche, ââ 10, paraffine, 20, huile d'olive, 60), etc.

Pour ce qui est des eaux thermales sulfureuses naturelles, leur emploi, comme celui des bains sulfureux artificiels, est extrêmement utile contre le prurigo, seulement il faut en faire un usage plus assidu qu'on ne le fait ordinairement dans les stations thermales (1).

Les bains de sublimé, 5 à 10 grammes pour un bain entier, les bains d'alun, de soude, 1,000 à 2,000 grammes pour un bain, enfin les bains d'écorce de chêne, peuvent être employés avec avantage; cependant, on ne peut, en général, pas se fier entièrement à leur efficacité.

Les méthodes locales de traitement seront continuées d'une manière ou d'une autre jusqu'à ce que la peau soit complètement lisse et souple, qu'il n'y ait plus de démangeaison, ni de nouvelles éruptions de papules. Alors on appliquera le traitement sous une forme plus modérée tous les deux ou trois jours, et l'on n'interrompra la cure que dans les cas où, après des mois entiers de soins et d'observation, on se sera bien assuré que la peau est entièrement revenue à l'état normal; on devra reprendre le traitement à nouveau aussitôt que l'on apercevra une recrudescence du prurigo.

Dans le traitement de cette maladie, il y a peu de chose à attendre de l'usage des médicaments internes. Dans quelques cas,

(1) En dehors de l'indication individuelle et constitutionnelle qui existe ici comme dans toutes les dermatoses ou plutôt chez tous les dermopathes, l'usage des *bains prolongés*, tels qu'on les emploie à Loèche en Valais, est tout à fait approprié à la cure du prurigo de Hebra. (*Note des Traducteurs.*)

cependant, j'ai observé une diminution non douteuse des symptômes du prurigo à la suite de l'administration de l'acide phénique à l'intérieur, à la dose de 1 gramme à 1gr50 par jour en pilules (1).

L'arsenic est complètement inefficace contre le prurigo; au contraire, l'huile de foie de morue à l'intérieur convient très bien chez les individus atteints de prurigo, qui sont mal nourris, qui ont le teint blême et une constitution scrofuleuse (2).

VINGT-SEPTIÈME LEÇON

Acné disséminée. — Acné vulgaire. — Acné artificielle. — Acné produite par le goudron, l'iode, le brome. — Acné rosée.

FOLLICULITES, FORMES DE L'ACNÉ

Les formes pathologiques qui appartiennent à cette classe, acné disséminée, acné rosée et acné mentagre ou sycosis, représentent, grâce à certaines circonstances qui leur sont communes, telles que la localisation sur le visage, leur siège qui intéresse les glandes de la peau, etc..., un groupe morbide naturel; mais elles diffèrent entre elles par beaucoup de particularités qui en font des maladies distinctes.

ACNÉ DISSÉMINÉE

Elle consiste dans la production de nodosités du volume d'une tête d'épingle à celui d'un pois ou plus grosses, rouges, coniques ou demi-sphériques, douloureuses, qui portent à leur sommet une tête noire de comédon ou bien une pustule, ou qui contiennent du pus dans leur intérieur.

Par la pression, on donne issue au contenu de la nodosité,

(1) Cela résulte aussi de notre observation; mais nous n'avons élevé la dose d'acide phénique que jusqu'à 1g,20 dans les vingt-quatre heures. (*Note des Traducteurs.*)

(2) Au moment même où nous écrivons ces lignes, — été de 1880, — nous soumettons, après nos confrères allemands, au traitement par les injections de pilocarpine (2 centigrammes et demi, dose *maxima*) tous les sujets atteints de prurigo de Hebra qui sont dans nos salles. Le résultat, au moins immédiat, est certainement remarquable. (*Note des Traducteurs.*)

c'est-à-dire au comédon, au pus et à la matière sébacée, puis il s'écoule une certaine quantité de sang.

Il n'est pas difficile de reconnaître que chacune de ces nodosités correspond à une glande sébacée et au tissu périglandulaire le plus immédiat, et qu'elle a été produite par l'inflammation. Le siège le plus habituel de l'acné disséminée est à la face, sur le sternum et sur le dos; on la rencontre beaucoup plus rarement sur d'autres parties du corps, notamment sur les membres, les cas exceptés où son développement est dû à des circonstances spéciales; on ne l'observe presque jamais (1) sur la paume de la main ou à la plante du pied.

L'acné vulgaire (Fuchs) se distingue par la physionomie particulière de l'ensemble de ses symptômes. Elle siège sur le front, les joues, le nez, le pavillon des oreilles, la nuque, le sternum et le dos, quelquefois aussi sur le bord des paupières et la conjonctive (Arlt). Ses formes sont celles que nous avons signalées au début de cet article : des papules avec un comédon central, — *acné ponctuée,* ou contenant du pus, — *acné pustuleuse;* ou bien ce sont des nodosités rouges, dures, douloureuses, — *acné indurée;* disséminées, — *acné disséminée*, ou semblables à des grains de froment ou d'orge, de forme oblongue, placées les unes à côté des autres, — *acné hordéolaire.* En même temps que ces nodosités, on trouve toujours un grand nombre de comédons, et la peau a un aspect gras et brillant (séborrhée huileuse).

Pendant la marche chronique de l'acné, qui se prolonge plusieurs mois et même plusieurs années, les symptômes locaux varient constamment, il est vrai, mais, dans son ensemble, la maladie conserve toujours au fond le même caractère. Il se produit constamment de nouvelles nodosités inflammatoires, des comédons et des pustules, pendant que les anciens abcès s'ouvrent et se dessèchent, laissant à leur place des cicatrices aplaties ou des macules passagères.

Quelquefois il n'y a qu'un très petit nombre de boutons, mais parfois aussi il en existe chez un seul et même individu jusqu'à plusieurs centaines, à tous les degrés de développement.

(1) Nous dirions : Jamais. (*Note des Traducteurs.*

Par suite aussi, les malades en éprouvent une gêne et un ennui plus ou moins prolongés, ils en sont plus ou moins défigurés, et d'une manière générale, la maladie est plus ou moins intense suivant le nombre des nodosités. Dans les cas où l'acné est confluente, le visage est gonflé, déformé, considérablement défiguré par la présence de nodosités rouges, fluctuantes ou dures, de comédons et de cicatrices.

A ces phénomènes locaux ordinaires s'ajoutent encore des tumeurs grosses comme un pois ou comme une noisette, formées par la dilatation kystiforme des glandes sébacées, épaissies dans leurs parois, tumeurs qui, une fois ouvertes laissent échapper un contenu muqueux et visqueux, constitué par une matière grasse altérée, — molluscum athéromateux. Quelques-unes de ces tumeurs persistent souvent pendant des années et se rétractent, par suite de l'épaississement de leur contenu, en corps durs, sphériques, enkystés. De plus, il se forme en beaucoup d'endroits des abcès périfolliculaires dont le pus vient se joindre aux abcès glandulaires proprement dits. Enfin les parties de la peau qui sont occupées par de grosses pustules d'acné se creusent, saignent et se déchirent en lambeaux, laissant après elles des cicatrices déchiquetées qui parfois forment des brides entre elles.

Le siège anatomique de l'inflammation est le tissu de la peau qui entoure les glandes sébacées et les follicules pileux, ainsi que leur canal excréteur commun (G. Simon, Virchow, Hebra-Kaposi, Biesiadecki) (1). Les altérations que présente ce tissu correspondent, sous le rapport de l'intensité, aux symptômes cliniques de chaque cas, ainsi que cela résulte d'un travail que j'ai publié en collaboration avec Biesiadecki. Dans l'acné punctuée, les papilles qui entourent le comédon et les couches supérieures du chorion sont remplies de vaisseaux gorgés de sang, de sérum et de cellules d'exsudat qui se trouvent dans les vacuoles dilatées.

(1) Nous ne voulons pas laisser omettre ici le nom de Dauvergne (de Manosque), dont les années ne font qu'accroître le talent original et alerte; confirmant les recherches de H. Eichhorn (de Göttingue), il fit, le premier, sur un acnéique mort à la suite d'un érysipèle, l'anatomie pathologique véritable de cette affection. (Voy. ALIBERT, *Monographie des dermatoses*, 2e édit., Paris 1835, t. II, p. 68-69.) (*Note des Traducteurs.*)

Dans l'acné pustuleuse, il existe un exsudat purulent dans le canal excréteur; dans les cas où il y a de grosses nodosités et des pustules, l'inflammation pénètre profondément dans le tissu qui entoure le corps des glandes sébacées et les follicules pileux, et l'on trouve, dans la cavité des glandes, du sang et du pus; enfin dans le follicule pileux, les enveloppes du bulbe sont décollées et leurs cellules épithéliales devenues des cellules de pus. Si l'intensité du processus inflammatoire local augmente, la glande sébacée est entièrement détruite par la suppuration, tandis que le bulbe pileux peut encore être conservé, ce qui à l'égard du sycosis est très caractéristique. Il est certain, en effet, que ce sont les glandes sébacées, c'est-à-dire l'anomalie de sécrétion et d'excrétion de ces glandes, qui sont le point de départ et la cause de l'inflammation. Dans les grands abcès de l'acné, il est vrai, le follicule pileux lui-même est aussi détruit et l'on ne trouve plus qu'une vaste cavité purulente, qui parfois contient un poil, cavité qui est limitée par le derme considérablement vascularisé et infiltré par suite de l'inflammation. Dans ce dernier cas, il est manifeste que le processus local ne peut se terminer autrement que par la production de cicatrices et la destruction du follicule, tandis que l'acné ponctuée et l'acné pustuleuse superficielle peuvent encore guérir avec retour complet à l'état normal.

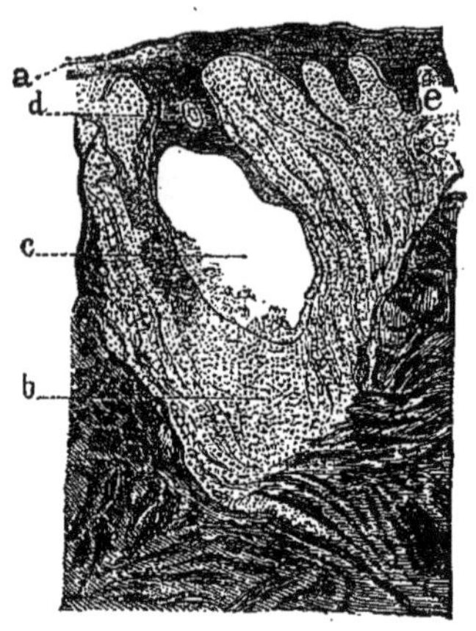

Fig. 25.

Coupe verticale d'une pustule d'acné. (Faible grossissement.)

a épiderme. — *e* infiltration (cellules) inflammatoire dans le chorion entourant la glande sébacée et le follicule, les papilles avoisinantes *b*. — *c* glande sébacée dont la plus grande partie du contenu est évacuée, il ne reste que du pus et un détritus épithélial et graisseux. — *d* follicule pileux vu obliquement, appartenant à la glande sébacée.

La cause prochaine de l'acné réside dans l'irritation que provoque sur les tissus le produit de sécrétion séjournant dans le canal excréteur ou dans la glande sébacée même (Virchow); cette cause prochaine peut donc être un obstacle mécanique à l'excrétion, comme dans le cas où l'orifice du follicule est bouché par du goudron (acné du goudron dont nous parlerons bientôt), ou un trouble fonctionnel, le produit de sécrétion étant altéré chimiquement, ou trop abondant. Ce dernier cas semble être celui de l'acné vulgaire; en effet, cette affection débute surtout à l'époque de la puberté, à laquelle, en même temps que le système pileux se développe plus activement, la fonction des glandes sébacées augmente également, et cela plus souvent chez les sujets bruns du sexe masculin, atteints de séborrhée huileuse, que chez les individus blonds du sexe féminin. La dyspepsie chronique et la chlorose semblent prédisposer à l'acné. On a coutume de dire, mais c'est une opinion absolument erronée (1), que l'usage habituel d'aliments âcres, salés, acides, ou de fromage, ou encore que l'abstention de rapports sexuels, peuvent donner naissance à l'acné. Ordinairement, l'affection diminue et disparaît peu à peu à l'âge où les malades atteignent leur complet développement, c'est-à-dire chez les femmes vers la vingtième année, plus tard chez les hommes. Elle se prolonge même quelquefois, mais exceptionnellement, jusque vers l'âge de quarante ans (2).

Le diagnostic de l'acné vulgaire est très facile, en général, en raison de l'ensemble des symptômes que nous avons décrits, de la présence simultanée de comédons, de nodosités et de pustules à tous les degrés de développement, en raison, enfin, des caractères inflammatoires de ces efflorescences. Quelquefois, la variole du visage peut être prise par erreur pour de l'acné, ou encore pour une syphilide pustuleuse.

Nous désignons sous le nom d'acné varioliforme une acné particulière, qui s'établit le plus souvent sur les limites du cuir chevelu soit avec le front (acné frontale), soit avec la nuque, sous forme de papules plates disposées en groupes, et de pustules, et sous forme d'efflorescences isolées et disséminées, sur

(1) Nous avons déjà dit surabondamment que nous ne partagions pas l'opinion ici émise, relativement à l'innocuité des aliments indiqués. (*N. d. T.*)

(2) Le lymphatisme, la scrofule pendant la jeunesse, l'arthritisme dans l'âge adulte, voilà ce que l'on trouve surtout chez les acnéiques. (*Note des Traducteurs.*)

le cuir chevelu même. Il ne faut pas confondre cette forme morbide avec l'acné varioliforme de Bazin, qui répond à notre molluscum verruqueux (TOME Ier p. 235) (1).

Ce sont des papules grosses comme une lentille, plates, dures, d'un rouge brun, au centre desquelles se forme une pustule flasque, qui se dessèche rapidement en une croûte enfoncée au-dessous du niveau de la peau, et qui laisse après sa chute une dépression cicatricielle. L'aspect de ces pustules rappelle beaucoup les efflorescences de la variole (d'où le nom que l'on donne à cette affection), de même que, d'un autre côté, leur disposition en groupes, leur coloration foncée et leur dépression centrale donnent à l'éruption une grande ressemblance avec la syphilide tuberculo-pustuleuse en corymbe (2).

(1) Le qualificatif de varioliforme n'est ici vraiment justifié que sous le rapport des cicatrices terminales; nous ne pouvons l'adopter, puisqu'il sert à désigner depuis Bazin la maladie de Bateman, le molluscum contagieux; c'est à ce dernier (acné perlée à ombilic, laquelle ressemble *absolument* aux boutons de variole et surtout de varioloïde observés à la période perlée), que la dénomination de varioliforme doit rester. (*Note des Traducteurs.*)

(2) Cette forme d'acné est des plus ordinaires et des plus importantes à la fois; nous avons le regret de dire que la majorité des médecins l'ignore, la confondant régulièrement avec une syphilide, à la fois à cause de son aspect, de sa disposition fréquente en cercles complets ou incomplets, et enfin à cause de sa terminaison inévitable par cicatrice; cette confusion est des plus déplorables, et nous avons, maintes fois, constaté le préjudice matériel causé à des sujets des deux sexes traités à tort comme syphilitiques, et le préjudice moral, souvent irréparable, porté à des sujets faussement accusés de syphilis.

L'affection dont il s'agit répond essentiellement aux acnés « arthritiques » de Bazin (acnés miliaire et pilaire); elle attend encore une qualification acceptable, circonstance fâcheuse au point de vue de la vulgarisation de ses caractères. On pourrait l'appeler *acné-impétigo* en raison du mode impétigineux de sa régression centrale; *acné ulcéreuse, rongeante* ou *acné à cicatrices déprimées*, en raison de ce fait essentiel qu'elle donne lieu inévitablement à des cicatrices spéciales, d'ordinaire tout à fait hors de proportion avec la lésion apparente ou avec les phénomènes subjectifs qui lui sont propres; *acné arthritique* dans une classification constitutionnelle.

Elle se montre particulièrement sous deux formes, isolées ou associées : 1° La forme miliaire, parfois généralisée au tronc, surtout chez la femme, éphémère, récidivante, superficielle, tantôt disposée en nappe, tantôt figurée, réunie en groupes ou formant des arcs ou des cercles incomplets; c'est la forme la plus rare; elle est vraiment difficile à déterminer et reste,

Elle dure plusieurs années, par le fait du renouvellement tenace d'éruptions toujours semblables. Nous ne savons ab-

jusqu'à nouvel ordre, dans la catégorie des affections dont le diagnostic demeure ambigu pour la généralité des médecins. Elle pourrait être confondue avec la syphilide miliaire, n'était la coloration beaucoup plus vive de l'anneau acnéique, l'évolution plus rapide, le centre croûtelleux plus accentué, la facilité de la guérison par les applications externes et l'absence des caractères concomitants d'une syphilis secondaire.

2° La forme commune, plus habituellement localisée, pouvant cependant envahir de grandes surfaces, comme les faces dorsale et sternale du tronc par exemple, affectionnant les régions pilaires, la barbe le long des branches montantes du maxillaire ; la lisière du cuir chevelu en empiétant en deça et au delà ; la région crânienne, alors même qu'elle est dépilée. C'est l'acné pilaire de Bazin, dénomination imparfaite ou qu'il faudrait transformer en sébacéo-pilaire.

La dimension des éléments éruptifs varie depuis un grain de millet jusqu'au plus gros pois ; tantôt c'est une toute petite saillie rosée du pourtour de l'orifice d'un follicule pilo-sébacé, au centre de laquelle une petite pustule éphémère, traversée ou non par un poil apparent, s'ombilique rapidement et se couronne (caractère typique) d'une petite croûtelle jaune verdâtre, impétiginiforme, un peu enfoncée, et recouvrant une ulcération, laquelle sera rapidement, et souvent avant la chute de la croûte, remplacée par une cicatrice déprimée, indélébile. Dans d'autres cas, les éléments éruptifs atteignent le volume de l'acné commune ; mais toujours, dans ces lésions amplifiées, on retrouvera, de plus en plus accentuée, la croûte jaune impétiginiforme, laquelle semble imprimer exactement dans le derme son empreinte sous forme de cicatrice.

Les lieux d'élection sont la lisière de la barbe et la barbe ; la lisière frontale du cuir chevelu et des tempes, la bordure postérieure du cuir chevelu, puis la région sternale moyenne et toute la région dorsale. Lorsque les poussées se sont répétées souvent (il s'agit d'une affection absolument récidivante), les régions occupées sont criblées de cicatrices au milieu desquelles se reproduisent les éruptions ultérieures, aussi longtemps qu'elles conserveront des follicules pilo-sébacés.

La disposition est souvent figurée, linéaire, quelquefois plus ou moins complètement ou parfaitement circinée, dernière circonstance qui achève d'induire en erreur sur sa nature.

Quand on a vu sur le malade deux ou trois exemples de cette affection (cela n'est pas difficile à l'hôpital Saint-Louis), toute difficulté cesse, et les élèves intelligents ou attentifs la reconnaissent à première vue au bout de quelques semaines de séjour. A défaut, que l'on se rappelle simplement les *localisations* principales que nous avons indiquées, et surtout qu'on évoque le souvenir de cette affection avant de diagnostiquer la syphilide tuberculo-pustuleuse à forme acnéique, ou encore celle qui, en partie cachée dans la chevelure ou dans d'autres régions pilaires, est plus difficile à analyser.

Si Bazin n'a pas tout à fait individualisé d'une manière suffisante cette

solument rien au sujet des causes qui l'engendrent (1).

L'acné des cachectiques (Hebra) se montre chez des individus considérablement affaiblis, atteints de marasme, ou chez des sujets scrofuleux, par conséquent, souvent aussi associée au lichen des scrofuleux; peu abondante à la figure, elle occupe surtout le tronc et les membres inférieurs. Elle consiste dans la production de papules et de pustules du volume d'une tête d'épingle à celui d'une lentille, plates, molles, d'un rouge livide, qui ressemblent beaucoup aux efflorescences syphilitiques. Mais elles s'en distinguent principalement par l'absence de l'infiltrat dur qui caractérise les syphilides, et par cette circonstance que jamais elles ne donnent naissance aux ulcérations spécifiques. tout au plus à des soulèvements flasques et superficiels des tissus traversés par des foyers hémorrhagiques.

La cause de cette acné réside dans l'état de dépression de la nutrition générale, qui amène chez ces malades une altération des glandes sébacées avec exsudat hémorrhagique dans les tissus, et souvent même se termine par le scorbut. J'ai vu une fois l'acné des cachectiques survenir, à la suite d'une dépression morale, chez un homme en pleine santé, et dans une bonne situation de fortune. Cette affection disparaît après que les circonstances qui lui ont donné naissance se sont améliorées, mais elle peut aussi persister pendant des années.

Nous rattacherons à cette catégorie les variétés d''acné qui surviennent artificiellement par suite de l'irritation que certaines substances médicamenteuses déterminent dans les glandes sébacées, soit que ces substances nocives arrivent de l'extérieur dans les orifices des glandes, comme le goudron (*acné*

affection au point de vue clinique, puisqu'elle reste si obscure pour le plus grand nombre, il a vu certainement sa nature constitutionnelle. C'est une lésion essentiellement propre aux arthritiques, et à laquelle convient, absolument et hautement, la médication propre à la plupart des arthritides. Localement, des applications émollientes, le caoutchouc par-dessus toutes choses, les douches de vapeur, les lotions extrêmement faibles de solution de sublimé; à l'intérieur, les eaux alcalines, Vichy, Royat, ou, si l'on veut, les sels de soude avec toutes les précautions que réclame l'emploi de ces moyens chez les arthritiques irritables, et particulièrement encore chez ceux qui sont exposés à des manifestations alternantes. (*Note des Traducteurs.*)

(1) Voy. la note ci-dessus. (*Note des Traducteurs.*)

du goudron), soit que, venant de l'intérieur, elles pénètrent dans le torrent circulatoire et arrivent dans les glandes qui les expulsent au dehors, comme cela a lieu quelquefois pour le goudron, et aussi pour l'iode, le brome (*acné iodique, bromique*).

Nous avons déjà parlé de l'acné produite par le goudron à l'occasion du traitement du psoriasis par le goudron (TOME Ier p. 510). Il se forme sur la peau une quantité de papules du volume d'une tête d'épingle, d'un grain de plomb ou même d'un pois, d'une couleur rouge brun, dont le centre est marqué d'une façon caractéristique par un point noir, la petite particule de goudron qui occupe l'orifice du follicule. Outre ces papules, il peut aussi survenir des nodosités dures, grosses parfois comme des noisettes, des abcès, des furoncles, etc.; leur siège principal est sur le côté de l'extension des membres inférieurs, qui est abondamment pourvu de follicules pileux.

Divers produits extraits du goudron, le résinéon, la benzine, la créosote, peuvent également déterminer l'acné, soit qu'ils aient été employés en frictions, soit que, remplissant à l'état de division extrême l'atmosphère de grands locaux fermés, ils irritent directement la peau, soit enfin qu'ayant pénétré dans l'économie par les voies respiratoires, ils aient été portés par la circulation aux surfaces tégumentaires, et éliminés. On a observé à différentes reprises cette acné, produite par le goudron, d'une manière épidémique, chez des ouvriers travaillant dans des distilleries de goudron ou dans des filatures où les axes des broches étaient graissés avec les huiles dont nous avons parlé.

Nous y ajouterons aussi l'acné déterminée par l'emploi de la pommade de chrysarobine (TOME Ier p. 513).

L'acné iodique se montre à la suite de l'usage interne de l'iodure de potassium et de l'iodure de sodium, quelquefois alors même qu'on n'en a pris que de faibles doses; c'est à la face qu'elle apparaît tout d'abord, et souvent associée à d'autres symptômes de l'iodisme. Les pustules sont coniques, avec une base d'un rouge vif; exceptionnellement, elles présentent un foyer hémorrhagique (Fournier, etc.), ou un cercle de vésicules saillantes (T. Fox). Cette forme se distingue de l'acné vulgaire par son apparition aiguë, la production simultanée d'un grand nombre de pustules semblables, et par l'absence de la pigmentation et des cicatrices, qui sont propres aux affections à marche chronique. Adamkiewicz a démontré la présence de l'iode dans le contenu des pustules de l'acné iodique, laquelle disparaît après la cessation de la médication iodée.

L'acné bromique (exanthème bromique) a été observée par les médecins depuis quelques années seulement, c'est-à-dire depuis que l'on fait un usage fréquent en thérapeutique des sels de brome, bromure de potassium et bromure de sodium (Voisin, Mitchell, Neumann, Veiel, etc.). Dans cette variété, il survient, quelquefois au milieu de symptômes fébriles, des tubercules et des pustules de différentes grosseurs, comme dans l'acné ordinaire; mais on voit aussi en même temps, chez les individus qui ont fait un usage prolongé de doses élevées de bromures, apparaître des infiltrats formés par la confluence d'un grand nombre d'éléments acnéiques; ces infiltrats, qui ressemblent un peu aux plaques syphilitiques, font une saillie de 1 à 2 millimètres au-dessus du niveau de la peau, et lorsque les pustules se sont successivement vidées, ils ont un aspect qui rappelle quelque peu celui d'un rayon de miel, ou bien ils se fendillent et forment des ulcères d'un mauvais aspect. On y trouve encore des infiltrations de la grandeur d'une pièce de 5 francs en argent, ou parfois même de la paume de la main, diffuses, dures, d'un rouge brun foncé, qui, au bout d'un certain temps, s'affaissent à leur centre et prennent par là une ressemblance d'autant plus grande avec un infiltrat syphilitique. Enfin, dans l'acné bromique, on rencontre aussi des excroissances verruqueuses et arrondies sur une base infiltrée. Lorsque l'on ne cesse pas l'usage du brome, ces productions peuvent se renouveler constamment pendant des mois, pendant une ou deux années, et, comme je l'ai observé chez une jeune fille atteinte de chorée, envahir la plus grande partie du corps. Elles disparaissent en laissant sur certains points une pigmentation brune, et, sur d'autres points, des cicatrices. Ainsi que l'ont démontré les recherches de Neumann, il s'agit, dans cette affection, d'une infiltration inflammatoire profonde de la peau, d'une destruction et d'une dégénérescence des glandes et des follicules cutanés (1).

La cause de ces lésions est certainement l'irritation que le brome, dont la présence dans le contenu des pustules a été chimiquement démontrée par P. Gutmann, exerce sur la peau, c'est-à-dire sur les glandes sébacées qu'il traverse pour être éliminé à l'extérieur.

Le pronostic de cette espèce d'acné est favorable, en ce sens que cette affection disparaît spontanément dès que la cause spéciale qui lui avait donné naissance est elle-même supprimée. Toutefois il faut tenir compte des cicatrices indélébiles qui succèdent aux infiltrats profonds de l'acné bromique.

Le traitement de l'acné vulgaire est toujours couronné de succès, lorsqu'on lui applique une méthode convenable.

Avant tout il faut ouvrir l'un après l'autre avec le bistouri les abcès glandulaires et sous-cutanés que l'on voit ou que l'on sent au toucher, et faire sortir leur contenu. Pour cela on est souvent obligé de pénétrer très profondément avec le bistouri, et quelquefois il faut y consacrer dix ou douze séances pour que tous les abcès soient ouverts. Ces petites opérations donnent lieu à un écoulement de sang assez abondant, mais que l'on arrête facilement en comprimant avec de la charpie. Après chaque séance, on peut appliquer des compresses froides. On enlève à l'aide de la curette les infiltrats hémorrhagiques ramollis, et l'on excise les prolongements et les lambeaux décollés.

C'est seulement lorsque l'on a fait disparaître toutes les nodosités fluctuantes par ces petites opérations continuées pendant dix à quinze jours, lorsque le gonflement de la face a disparu, et qu'il reste à peine quelques petites nodosités et quelques pustules, que l'on peut commencer le traitement indiqué par toute acné d'un degré moyen. Ce traitement est le suivant : d'abord, on extrait tous les comédons mécaniquement avec l'instrument de Hebra (*Comedonenquetscher*), et l'on ouvre les abcès à

(1) *L'acné bromique en plaques* (conglomérat de périadénites sébacées et sudoripares) a de grandes analogies pour la marche et pour l'aspect avec l'anthrax; la guérison en est toujours tardive et laborieuse; toutes les variétés graves de l'acné bromique sont dues non à l'usage, mais à *l'abus* du médicament. (*Note des Traducteurs.*)

mesure qu'ils se produisent. En second lieu, on fait régulièrement et à différentes reprises des lavages énergiques avec différents savons, savon de toilette, savon de glycérine solide ou liquide, savon noir, esprit de savon de potasse, savon sulfureux, savon de soufre iodé, en même temps que l'on donne des bains et des douches de vapeur. En troisième lieu, application méthodique de substances qui, en déterminant une réaction modérée, amènent en même temps une prompte exfoliation de l'épiderme ainsi que des cellules de revêtement des glandes sébacées, et qui par conséquent débarrassent ces dernières de leur contenu et provoquent leur contraction en relevant leur tonicité affaiblie. Les pâtes sulfurées, la teinture d'iode et le glycéré d'iode, l'emplâtre hydrargyrique, remplissent ces indications. Quatrièmement, on doit employer encore, dans un but cosmétique, des moyens de protection, des pommades, des eaux et des poudres.

Quant à la méthode de traitement à instituer pour un malade qui vaque à ses affaires, voici à peu près celle qu'il doit suivre :

Chaque soir on nettoie la peau de la face et du dos par des lavages avec un des savons ci-dessus nommés, et en même temps on fait une friction énergique sur la peau ; on comprime les parties malades, afin de faire sortir mécaniquement les comédons. Puis on fait une lotion et on laisse sécher. Ensuite on étend avec un pinceau une pâte soufrée qu'on laisse toute la nuit, par exemple :

Lait de soufre 10, esprit-de-vin 50, esprit de lavande 10, glycérine 1, 50 ;

Ou : soufre jaune 10, esprit de savon de potasse 20, alcool de lavande 60, baume du Pérou 1, 50, esprit de camphre 1, huile de bergamotte 5 gouttes ;

Ou bien encore : lait de soufre 10, carbonate de potasse 5, esprit de savon de potasse 10, glycérine 50, huile de caryophyllée, huile de menthe et huile de romarin ãã 1 ; f. s. a. une pâte. Au lieu de ces pâtes on peut aussi faire des frictions avec de la mousse de savon simple ou sulfureux. La solution de Vlemingkz agit comme caustique sur les personnes dont la peau est délicate et ne doit être employée que contre l'acné du dos. Le lait sicilien, l'eau de Kummerfeld (1) sont des émulsions sulfureuses d'une composition analogue. L'action irritante de ces médicaments est encore augmentée si l'on recouvre de flanelle les parties que l'on vient de badigeonner. Le matin on enlève la pâte appliquée la veille, en lavant la peau qui est rugueuse et rouge et que l'on enduit d'une pommade ou d'une eau protectrice, ou enfin d'un cosmétique, tel que l'onguent de Wilson :

Oxyde de zinc 20, onguent émollient 100, huile de réséda 2, huile de roses 5 gouttes;

Ou : sous-nitrate de bismuth, oxyde de zinc, ââ 5, onguent émollient 50, huile de naphte 4 gouttes;

Ou encore : cold-cream 50, oxyde de zinc, 5, glycérine pure 1, 50, teinture de benjoin 1. On étale ces pommades en couche mince et l'on frictionne doucement, puis on poudre légèrement. Les poudres que nous avons déjà énumérées conviennent pour cet usage. L'emploi des préparations qui contiennent du plomb ou du mercure est en général contre-indiqué, lorsqu'on fait un traitement sulfureux et que la sécrétion sébacée est abondante, parce que les sulfures de plomb et de mercure font des taches brunes sur la peau. A côté des poudres indiquées plus haut, la poudre dite de dames est encore d'un très bon usage :

« *Pulv. lapid. baptistæ* », talc de Venise, poudre de riz, ââ 30, oxyde de zinc, 10; huile de néroli, 2 gouttes; huile de roses, 4 gouttes;

Un très bon cosmétique liquide est l'eau de la princesse (Hebra); sous-carbonate de bismuth 10; talc de Venise pulvérisé 20; eau de roses 70; eau de Cologne 3 (2).

La teinture d'iode et la glycérine iodée (iode pur et iodure de

(1) Voici la composition de l'eau de Kummerfeld :
Alcool camphré et alc. de lavande, ââ 2 gr. — Lait de soufre 1 gr. — Eau de Cologne 4 gr. — Eau distillée 60 gr. (*N. d. T.*)

(2) Voilà un arsenal complet; c'est à merveille, et l'on peut effectivement trouver dans tout cela ce qui est nécessaire pour combattre l'acné; mais l'arme ne fait pas le soldat, et combien de malades sont blessés par des

potassium ââ, 5, glycérine 10) s'appliquent avec un pinceau deux fois par jour, en tout six à douze fois. Après que la croûte brune qui en résulte est tombée, la peau est ordinairement rouge et squameuse; on la traite alors exclusivement par des corps gras pendant un certain temps, puis on peut revenir de nouveau à un traitement irritant au moyen du soufre, de l'iode ou du sublimé. Suivant l'intensité de l'affection, il faut répéter cette série d'opérations de quatre à huit fois dans un espace de six à douze semaines pour obtenir une guérison complète.

La chlorose, la dyspepsie qui existent en même temps que l'acné doivent être traitées par les remèdes internes appropriés.

L'acné produite par le goudron, l'acné iodique et bromique réclament un traitement symptomatique, l'application du froid contre l'inflammation intense, les pommades de plomb, de zinc, le cérat dans les cas de destruction ulcéreuse des tissus ou contre le suintement de l'exanthème bromique. J'ai vu des efflorescences et des infiltrats durs de cette dernière variété d'acné disparaître très rapidement par l'application de l'emplâtre mercuriel. Cet emplâtre, ainsi que la pommade au précipité (5 sur 50) et les lavages avec l'alcool de savon sont particulièrement efficaces contre l'acné varioliforme (1).

mains inexpérimentées : l'art de traiter l'acné, toujours difficile, ne se peut improviser. Celui qui n'a pas appris les rudiments de cet art sur le terrain hospitalier, sera fort dépourvu quand le moment de l'action sera venu; s'il est peu expérimenté, nous l'engageons à la prudence.

Le premier point à déterminer est la *nature* de l'acné; de ce chef chacun, pourvu qu'il examine attentivement et impartialement son malade, saura lui appliquer le traitement général et l'hygiène convenable, hygiène qui, pour l'acnéique, est essentielle.

En second lieu, l'espèce de l'acné devra être précisée avec grand soin; on n'ira pas employer les moyens de violence contre ces formes à guérison facile à l'aide des agents anodins que nous avons indiqués (note 2, p. 607).

Enfin, quel que soit celui des moyens de force que l'on mette en œuvre, nous répétons, pour le débutant dans la pratique, qu'il faut toujours commencer par les doses faibles, et mesurer, par une application partielle, la tolérance individuelle de son malade. En agissant ainsi, et en surveillant les choses en personne, le médecin évitera à lui-même et au patient plus d'une mésaventure. (*Note des Traducteurs.*)

(1) Lisez : acné sébacéo-pilaire, acné arthritique de Bazin (voy. les notes 1 et 2 de la page 17). (*Note des Traducteurs.*)

ACNÉ ROSÉE (1)

Par acné rosée (goutte rose, couperose) on entend une maladie chronique limitée aux parties de la face dépourvues de poils, spécialement le nez, les joues, la lèvre inférieure et le menton, et qui parfois s'étend sur la région latérale du cou, caractérisée par la production de taches d'un rouge vif allant jusqu'au rouge foncé, uniformes ou traversées par des vaisseaux sanguins, pâlissant sous la pression du doigt, ainsi que par des papules, des nodosités rouges, élastiques, ou même des nodules et des végétations d'un certain volume.

Dans cette maladie, nous distinguons trois degrés. Le premier consiste dans une rougeur diffuse, en général uniforme, de l'extrémité du nez et de son voisinage immédiat. Les malades croient, sans qu'il y ait à cela de fondement, qu'ils ont eu le nez gelé. Aucune douleur. Chez certaines personnes, la rougeur s'étend d'une manière diffuse sur les deux joues, les oreilles, le menton. Quand la maladie dure depuis un certain temps, on trouve toujours un réseau vasculaire de nouvelle formation. Par les froids aigus de l'hiver, après les repas, ou quand le malade s'est échauffé, ces rougeurs prennent une teinte plus foncée et sont le siège d'une sensation de chaleur et de brûlure. La maladie peut durer des mois et même des années dans cet état, puis disparaître complètement; ou bien elle se développe à un degré plus élevé.

Au second degré de l'acné rosée il se forme progressivement sur des plaques érythémateuses des nodules du volume d'une lentille à celui d'un pois, d'un rouge vif, durs, élastiques, non douloureux, isolés ou réunis en groupes confluents et présentant

(1) Obligés de nous borner, de temps à autre, pour ne pas accroître démesurément les dimensions de cet ouvrage, nous n'ajouterons aucun commentaire au chapitre de l'acné rosée. Les affections diverses que cette dénomination réunit systématiquement sont bien décrites dans la plupart des ouvrages français, et, d'autre part, les points sur lesquels nous aurions à établir une discussion sont si multiples, que nous ne le pourrions faire ici sans abuser. (*Note des Traducteurs.*)

à leur surface des vaisseaux sanguins entre-croisés et sinueux. Cette espèce d'acné se trouve sur le nez, le menton, la lèvre inférieure et les joues.

Le troisième degré, le plus prononcé de l'acné rosée, consiste dans cet état du nez qui est connu sous le nom de « couperose » proprement dite, dans lequel il se produit des végétations arrondies ou de forme irrégulière, placées les unes à côté des autres ou amoncelées les unes sur les autres, quelquefois pendantes, de consistance élastique; à leur niveau, la peau est traversée par un lacis de vaisseaux sanguins, qui atteignent parfois le volume d'une plume de corbeau, et parsemée de comédons et de pustules d'acné, — (ce que l'on appelle *Pfundnase*, *nez d'une livre*). Cet organe peut atteindre ainsi des proportions colossales, les appendices peuvent pendre jusque sur la lèvre supérieure et affecter les formes les plus bizarres.

Une autre variété de cette affection consiste dans une hypertrophie uniforme des parties molles du nez, qui s'élargissent et s'allongent comme une trompe, en faisant une saillie volumineuse en avant.

Les petites papules que nous avons décrites comme appartenant au second degré de l'acné rosée, ainsi que les néo-formations en forme d'appendices et de tumeurs qui constituent la couperose, sont composées de tissu cellulaire gélatineux de nouvelle formation, qui peut bien, il est vrai, s'organiser et passer à l'état de tissu cellulaire solide persistant, mais qui peut aussi se rétracter et disparaître par résorption. Ce dernier cas n'a lieu que pour les productions encore récentes. Il y a, en outre, une dilatation et une hypertrophie des glandes sébacées (Biesiadecki), une dilatation des vaisseaux déjà existants et une production de vaisseaux nouveaux placés superficiellement dans la peau; enfin, il y a aussi une dilatation des troncs ascendants du chorion et de leurs rameaux. Telle est la base anatomique essentielle de l'acné rosée.

Le diagnostic de cette affection ne présente, en général, aucune difficulté, alors même qu'il existe en même temps une acné vulgaire.

L'acné rosée du second degré (moyen) peut être confondue

avec le lupus ou avec la syphilide tuberculeuse. Toutefois, les nodules de l'acné peuvent être distingués de ceux de la syphilis par leur vascularité extraordinaire; de plus, ils sont mous, compressibles; enfin, ils ne s'ulcèrent pas et ne se couvrent pas de cicatrices.

Il ne faut pas confondre le rhinophyma, acné rosée du troisième degré, avec le carcinome et le rhinosclérome.

Les causes de l'acné rosée sont très nombreuses et très diverses. Le premier et le second degré de cette affection se développent souvent chez des personnes du sexe féminin, et cela aussi bien à l'époque de la puberté qu'à l'âge critique; plus rarement, chez des femmes d'un âge moyen, mais toujours manifestement liés à certains troubles fonctionnels des organes sexuels. Chez les jeunes filles et les jeunes femmes, c'est la chlorose, la dysménorrhée, la stérilité, chez les femmes d'un âge avancé, c'est le processus physiologique de la cessation des fonctions sexuelles, que l'on doit considérer comme étant les causes de l'acné rosée. Chez quelques femmes, la maladie se reproduit à chaque grossesse. On la rencontre exceptionnellement aussi alors même que les fonctions sexuelles sont parfaitement normales.

La dyspepsie chronique semble constituer, chez beaucoup de personnes des deux sexes, une prédisposition à l'acné rosée.

Une cause généralement connue de l'acné rosée à tous ses degrés, mais plus particulièrement à son degré le plus élevé, c'est l'usage immodéré, même modéré, mais habituel des alcooliques. Chez les buveurs de vin, on observe, en général, des nodosités d'un rouge vif; chez les buveurs de bière, c'est plutôt le rhinophyma cyanosique ou violet; chez les buveurs d'eau-de-vie, la peau du nez est surtout d'un bleu foncé, lisse, en même temps qu'elle est souple et doublée d'une épaisse couche graisseuse.

Un fait remarquable, c'est l'apparition de l'acné rosée chez des personnes qui, pendant plusieurs années, font des cures hydrothérapiques excessives.

Enfin, cette maladie s'observe chez toutes les personnes qui restent souvent et longtemps exposées au grand air, au vent et à la pluie, comme les cochers, les marchands en plein air, les matelots, les maçons, etc.

Physiologiquement, cette affection doit être attribuée à un état de parésie des vaisseaux les plus fins de la peau des parties les plus périphériques du corps, d'où il résulte que la circulation est plus difficile et plus lente sur ces points. Par conséquent, toutes les causes qui peuvent déterminer les engelures, le froid, la sudation aux mains et aux pieds, peuvent aussi occasionnellement être cause de l'acné rosée.

Le pronostic de l'acné rosée du premier ou du second degré est d'autant plus favorable, qu'il est plus facile aussi de faire disparaître les causes qui lui ont donné naissance, parce que, par le fait de la suppression de ces dernières, l'acné elle-même peut se dissiper spontanément et les récidives sont également supprimées. Il n'y a pas à attendre un semblable résultat dans le rhinophyma (acné du troisième degré).

Le traitement de l'acné rosée doit être dirigé aussi bien contre les causes de cette affection que contre les lésions locales. Sous le premier rapport, après avoir établi par un examen attentif la nature des causes étiologiques, on devra recourir à tous les moyens qui paraissent propres à combattre les troubles des organes génitaux, la chlorose, la dyspepsie, etc., intervention locale, cautérisations, puis les amers, les ferrugineux, l'arséniate de fer, l'eau de Marienbad, de Franzensbad, de Kissingen, en boisson et en bains, les cures de lait et de petit-lait, l'hydrothérapie modérée, les bains de rivière (Vöslau), les bains de mer, le séjour des montagnes pendant l'été, un régime fortifiant. Comme boisson, on donnera aux chlorotiques des vins généreux et de la bonne bière; contre la dyspepsie, les alcalins (bicarbonate de soude, phosphate de soude, carbonate de magnésie, āā 10, sucre blanc et oléo-saccharure de macis, āā 15, mêlez; à prendre trois fois par jour, une cuillerée à café), les eaux de Giesshübler, de Selter, etc.

L'acné rosée légère se dissipe sous l'influence de l'amélioration de ces affections générales.

Le traitement local a pour but de faire disparaître plus promptement la rougeur diffuse, les dilatations vasculaires, ainsi que les nodosités, et, en même temps, de masquer les rougeurs qui altèrent le visage. On obtient très bien l'affaissement des nodosités acnéiques rouges, au moyen de l'application d'un emplâtre hydrargyrique bien adhérent, ou en étalant avec un pinceau, comme je l'ai indiqué pour le traitement de l'acné vulgaire, les pâtes sulfureuses, la teinture d'iode ou la glycérine iodée. Cette dernière mixture doit être étendue sur la peau huit à douze fois par jour dans l'espace de trois à quatre jours, après quoi on la recouvre avec du papier de gutta-percha. On peut encore employer les pâtes sulfureuses et l'emplâtre hydrargyrique seule ment la nuit. Pendant la journée, ainsi que dans tous les cas où la peau est devenue rouge et squameuse, par suite de l'emploi d'une des méthodes irritantes que nous avons exposées, on aura recours à l'application des cosmétiques et des poudres que nous avons également énumérés, et de ceux que nous indiquerons plus tard. Contre les rougeurs intenses et diffuses, contre les dilatations vasculaires et les productions de nouveaux vaisseaux, enfin contre les nodosités volumineuses et dures, il faut recourir à des scarifications que l'on pratique en plusieurs séances, afin d'obtenir la destruction des vaisseaux. Pour cela, on fait un grand nombre de petites incisions superficielles et parallèles, avec un scapel fin; ou bien on pique ces vaisseaux avec une aiguille, ou on les déchire par le grattage avec la curette. Pour cette opération, Th. Veiel a proposé un instrument composé de six lancettes disposées sur une monture que l'on fait mouvoir au moyen d'une vis. Le « scarificateur multiple » de B. Squire ressemble beaucoup à cet instrument, sauf qu'il est composé de petites lames courtes et fixes. Je préfère employer pour la scarification un simple scalpel fin, et, pour la scarification ponctuée, l'aiguille (*Stichelnadel*) pro-

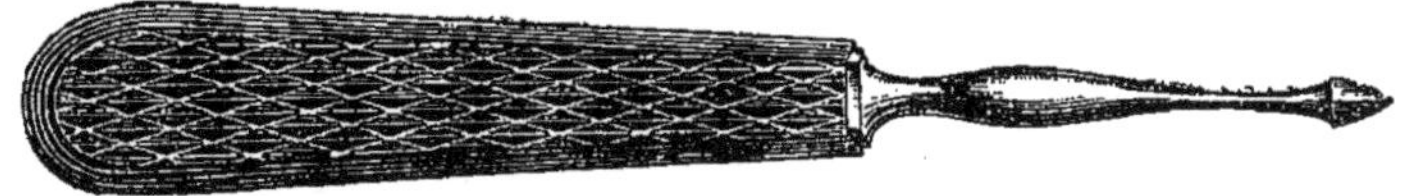

Fig. 26.

posée par Hebra (fig. 26), une forte aiguille en forme de lancette, à deux tranchants, dont la lame, longue de 2 millimètres, est pourvue d'une arête dorsale et à la base d'un rebord saillant Abaptiston). Avec cet instrument, on pratique rapidement sur la peau malade de nombreuses piqûres parallèles et serrées les unes contre les autres. Cette opération donne souvent lieu à une hémorrhagie abondante, que l'on arrête en comprimant avec de la charpie ou avec le coton de Bruns. Il faut éviter les applications de nitrate d'argent ou de perchlorure de fer, sur les surfaces vascularisées que l'on vient d'inciser. Quand on a eu recours au raclage avec la curette, la surface d'opération reste couverte de détritus de tissu qui prennent un aspect peu satisfaisant, mais qui sont éliminés en quelques jours, par l'application de compresses froides ou de pommade simple. La surface des plaies apparaît alors revêtue d'un nouvel épiderme. Suivant le degré de l'acné rosée, il faut répéter la petite opération que nous venons d'indiquer, pendant plusieurs semaines ou pendant plusieurs mois.

Quant aux difformités qu'entraîne l'acné rosée du troisième degré, on ne peut les faire disparaître que par excision, par abrasion au moyen du bistouri, ou bien par la ligature des nodosités proéminentes, suivant les procédés chirurgicaux ordinaires. Il faut s'attendre à d'abondantes hémorrhagies veineuses, que l'on combattra par les procédés usuels.

VINGT-HUITIÈME LEÇON

Sycosis, signification, pathologie et thérapeutique. — Sycosis parasitaire. — Impétigo, Ecthyma, Impétigo herpétiforme.

SYCOSIS (1)

L'acné mentagre, folliculite de la barbe (Köbner), *Bartfinne,*

(1) Sycosis, — de σῦκον, figue, — soit par comparaison entre les grosses tumeurs folliculaires et ce fruit, soit plutôt à cause de l'analogie positive que présente parfois l'état grenu ou granité des folliculites pilaires agminées en plaques avec la *coupe* ou la *surface de déchirure* d'une figue. Ce commen-

est une maladie chronique (1) qui se développe sur les points de la peau qui sont pourvus de poils serrés et épais, dans laquelle il se forme des papules, des nodosités et des pustules inflammatoires, dont le centre est traversé par un poil (2), ainsi que des infiltrats inflammatoires plus ou moins étendus, avec production de pus et de croûtes, et quelquefois des excroissances papillaires et glandulaires (3).

Le siège le plus fréquent de cette affection est sur les parties

taire ne nous paraît pas superflu, tant nous a semblé généralement incomprise ou mal comprise la valeur de la dénomination dont il s'agit. (*Note des Traducteurs.*)

(1) Nous dirions : affection tantôt aiguë ou sub-aiguë et à marche rapide, souvent longue, et pouvant passer à l'état chronique, alors surtout, ce qui est trop ordinaire, qu'elle est mal déterminée et mal traitée par le médecin. (*Note des Traducteurs.*)

(2) Le fait d'être traversé par un poil, follet ou non, n'implique pas nécessairement la nature sycosique d'un élément éruptif : l'eczéma, l'ecthyma, l'impétigo, l'acné, le purpura, peuvent donner, et donnent en fait, souvent lieu à des lésions élémentaires centrées par un poil ; d'autre part, les plaques de sycosis, dans leur plus complet et réel développement, peuvent avoir perdu complétement le caractère indiqué, par suite de la chute du poil. (*Note des Traducteurs.*)

(3) Le sycosis, ainsi que la mentagre qui n'en est qu'une variété topographique (sycose mentonnière), considéré comme *genre* dermatologique, n'a plus l'importance que lui avaient donnée les anciens auteurs, surtout depuis la découverte de la nature parasitaire du plus grand nombre des cas de cette affection, et cela à tel point, que la dénomination de sycosis, appliquée *sans qualificatif* à une affection, ne constitue pas un diagnostic proprement dit. D'autre part, ainsi que l'a très justement montré Hardy, et même dans une étendue beaucoup plus grande encore, c'est sans raison que l'on rapporte au sycosis diverses lésions qui doivent être rendues à l'eczéma. Si l'on ajoute à cela que l'on a, en outre, souvent confondu (la chose est, en effet, plus d'une fois ambiguë) l'acné avec le sycosis, on comprendra combien d'obscurités ont dû s'accumuler autour de ce mot.

Le lecteur qui voudra pénétrer au cœur même de cette question, inextricable à l'aide des errements anciens, n'a qu'à lire le savant article : *Mentagre*, écrit par BAZIN pour le *Dictionnaire encyclopédique des sciences médicales*. Un premier point doit être fixé : le mot sycosis veut dire folliculite pilaire profonde, et, le plus ordinairement, péri-folliculite des régions où les follicules pileux prédominent, c'est-à-dire des régions qui contiennent des poils à développement complet : cuir chevelu, face chez l'*homme* adulte, régions pilaires des organes génitaux. Cela élimine : 1° les acnés, c'est-à-dire les adénites et péri-adénites sébacées, inflammations intrinsèques et périphériques des follicules sébacés et des follicules sébacéo-pilaires, dans lesquelles le

velues de la face, par conséquent sur les joues, le menton et la lèvre supérieure, plus rarement sur les sourcils, la région des fosses nasales où existent les poils du nez, la partie pileuse du creux de l'aisselle, le mont de Vénus et le cuir chevelu.

Dans le sycosis de la face, il se développe sur une joue ou sur différentes parties de l'une ou des deux joues, simultanément, un certain nombre de nodosités et de pustules isolées, rouges, inflammatoires, douloureuses, dont chacune est traversée par un poil. Quand on arrache ce poil avec une pince, les gaînes de sa racine paraissent épaissies, soufflées comme une ampoule de verre, imbibées de pus, et il n'est pas rare de voir une gouttelette de pus sortir du follicule ainsi ouvert. Cette affection devient alors du sycosis par le fait de la marche qu'elle affecte, c'est-à-dire qu'un certain nombre de ces nodosités suppurantes s'ouvrent, se couvrent de croûtes et laissent après elles des pertes de substances auxquelles succèdent des cicatrices, tandis que, dans leur voisinage, il survient de nouvelles nodosités qui suivent la même marche ; enfin un dernier caractère du sycosis, c'est que cette succession de phénomènes se renouvelle constamment d'une manière chronique.

C'est ainsi que l'affection s'étend pendant une période de plusieurs années (1) sur les joues, le menton, la lèvre supérieure. La joue a un aspect irrégulièrement gonflé, épaissi, bosselé, elle est en certains endroits recouverte de croûtes, ou de pustules disséminées ou confluentes, ou bien elle est rouge, squameuse, ou humide et suintante ; les poils, au niveau des points atteints, tombent ou s'arrachent facilement (2). Les nombreuses cicatrices qui se produisent dans cette affection et les dénudations qui se font dans la barbe, pour ainsi dire, rongée, augmentent encore

poil, quoique développé, reste à l'état de duvet ou de poil follet ; 2° toutes ces lésions superficielles dans lesquelles une pustule ou une papulo-pustule se développe dans la zone supérieure à l'embouchure de la glande sébacée, en dehors de l'appareil pilaire propre. Voilà la réalité anatomique ; nous essaierons, chemin faisant, de montrer que la réalité clinique peut lui être le plus souvent, sinon toujours, encore associée. (*Note des Traducteurs.*)

(1) Dans la supposition, bien entendu, où les choses sont abandonnées à eur marche naturelle. (*Note des Traducteurs.*)

(2) Il y a, sur ce point, de grandes variétés individuelles ; quand la péri-

la déformation et la laideur du visage qui résultent dejà de la présence des nodosités, des pustules et des croûtes dont nous avons parlé. A cet état douloureux de la face, à la gêne et à l'ennui qui en résultent pour les malades, viennent parfois se joindre des abcès et des furoncles plus ou moins volumineux. Il faut noter, en outre, comme particularité spéciale, à cette affection, des plaques de la grandeur d'une pièce de 50 centimes à celle d'une pièce de 5 francs en argent, formées par des végétations papillaires, glandulaires, saillantes, de 2 à 4 millimètres de hauteur, rouges, suintantes, saignant facilement, dont le produit de sécrétion visqueux se dessèche en croûtes épaisses. Ces plaques se trouvent dans la dépression de la lèvre ou du menton, sur ce dernier, ou plus rarement sur les joues; à leur niveau, les poils ne sont plus adhérents.

La marche du sycosis est absolument chronique. Il peut se passer dix à quinze ans (1) et même davantage, avant que la maladie ait gagné les deux joues et atteint la région temporale; cependant, il y a aussi des cas où la maladie a une marche plus accélérée.

Le sycosis localisé sur d'autres points que ceux que nous venons d'énumérer présente, en réalité, les mêmes symptômes.

Aux sourcils, l'affection est isolée ou bien elle est liée à une blépharo-adénite et au sycosis du reste de la face. Le sycosis de la muqueuse nasale est ordinairement associé à celui de la lèvre

folliculite prédomine, le poil peut conserver une adhérence assez forte, tandis que l'on verra quelques endo-folliculites superficielles et éphémères liées à de l'eczéma ou à de l'acné, etc., faire tomber les poils sur de grandes surfaces. On aura soin, d'autre part, de ne pas confondre la *fragilité* des poils infiltrés de trichophyton avec la *perte d'adhérence* de poils cadavérisés. (*Note des Traducteurs.*)

(1) Pour nous, cela est exceptionnel, au moins dans notre rayon d'observation, et quand l'affection est convenablement traitée. Tous ces cas de « sycosis » sans qualificatif ne peuvent être discutés utilement. S'agit-il de la trichophytie de la barbe, ou d'autre chose? Ce sont là des points à déterminer. La durée indéfinie est plus applicable à l'eczéma des régions pilaires et à l'eczéma de la barbe, compliqué ou non de sycosis; encore faut-il ajouter qu'elle n'est pas d'une seule tenue, mais composée d'une série de paroxysmes éruptifs, avec des périodes d'accalmie. (*Note des Traducteurs.*)

supérieure. Dans le creux de l'aisselle (1) et à la région pubienne, ainsi que sur le cuir chevelu, le sycosis provient généralement d'une inflammation eczémateuse. Cepeudant, il y a aussi des cas, mais ils sont rares, où l'on trouve, à l'état d'affection idiopathique, le sycosis du cuir chevelu avec le renouvellement indéfini de tubercules et de pustules et avec l'infiltration douloureuse de la peau (2).

Je dois signaler ici une forme particulière que j'ai décrite sous le nom de dermatite papillaire du cuir chevelu. Dans cette affection, il se forme des élevures grosses comme une tête d'épingle, d'abord isolées, mais qui plus tard deviennent confluentes, puis arrivent à se confondre en plaques ressemblant à des cicatrices, sur lesquelles les cheveux paraissent serrés les uns contre les autres, en forme d'aigrette, tandis que d'autres points semblent complètement dépilés. Sur ces plaques les cheveux sont atrophiés, ils s'arrachent très difficilement, s'allongent et cassent. Çà et là on voit quelques petites pustules.

L'affection débute, en général, sur la limite du cuir chevelu et de la nuque, d'où elle remonte sur l'occiput, et parfois jusque sur le sommet du crâne, où je l'ai vue circonscrite. Dans la région occipitale, au cuir chevelu, il se forme des végétations papillomateuses hautes de 2 à 3 centimètres, fournissant un liquide nauséabond, couvertes de croûtes, saignant facilement, et qui tombent partiellement par le fait de la production intercurrente d'abcès dans leur épaisseur.

Ces productions, qui sont constituées par des excroissances papillaires extrêmement vasculaires, et qui, sous le rapport anatomo-microscopique, ressemblent tout à fait à des granulations, se rétractent dans l'espace de plusieurs années, en se transformant en tissu cellulaire sclérotique (fig. 28, *a*) ; il en résulte une atrophie étendue des follicules pileux et, par conséquent, la calvitie, tandis que, sur d'autres points, les cheveux, qui persistent

(1) Le sycosis, même secondaire à l'eczéma, n'est pas habituel à l'aisselle ; la péri-adénite sudoripare y est plus commune. (*Note des Traducteurs.*)

(2) Ces derniers cas sont obscurs ; leur interprétation complète, satisfaisante, est à donner. (*Note des Traducteurs.*)

encore, sont comprimés, refoulés les uns contre les autres en forme d'aigrette, et très serrés.

Cette affection a été décrite et représentée par Alibert, sous le nom de Pian ruboïde; il l'identifie avec la syphilis; de son côté Rayer la désigne sous le nom de sycosis du cuir chevelu. Cette manière de voir est partagée par Hebra, qui donne à cette variété le nom de sycosis frambœsiforme. Je crois avoir démontré non seulement que cette maladie n'a rien de commun avec la syphilis, mais encore qu'elle ne provient pas de pustules folliculaires, et que par conséquent ce n'est pas du sycosis, mais bien une maladie inflammatoire idiopathique (1).

Le sycosis parasitaire (Bazin), qui, comme aspect extérieur,

(1) Nous plaçons à côté de cette affection une lésion, non rare sans être commune, dont notre musée de Saint-Louis contient de belles reproductions, désignées généralement sous le nom d'acné kéloïdienne, et que nous avons proposé de dénommer sycosis papillomateux et kéloïdien de la nuque, ou simplement sycosis de la nuque, en raison de la localisation probable (non démontrée) de la lésion dans le follicule pilaire. Dans ses points initiaux, l'affection est constituée par des papulo-pustules péri-pilaires, centrées par un faisceau de deux ou plusieurs poils; puis la lésion devient profonde, les phénomènes de régression restent superficiels, et l'induration intra-dermique persiste. Sa marche est progressive; de nouvelles lésions se produisent alors que les lésions premières ont déjà déterminé des cicatrices bridées, saillantes, difformes, kéloïdiennes; tous les moyens ordinaires de traitement échouent; le raclage seul, que nous avons appliqué aux deux derniers faits qui se sont présentés à notre observation, a réussi véritablement à merveille. Ce raclage réclame une certaine habitude opératoire; il nécessite l'emploi de curettes assez grandes; il peut être fait très complètement sans grande douleur, à l'aide de l'anesthésie locale.

Malgré plusieurs séries de recherches, nous ne sommes pas parvenus à la détermination de la nature exacte de cette affection : aucune altération parasitaire ne nous est apparue; quant aux recherches histologiques faites avec des lambeaux superficiels de tissu malade, ou avec les produits du raclage, elles ne nous ont donné aucun résultat capable d'éclairer la question. Il reste le point clinique : l'existence d'une lésion spéciale, propre à la région de la nuque chez l'homme adulte, acnéiforme ou sycosiforme, débutant à la lisière même du cuir chevelu, à marche chronique, transformant successivement toute la région en une surface irrégulière, cicatricielle, kéloïdienne; cette affection résistant à la plupart des moyens ordinaires, ayant plusieurs fois nécessité, de la part de cliniciens dermatologistes très éminents, l'emploi répété des flèches de chlorure de zinc, peut, croyons-nous (d'après deux cas récents), être guérie assez aisément, dans ses lésions réalisées, par le raclage convenablement exécuté. (*Note des Traducteurs.*)

ressemble beaucoup au sycosis ordinaire (1), mais qui s'en distingue par le développement aigu de végétations glandulaires,

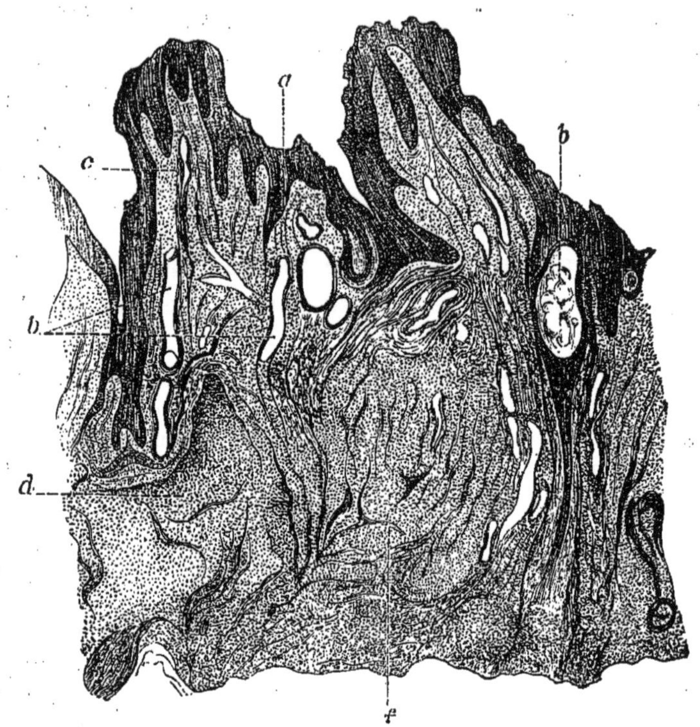

Fig. 27.

Coupe verticale d'une dermatite papillaire du cuir chevelu.

a épiderme hypertrophié recouvrant les papilles *c*, qui ont poussé des prolongements dendritiques. — *b* vaisseaux énormément dilatés. — *d* dépôt épais de cellules dans le chorion (infiltration inflammatoire). Faible grossissement.

fendillées, phymatoïdes, souvent entourées de cercles rouges et squameux, végétations siégeant sur les joues (Köbner, Kaposi, Lewin, etc.) ou sur le cuir chevelu (Auspitz, Lang), le sycosis parasitaire, dis-je, est produit par un champignon qui est le même que celui de l'herpès tonsurant ; nous nous en occuperons à l'occasion de cette dernière maladie.

(1) Nous considérons comme étant de nature parasitaire la majorité des cas de sycosis, dits « ordinaires » ; nous reviendrons sur ce sujet au chapitre de la trichophytie. (*Note des Traducteurs.*)

D'après les symptômes que nous avons décrits, le diagnostic du sycosis n'est pas difficile à établir. L'infiltration inflammatoire et la production de pustules, avec le défaut d'adhérence des poils et le gonflement des gaînes de leurs racines, le caractère de chronicité de la maladie qui se manifeste par la présence simultanée, les unes à côté des autres, de pustules récentes et de pustules en voie de régression ou de cicatrisation, ainsi que par des cicatrices et des surfaces entièrement dépilées, tels sont les symptômes auxquels on reconnaîtra le sycosis (1). Mais, comme le lupus et la syphilide tuberculo-ulcéreuse des joues, des lèvres et de la muqueuse nasale, s'accompagnent également de la formation de croûtes et de cicatrices, voire même de végétations papillaires, on devra dans les cas douteux tenir compte des caractères de ces dernières. Les signes distinctifs sont, pour le lupus, les tuber-

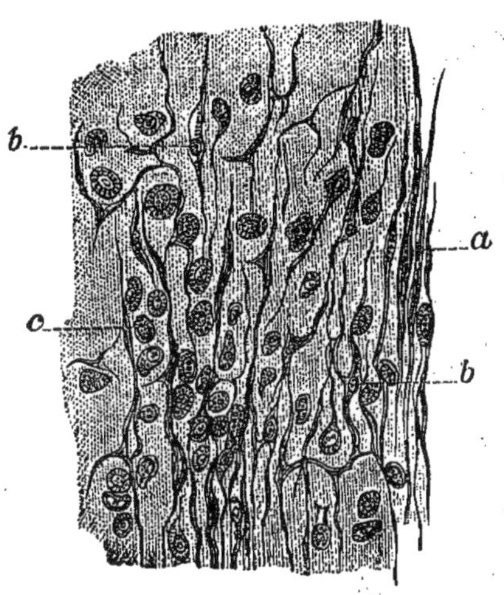

Fig. 28.

Partie de chorion enflammée dans la dermatite papillaire.

(Fig. 27 *d*). — *c* cellules arrondies. — *b* cellules ayant un ou plusieurs prolongements. — *a* cellules analogues disposées en forme de fibres.

(1) L'état *sycosique* n'est vraiment confirmé que quand la péri-adénite pilaire du cul-de-sac a donné lieu à des tubercules intra-dermiques (péri-adénite profonde) ou à des tumeurs constituées par l'agglomération, sous forme de plaques grenues, de l'atmosphère conjonctive des conduits (péri-adénite superficielle, sycosis vrai, sycosis en plaques). L'eczéma des régions pilaires produit quelquefois, alors qu'il est ancien, soumis à des irritations particulières (eczéma sous-nasal), des plaques légèrement saillantes, avec *infiltration* inflammatoire de la zone papillaire; mais, même dans les cas anciens, on pourra toujours reconnaître, après avoir enlevé les croûtes, coupé les poils ou épilé la région, que le derme reste souple, non vraiment induré, ce dont il est facile de s'assurer en saisissant entre deux doigts la face buccale et la face cutanée de la lèvre supérieure. Jamais cette plaque eczémateuse n'a, en réalité, ni l'aspect, ni les proportions des plaques grenues, indurées, saillantes, constituées par l'agglomération des péri-adénites tu-

cules primaires, pour ainsi dire enclavés dans les tissus et ne disparaissant pas sous la pression du doigt; pour la syphilis, les bords de l'infiltrat sont durs, nettement tranchés, ou bien il existe un ulcère caractéristique, douloureux (1).

Le sycosis permet un pronostic favorable, puisque la maladie peut guérir et que, même quand on ne lui oppose aucun traitement, en dehors de la lésion locale, elle n'entraîne après elle aucune altération grave. Spontanément, le sycosis ne disparaît que très tardivement, après des années et après avoir détruit une grande quantité de follicules. Mais le sycosis de la muqueuse (2) nasale et du cuir chevelu est extrêmement difficile à guérir.

Dans certains cas, un eczéma local peut être considéré comme la cause du sycosis ordinaire, en ce que la folliculite se développe par le fait même de la prolongation ou de l'excès du processus phlegmasique. Cela a lieu en particulier pour le sycosis de la muqueuse nasale et de la lèvre supérieure, qui a son origine dans le coryza chronique, pour le sycosis du cuir chevelu, du creux de l'aisselle et de la région pubienne (3). Mais le plus souvent, le sycosis de la barbe survient d'une façon idiopathique, sans aucune cause appréciable. Aussi a-t-on cru pouvoir l'attribuer à toutes sortes de dyscrasies supposées, à un refroidissement, à l'influence d'une alimentation spéciale, à l'emploi d'un rasoir émoussé, et à d'autres causes encore,

baires formant un conglomérat d'abcès miliaires, tumeur comparable à la section d'une figue, montrant des grains perforés, sommets pilaires, qui laissent quelquefois, à la pression, suinter des gouttelettes de pus par ces orifices multipliés et juxtaposés. (*Note des Traducteurs.*)

(1) Quand les lésions sycosiques sont multiples, la confusion est assez facile à éviter pour celui qui a présents à l'esprit l'existence et les caractères propres des altérations sycosiques et des lésions syphilitiques; l'ambiguité peut être, au contraire, très accentuée dans le sycosis limité à une seule plaque, affection dont le siège de prédilection réside dans l'une ou l'autre des deux lèvres, presque toujours latéralement. (*Note des Traducteurs.*)

(2) Il n'y a pas, à vrai dire, de sycosis de la *muqueuse* nasale, mais seulement de la peau des fosses *narines;* même, dans ce cas, il ne s'agit d'ordinaire que de pseudo-sycosis, d'eczéma. (*Note des Traducteurs.*)

(3) Voy. les notes 1 de la page 35, et 1 de la page 38. (*Note des Traducteurs.*)

mais qui n'ont pas plus de valeur les unes que les autres (1).

On a prétendu que la mentagre pouvait se développer par le fait de la contagion, et cela depuis Pline, d'après le récit duquel la maladie a été introduite de l'Égypte à Rome, où elle a été propagée par l'usage, en vigueur à cette époque, des embrassements et serait ainsi devenue épidémique. Mais il est plus que probable que cette mentagre ou *ficositas* était constituée par des condylomes syphilitiques, plaques muqueuses, ce qui expliquerait d'autant mieux leur contagiosité (2).

Mais cela n'a guère qu'un intérêt historique. Le sycosis dans le sens de Celse et des auteurs modernes, tel qu'on l'entend depuis Bateman, passait, cependant, en général, pour ne pas être contagieux; ce n'est qu'en 1842, lorsque Gruby signala la présence d'un champignon dans la mentagre et quand Bazin eut démontré l'existence d'un sycosis parasitaire, c'est alors seulement que la question de la contagiosité de cette affection a été de nouveau agitée. Köbner l'a tranchée définitivement, en montrant que la contagiosité n'existe réellement que dans cette forme spéciale qui, à proprement dire, appartient à l'herpès tonsurant, — le sycosis parasitaire (3), — et non pour le sycosis vulgaire ou folliculite de la barbe.

Cette affection apparaît ordinairement d'une manière idiopathique et peut être déterminée par certaines conditions anatomiques.

Ainsi que l'ont démontré G. Simon et Wertheim, chaque nodosité de sycosis représente un abcès d'un follicule pileux. Si

(1) S'il s'agit d'eczéma, toutes les causes irritantes peuvent parfaitement être invoquées, chez les sujets prédisposés constitutionnellement, et particulièrement chez les strumeux et chez les arthritiques; affirmer que l'on trouvera toujours la preuve palpable n'est en aucune manière nécessaire; aucune condition étiologique ne résisterait à une semblable argumentation. Quant au sycosis *vrai*, sa condition étiologique la plus ordinaire est le trichophyton, quelque difficulté qu'il y ait souvent, aux périodes avancées de l'affection (en âge ou en degré d'évolution), à en faire la démonstration immédiate et directe. (*Note des Traducteurs.*)

(2) Cette supposition préjuge la démonstration de l'existence de la syphilis à l'époque romaine; elle n'altère en rien la probabilité de la nature trichophytique de la maladie des chevaliers romains. (*Note des Traducteurs.*)

(3) Köbner a reconnu la priorité de Bazin. (*Note des Traducteurs.*)

l'on arrache le poil, on voit que l'enveloppe du bulbe est distendue par du pus et en même temps il sort du follicule une gouttelette de pus. Le tissu interfolliculaire, le derme et les papilles, présentent, bien entendu, un état d'infiltration inflammatoire et, accidentellement, ces dernières s'hypertrophient. Il n'est pas impossible de rattacher le développement de l'inflammation à une reproduction énergique des poils, puisque le poil de nouvelle formation se presse contre l'ancien dans le fond du follicule dont il irrite mécaniquement la paroi. En fait, on voit souvent deux poils dans le même follicule et souvent aussi on rencontre le sycosis chez des individus qui ont la barbe très épaisse. Wertheim attribue l'irritation à ce que le diamètre du poil est trop gros relativement à celui de son follicule.

Il n'est pas rare de voir se former au milieu de l'infiltration diffuse des tissus, des abcès du derme et des glandes sébacées.

Dans le sycosis parasitaire, le microscope permet de reconnaître entre les éléments du poil et les enveloppes de son bulbe, l'existence du trichophyton.

Dans le traitement du sycosis il faut que le malade et le médecin apportent tous deux la même exactitude aux soins minutieux que ce traitement nécessite. Dans les cas où ces conditions sont bien remplies, un sycosis étendu et datant de plusieurs années peut être complètement guéri dans l'espace de trois semaines à trois mois, tandis que, dans le cas contraire, on attendrait vainement la guérison (1).

Un sycosis de la barbe, encore peu avancé dans son développement, peut être guéri en conservant la barbe, si l'on a soin d'ouvrir les pustules encore peu nombreuses, d'arracher les poils malades et d'enduire largement la partie malade avec des pommades simples jusqu'à ce que les points excoriés soient guéris

Quand la maladie occupe une certaine étendue et dure déjà

(1) Il est absolument essentiel de diviser le traitement du sycosis selon les espèces et variétés du genre; aucune formule générale ne peut être proposée utilement, et les indications doivent être précisées selon qu'il s'agit (et c'est le cas le plus ordinaire dans la nomenclature actuelle) de pseudo-sycosis, — ou de sycosis vrai, lequel est alors presque toujours parasitaire. (*Note des Traducteurs.*)

depuis un certain temps, il faut sacrifier la barbe. Tout d'abord on la taille très courte; puis on applique l'onguent diachylon étendu sur de la toile, que l'on maintient ensuite avec des bandes de flanelle ou de la toile de caoutchouc, sur les joues et sur la lèvre supérieure, pour ramollir les croûtes. Après douze à vingt-quatre heures, on les enlève à l'aide du savon, puis on pratique la rasure, opération peu douloureuse si elle est faite par une main habile munie d'un bon rasoir.

La surface lésée est alors parfaitement visible, elle est d'une rougeur diffuse, infiltrée, couverte de nombreuses pustules, sur certains points suintante ou saignante, et un peu douloureuse au toucher. Il est à ce moment nécessaire de procéder à une troisième opération, c'est l'épilation, que Wertheim a le premier (1) recommandée, opération à l'aide de laquelle on extrait les poils malades et qui facilite l'issue du pus hors des follicules. On place le malade sous un bon éclairage; le médecin, debout ou assis en face de lui, tend avec les doigts de la main gauche la partie qu'il se propose d'épiler, et saisissant de la main droite une pince à cils entre le pouce, l'index et le médius, comme il fera d'une plume à écrire, il arrache les poils un à un en les attirant dans leur direction naturelle. Pour cela, on appuie la main droite sur la peau au moyen du petit doigt, et à mesure que l'on arrache un poil, on le dépose immédiatement sur la peau, sans que la main se déplace. En agissant ainsi, l'opérateur a l'avantage de conserver toujours la même direction pour extraire les poils les uns après les autres, et d'en arracher rapidement vingt à trente sans se reprendre; on absterge de temps à autre, on accorde au malade un petit instant de repos, puis on continue l'épilation. Le premier jour on ne fera qu'une courte séance,

(1) Samuel Plumbe, 1824, a précisé nettement le traitement du sycosis, tel qu'il pouvait être compris à cette époque : épilation et scarification. Quant à la régularisation, à la vulgarisation de l'épilation comme moyen général de traitement des affections trichophytiques, c'est surtout à Bazin qu'il en faut faire honneur. Depuis, l'épilation a été plus généralisée encore par les médecins de l'hôpital Saint-Louis, et nous-mêmes, en particulier, l'avons proposée, adoptée et démontrée applicable à la *totalité* des affections profondes, tenaces, anciennes, parasitaires ou non, du système pilaire. (*Note des Traducteurs.*)

parce que certains malades, n'ayant pas l'habitude de ces petites opérations, sont bientôt excités, énervés, quelques-uns même se trouvent mal. Le second jour on peut déjà procéder sans hésitation ; en effet, lorsque c'est une main exercée qui pratique l'épilation, la douleur est très faible, précisément parce que les poils ne tiennent plus (1). Après l'épilation, s'il survient une vive inflammation, on applique des compresses froides pendant une ou deux heures, puis on panse avec l'onguent diachylon ou l'onguent de vaseline et de plomb.

On continue chaque jour régulièrement les lavages avec le savon ou l'esprit de savon, puis la rasure, l'épilation, et les applications de pommade émolliente. On pratique l'épilation régulièrement en avant, et non pas tantôt sur un point, tantôt sur un autre ; la région qui a été bien épilée a, dès le lendemain, un meilleur aspect, elle est plus plane, plus molle, plus pâle, elle présente moins de pustules ; aussi le malade consent-il avec confiance à continuer le traitement.

En procédant ainsi, on peut, pour un sycosis des deux joues, terminer complètement l'épilation générale en deux à trois semaines (2), et l'on n'a plus ensuite à extraire que quelques rares poils disséminés. Lorsque la peau est partout molle et souple, qu'il n'apparaît plus nulle part de nouvelles pustules et que les poils, qui repoussent constamment, paraissent solidement implantés, alors le sycosis est guéri. Il ne reste plus qu'à faire usage de poudres et de pommades anodines, comme après la guérison de l'acné.

(1) L'épilation ne peut être exécutée avec une habileté réelle que par ceux qui en ont appris la pratique, d'ailleurs peu difficile. La durée des séances est déterminée par l'adresse de l'épileur, le degré de tolérance de l'opéré et l'étendue des régions atteintes ; quand les parties à épiler ont été convenablement préparées par les applications émollientes, les douches de vapeur, les onctions d'huile de bouleau belladonée, etc., l'avulsion des poils peut être faite sur de grandes surfaces sans cruauté, dans un délai relativement court, et avec grande simplicité ; quelques applications émollientes et calmantes suffisent pour effacer la dermite spéciale superficielle (épidermite miliaire d'épilation) que l'on observe consécutivement chez la plupart des malades. (*Note des Traducteurs.*)

(2) Jamais, dans nos salles, il n'a été nécessaire de consacrer un aussi long temps à l'épilation complète du visage. (*Note des Traducteurs.*)

Cependant, il faut que la barbe soit régulièrement rasée au moins pendant un an à partir de ce moment; car, en général, le sycosis se reproduit lorsqu'on laisse la barbe pousser. Ce n'est ordinairement qu'au bout d'un an que l'on peut essayer avec des chances de succès de laisser croître la barbe (1).

Dans beaucoup de cas, outre le traitement régulier que nous avons exposé, il est encore nécessaire d'avoir recours à d'autres moyens. Il faut ponctionner ou scarifier certains points indurés, infiltrés; c'est après cette petite opération seulement qu'ils s'aplanissent et deviennent pâles; on enlèvera en les raclant avec la curette les portions de peau qui sont détachées et qui saignent abondamment; enfin on ouvre les plus gros abcès (2). Quand de nombreuses éruptions de pustules se reproduisent avec opiniâtreté, ou lorsqu'il reste une induration diffuse de la peau, il est bon de recourir aux onctions de pâte soufrée, faites avec un pinceau comme dans l'acné, ou de faire des lavages avec le savon sulfureux iodé (Zeissl), ou de provoquer une inflammation aiguë en appliquant du savon noir pendant douze heures, ou encore de badigeonner la peau avec la teinture d'iode ou la glycérine iodée, ou enfin d'appliquer une solution de sublimé (0,50 pour 100 d'eau distillée); après cela on revient au mode de traitement

(1) L'épilation doit être répétée aussi longtemps que les parties n'ont pas repris l'état normal; elle devient successivement de plus en plus restreinte comme surface; quant à la rasure, elle est généralement nécessaire; exceptionnellement, il faut quelquefois laisser repousser la barbe. Mais, nous le répétons, l'épilation, poursuivie avec persévérance, constitue le procédé curatif par excellence. (*Note des Traducteurs.*)

(2) Beaucoup de médecins, depuis Samuel Plumbe (et avant), avaient appliqué la scarification aux lésions sycosiques aussi bien qu'aux lésions acnéiques; à l'hôpital Saint-Louis particulièrement, notre savant collègue et ami Guibout, à qui nous saisissons l'occasion de rendre cette justice, les pratique régulièrement et les recommande depuis longtemps dans son enseignement et dans ses ouvrages.

Toutefois, c'est en réalité depuis l'introduction dans la pratique dermatologique de la curette de Volkmann et des procédés de scarification linéaire de Balmanno Squire, que l'application régulière et méthodique des pratiques chirurgicales au traitement d'un grand nombre de dermopathies s'est généralisée. C'est là un progrès considérable, qui a renouvelé la face d'une grande partie de la thérapeutique dermatologique. Aussitôt après la publi-

que nous avons indiqué ci-dessus au moyen des applications de pommade et de l'épilation (1).

On fait disparaître les végétations dont nous avons parlé en les cautérisant avec l'acide acétique, ou avec une pâte composée d'acide acétique 10 et lait de soufre 2,50 ; ou bien une pommade faite avec acétate de cuivre 0,30, et onguent simple 10 ; ou encore en les touchant avec l'acide nitrique concentré, ou enfin en les couvrant de poudre de calomel.

Dans le sycosis de la muqueuse nasale, il faut également ouvrir les pustules, avulser les poils, introduire dans les fosses nasales des pommades émollientes, comme dans l'eczéma de ces parties, et enfin cautériser les surfaces couvertes de rhagades.

Dans le sycosis du cuir chevelu on essaie le même traitement que dans l'eczéma de cette région : ramollissement des croûtes par des applications de graisse, bonnet de caoutchouc, lavages avec l'esprit de savon, douches, etc., et ce n'est que lorsque l'on voit l'inefficacité de ce traitement, que l'on rase la tête et que l'on procède à l'épilation (2). (Pendant la journée on enduit la tête avec une pommade, ou bien on la couvre avec une toile de caoutchouc, mode de pansement qui peut être dissimulé par une coiffure appropriée, ou par une perruque.)

cation de l'École de Lyon, nous avons appliqué et étendu l'emploi de la curette, que nos collègues de l'hôpital Saint-Louis ont également mise en usage. En ce qui concerne les scarifications linéaires, elles ont été introduites à l'hôpital Saint-Louis par E. Vidal, qui en a étendu les applications de la manière la plus heureuse ; nous avons immédiatement suivi notre savant collègue et ami dans la voie qu'il traçait, et nous espérons avoir contribué, après lui, pour une bonne part au perfectionnement et à la vulgarisation de ces procédés de traitement, sur lesquels nous aurons plus loin à revenir. (*Note des Traducteurs.*)

(1) L'épilation convenablement exécutée (elle ne peut être pratiquée, pour les narines, que par un médecin ou par un épileur de profession), les douches de vapeur ou les douches tièdes pulvérisées, les pommades anodines, sont en général tout à fait suffisantes ; car il s'agit ici presque exclusivement d'eczéma chronique et non de sycosis vrai. (*Note des Traducteurs.*)

(2) A moins que l'affection ne soit observée chez une femme, la rasure et l'épilation sont des mesures de traitement absolument indiquées par le diagnostic de sycosis ; c'est de l'économie thérapeutique bien entendue. (*Note des Traducteurs.*)

Il faut traiter de la même manière le sycosis des sourcils, du creux de l'aisselle et de la région pubienne.

Contre la dermatite papillaire du cuir chevelu, l'emplâtre hydrargyrique est le seul remède qui ait montré un peu d'efficacité. Il faut exciser les parties exubérantes; l'hémorrhagie parenchymateuse abondante qui se produit s'arrête en tamponnant avec de la charpie sèche ou bien trempée dans une solution de nitrate d'argent (1 sur 1).

Dans le sycosis parasitaire, outre l'épilation des poils altérés, il est avantageux d'appliquer une solution de sublimé ou une pâte sulfureuse additionnée d'acide acétique.

Ici se termine ce que nous avions à dire au sujet des formes de l'acné et du sycosis. Mais je dois y ajouter quelques courtes remarques qu'il me paraît nécessaire de faire sur les éruptions pustuleuses.

Éruptions pustuleuses (*Pustelausschläge*). — Depuis Willan surtout, beaucoup d'auteurs ont systématiquement employé les mots impétigo, ecthyma, phlyzacion, psydracion, pour désigner soit des éruptions bornées à quelques pustules, soit des maladies étendues de la peau dans lesquelles il se produit une grande quantité de pustules (impetigo sparsa, figurata, etc., etc.), mais surtout quand celles-ci sont localisées sur les membres inférieurs.

Hebra a clairement démontré combien cette manière particulière d'envisager les éruptions pustuleuses était erronée et peu justifiée (1).

Il nous suffira de rappeler que des pustules, c'est-à-dire des vésicules et des phlyctènes épidermiques renfermant un contenu purulent (phlyzacion, impetigo) et des nodosités dures, qui se fondent par suppuration (ecthyma), apparaissent partout où il survient une inflammation exsudative on aiguë, diffuse ou circonscrite dans la partie la plus superficielle du chorion et

(1) L'impétigo et l'ecthyma (l'auteur le reconnaît plus loin), sont des mots qui répondent à des choses parfaitement réelles et nettement différenciées, au moins au point de vue clinique (voy. TOME Ier, la note 1 de la page 561). *Note des Traducteurs.*)

dans la couche papillaire. Il se développe donc des pustules *idiopathiquement* dans l'inflammation traumatique, calorique de la peau, etc., par suite du grattage ; dans l'eczéma, le prurigo, la gale ; après des frictions de pommade mercurielle, d'Autenrieth ; dans certaines circonstances enfin qui disposent à l'inflammation et qui résident dans la peau même, comme dans l'acné, le sycosis. Dans la variole, la morve, la syphilis, les accidents métastatiques, les pustules sont *symptomatiques*. Dans toutes ces affections, les pustules qui surviennent ne représentent donc qu'un phénomène partiel de ces maladies, et localement une exagération de l'inflammation arrivant jusqu'à suppuration. Aussi n'avons-nous aucune objection à faire, si, dans le seul but de bien préciser le caractère momentané d'une éruption, lorsqu'elle se manifeste sous forme de pustules, on maintient les noms d'impetigo et d'ecthyma. Seulement, il faut y ajouter la désignation de la maladie fondamentale ou de la cause occasionnelle, par exemple pustules d'ecthyma aux membres inférieurs par suite de prurigo ou de poux des vêtements, ou bien impetigo succédant à un eczéma ou produit par des poux de tête. Mais nous ne pouvons considérer comme des affections idiopathiques l'impétigo et l'ecthyma qui surviennent dans ces circonstances (1). La seule forme que l'on puisse mentionner à part, c'est celle que Hebra a désignée sous le nom d'impétigo herpétiforme.

IMPÉTIGO HERPÉTIFORME

Jusqu'ici, à la clinique de Vienne, cette affection n'a été observée que dans huit cas ; sur ce nombre, j'en ai vu moi-même cinq ;

(1) L'impétigo de la face a, nous l'avons déjà dit, une individualité clinique qui ne permet pas de lui refuser une case particulière dans le cadre dermatologique.

Quant à l'ecthyma, la banalité de ses causes (à supposer même, ce qui n'est pas, qu'il soit toujours possible de les préciser) n'implique pas la légitimité de son déclassement ; nous tenons pour nécessaire, dans un enseignement dermatologique, la conservation de ce genre anatomique, ainsi que l'exposé des conditions générales de son développement, et de son traitement particulier. (*Note des Traducteurs.*)

tous se sont présentés chez des femmes enceintes et ont fait leur apparition dans les derniers mois de la grossesse.

Ce sont des pustules, des soulèvements de l'épiderme serrés les uns contre les autres, disposés par groupes, gros comme des têtes d'épingle, remplis d'un contenu opaque, devenant plus tard d'un jaune verdâtre, qui se développent dans le pli de l'aine, au nombril, sur les seins, dans le creux de l'aisselle, et ultérieurement aussi sur beaucoup d'autres parties du corps. Ces pustules se dessèchent en une croûte d'un brun sale, pendant que, immédiatement autour de cette croûte, il apparaît sous forme d'un cercle simple, double ou triple, de nouvelles pustules pareilles aux premières et ressemblant à des perles, et qui en se desséchant augmentent le volume de la croûte centrale. C'est ainsi que la maladie, partant de quelques points primitifs isolés, s'étend, comme cela a lieu pour l'herpès circiné, sur de grandes régions de la peau, et que les foyers voisins finissent par se rejoindre. Quand les croûtes tombent, la peau est rouge et revêtue d'un épiderme nouveau, ou bien il n'y a pas d'épiderme, la peau est suintante comme dans l'eczéma, infiltrée et lisse, ou bien elle montre des papilles dénudées, mais jamais elle n'est ulcérée. Enfin, au bout de trois à quatre mois, la surface presque entière de la peau est envahie par la maladie, elle est le plus souvent tuméfiée, brûlante, couverte de croûtes, présentant des surfaces fendillées ou excoriées, qui sont encore entourées çà et là de cercles de pustules. La muqueuse linguale elle-même présentait dans un cas des plaques circonscrites, grises, déprimées au centre. Une fièvre continue rémittente, avec élévation de la température, et des frissons intercurrents annonçant chaque éruption nouvelle, enfin la sécheresse de la langue, tels sont les symptômes que l'on rencontre dans cette maladie qui, dans huit cas, s'est terminée par la mort. Une seule femme en a guéri, et cependant, au bout de plusieurs semaines d'amélioration, l'affection avait récidivé.

L'accouchement n'a modifié en rien chez cette femme la marche de la maladie, non plus que la guérison finale, et, dans les autres cas il n'a rien changé à leur terminaison fatale. A l'autopsie, on a trouvé dans un seul cas une endométrite avec péritonite; dans les autres on n'a rien observé qui pût expliquer la mort.

Cette maladie ne se montrant que chez les femmes enceintes, nous sommes conduits à en chercher la cause dans l'état de l'utérus, et par conséquent à rapprocher cette affection des autres affections de la peau déterminées par un état pathologique utérin, tel que par exemple le *pemphigus hystérique.*

Le cas publié par C. Heitzmann est intéressant sous ce rapport; il s'agit d'une femme qui, pendant les années de l'âge critique, avait été atteinte d'un impétigo herpétiforme (de Hebra) lequel, avait guéri, et chez laquelle se développa peu de temps après un pemphigus qui devint rapidement mortel. Il n'y a qu'un seul fait dans lequel la maladie ait été regardée comme étant une pustulose métastatique (Neumann). Auspitz l'a décrite sous le nom d'herpès végétant (1).

Dans tous les cas, le traitement a consisté en applications rafraîchissantes et antiphlogistiques, amidon, enveloppements de linges imbibés d'eau froide, plus tard on a eu recours à des bains continus d'eau alcaline ou d'eau simple, aux pommades anodines, phéniquées, ou l'on a fait usage d'un mélange de plâtre et de coaltar. En outre, on prescrit les remèdes usuels contre la fièvre et contre l'état général de l'organisme.

(1) La description que l'on vient de lire n'est pas assez étendue pour que nous puissions baser sur elle une argumentation ; il faudrait avoir l'observation détaillée des faits sur lesquels elle s'appuie. Nous voulons dire seulement, qu'à notre sens, il s'agit là d'éruptions septicémiques, ou de dermatites réflexes, d'ordre trophique ; à la vérité, six des autopsies pratiquées auraient été négatives, mais nous n'hésitons pas à en appeler à l'observation ultérieure. Nous ne proposerons pas au lecteur d'adopter la dénomination d'impétigo herpétiforme, d'une part, parce que la dermatite pustuleuse circinée et excentrique, dont il est ici question, ne saurait être assimilée à l'impétigo tel que le comprend notre école française ; de l'autre, parce que la dénomination d'herpétiforme ne peut être appliquée qu'à une affection véritablement à forme d'herpès, c'est-à-dire ressemblant à l'herpès type (herpès labial, élément de l'herpès zona, etc.), et non à une simple disposition éruptive, laquelle n'est pas exclusivement propre à l'herpès. (*Note des Traducteurs.*)

VINGT-NEUVIÈME LEÇON

4. ÉRUPTIONS BULLEUSES

(*Blasenausschläge.*)

Pemphigus, définition du pemphigus, division générale en pemphigus vulgaire et pemphigus foliacé. Symptomatologie générale. Formes spéciales du pemphigus et leur pathologie, anatomie, diagnostic, pronostic et traitement.

Le pemphigus chronique, *Blasenausschläg*, est caractérisé par une éruption de bulles qui, affectant le type chronique, se reproduit à plusieurs reprises sur la peau et sur la muqueuse voisine.

Nous n'avons donc pas en vue ici la forme morbide dont nous nous sommes déjà occupés antérieurement (t. Ier, p. 442) sous le nom de pemphigus aigu. En effet, ce qui caractérise le pemphigus (Sauvages), pemphigus chronique (Wichmann), pompholyx (Willan), dans le sens que lui donne Hebra, ce n'est pas seulement la forme bulleuse des efflorescences, mais aussi la marche chronique de cette affection, dans laquelle les bulles apparaissent par poussées continuelles ou périodiques.

L'extrême variété des symptômes de cette maladie a eu pour effet que l'on a établi un très grand nombre de genres de pemphigus; H. Martius, par exemple, n'en mentionne pas moins de quatre-vingt-dix-sept variétés.

Si l'on s'en tient au symptôme le plus essentiel de cette affection, l'apparition de bulles sur la peau, il est impossible de ne pas reconnaître que tous les cas de pemphigus, si tranchés que puissent être, d'ailleurs, les phénomènes que présente chacun d'eux en particulier, peuvent être divisés en deux catégories, suivant le mode d'apparition et de marche des bulles. Dans la première, les différentes bulles suivent, dans leur développement et dans leur disparition, une marche typique qui aboutit à une reproduction complète de l'épiderme; c'est pour ces formes que

Hebra maintient le nom de pemphigus vulgaire. Mais il y a d'autres cas où une semblable guérison n'a pas lieu. L'épiderme se décollant, se détache d'une manière serpigineuse, à partir du point primitivement envahi, de sorte que le chorion se trouve mis à nu en forme de traînées, et apparaît rouge et suintant. Ces variétés constituent le pemphigus foliacé (Cazenave).

PEMPHIGUS VULGAIRE (1)

Cette affection se manifeste par des bulles bien formées, remplies, turgescentes. Dans la grande majorité des cas qui se présentent à notre observation la maladie offre à peu près les caractères suivants.

Le développement de l'éruption est précédé de symptômes fébriles : frisson, élévation de la température de la peau, fréquence du pouls, malaise, vomissements, etc., etc. La fièvre accompagne également les poussées ultérieures avec un type continu rémittent, parfois avec un type régulièrement intermittent ; elle tombe progressivement lorsque l'éruption bulleuse diminue, et elle augmente brusquement avant chaque nouveau molimen un peu intense.

Dans la plupart des cas, on voit apparaître sur la peau des taches d'un rouge vif, et aussi quelques plaques blanches légèrement élevées (*Quaddeln*), qui en se développant représentent les formes bien connues de l'érythème annulaire, linéaire, figuré, ortié, et se renouvellent d'une façon continue ou par poussées successives sur les parties les plus diverses du corps pendant toute la durée des éruptions bulleuses.

Les bulles s'élèvent en partie sur quelques-unes de ces taches érythémateuses et des plaques blanches dont nous avons parlé, en partie sur des points où la peau ne paraîssait aucunement altérée. Leur grosseur varie du volume d'un grain de plomb, d'un pois, d'une noisette à celui d'un œuf de poule et au delà ; leur

(1) Il est essentiel de consulter la note 2 de la page 442-443, tome Ier, et la note 1 de la page 445, tome Ier ; ce que nous avons dit nous dispense de revenir, ici, sur cette question. (*Note des Traducteurs.*)

nombre est également très variable, il peut y en avoir quelques-unes seulement, ou bien il en existe jusqu'à cinquante, cent et davantage encore en même temps. Elles n'ont pas de siège déterminé, elles sont disséminées d'une façon irrégulière (*pemphigus disséminé*), ou bien en certains endroits elles sont très serrées les unes contre les autres (*P. confluent*, *en groupes,* Rayer); dans des cas rares, autour d'une bulle centrale plus ancienne, il s'en trouve plusieurs autres (*P. circiné*) qui, après la guérison de la bulle centrale, représentent un cercle, et à une époque ultérieure, des lignes sinueuses (*P. linéaire*, *serpigineux*).

Chaque bulle considérée isolément persiste dans son état primitif, ou bien elle augmente de volume en se confondant avec les bulles voisines ou par le fait de son propre accroissement, et elle accomplit une évolution typique. Le liquide contenu, d'abord clair, transparent comme de l'eau, ou citrin, quelquefois aussi coloré par le sang (*P. hémorrhagique*), prend bientôt l'aspect de la lymphe; après un à deux jours il devient purulent et trouble; puis il se forme, avec l'exsudat en dessiccation de la bulle restée intacte, une croûte, laquelle, si la bulle a été rompue, est composée par les débris de l'épiderme, par l'exsudat et par du sang. Après la chute de la croûte, la base discoïde qui correspond à la bulle est recouverte d'un épiderme nouveau; elle est violacée, et plus tard, elle reste pendant quelques semaines pigmentée en brun.

La maladie suit la marche que nous avons indiquée, c'est-à-dire que l'intensité de la fièvre, l'abondance des éruptions érythémateuses et bulleuses sont entrecoupées de rémissions. Là où les bulles et les croûtes sont fortement serrées les unes contre les autres, et où l'exsudat s'est trouvé retenu sous ces dernières, la peau sur des espaces plus ou moins considérables est œdématiée, brûlante, douloureuse, elle présente des lignes rouges d'angioleucite, laquelle se complique parfois d'adénite. Parmi les symptômes subjectifs nous citerons : une sensation modérée de brûlure et de démangeaison au niveau des bulles, de la douleur et de la tension sur les parties couvertes de phlyctènes et de croûtes nombreuses et cohérentes, ou excoriées à la suite de l'arrachement de ces dernières, de l'insomnie, de l'inappétence, et de la soif pendant les périodes d'exacerbation. Tous ces accidents joints à la perte des forces déterminent chez les malades une dépression profonde.

La maladie a une durée de deux à six mois. A la période de déclin la fièvre cesse; il ne survient plus que quelques bulles isolées, puis il ne s'en forme plus de nouvelles, le sommeil et l'appétit reparaissent et les malades se rétablissent promptement. A partir de ce moment, l'individu peut passer toute sa vie sans être de nouveau atteint. Mais le plus souvent dans un délai de quelques mois ou d'une année, il survient plusieurs accès nouveaux, après lesquels l'affection est complétement terminée. Ou bien, au contraire, les périodes d'éruption deviennent ultérieurement de plus en plus rapprochées et la maladie se transforme en un pemphigus continu (*P. continu*).

La forme de pemphigus que nous venons de décrire est celle que Hebra désigne sous le nom de pemphigus vulgaire bénin; elle répond au *P. idiopathique disséminé des enfants* (d'après Schuller), *P. bénin* des auteurs.

Mais il y a encore des variétés de pemphigus à marche beaucoup plus favorable et bénigne. Il en est, par exemple, dans lesquelles les périodes d'éruption ont une courte durée et ne s'accompagnent pas de fièvre (*P. apyrétique*), et dans lesquelles il ne se développe qu'un très petit nombre de bulles ; ou bien, et c'est plutôt lorsque le pemphigus persiste pendant un grand nombre d'années, sinon pendant toute la vie, il est certaines formes dans lesquelles il n'y a jamais qu'une bulle seule (*P. solitaire*). Nous devons rattacher aussi à cette catégorie le pemphigus local, forme excessivement rare, dans lequel il survient seulement quelques bulles sur une portion limitée de la peau, qui est froide et présente une couleur violacée diffuse, ce sont ordinairement les doigts, les orteils et le nez.

En opposition avec les formes bénignes du pemphigus, il faut signaler le P. vulgaire malin, dont le caractère dangereux peut encore se manifester par des symptômes différents : tantôt un nombre considérable de bulles apparaissent d'une manière continue par poussées successives (*P. continu*, Willan; *P. permanent et continu*); la fièvre persiste, et on observe un affaissement rapide des malades (*P. cachectique des enfants,* Schuller); dans d'autres cas, on constate la transformation du P. vulgaire en P. foliacé dans lequel, au niveau des points où la paroi de la bulle s'est détachée, le chorion reste dénudé, rouge, ou bien se couvre d'un exsudat diphthéritique d'un gris jaunâtre, s'accompagnant ou non d'un infiltrat solide du derme dont les couches supé- se nécrosent sous forme de détritus (*P. diphthéritique*). Enfin il y a des variétés dans lesquelles sur la surface dénudée du creux de l'aisselle, du pli de l'aine, parfois aussi sur d'autres parties du corps, il se développe des végétations exubérantes, sécrétant un liquide qui prend rapidement une odeur rance, et présentant quelquefois aussi un aspect fongoïde et gangréneux (Hebra et Kaposi), végétations qui tantôt restent longtemps stationnaires, tantôt au contraire prennent rapidement un développement serpigineux (Neumann). Toutes ces formes peuvent bien, il est vrai, se terminer par la guérison, mais, le plus souvent, elles ont une issue fatale.

Le pemphigus prurigineux appartient aussi aux formes graves. Le prurit violent par lequel cette affection se distingue ne représente pas seulement un symptôme très pénible, qui épuise les malades en troublant leur sommeil et en altérant leur système nerveux, mais il donne encore à la maladie un cachet tout à fait exceptionnel. Ainsi il est extrêmement rare que les bulles arrivent à se développer, ce qui tient à ce que les malades, à force de se gratter, excorient immédiatement les plaques ortiées sur lesquelles les phlyctènes devaient plus tard se produire. On y retrouve, en outre, les symptômes que l'on observe habituellement dans tous les cas où le prurit existe depuis des années et force le malade à se gratter souvent (prurit cutané, prurigo) : par exemple, des excoriations, de l'eczéma squameux et croûteux, une pigmentation brune sous forme de raies et de taches, de la sécheresse de la peau, et ces diverses lésions très irrégulièrement disséminées sur le corps.

PEMPHIGUS FOLIACÉ

Le pemphigus foliacé se reconnaît à ses bulles flasques, dans la partie déclive desquelles s'amasse leur contenu peu abondant et qui devient bientôt trouble; il se reconnaît surtout à cette circonstance que l'épiderme ne se reproduit pas à la base des bulles. Ce dernier fait résulte de ce que l'enveloppe épidermique de ces bulles va toujours se détachant progressivement des limites primitives de la bulle vers la périphérie, se soulevant en plis successifs qui ressemblent aux lamelles d'un gâteau feuilleté (*Butterteiges*), d'où le nom de *pemphigus foliacé* que lui a donné Cazenave. Rapidement le chorion est mis à nu sur des surfaces de la grandeur de la paume de la main ou encore plus étendues, présentant l'aspect de l'eczéma rubrum; il est humide, suintant, rouge; le liquide opaque qu'il sécrète se dessèche çà et là en croûtes minces, semblables à du vernis, se fendillant facilement. Il se forme toujours, il est vrai, sur différents points de nouvelles lamelles épidermiques, mais elles sont aussitôt enlevées, soit mécaniquement, soit par une nouvelle exsudation. Dans l'espace d'un certain nombre de mois ou d'années, la maladie a envahi la totalité du corps. A ce moment, on ne voit nulle part une seule bulle, car l'épiderme n'étant pas assez épais pour se soulever et former une élevure saillante, se rompt immédiatement. Le tégument est parsemé partout de fissures irrégulières constituées par la réunion de petits segments de cercles, tandis que les espaces qu'elles limitent sont couverts de croûtes, ou bien sont humides et suintants; sur un autre point, ils sont secs et colorés en rouge brun; ailleurs enfin, ils ont un aspect parcheminé. Les cheveux sont grêles, tombés en grande partie, les paupières sont renversées en dehors (ectropion). Le malade est amaigri, ses ongles sont minces et cassants; il ne peut ni se coucher ni se mouvoir sans éprouver de grandes douleurs, sans déchirer les enveloppes molles et pendantes des bulles, sans tirailler les croûtes. L'état subjectif est, en général, très mauvais. Le mouvement fébrile est très variable, à peine appréciable ou intermittent au début, il devient continu dans les périodes ultérieures de la maladie.

Le pemphigus foliacé constitue la forme la plus grave de cette affection ; il a presque toujours une terminaison funeste, quoique, grâce aux progrès de la thérapeutique, nous ayons pu, dans ces dernières années, obtenir dans plusieurs cas soit la guérison de la maladie, soit une prolongation réelle de la vie.

Le pemphigus foliacé apparaît dans certains cas, dès le débu avec les caractères propres à cette variété, ou bien il se développe à la suite d'un pemphigus vulgaire existant depuis plusieurs années et comme conséquence de celui-ci, quand les éruptions sont devenues continues et que l'individu est cachectique.

Le P. foliacé dérive souvent du P. circiné, parce que le détachement de l'épiderme qui se produit tout près de la limite des phlyctènes centrales rend anatomiquement impossible la régénération de l'épiderme au centre.

Il se développe également des bulles sur la muqueuse de la cavité buccale, du pharynx et du larynx, et cela aussi bien dans le pemphigus vulgaire que dans le pemphigus foliacé. La paroi épithéliale de ces bulles est promptement envahie par la macération, elle prend une couleur d'un gris sale et se détache en laissant après elle un disque nettement limité, d'un rouge vif ou recouvert d'un enduit grisâtre. Tant que ces bulles ne se montrent qu'isolément et se recouvrent promptement d'une nouvelle couche d'épithélium, elles ne gênent le malade que par la douleur passagère qu'elles provoquent. Lorsqu'elles siègent sur l'épiglotte, elles constituent un danger de suffocation. L'état devient extrêmement grave, quand les bulles suivent sur les muqueuses la même marche que dans le pemphigus foliacé de la peau, quand sur l'isthme du gosier, sur la paroi postérieure du pharynx, sur l'épiglotte, l'épithélium est détaché par larges plaques d'une manière diffuse et que la muqueuse apparaît comme vernissée, sèche et d'un rouge brun. La déglutition est alors impossible, la respiration elle-même est entravée, la voix est affaiblie jusqu'à l'aphonie : dans de telles conditions, on le comprend, le danger de mort devient immédiat.

On a aussi observé, dans le pemphigus, des bulles sur la conjonctive oculaire.

Le pemphigus des muqueuses se montre quelquefois isolément, ou bien comme précurseur de la lésion cutanée, mais le plus souvent il est associé à ce dernier.

Les bulles du pemphigus diffèrent sous le rapport anatomique de celles de l'herpès, de l'eczéma, etc., en raison du siège extrêmement superficiel qu'elles occupent. Leur enveloppe est formée par les couches tout à fait supérieures des cellules cornées, et leur base par un réseau alvéolaire modérément allongé, dont les trabécules ascendants peu nombreux se brisent très promptement quand la phlyctène arrive à un certain degré de réplétion, de sorte que celle-ci semble plus tard former à peu près une seule loge. A la face inférieure de la paroi, on voit souvent appendus les prolongements épidermiques détachés de l'orifice des follicules, sous forme d'appendices coniques. Les papilles correspondantes à la bulle sont imbibées de sérosité, traversées par de larges vacuoles (Haight). Il résulte donc de ces conditions anatomiques que dans le pemphigus la couche la plus superficielle de l'épiderme est toujours la seule qui soit détruite (1), et que, par conséquent, si longtemps que dure la maladie et quelle que soit l'extension qu'elle a prise, il n'y a localement ni perte de substance ni cicatrice; mais, au contraire, que la guérison est toujours complète et le rétablissement parfait à la suite d'une pigmentation plus ou moins accusée, mais passagère. Toutefois il reste des cicatrices après le pemphigus lépreux, et Steiner en a même vu survenir dans un cas à la suite du pemphigus vulgaire. Bärensprung, Hebra et moi avons vu se produire dans quelques cas sur les mains et les bras, et moi-même une fois sur le tronc, après la guérison des bulles du pemphigus, des centaines de petits corpuscules de milium d'un blanc de perle, disposés en groupes élégants, qui ont persisté pendant plusieurs mois, puis se sont détachés.

(1) Comparez : *Anatomie pathologique du pemphigus*, par E. VIDAL, et par V. CORNIL, *in Bulletin de la Société médicale des hôpitaux de Paris*, 1879. (*Note des Traducteurs.*)

Dans le pemphigus foliacé et dans le pemphigus cachectique, j'ai observé, vers la fin de la vie, de nombreux furoncles confluents sur le bas-ventre, et, sur d'autres points, des ulcérations profondes.

Depuis longtemps on a attaché une grande importance à la constitution anatomico-chimique du contenu des phlyctènes, en se berçant toujours de l'espoir que l'on y trouverait une *matière peccante* dont la présence dans la circulation donnerait la raison de la maladie tout entière, matière dont l'élimination par les capillaires cutanés s'accompagnerait localement de la formation d'un exsudat et finalement de la production de bulles. Mais jusqu'ici les auteurs n'ont pas pu se mettre d'accord au sujet de la réaction qu'offre le liquide des bulles et encore moins sur les divers éléments chimiques qui le constituent. Il est certain que ces derniers doivent différer suivant que l'on examine ce liquide quand il est frais et transparent ou quand il est devenu trouble. Toutefois la plupart des auteurs s'accordent à dire que le contenu des phlyctènes présente en réalité, fondamentalement, les caractères du sérum du sang, qu'il a une réaction neutre ou faiblement alcaline, que la chaleur y décèle la présence de l'albumine, qu'on y remarque quelquefois un dépôt pseudo-membraneux, que, lorsque ce liquide est transparent, il contient de rares éléments figurés, enfin que, quand il est trouble, on y rencontre plutôt des globules de pus et souvent aussi des globules rouges du sang (G. Simon, Wedl, etc.). Heinrich dit avoir trouvé à ce liquide une réaction acide due à l'acide acétique libre. Parmi les auteurs qui ont fait des recherches antérieures sur ce sujet, Franz Simon et Raysky y auraient rencontré outre de l'albumine, des sels phosphatiques, du lactate de soude, des chlorures et de la cholestérine, mais ni acide acétique, ni urée; le Dr Heinrich parle d'acide acétique libre, Folwarezny, Schauenstein, de leucine et de tyrosine. Schneider n'y a rien trouvé qui différât de ce que l'on voit dans le contenu des bulles autres que celles du pemphigus. Malmsten signale la présence de cristaux d'acide urique. Bamberger et récemment Beyerlein ont démontré la présence de l'ammoniaque libre dans le contenu des bulles; E. Ludwig n'a rien trouvé de semblable, ni leucine ni tyrosine, par contre peu d'urée avec de la paraglobuline, et de l'albumine du sérum. (Neumann).

Tout aussi variables sont les résultats des examens de l'urine chez un seul et même malade. Raysky, Heller, Hillier ont constaté plusieurs fois la diminution considérable de l'urée. L'analyse du sang de malades atteints de pemphigus (Raysky, v. Bamberger) n'a rien présenté de très anormal. Bon nombre des résultats, comme la diminution des corpuscules du sang (Bamberger) doivent être certainement mis sur le compte de l'anémie et de l'appauvrissement de la nutrition qui se produisent dans le cours du pemphigus, comme l'indique la moyenne des résultats dans les autopsies. C'est ainsi que Hebra signale : l'anémie des muscles, la flaccidité des poumons et du cœur, l'infiltration séreuse du cerveau, l'anémie générale. Comme expression de la cachexie, on trouve encore quelquefois la dégénération amyloïde du foie et de la rate (Hertz). Comme complications survenues dans quelques cas et pouvant devenir mortelles, il faut citer : la pneumonie, la tuberculose, l'ulcération des follicules, de l'intestin, la maladie de Bright aiguë. Si toutes ces recherches n'ont pas pas pu jusqu'à ce jour expliquer la nature intime de la maladie, elles n'ont pas davantage fourni de données positives sur les causes du pemphigus.

Déjà la rareté relative de la maladie et le peu d'analogie des cas est une circonstance défavorable à la détermination de ses causes. Dans l'espace de treize ans, de 1865 à 1877, on a traité dans la division des maladies de la peau de l'hôpital général de Vienne, 103 cas de pemphigus (79 hommes et 24 femmes), sur un total de 30,362 affections de la peau et de 278,952 malades. Quant aux causes générales, telles que nationalité, occupation, genre de vie, saisons, conditions climatériques, etc., nous n'avons rien trouvé qui mérite d'être signalé. Le sexe féminin compte dans notre statistique pour un tiers par rapport à celui des hommes. L'âge paraît rentrer dans les influences essentiellement prédisposantes, puisque chez les nourrissons et les nouveau-nés le pemphigus est beaucoup plus fréquent que chez les adultes; d'après Hebra et Steiner, 1 sur 700 malades d'hôpital et principalement vers l'âge de deux mois.

Jusqu'à présent il a été impossible de démontrer cliniquement ou expérimentalement la contagiosité du pemphigus (1). Quant à l'hérédité, on ne l'a constatée que rarement, mais d'une manière incontestable, comme chez un homme de vingt-deux ans qui se trouvait à la clinique de l'hôpital général, et qui était atteint de pemphigus depuis son enfance; il affirmait que sa mère, sa sœur, le frère de sa mère et la moitié de ses enfants étaient atteints de cette maladie, L'opinion que des troubles chimiques ou mécaniques de la sécrétion urinaire peuvent occasionner le pemphigus a été déjà émise à la fin du siècle dernier par Braune et plus tard par d'autres auteurs. Cette opinion repose sur ce fait que les matières d'excrétion retenues dans le sang sont rejetées par la peau, organe supplémentaire des reins, et peuvent y produire, par irritation, des bulles de pemphigus (*P. ab infarctibus renum et ab calculosis*). Cette idée s'appuie encore sur ce qu'on a parfois trouvé dans le contenu des bulles de l'urée, des urates, et de l'ammoniaque libre, et sur la coexistence d'une affection des reins avec le pemphigus. C'est ainsi que Steiner a vu avec cette affection une hématurie périodique et récemment Beyerlein a observé, chez un garçon de neuf ans, à la fin d'une scarlatine, parmi les symptômes d'une maladie, aiguë de Bright, avec urémie, une éruption généralisée de bulles contenant de l'ammoniaque libre; cependant, comme je l'ai dit, on ne l'a trouvée dans la plupart des cas ni dans le liquide des bulles, ni dans le sang (Bamberger).

Il est incontestable que parfois le pemphigus dérive d'états hystériques (*P. hystérique*), en tant que ceux-ci ont leur point de départ dans des anomalies des fonctions sexuelles de la femme. Chez certaines femmes, la maladie paraissait régulièrement à chaque grossesse et disparaissait ensuite avec l'accouchement (Hebra); et dans un cas rapporté par Köbner, elle est survenue deux fois peu après l'accouchement (*herpès de la grossesse*, Bulkley), analogue avec l'urticaire chronique observée dans les mêmes conditions. Steiner a vu une éruption

(1) Voy. RŒSER, *Du pemphigus chez les nouveau-nés*. Thèse de Paris, n° 319 1876. (*Note des Traducteurs.*)

de pemphigus dans le cours de la pyémie et après la variole.

Dans la lèpre, Bœck et Danielssen ont observé du pemphigus avec formation de cicatrices à la place des bulles (*P. lépreux*), chez les uns sous forme de bulles isolées qui survenaient subitement sur les parties anesthésiées de la peau, soit à la suite de pression, soit même spontanément (épinictide des anciens?), chez les autres pendant des années comme prodromes de la maladie lépreuse proprement dite.

La syphilis est une cause bien connue du pemphigus (*P. syphilitique*). Il survient comme symptôme de la syphilis héréditaire, soit congénitalement, soit trois à six semaines après la naissance. Sur le point où se trouvent les bulles, la peau est ulcérée. Chez les syphilitiques adultes, ce n'est que rarement qu'on voit se former des bulles sur les tubercules ulcérés.

Une fois j'ai vu avec Hebra, chez un homme de vingt-deux ans, atteint depuis son enfance de prurigo, un pemphigus vulgaire de la peau et des muqueuses persister pendant environ un an avec des symptômes graves. Les phénomènes caractéristiques du prurigo avaient disparu pendant la durée du pemphigus, mais ils reparurent après la guérison.

On peut désigner sous le nom de P. symptomatique, par rapport à leur cause appréciable, les dernières formes de pemphigus que je viens de citer en opposition aux cas beaucoup plus fréquents de P. idiopathique qui attendent encore une interprétation.

Quant au diagnostic du pemphigus, on y arrive en précisant les symptômes essentiels que j'ai décrits antérieurement pour les diverses formes de la maladie, lesquels sont tout différents dans le P. vulgaire de ceux qu'on observe dans le P. foliacé, le P. syphilitique ou le P. prurigineux. Le diagnostic est essentiellement simple lorsque, outre de nombreuses bulles, croûtes, et taches pigmentaires d'âge différent, il existe dans les bulles des formes correspondantes qui permettent de conclure au retour chronique des symptômes.

Toutefois, même dans ces cas, l'erreur est encore possible, car on peut provoquer artificiellement un pemphigus jusqu'à un certain degré, en appliquant chaque jour, tantôt sur un point, tantôt sur un autre, des remèdes, tels que les cantharides, le mézéréum, susceptibles de produire des bulles (P. simulé), comme cela est arrivé quelquefois chez les aliénés ou à des malades d'hôpital simulant des affections (*Spitals Simulanten*). Il ne faut porter son diagnostic qu'avec réserve à la première période aiguë de l'éruption, quand il n'existe pas de symptômes de la marche chronique, puisqu'on pourrait la confondre avec l'urticaire bulleuse, l'érythème bulleux, l'herpès iris et circiné, l'impétigo de la face. On doit également, dans les formes très étendues, envahissantes, et dans le P. foliacé généralisé, éviter la confusion avec l'eczéma rubrum (*E. pemphygoïde*), le pityriasis rubra, la gale; relativement au prurit cutané, il faut aussi avoir soin de ne pas confondre le P. prurigineux avec le prurigo, l'urticaire chronique. En général, il ne faut pas perdre de vue pour le diagnostic différentiel toutes ces affections dans lesquelles il peut survenir accidentellement des bulles, par exemple sur la peau atteinte de gangrène (*P. gangréneux ?*) ou anesthésique; ou bien encore dans les cas où il voit se succéder d'une manière chronique des croûtes et une desquamation de l'épiderme.

Le pronostic dépend en grande partie de la forme spéciale de la maladie. Le P. vulgaire comporte, en général, un pronostic favorable; le P. foliacé et le P. prurigineux un pronostic douteux, par conséquent défavorable, puisque ces dernières espèces entraînent habituellement la mort, si la maladie persiste. Même dans le cas spécial du P. vulgaire, on n'a aucune espèce de point de repère pour l'appréciation de la marche ultérieure de la maladie, et, par conséquent, soyez non moins circonspects quant au pronostic et ayez soin de le limiter à une courte période. En outre, il faut bien étudier l'ensemble complet des symptômes. D'une manière générale, on peut considérer momentanément comme favorables les cas dans lesquels il y a des bulles bien remplies et en petit nombre, se produisant lentement, (*P. bénin, P. hystérique, P. solitaire*), ne s'accompagnant pas de fièvre et qui surviennent chez des individus jeunes, bien nourris et chez les enfants à la mamelle, tandis qu'il faut porter un jugement défavorable dans les cas de pemphigus à poussées nombreuses et successives de bulles mal remplies et s'accompagnant de fièvre, de perte des forces et de marasme.

Quant au traitement du pemphigus, l'opinion de J. Frank est encore aujourd'hui tout à fait vraie, c'est-à-dire qu'on n'a jamais obtenu aucun résultat dans cette maladie avec quelque remède interne que ce soit : diurétiques, drastiques, diaphorétiques, amers, épispastiques, dérivatifs, antipsoriques et les soi-disant spécifiques. Nous ne possédons contre aucune forme du pemphigus symptomatique, ni du pemphigus idiopathique, un traitement spécifique ou direct et nous n'avons obtenu aucun résultat des remèdes internes recommandés et expérimentés dans ces dix dernières années, tels que l'arsenic (Hutchinson), les bains de Karlsbad (Oppolzer), les acides (Rayer), les limonades d'acide sulfurique et d'acide nitrique que Bamberger a conseillées dans le but de neutraliser l'ammoniaque que l'on trouve quelque fois dans le sang. Ce n'est que dans les cas de pemphigus symptomatique, où l'on peut trouver une cause (états pathologiques des organes sexuels de la femme), qu'il est possible d'instituer un traitement approprié ; en dehors de ces cas, nous sommes obligés de nous limiter à une thérapeutique symptomatique locale et générale. Dans les premiers temps de l'éruption et lorsqu'il n'y a que des bulles disséminées, il suffit de saupoudrer les parties malades avec des poudres inertes. Dans les points où les bulles sont confluentes, on les ponctionne pour faire cesser la tension. Si des régions sont recouvertes de croûtes et dépouillées de leur épiderme sur une certaine étendue, il faut les recouvrir de pommades anodines comme dans l'eczéma. Des compresses imbibées d'eau froide, des enveloppements humides conviennent, lorsque la peau est le siège d'une vive inflammation, que la fièvre est intense et que l'éruption occupe des surfaces considérables. Le bain continu est un moyen précieux dans le P. foliacé et, mieux que tout autre procédé, il diminue les douleurs, calme le mouvement fébrile et en procurant le sommeil et l'appétit, il éloigne les périodes d'éruption auxquelles les malades auraient peut-être prématurément succombé. Nous avons maintenu pendant plus de quatre ans, de cette façon, un malade qui, sans compter de plus courtes périodes, a passé une fois huit mois, jour et nuit, dans le bain, à son plus grand avantage. Les bains de goudron sont très utiles, quelquefois même ils amènent la guérison dans le P. prurigineux. Les bains d'alun, de sublimé et de soufre méritent d'être recommandés contre le P. vulgaire.

Contre les phénomènes fébriles concomitants et les complications accidentelles, on emploiera les remèdes internes appropriés, tels que la quinine, les acides, le fer, les amers, les opiacés, l'hydrate de chloral, etc., suivant les indications de chaque cas en particulier.

CINQUIÈME CLASSE

HÉMORRHAGIES CUTANÉES

AFFECTIONS DE LA PEAU OCCASIONNÉES PAR DES HÉMORRHAGIES

TRENTIÈME LEÇON

Signification et conditions anatomiques. Formes cliniques des hémorrhagies cutanées, leur mode d'évolution, formes idiopathiques et symptomatiques, Contusions, blessures. Purpura sénile. P. variolique, rhumatismal, simple, hémorrhagique. Scorbut. Hémophilie. Hématidrose.

Je vous ai parlé à plusieurs reprises, dans le cours de ces leçons, des hémorrhagies cutanées, à propos de la variole, du zona, de l'érythème noueux. Dans ces affections, ainsi que dans certains autres processus, les épanchements sanguins dans la peau représentent des complications plus ou moins importantes; dans d'autres, elles forment le phénomène morbide le plus essentiel ou le seul qui existe.

Comme le nom l'indique, il s'agit dans l'hémorrhagie cutanée de l'issue libre du sang par les capillaires et les vaisseaux les plus ténus de la peau. Souvent on peut admettre ou constater une déchirure (rhexis) de la paroi vasculaire, qui ouvre la voie à l'écoulement sanguin (extravasation). Dans d'autres cas cependant le passage des corpuscules rouges paraît avoir lieu par la paroi intacte des vaisseaux, dont Stricker a démontré, il y a quelques années, la perméabilité pour des corpuscules isolés et, dans ces derniers temps, pour des amas entiers de cellules (diapédèse). Ou bien c'est seulement du serum coloré comme du sang qui peut se répandre dans le tissu, ce qui suppose une décomposition chimique de ce liquide à l'intérieur des vaisseaux, la séparation de l'hématine des corpuscules rouges du sang.

Cette lésion peut être la conséquence d'une action mécanique extérieure (coup, contusion, piqûre), ou bien tenir à ce que la paroi vasculaire n'offre pas une résistance suffisante à la pression interne du sang. Il n'en est pas ainsi quand la pression du sang s'élève d'une manière générale, comme dans la chaleur fébrile et dans certaines lésions organiques du cœur, mais lorsque dans des régions limitées de la peau la pression sur les parois vasculaires augmente par suite d'un obstacle au retour du sang, par exemple dans de violents accès de toux, dans la zone des capillaires du cuir chevelu, pendant la crise d'épilepsie, aux membres inférieurs dans les cas où il existe des varices. La même cause existe dans l'élévation relative de la pression du sang par diminution de la force de résistance des parois capillaires. C'est ce qui se produit, par exemple, quand la paroi des vaisseaux des papilles perd son support épithélial comme dans la formation des bulles ; ou lorsque la paroi vasculaire a souffert dans sa nutrition, comme cela a lieu localement dans les foyers inflammatoires ou par dépression nutritive générale. Il faut encore ranger dans cette catégorie les hémorrhagies par suite de la diminution de la pression atmosphérique dans les ascensions sur les hautes montagnes, hémorrhagies qui sont encore favorisées par la pression élevée du sang, sous l'influence de l'augmentation de l'action du cœur (hémorrhagie par la muqueuse nasale, les poumons, les conjonctives, les extrémités des doigts); et les hémorrhagies dans les ascensions en ballon dans des régions où l'air est raréfié ; celles qui se produisent par diminution de la pression locale à l'aide des ventouses, etc.

L'hémorrhagie se produit soit entre les couches de l'épiderme, soit dans les mailles du tissu conjonctif des papilles et du derme, plus rarement dans les cavités glandulaires et dans le tissu conjonctif sous-cutané. Dans ces cas, les éléments de tissu sont ou seulement éloignés les uns des autres, ou, si l'extravasation est abondante, en partie déchirés. Le plus souvent les hémorrhagies cutanées se montrent sous forme de taches et de traînées d'étendue et de dispositions différentes, isolées et assez nettement limitées.

1. Les pétéchies : ce sont des taches dentelées, punctiformes, atteignant parfois la dimension de l'ongle, dont la coloration varie du rouge vif jusqu'au rouge livide, ne dépassant pas le niveau de la peau, ou peu saillantes, et ne disparaissant pas à la pression.

2. Les vibices, en forme de traînées.

3. Les ecchymoses, dont les dimensions peuvent varier de celle d'une pièce de 5 francs en argent à la paume de la main; elles ne pâlissent pas à la pression. Ce n'est que rarement que ces hémorrhagies forment de petites papules correspondant aux orifices des follicules — *lichen hémorrhagique*, — ou des tumeurs dures ou fluctuantes, *ecchymome;* enfin, des collections sanguines sous-épidermiques sous forme de *bulles hémorrhagiques*. Mais le cas le plus rare, c'est l'extravasation du sang, l'épiderme étant intact, par les glandes de la sueur ou les follicules pileux *hématidrose*).

Les taches hémorrhagiques persistent dans leur forme et dans leur dimension originaires, jusqu'à ce que le sang extravasé ait passé par ses transformations physiologiques et soit résorbé. Par conséquent, on peut donc aussi les observer sur le cadavre. Il ne se produit de changements, dans ces taches, que s'il survient dans les parties voisines une nouvelle hémorrhagie, et elles disparaissent avec des modifications déterminées de coloration, sans desquamation de leur surface, dans un laps de temps variable, selon la quantité de sang extravasé. Dans ces cas, la teinte rouge vif du début passe rapidement au rouge bleu, plus tard au vert jaunâtre et au brun, cette dernière coloration est celle qui persiste le plus longtemps.

Ces phénomènes de résorption sont en connexion avec les modifications qu'éprouve le sang, notamment l'hématine, extravasé hors des vaisseaux dans les tissus environnants. L'hématine se sépare des corpuscules rouges du sang extravasé et vient colorer, dans les liquides environnants, les caillots fibrineux et les éléments de tissu. Après la dissolution et la résorption de ces caillots, l'hématine reste sous forme de grains (G. Simon) punctiformes, disséminés ou agglomérés, dont la couleur varie du jaune orange au brun roux, tandis que les hématies extravasées disparaissent par désagrégation et absorption. Dans d'autres circonstances, les corpuscules rouges du sang conservent leur hématine et se réduisent en ces petits amas granuleux; ou bien enfin l'hématoïdine se sépare sous forme de colonnes et de fragments rhomboïdaux, variant d'un beau rouge jaune au rouge rubis (Virchow). Si l'hémorrhagie est peu abondante et superficielle, ces colorations peuvent disparaître sans laisser de trace; après une hémorrhagie plus profonde, plus étendue, ayant son siège dans le chorion, il reste quelquefois pendant longtemps une pigmentation brune. Si le sang extravasé s'est accumulé dans une plus grande cavité résultant d'un décollement, le sérum du sang se sépare alors immédiatement du caillot fibrineux; celui-ci se condense peu à peu par le départ du sérum et le dépôt, à la périphérie, des corpuscules du sang emprisonnés, puis disparaît par simple dissolution (Langhans). Enfin, les épanchements très étendus s'enkystent.

D'après leur cause occasionnelle, les hémorrhagies de la peau sont idiopathiques ou symptomatiques; on admet généralement, en outre, la distinction entre les hémorrhagies dues à une influence traumatique, et celles qui surviennent spontanément, car on range ordinairement les dernières dans le purpura; cependant, cette distinction n'est pas toujours rigoureusement observée.

Les hémorrhagies idiopathiques doivent leur origine à l'action de traumatismes sur la peau, qui déchirent mécaniquement ses tissus et ses vaisseaux, ou bien elles sont occasionnées par des obstacles à la circulation ayant leur siège localement, et dans la peau même. A la première espèce, appartient la contusion qui est provoquée, avec une vive sensation de douleur, par la forte pression d'une portion de la peau contre un corps dur, coup, pincement. A la multiplicité des causes nocives, correspond la grande variabilité du nombre de ces lésions, de leur situation et de leur intensité; c'est dans les points où le derme est le moins à l'abri des violences extérieures, sur les saillies osseuses, qu'on trouve le plus souvent les contusions. Après la compression du corps papillaire, il se forme dans les couches épidermiques, une bulle hémorrhagique, qui bientôt se rompt ou se dessèche avec son contenu liquide en une masse brun roussâtre, granuleuse, qui s'exfolie ensuite dans l'espace de une à trois semaines. Dans les contusions plus fortes, la peau s'élève sous forme d'une tumeur douloureuse, rouge vif, dure, qui s'affaisse au bout de un à deux jours et disparaît ensuite en passant par les changements de coloration que nous avons indiqués. Le sang est, dans ce cas, extravasé d'une manière diffuse, infiltré. Si la contusion est plus intense encore, le sang s'accumule dans une plus grande cavité produite par décollement, tumeur sanguine, *ecchymome;* mais la résorption graduelle de l'épanchement peut aussi se faire comme je l'ai indiqué précédemment. D'autrefois il se développe une inflammation douloureuse, aiguë, du tissu environnant, et un abcès dont l'ouverture amène l'expulsion du contenu hémorrhagique, ainsi que des débris de tissu séparés mécaniquement et nécrosés. Plus rarement, sous l'influence de la rémission de la douleur du début, de la marche plus lente, il se forme une tumeur qui, sous la pression du doigt, est crépitante vers le bord et fluctuante au sommet; une paroi dure est perçue tout autour du foyer hémorrhagique, dont la résorption est d'autant plus difficile qu'il se développe une paroi circonférentielle, fibreuse, kystiforme, sécrétant ensuite elle-même un liquide. Les kystes hémorrhagiques de cette nature persistent souvent longtemps.

Il est absolument impossible de distinguer à leur aspect les contusions d'avec certaines hémorrhagies spontanées. Leur diagnostic, souvent nécessaire sous le rapport légal (Scheby-Buch), doit s'appuyer sur la concordance des taches hémorrhagiques avec les causes nocives supposées, les instruments qui les ont occasionnées, et l'époque probable à laquelle elles ont été faites. Leur situation sur des régions du corps, en général saillantes, le souvenir exact d'une douleur au moment de leur apparition, contribuent à établir le diagnostic. Les hémorrhagies spontanées du purpura se distinguent au contraire par leur apparition simultanée sur des points qui ne sont que difficilement accessibles aux traumatismes (plis articulaires), et par la présence de très petites taches pétéchiales, à côté de celles qui sont semblables aux ecchymoses.

L'érythème noueux ou contusiforme, qui doit cette dernière dénomination à sa ressemblance avec les nodosités produites par les contusions, se distingue de ces dernières par sa localisation principale aux jambes, et par l'hyperhémie qui existe au niveau des nodosités récentes.

Le pronostic des contusions est, en général, favorable et se règle, sous le rapport de la marche et de la durée, d'après l'intensité et l'étendue de chaque contusion; à moins qu'elles ne soient compliquées d'inflammation, elles n'exigent aucun traitement. L'usage populaire de comprimer immédiatement les tumeurs récentes, dues à des contusions, au moyen des doigts ou à l'aide d'une pièce de monnaie est tout à fait rationnel, parce que cette compression favorise la diffusion de l'hémorrhagie sur une plus grande surface, et par suite facilite sa résorption.

A la suite de blessures par instruments piquants fins, tels que l'aiguillon des insectes, les épingles, il se produit des hémorrhagies cutanées, car le sang ne peut pas s'écouler au dehors par le canal étroit ou rapidement obstrué de la piqûre. Dans les piqûres d'insectes ou de sangsues, la succion concourt encore à augmenter cet état.

La petite lésion bien connue que produisent les piqûres de puce, *purpura pulicosa*, se rencontre à chaque instant; les taches sont punctiformes, atteignant même la dimension d'une tête d'épingle, et, immédiatement après leur apparition, elles sont entourées d'une aréole hyperhémique qui a le double de la surface de la piqûre elle-même. Au bout de peu de temps, la tache pâlit et disparaît et on ne voit plus que le point hémorrhagique central. Après un séjour dans un endroit où ces insectes sont en grand nombre, la peau peut être couverte de piqûres et simuler un purpura simple. La régularité des points, leur confluence sur les régions où les plis du linge s'appliquent étroitement sur le corps, et la persistance possible de quelques aréoles facilitent le diagnostic. Ce fait que des pétéchies analogues surviennent dans la peste orientale a valu dans ces derniers temps aux piqûres de puce une certaine célébrité sous le rapport du diagnostic différentiel.

Sous l'influence d'un trouble de la circulation locale, qui augmente d'une manière anormale la pression du sang dans une sphère déterminée des vaisseaux capillaires, il se produit souvent des hémorrhagies, d'autant plus facilement que le tissu protecteur des vaisseaux papillaires est plus lâche, et que l'épiderme est aminci ou détruit, et d'autant plus fréquemment que la cause du trouble circulatoire persiste plus longtemps.

A cette catégorie appartiennent les hémorrhagies locales, dans les processus inflammatoires et exsudatifs aigus consécutifs à la stase capillaire dans l'herpès, l'eczéma, ou provenant de plaies en voie de granulation, et les hémorrhagies qui se reproduisent souvent par congestion excessive aux jambes variqueuses sous l'action de marches prolongées et par l'obligation de se tenir debout. On voit encore survenir les hémorrhagies de la peau après des maladies graves, après la parturition, etc., alors que le tissu de protection a perdu sa résistance normale. Des conditions analoguent créent cette forme de purpura, que Willan a dénommé sénile.

Aussi longtemps que l'épiderme n'est pas lésé, et que le chorion reste assez élastique, les ecchymoses fréquentes n'ont pas d'autre conséquence qu'une pigmentation sous forme de taches brunes; cependant, après plusieurs années, si la peau des jambes, par suite d'une inflammation concomitante, d'ulcérations et de cicatrices, a en grande partie perdu son élasticité et sa mobilité, les hémorrhagies entraînent facilement le décollement et la nécrose du tissu atteint, et favorisent la production d'ulcères dont la guérison est difficile.

C'est au changement brusque des conditions de circulation qu'il faut aussi rapporter ces éruptions de purpura que j'ai vues survenir chez les nouveau-nés peu de temps après la naissance, sous forme de nombreuses pétéchies semblables à des piqûres de puce. Sur des coupes microscopiques de la peau ainsi atteinte, on trouva les hémorrhagies dans la couche supérieure du derme, en même temps que les vaisseaux profonds étaient remplis d'hématies (*P. des nouveau-nés*).

Toutes les formes d'hémorrhagies que je viens de décrire, ne réclament en général aucune médication spéciale, car elles passent physiologiquement par les diverses phases de leur résorption. Contre l'inflammation et la douleur, les moyens les plus efficaces sont les applications de compresses imbibées d'eau froide, et dans les hémorragies des parties déclives, la position horizontale et la compression temporaire ou habituelle, exercée à l'aide des moyens appropriés.

Les hémorrhagies symptomatiques doivent être rattachées à l'état morbide de l'organisme tout entier, de la masse du sang et des humeurs, de l'innervation vasculaire ou à l'état pathologique d'un organe interne. Tel est le purpura variolique qui a une terminaison mortelle, et dont le point de départ se trouve, en partie, dans la décomposition chimique du sang produite par l'intoxication spécifique, en partie dans l'altération propre du centre névro-vasculaire; j'ai décrit ses phénomènes dans les leçons sur la variole (v. tome Ier, p. 319 et suiv.)

Les pétéchies et les taches livides de la peau, qui surviennent dans la peste orientale, à la suite de l'inoculation du venin de serpent, ou encore dans la septicémie aiguë, ont la même signification.

Ici doivent prendre place les hémorrhagies localisées le plus souvent aux jambes chez les personnes atteintes de tuberculose, de cancer, d'affections intestinales (Henoch) (*purpura cachectique et nerveux*). Enfin, le purpura survenant après l'usage de l'iode (iodisme pétéchial, Fournier, Auspitz), après l'aspiration de vapeurs benzoïnées (T. Fox), et dans l'ergotisme (Lailler).

D'autres variétés de purpura ont un type plus autonome et un ensemble particulier de symptômes; ce sont le purpura rhumatismal, la péliose rhumatismale (Schönlein), le rheumatokelis (Fuchs) déjà indiqués (t. Ier, page 382), qui ont une analogie particulière avec l'érythème multiforme. Avec des symptômes fébriles ordinairement légers, ou simplement de la lassitude, de l'inappétence, de l'insomnie, une dépression physique et morale (Lewin), il se manifeste des tiraillements douloureux dans les articulations des genoux et des pieds, avec ou sans tuméfaction et exsudation appréciables. Au bout de peu de jours, surviennent des taches planes, punctiformes, de la dimension d'une lentille, quelques-unes plus grosses, d'un rouge vif devenant rapidement livide, et ne disparaissant pas sous la pression du doigt (hémorrhagies), elles se montrent aux jambes, en moins grand nombre aux cuisses, sur la région fessière, à l'abdomen, quelquefois aussi sur les avant-bras. Dans les cas légers, les douleurs articulaires diminuent avec l'apparition des hémorrhagies, et celles-ci disparaissent dans l'espace de dix à quinze jours. Le plus habituellement, ces hémorrhagies se reproduisent encore sous forme de deux à trois poussées, dans l'espace de trois à six semaines, avec des exacerbations simultanées des affections articulaires et de la fièvre, et la maladie se termine ainsi. Mais, dans certains cas, celle-ci peut se prolonger par la répétition des éruptions pendant trois à six mois et durer même plusieurs années. J'ai observé comme complications spéciales, des hémorrhagies rénales revenant périodiquement pendant la durée de la maladie : chez un malade, elles ont précédé de six mois les hémorrhagies cutanées, et chez une femme à laquelle je donnais des soins, une albuminurie alternante a accompagné le purpura vrai pendant plusieurs années. Chez une fille, la terminaison fatale a été la conséquence de la désagrégation hémorrhagique et de la gangrène du voile du palais et de la muqueuse laryngienne. Henoch, Bohn, Lewin etc., ont signalé des complications graves dues à des affections hémorrhagiques et autres des organes internes.

Abstraction faite de ces cas et d'autres d'une durée excessivement longue, le pronostic du purpura rhumatismal est favorable. Cependant, il n'est pas possible de se prononcer, dans tous les cas, sur la durée du processus. Le diagnostic est facile si l'on tient compte des hémorrhagies et de leur localisation spéciale en connexion avec les douleurs rhumatoïdes.

Quant à la cause de la péliose rhumatismale, nous ne savons

rien de plus que pour l'érythème multiforme. Comme ce dernier, la péliose rhumatismale s'observe surtout chez les sujets jeunes et du sexe féminin, elle présente des retours typiques, et survient fréquemment au printemps et à l'automne. Mais on ignore complétement quel état du centre névrovasculaire altère l'innervation des vaisseaux périphériques (angionévrose), au point de rendre leurs parois perméables pour le sang d'une manière si soudaine et pourtant passagère (1).

Pour le traitement, il faut se borner à des applications calmantes locales (froid, pommades opiacées et emplâtres), à la position horizontale et au repos des membres, quoique le séjour au lit n'empêche pas les nouvelles hémorrhagies. Dans le cas de leur retour persistant, il importe de prescrire les remèdes internes suivants :

Elixir acide de Haller.	1 gr. 50
Sirop.	40 »

ou bien :

Perchlorure de fer	0 gr. 50
Eau de cinnamome.	150 »

ou encore de l'extrait de seigle ergoté à la dose de 0,1 décigr. en pilules; l'ergotine (0,05 cent.), à dose réfractée; on peut l'employer aussi en injections hypodermiques :

Ergotine	1 gramme.
Eau distillée	10 —

(C'est une solution claire, rouge rubis.) Une demi-seringue tous les deux jours.

On décrit sous le nom de purpura simple une maladie dans laquelle on voit survenir, d'une manière tout à fait irrégulière et sur les parties du corps les plus différentes, plus tard principalement aux membres inférieurs et aux mains, des hémorrhagies en forme de taches ou de traînées, ou encore d'élevures

(1) Nous avons dit déjà que toutes ces questions étaient du ressort de la pathologie générale, et c'est là où l'on traite du *rhumatisme*, que ces difficultés doivent être agitées. (*Note des Traducteurs.*)

analogues à des plaques d'urticaire avec une coloration hémorrhagique — *purpura urticans,* de Willan. Ces phénomènes se produisent, soit accompagnés de phénomènes fébriles modérés et d'un abattement général, soit sans aucun trouble appréciable de la santé. Le purpura simple n'a pas une durée déterminée, il est habituellement de peu de durée, dix à quinze jours.

Le purpura papuleux (Hebra), lichen lividus (Willan) se traduit par des papules hémorrhagiques saillantes, correspondant à des follicules isolés, et dont chacune est traversée par un poil. Son siège le plus fréquent est aux jambes chez les individus cachectiques, scrofuleux, chez lesquels toutes les inflammations des parties inférieures du corps, l'eczéma, le psoriasis, la variole deviennent facilement hémorrhagiques.

Le purpura hémorrhagique, *maladie maculeuse de Werlhof, Blutfleckenkrankheit, scorbut de terre,* est considéré comme un processus hémorrhagique qui tient le milieu, d'après son intensité, entre le purpura simple et le scorbut. Il commence le plus souvent par des phénomènes généraux de dépression et de fièvre. Sur la peau, ordinairement à l'exception de la face, on voit apparaître des taches hémorrhagiques de la dimension d'une lentille jusqu'à celle de la paume de la main, elles se manifestent aussi à la suite des irritations légères qui atteignent le tégument. Un point caractéristique, c'est l'apparition simultanée d'hémorrhagies spontanées par les muqueuses nasale, buccale et laryngienne, d'ecchymoses punctiformes sur ces mêmes régions, d'hémorrhagies intestinales et rénales, d'hémoptysies; en même temps, il peut survenir aussi une fièvre intense (purpura fébrile? Willan), des défaillances, du collapsus et une terminaison fatale rapide. La plupart des cas ont une marche favorable, mais extrêmement lente, de trois à six mois. Bien que, dans quelques circonstances, on puisse admettre qu'une alimentation défectueuse soit la cause du purpura hémorrhagique, ceci n'est cependant pas exact en général, car le processus survient souvent chez des sujets antérieurement bien portants et robustes. Il se manifeste le plus ordinairement d'une manière sporadique, rarement il prend un caractère endémique.

On dit le purpura scorbutique, quand il se produit en même

temps que l'éruption cutanée, une désagrégation, un soulèvement hémorrhagique et un enduit gris sale des gencives, avec odeur fétide de la bouche et quand les hémorrhagies cutanées deviennent non seulement plus considérables que dans le purpura hémorrhagique et dans le pupura simple, mais atteignent aussi le tissu conjonctif sous-cutané, les muscles et les fascias. Il se fait là en divers points des épanchements, semblables à des ecchymoses, douloureux, durs ou fluctuants qui peuvent être suivis de gangrène, de dénudation des os, d'ulcères à base sanguinolente. Les complications du côté des organes internes sont encore plus importantes. On rencontre, toutefois, des cas légers offrant les phénomènes caractéristiques du scorbut (ramollissement des gencives), en même temps que des cas graves de purpura hémorrhagique. Le scorbut ne survient habituellement que comme conséquence d'une alimentation mauvaise ou insuffisante, de manque de viande, de sel, d'air pur, d'exercice (1), chez les marins et les prisonniers, etc. Suivant Uskow, l'inflammation des vaisseaux profonds de la muqueuse doit former un obstacle à la circulation locale dans les gencives et produire l'hémorrhagie.

Dans toutes les formes morbides que j'ai citées en dernier lieu, le pronostic est d'autant plus favorable que les hémorrhagies se sont produites moins rapidement et moins souvent, qu'elles ont un siège plus superficiel, que la nutrition générale a moins souffert et qn'il y a moins de fièvre; les conditions contraires sont toujours de mauvaise augure.

Le traitement ne peut en aucun cas avoir pour but de modifier ces hémorrhagies déjà formées, car elles se résorbent spontanément. Outre les hémostatiques dont il a été déjà question, il faut conseiller comme les plus importants auxiliaires, une nourriture reconstituante, le séjour dans un air pur et riche en oxygène.

L'hémophilie (*Bluterkrankheit*) est caractérisée par la facilité avec laquelle, sous l'influence d'une cause mécanique légère, blessure ou coup insignifiants, il se produit des ecchymoses considérables et des hémorrhagies très difficiles à arrêter. Cette

(1) ... et de végétaux frais. (*Note des Traducteurs.*)

disposition s'observe chez certaines personnes et dans quelques familles d'une manière héréditaire, principalement chez des enfants et de jeunes sujets.

Il a déjà été question (t. Ier, page 204) de l'hématidrose qui ne signifie pas une « sueur de sang » proprement dite, mais l'écoulement accidentel, spontané ou bien le suintement du sang artériel par les glandes de la sueur.

Les parties atteintes sont le plus souvent les paupières, les joues, la surface dorsale des mains, le côté interne des cuisses. Messedaglia et Lombroso qui ont observé ce phénomène sur un malade atteint de différentes névroses (1), et qui, par conséquent, admettaient la paralysie des vaisseaux comme cause de l'hémorrhagie spontanée (hématidrose paralytique), ont employé avec succès la belladone à l'intérieur (1).

(1) Voy. la note 1 de la page 204, t. Ier où nous avons rappelé que les questions relatives à l'hématidrose avaient été, en premier lieu, éclairées par les auteurs français, Gendrin, et Parrot, en particulier. (*Note des Traducteurs.*)

SIXIÈME CLASSE

HYPERTROPHIES

MALADIES DE LA PEAU CONSISTANT EN UNE AUGMENTATION DE MASSE DES PARTIES ATTEINTES

TRENTE ET UNIÈME LEÇON

Généralités sur l'hypertrophie. — Différences anatomiques et cliniques selon qu'elle porte sur le pigment, l'épiderme, les papilles ou la peau dans son ensemble. Hypertrophie pigmentaire, son siège anatomique. Nævus, lentigo, éphélides, chloasma, maladie d'Addison, mélasma. — Appendice : ictère, argyrie, tatouage. — Kératoses : callosités, cors, cornes. — Papillomes : taches verruqueuses, verrues.

La classe des hypertrophies réunit les affections de la peau constituées par une augmentation extra-physiologique de sa masse, étendue ou limitée, augmentation qui implique un développement exagéré des éléments normaux du tissu, par suite d'une nutrition locale trop active, — *hyperplasie*. L'excès de masse tient en partie à l'amplification des éléments du tissu (hypertrophie vraie ou élémentaire), en partie aussi à leur multiplication (hypertrophie numérique ou quantitative). Dans ce dernier cas, il y a également néoplasie, c'est-à-dire qu'aux éléments physiologiques s'ajoutent des éléments analogues de nouvelle formation, — *homœoplasie*. Toutefois, si, jusqu'à un certain degré de développement, l'appareil tégumentaire et ses éléments conservent leur constitution, leurs fonctions physiologiques, et leur texture, il n'en est plus ainsi à un degré plus avancé.

L'hypertrophie du tégument externe peut porter exclusivement ou d'une façon prédominante sur un seul de ses éléments, pigment, épiderme, papilles, glandes, ou comprendre plusieurs de ses parties constituantes et même toutes à la fois. Chacune de ces formes a une expression clinique différente. Nous nous occuperons aujourd'hui de l'hypertrophie du pigment, de l'épiderme et du corps papillaire.

HYPERTROPHIE PIGMENTAIRE.

Elle consiste en une coloration plus intense, plus foncée du tégument, se présentant sous forme de taches de l'étendue d'un point, d'une lentille, de la paume de la main, et plus encore, nettement limitées, brunes ou grisâtres, ou bien sous forme d'une teinte diffuse, ne disparaissant pas sous la pression du doigt. Il faut compter ici avec les différences normales de coloration suivant les races, les individus, ou selon les diverses régions du corps. La coloration spéciale de la peau est due au pigment déposé sous forme de petits grains jaune brunâtre dans l'intérieur et au pourtour des cellules des couches inférieures du réseau muqueux. Examinées isolément, les granulations pigmentaires ne sont pas noires; on les trouve, peu nombreuses, dans la race blanche, caucasique, plus abondantes chez les bruns, plus rares chez les blonds, mais, en général plus serrées sur certaines régions du corps, l'aréole, les parties génitales, qui ont ainsi une coloration plus foncée. Chez les nègres et dans les races de couleur, en général, le pigment du réseau muqueux est seulement semé plus épais (les nègres ont la peau blanche en naissant; ce n'est qu'à partir de la sixième semaine, que la pigmentation de la peau apparaît et prend un rapide développement). Comme la pigmentation physiologique, la pigmentation pathologique ne tient qu'à une multiplication et à un dépôt plus épais des granulations pigmentaires dans les cellules de la couche muqueuse.

Le pigment cutané provient en dernier lieu du sang, des vaisseaux papillaires, bien que nous ignorions encore, la voie qu'il suit pour arriver dans la couche muqueuse. Pour étudier plus à fond cette question, il nous faudrait aborder l'étude de la nutrition et de la régénération de l'épiderme; ce qui nous entraînerait trop loin. Qu'il nous suffise d'énoncer le fait, car il nous indique que tout afflux considérable et persistant de sang dans les vaisseaux papillaires, comme dans les cas d'hyperhémie et d'inflammation aiguë et chronique, ou de néoformations congestives, détermine une apparition plus abondante de pigment dans la couche muqueuse et de là une pigmentation plus foncée de la peau (1). Des dépôts pigmentaires se font, en outre, le long des vaisseaux dans les papilles et dans le chorion lui-même.

Les pigmentations pathologiques de la peau sont congénitales ou acquises.

Les taches pigmentaires congénitales sont désignées sous le nom de *nævi* (*nævi materni*). Elles sont d'un brun clair ou foncé et même noires. On distingue le *nævus spilus,* tache pigmentaire, à surface lisse, souple, sans aucune autre altération de la peau; le *nævus verrucosus,* à surface ridée, verruqueuse, souvent recouverte d'un bouquet de poils épais, durs et foncés, — *nævus pilosus;* le *nævus mollusciformis seu lipomatodes,* se présentant sous forme d'une surface indurée ou même d'une tumeur proéminente. Dans ce dernier, on trouve une infiltration de tissu conjonctif jeune, riche en cellules, finement fibrillaire, allant du tissu cellulaire sous-cutané jusque dans le chorion, et présentant à la coupe, un aspect jaunâtre, gélatineux. Les *nævi* pigmentaires peuvent avoir la dimension d'une pièce de 5 francs en argent, de la paume de la main, ou occuper toute une région du corps. Leurs contours parfois bizarres les font ressembler à un animal (souris), à une peau d'animal, etc., et ont donné lieu à la croyance populaire qui les attribue à une *envie* de la mère. Lorsqu'ils s'étendent sur une plus grande surface, on ne saurait méconnaître qu'ils suivent d'ordinaire le trajet des nerfs cutanés; ainsi la tache peut être unilatérale et

(1) L'hyperhémie, à elle seule, est insuffisante à causer l'hyperpigmentation; des causes particulières d'*irritation* locale sont, en outre, nécessaires; d'autre part, les conditions individuelles, quelques états physiologiques, tels que la gravidité, et plusieurs conditions pathologiques amènent de nombreuses variations dans le résultat de causes identiques; peu prononcée chez le scrofuleux, par exemple, la pigmentation des tissus irrités devient extrême chez le tuberculeux ou chez le syphilitique, etc. (*Note des Traducteurs.*)

suivre, comme le zoster, le trajet des nerfs intercostaux; ou bien être parallèle aux nerfs cutanés des extrémités, ou encore, partant de la hauteur de l'ombilic, recouvrir comme un caleçon de bain, le bassin et la partie supérieure de la cuisse (cas de Hebra) et correspondre aux plexus lombaire et sacré, — *nævus nerveux* (Th. Simon; Baerensprung, *nævus unilatéral*). Leur apparition paraît, en tout cas, se rapporter à des troubles nerveux trophiques; et scientifiquement, ils sont analogues aux taches que présente la robe des animaux (Hebra) (1).

Les nævi disparaissent très rarement après la naissance; le plus ordinairement, au contraire, ils s'accroissent un peu, puis persistent toute la vie sans changement, ou prennent dans certaines circonstances (gravidité), une coloration plus foncée.

Les taches pigmentaires acquises, appelées, en général, *chloasma,* sont idiopathiques ou symptomatiques.

Les taches idiopathiques apparaissent spontanément, ce sont le *lentigo,* taches lenticulaires, et les *éphélides*, taches de rousseur. On désigne sous le nom de *lentigo*, *lentigines,* des taches d'égale grandeur, dont la coloration varie du jaune au brun foncé, de la dimension d'une tête d'épingle ou même d'une lentille, rondes, nettement limitées, qui apparaissent en nombre variable entre l'âge de deux à six ans, et persistent jusqu'à la vieillesse. Les éphélides sont, en général, un peu plus petites, d'un brun pâle, moins régulières, dentelées, marbrées, d'une teinte moins uniforme. Leur siège le plus habituel est le nez, les parties voisines de la face et le front: toutefois chez les individus à peau fine et blanche (chez les roux), on en trouve sur le reste du visage, le cou, la poitrine, la face interne des membres, le scrotum et le pénis; ce qui prouve bien que les éphélides sont indépendantes (2) de l'action du soleil. Elles n'apparaissent que vers l'âge de sept à huit ans, pâlissent pendant l'hiver, pour s'accen-

(1) Voy. in *Annales de dermatologie et de syphiligraphie*, p. 498, n° 3, année 1880, la remarquable observation (avec chromolithographie) de Galliard, sur un cas de *Nævus pigmentaire lichénoïde généralisé.* (*Note des Traducteurs.*)

(2) L'action des rayons solaires est certainement aggravante, sinon créatrice. (*Note des Traducteurs.*)

tuer davantage au printemps et disparaissent complètement à un âge avancé.

Ici, se rangent toutes ces pigmentations, de durée passagère, parfois cependant persistantes, qui survivent aux inflammations et aux exsudations locales, à l'eczéma, au psoriasis, au pemphigus, ou aux hémorrhagies.

D'autres taches pigmentaires sont provoquées artificiellement par des influences locales, qui déterminent une hyperhémie considérable et souvent répétée des vaisseaux papillaires, et par là une pigmentation plus foncée.

D'après leur origine, nous distinguons ces dernières en : chloasma (1) traumatique, dû à une hyperhémie mécanique de la peau. A ce dernier se rattache cette coloration foncée de la peau que l'on observe dans les endroits qui ont subi des pressions prolongées, autour de la taille, par l'usage de ceintures, de courroies ; aux lombes, par des bandages herniaires, mais surtout les pigmentations qui se montrent dans les points où l'on a pris l'habitude de se gratter. Celles-ci font partie des symptômes de toutes les maladies prurigineuses de la peau : la gale, le prurigo, l'eczéma, l'urticaire, et se présentent sous forme de traînées brunes, ou d'une coloration diffuse allant du jaune brun au noir foncé (*Melasma*). Plus une même région est souvent irritée ou déchirée par les ongles, de façon à déterminer directement la sortie du pigment sanguin, plus la pigmentation est étendue et foncée. Elle est donc plus intense dans les maladies chroniques, le prurigo, le pemphigus prurigineux, que dans l'urticaire, la gale. Mais elle est surtout prononcée dans la phthiriase ancienne, où la plus grande partie de la peau, mais surtout à la nuque et au sacrum, peut prendre une coloration

(1) Dans notre vocabulaire, le terme de chloasma (tache jaune verdâtre) n'est guère appliqué qu'aux taches à couleur variée qui forment le « masque » des femmes enceintes, bien que ce dernier ne soit, en aucune manière, exclusif à ces dernières. Les termes de pigmentation cutanée, de mélanisme, mélanodermie, taches pigmentaires, etc., sont suffisants pour désigner les diverses pigmentations anormales, à la condition de leur ajouter un qualificatif de différenciation, ce qui est préférable à la multiplication des dénominations spécifiques, à signification variable selon les auteurs. (*Note des Traducteurs.*)

brun noirâtre. Il n'y a pas de raison toutefois de décrire cette forme comme une affection spéciale (1), mélanoses, melasma. mélanodermie, pas plus que pour le pityriasis nigra des auteurs, qui s'applique à cet aspect luisant et fortement pigmenté de la peau qui survient à la suite d'eczéma ou de cachexie. Comme le siège de ces pigmentations correspond précisément aux points où les démangeaisons sont les plus vives, à la nuque et au sacrum dans la phthiriase, sur le côté de l'extension aux membres inférieurs dans le prurigo; comme elles sont répandues partout dans le cas de démangeaisons généralisées; comme leur intensité varie, suivant l'âge relatif des excoriations qui les ont précédées, il est évident que ces pigmentations bien étudiées peuvent fournir un appoint important au diagnostic des lésions antérieures.

Le chloasma calorique et la coloration brune que prennent la face, la nuque, la poitrine, les bras, les mains, toutes les parties du corps, en un mot, qui sont exposées aux ardeurs du soleil et à l'air libre, — constituent « *le hâle* »; celui-ci apparaît souvent après quelques heures de marche au soleil, surtout chez les touristes et les gens de la ville. Les personnes faibles, chlorotiques, y sont moins exposées que celles qui sont fortes, robustes. L'action prolongée d'un air vif et froid produit le même effet; aussi cette variété de chloasma se présente-t-elle chez toutes les personnes qui travaillent en plein air, chez les chasseurs, les soldats après une campagne, les matelots, les cochers, les maçons, etc. Cette pigmentation disparaît quand les sujets qui la portent sont soustraits pendant un certain temps à ces diverses influences.

La chloasma toxique se montre après l'emploi de certaines substances irritantes: sinapismes, vésicatoires, écorce de garou, dont les médecins conseillent chaque jour l'emploi. Ces pigmentations peuvent persister toute la vie; le médecin se gardera donc d'appliquer un vésicatoire sur la poitrine ou le visage d'un

(1) Nous ne faisons pas, de ces *lésions*, des *affections*, mais nous considérons qu'il vaut mieux leur appliquer la dénomination de *mélanodermie*, par exemple, que celle de *chloasma*. (*Note des Traducteurs.*)

malade, s'il n'ose pas renoncer complètement à ces divers traitements (1).

Le chloasma symptomatique est un phénomène qui accompagne ou qui suit certaines affections des organes internes, ou de tout l'organisme. Il se présente sous forme de taches nettement limitées, ou d'une coloration foncée, diffuse et générale de la peau. La variété la plus commune et la plus connue est le chloasma utérin, encore appelé chloasma hépatique (Alibert), taches hépatiques, en raison de leur analogie de couleur avec celle du foie. Il n'occupe parfois que quelques points, ou bien toute la surface du front jusqu'à la naissance des cheveux, sous forme de traînées régulières ou irrégulières, allant du jaune brun au brun foncé. On le trouve également sur les paupières, dans le voisinage de la commissure palpébrale, sur les joues, la lèvre supérieure, le menton. Il apparaît fréquemment chez les femmes stériles ou non mariées (viragines), chez celles qui souffrent de troubles dans la sphère des organes sexuels, dysménorrhée, déviations, néoplasmes utérins, affections ovariques, hystérie ; chez d'autres, il se montre pendant la grossesse. Le chloasma disparaît après la ménopause. Il existe également un rapport entre les modifications que présente l'utérus pendant la grossesse et la pigmentation plus foncée qui se montre à l'aréole du mamelon et au niveau de la ligne blanche.

Le chloasma cachectique, comme le chloasma utérin, peut être localisé au visage, où nous l'avons observé chez de jeunes sujets atteints de lichen scrofuleux. Ce cas laissé de côté, nous

(1) Le professeur Kaposi a grand'raison d'avertir les médecins du fait de la persistance possible de pigmentations cutanées au niveau des points où ont été appliqués, non seulement les sinapismes et les vésicatoires, mais encore tous les révulsifs, tous les irritants de la peau, et, nous ajouterons, particulièrement la teinture d'iode, dont il est fait aujourd'hui un usage qui est devenu un abus. Mais il est aussi conforme à la vérité de dire que ce n'est pas *la règle*, et que la trace des irritants cutanés de cet ordre disparaît ordinairement au bout d'un temps plus ou moins long. Au demeurant, lorsque le médecin juge utile (et il a quelquefois raison) d'appliquer un vésicatoire, la crainte d'une pigmentation persistante sur le thorax n'a d'importance, et encore à titre relatif, que s'il s'agit d'une jeune fille ou d'une jeune femme. (*Note des Traducteurs.*)

désignons sous le nom de chloasma cachectique la coloration foncée, générale de la peau, qui survient chez les gens tombés dans le marasme à la suite de malaria, chez les buveurs, dans l'atrophie sénile ou la cachexie cancéreuse (1). Sous le nom de maladie d'Addison, maladie bronzée, on avait, d'après les premières observations de ce médecin, désigné une affection caractérisée par une coloration foncée, bronzée de la peau, en rapport avec une dégénérescence des capsules surrénales. Des études plus précises (celles entre autres d'Averbeck) ont prouvé que cette relation n'est pas démontrée, et qu'il faut rapporter la maladie d'Addison aux diverses pigmentations qui dépendent du marasme (tuberculose, malaria).

C'est encore au chloasma cachectique que se relient les dyschromies que l'on observe dans la pellagre, la sclérodermie, la xérodermie, la lèpre; récemment, on a créé une nouvelle variété sous le nom de syphilide pigmentaire; je n'en ai jamais observé et je ne la crois pas soutenable (2).

Le diagnostic du chloasma et des taches pigmentaires, en général, n'est pas difficile : l'apparition de la coloration, sa non-disparition sous la pression des doigts, ni par le grattage, l'absence de toute autre altération du tissu, telle que rougeur, desquamation, empêchent de le confondre avec d'autres altéra-

(1) Le terme de *Chloasma* devient ici tout à fait inacceptable; la désignation de *Mélanodermie*, accompagnée d'un qualificatif approprié : cachectique, marastique, sénile, etc., doit être préférée. (*Note des Traducteurs.*)

(2) La syphilide pigmentaire (syphilide de Hardy) est une réalité; assez fréquente chez les jeunes femmes syphilitiques, elle s'observe surtout au col, constituant, de ce fait, un excellent indice qui permet quelquefois de découvrir une syphilis là où on n'aurait pas osé la soupçonner tout d'abord.

La syphilide maculeuse est constituée par des taches pigmentaires irrégulières, laissant entre elles des espaces où la coloration reste normale; c'est donc une hyperchromie vraie, non un vitiligo; son début est précoce, sa durée très longue, son indifférence aux médications antisyphilitiques, absolue.

Est-elle *anatomiquement* syphilitique? Constitue-t-elle une *syphilide vraie?* Nous concédons que non. Mais nous n'admettons pas que l'on puisse contester à l'éruption tachetée décrite par Hardy sa fréquence chez les femmes syphilitiques, et, partant, sa grande valeur clinique. Nous ne mettons pas en doute que notre manière de voir ne reçoive ultérieurement l'approbation du professeur éminent dont nous traduisons les leçons. (*Note des Traducteurs.*)

tions qui présentent avec lui quelque analogie, telles que le pityriasis versicolor. Le diagnostic spécial de la pigmentation, d'après sa signification ou son origine, et son pronostic (si elle est persistante ou passagère), ressort de l'exposé des symptômes.

Toutes différentes de ces vraies pigmentations sont les diverses dyschromies de la peau, dont nous allons maintenant parler, et qui proviennent du dépôt dans le derme lui-même (non plus dans l'épiderme) de substances colorantes, formées dans l'économie ou introduites du dehors :

1° La coloration ictérique de la peau : elle consiste en un dépôt de matière colorante biliaire dans toutes les couches du derme ; sa teinte varie du jaune citron au jaune gris (ictère noir). La durée, l'intensité, la curabilité de l'ictère dépendent de l'affection primitive. Les démangeaisons qui l'accompagnent (1) sont très pénibles et difficiles à combattre.

2° L'argyrie. C'est une coloration luisante, ardoisée, bronzée (d'où aussi « teinte bronzée »), bleu grisâtre de la peau (et des muqueuses), due à un dépôt de petits grains d'argent dans le derme ; on l'observe chez des sujets qui pendant longtemps ont pris du nitrate d'argent à l'intérieur, dans le cours de l'épilepsie, de la dyssenterie, etc. Depuis les premières communications de Zöllner (1795), on a publié un certain nombre d'observations analogues. Parfois aussi on a vu l'argyrie se montrer après des cautérisations de la gorge, peut-être dans des cas où un morceau du crayon avait été avalé par mégarde (Duguet). Des cautérisations de la conjonctive au nitrate d'argent ont déterminé parfois une teinte argentée locale. Mais il est remarquable que les cautérisations si nombreuses de la peau, comme celles que l'on pratique contre le lupus, n'aient jamais déterminé d'argyrie même locale (2). Quelle est la combinaison chimique (albuminate

(1) L'ictère, même le plus foncé, ne produit pas nécessairement le prurit; la conclusion inévitable est que ce prurit est dû à une cause directe ou indirecte, souvent associée à l'ictère, mais que cette cause n'est pas l'imbibition du derme par le pigment biliaire. (*Note des Traducteurs.*)

(2) Cette argyrie particulière est rare ; mais elle existe ; nous donnons des soins à un ecclésiastique dont toute la région de la barbe est profondément argyriée à la suite d'un traitement par des applications répétées de nitrate d'argent faites en ville, pour un eczéma pilaire chronique de cette région,

d'argent soluble?) qui, après son absorption, laisse ainsi déposer les grains d'argent? On ne le sait pas encore. L'action de la lumière n'est certainement pas nécessaire pour la réduction, car le dépôt se fait même dans les organes internes. Des recherches anatomiques précises (de Fromman, Riemer, Neumann et d'autres) ont montré que les grains d'argent ne se déposent pas dans l'épiderme, mais dans le tissu conjonctif de la peau, et que ce dépôt est plus abondant dans les couches adjacentes au réseau muqueux et aux cellules de revêtement des glandes. Dans les organes internes, c'est également dans le tissu connectif que se dépose l'argent réduit (Weichselbaum). Cet état est persistant et incurable, comme la coloration de la peau par suite du tatouage.

3° Tatouage. On le rencontre en Europe chez les ouvriers, les matelots, particulièrement sur les bras; chez un grand nombre d'insulaires de la mer du Sud, notamment chez les Birmans, on le pratique sur de vastes étendues de la peau, où il représente les figures et les contours les plus bizarres; tel le cas du « tatoué de Birmanie » que j'ai décrit et qui est représenté dans l'atlas de Hebra. Le mode opératoire consiste à piquer la peau jusqu'au sang, selon un dessin quelconque, à l'aide d'une épingle ou d'un faisceau d'épingles, puis à appliquer diverses substances colorantes: poudre de charbon, poudre à canon (bleu), cinabre (rouge) (employé par les chirurgiens après la chiloplastie), ou encore des matières colorantes végétales, telles que l'indigo. Au tatouage se rapporte la coloration grise de la peau produite par la déflagration de la poudre (1).

Le traitement des pigmentations qui disparaissent spontanément est tout à fait sans objet; mais le secours du médecin est souvent réclamé dans les cas de pigmentation persistante, surtout d'éphélides et de chloasma utérin.

lequel a persisté malgré l'infiltration argentique. Nous engageons donc vivement le médecin prudent à s'abstenir d'applications de nitrate d'argent répétées sur le visage, lesquelles, d'ailleurs, pour ce cas particulier, sont tout à fait insuffisantes. (*Note des Traducteurs.*)

(1) On peut en rapprocher aussi le piqueté noirâtre indélébile du dos des mains et des avant-bras, chez les forgerons et les piqueurs de meules. (*Note des Traducteurs.*)

L'indication thérapeutique est ici de détruire les couches profondes du réseau muqueux, où se trouve déposé l'excès du pigment. L'essence de moutarde, les cantharides, l'écorce de garou, l'acide sulfurique, ne conviennent pas pour cet usage, car leur emploi détermine lui-même une hyperplasie pigmentaire dans la couche muqueuse reformée. Mais l'acide chlorhydrique ou acétique, le borax, la potasse, la soude (savons), la teinture d'iode, les pâtes sulfureuses, et surtout le sublimé, sont parfaitement indiqués. Veut-on obtenir un effet rapide, comme dans le cas d'éphélides nombreuses ou de chloasma utérin du visage? On recouvre la face de petits morceaux de toile et, pendant que le malade est couché horizontalement, on humecte ces linges avec une solution de sublimé (sublimé corrosif, 0gr,50, eau distillée ou alcool, 50 gr.), de façon à les tenir mouillés pendant quatre heures. Il se produit une cuisson intense et une sensation de tension; l'épiderme se soulève en une phlyctène que l'on perce à un de ses bords et qui s'affaisse ensuite. On recouvre les surfaces avec une poudre inerte, et au bout de huit jours, la croûte épidermique tombe et laisse à nu une peau nouvelle, blanche et sans pigmentation. Le même moyen peut servir contre le nævus et le lentigo. C'est de la même façon qu'agissent la teinture d'iode, le glycérolé d'iode, les pâtes sulfureuses (voir tome Ier, page 456) après six à douze applications, ou encore le savon mou, étendu sur de la flanelle et appliqué pendant douze à vingt-quatre heures; dans tous ces cas, l'épiderme forme une croûte qui se détache avec le pigment qu'il contient.

Une disparition lente du pigment peut s'obtenir à la suite de la rubéfaction et de la desquamation épidermique obtenues par des lavages quotidiens avec de l'esprit de savon de potasse, des badigeonnages avec une solution faible d'acide acétique ou chlorhydrique, ou d'autres substances légèrement irritantes, ainsi :

1. Émulsion d'amandes. . . . . 100 gr.
   Teinture de benjoin. 5
   Sublimé. . . . . 0 05 cent.

2. Vératrine. . . . . 0 1 déc.
   Eau de naphe. . . . . 50 gr.

3. Eau distillée		6 litres.
Sublimé		35 gr.
Blancs d'œufs		N° 24
Suc de citron		N° 8
Sucre blanc		300 gr.

(Eau cosmétique orientale.)

Ou bien on se sert d'une pommade dont on enduit un linge de toile qu'on laisse appliqué pendant la nuit :

4. Précipité blanc	} âa	50 gr.
Borax de Venise		
Onguent émollient		50
Huile de romarin	} âa	5 gouttes.
Huile de naphe		
5. Acide salicylique 2 sur ong. émollient		40 gr.
6. Acide borique	} âa	5 gr.
Cire blanche		
Paraffine		10
Huile d'amandes		30

Les pommades à l'acide pyrogallique et à la chrysarobine (tome Ier, page 513) agissent en détruisant le pigment ; mais leur action colorante propre est une contre-indication à leur emploi sur la figure. Lorsque la peau est ainsi devenue rouge et desquamée, on y applique les cosmétiques ou les poudres dont j'ai déjà parlé et dont je donnerai ici encore quelques formules, en faisant remarquer qu'il faut éviter d'employer concurremment des préparations contenant du soufre, du plomb, du mercure.

Poudres cosmétiques blanches :

Sous-carbonate de bismuth	10 gr.
Talc de Venise pulvérisé	20
Sulfate de baryte précipité	30
Huile de roses	2 gouttes.

Cosmétique liquide :

Sous-carbonate de bismuth	10 gr.
Talc de Venise porphyrisé	20
Eau de roses	70
Eau de Cologne	30

On l'emploie comme l'eau des Princesses (Hebra), on en applique le dépôt blanc à l'aide d'un pinceau ; on laisse sécher, puis on essuie.

Pommade cosmétique :

Chlorure de bismuth précipité . . .	5 gr.
Sulfate de baryte précipité	10
Cire blanche	3
Huile d'amandes.	7

Les nævi pigmentaires peuvent être détruits en les raclant avec la curette; toutefois, toutes les taches dont nous avons parlé, éphélides, lentigo, reparaissent de nouveau ; le chloasma seul disparaît d'une façon durable, quand sa cause (affection des organes génitaux) a cessé. Le tatouage des taches pigmentaires ne donne pas de résultat, car on n'a pas trouvé encore de matière colorante correspondant à l'incarnat de la peau. Sherwell dit avoir réussi en tatouant avec des aiguilles trempées dans une solution à 25 p. 100 d'acide chromique ou à 50 p. 100 d'acide phénique. Dans le cas de nævus pileux, il faut également arracher les poils; le nævus verruqueux et lipomatodes ne peut être combattu que par des cautérisations profondes ou par l'excision.

HYPERTROPHIE DE L'ÉPIDERME ET DES PAPILLES

Rigoureusement, on ne peut séparer l'hypertrophie de l'épiderme de celle des papilles, car, de fait, ces deux états sont le plus souvent combinés. Le processus physiologique de la régénération de l'épiderme ne sera pas, de longtemps encore, connu dans tous ses détails ; mais il est certain, du moins, que les matériaux de formation des cellules nouvelles et de la nutrition de toute la couche cellulaire sont fournis par les papilles, notamment par leurs vaisseaux. Dans les cas pathologiques, il est hors de doute que la couche épithéliale s'accroît par elle-même, par une segmentation des cellules et des noyaux des cellules dentelées (fig. 29). Là encore les papilles ne participent pas seulement à cette prolifération par un apport plus considérable de plasma, mais aussi par le transport de cellules rondes et fusiformes (cellules migratrices), qui passent des papilles dans la couche muqueuse (Biesiadecki, Pagenstecher), comme on le voit figure 18. En règle générale, à un réseau muqueux hypertrophié correspond un corps papillaire augmenté de volume et histologiquement modifié. Mais, dans certains cas, l'hypertrophie de l'épiderme peut l'emporter d'une façon notable, surtout alors qu'une cornéification trop rapide donne à la couche épidermique une épaisseur exagérée. Si, avec Lebert, on désigne sous le nom de kératoses toutes les affections qui se manifestent par un développement considérable de la couche épidermique, on peut diviser celles-ci en kératoses avec ou sans hypertrophie papillaire.

KÉRATOSES SANS HYPERTROPHIE PAPILLAIRE. KÉRATOSES PURES

Durillons, callosités, tyloma, tylosis. — Ce sont des épaississements circonscrits, superficiels du tissu épidermique, d'une coloration variant du blanc sale au jaune brun, d'aspect corné, de consistance dure, sèche, coriace ou cassante, sur lesquels les lignes et les sillons normaux sont moins apparents, et où la sensibilité tactile est émoussée. Détachée du reste de la peau, la callosité représente une plaque transparente, blanc jaunâtre, plane, concave ou un peu convexe sur ses deux faces, et paraissant homogène à la coupe. C'est au centre que l'épaisseur est la plus considérable (2 à 5 millim.); elle s'amincit sur les bords. Elle est formée par des couches de cellules cornées superposées, parallèles à la surface de la peau, et dont les plus profondes laissent reconnaître facilement un noyau. L'étendue, la forme, le siège des callosités dépendent de leur cause, laquelle est le plus souvent extérieure.

Callosités artificielles. — Elles sont occasionnées tantôt par une pression prolongée sur un même point de la peau comprimée contre une saillie osseuse sous-jacente; tantôt par l'action répétée d'acides minéraux, et, en général, de toutes les substances chimiques irritantes. Les callosités dues à des pressions se montrent surtout à la plante des pieds, au talon, et sont déterminées par des chaussures mal faites ; ou bien aux points d'appui de bandages herniaires, de corsets, de ceinturons, plus souvent encore à la paume des mains : ce sont alors les callosités professionnelles. Leur étendue et leur siège dépendent, dans ces cas, des outils qui les ont provoquées ; elles surviennent chez les menuisiers, par l'usage du rabot, aux plis du pouce et de l'index ; chez les cordonniers, à la paume de la main et aux plis des articulations ; elles présentent, en outre, des fentes transversales dues à la traction sur le ligneul ; chez les mêmes ouvriers, on les observe sur la cuisse droite, par suite des coups de marteau destinés à battre le cuir, et sur les ischions, parce qu'ils sont constamment assis sur des tabourets en bois ; chez les chapeliers , à l'éminence thénar, par l'habitude de rouler un cylindre avec les mains. Chez les tailleurs, l'usage du fer à repasser produit des callosités sur la paume de la main droite, celles qui se trouvent à l'extrémité de l'index gauche sont souvent couvertes de piqûres ; chez les musiciens, la pression sur les cordes favorise le développement de callosités au bout des doigts de la main gauche. Les callosités déterminées par la lessive se présentent à la paume de la main chez les domestiques ; les acides minéraux en amènent aussi chez les ouvriers en métaux, les doreurs, les ouvriers qui travaillent au feu, etc. Il est donc aisé, d'après le siège de ces lésions, de reconnaître la profession de ceux qui les portent.

Les callosités mettent les parties sous-jacentes de la peau à l'abri des compressions trop violentes, comme celles qui sont déterminées par les outils, mais elles réduisent au minimum la sensibilité tactile ; les personnes qui ont des doigts calleux, par exemple, ne peuvent plus travailler à un ouvrage fin et délicat. Quand elles s'étendent à une grande surface de la paume de la main, elles empêchent en outre l'extension des doigts ; enfin elles incommodent par des crevasses douloureuses qui vont souvent jusqu'au chorion. Les parties recouvertes de callosités sont constamment hyperhémiées et disposées aux inflammations ; les exanthèmes, la variole, le psoriasis, la gale, s'y développent avec plus d'intensité.

Lorsque la cause qui les a produites est écartée pendant longtemps, elles diminuent et disparaissent peu à peu. On peut donc, sur les mains d'un ouvrier, juger de son ardeur au travail. Souvent aussi il se forme sous la callosité une inflammation très douloureuse, par suite de la tension de la peau, et une suppuration du chorion, qui peut aller jusqu'à soulever la callosité. Dans ces cas, il est utile d'inciser de bonne heure, pour échapper au danger d'une lymphangite, d'un érysipèle, et d'une gangrène atteignant les parties profondes.

Parfois aussi, on voit le tylosis se développer spontanément, par exemple au gland, à la paume de la main ou sur la face dorsale des doigts, chez des personnes qui ne font usage d'aucun outil pouvant comprimer ces parties, chez des employés, des personnes du monde. J'en ai vu se former en quelques mois, se propager, puis disparaître d'une manière spontanée au bout de trois ou de quatre ans.

Le diagnostic du tylosis n'est pas difficile, lorsque la callosité présente une surface lisse, se confondant sur les bords avec les parties voisines, ou lorsque sa forme et son siège trahissent sa cause extérieure. Mais quand elles sont crevassées et nettement limitées, les callosités de la paume des mains ou de la plante des pieds sont souvent difficiles à distinguer de l'eczéma, du psoriasis, de la gale, u lichen ruber, de l'ichthyose de ces régions, ou du psoriasis palmaire et plantaire (syphilitique). (1). Dans ces cas, il est nécessaire non seulement de chercher à reconnaître ou à éliminer les caractères spéciaux de ces diverses affections sur les points atteints, mais il faut encore

(1) Il existe, entre autres formes de kératodermie palmaire ou plantaire, une variété très remarquable en ce qu'elle peut se développer sans cause irritante particulière, et en ce qu'elle occupe symétriquement les extrémités palmaires et plantaires; ces cas sont distincts, bien entendu, des dermatites cornées ou exfoliantes que l'on peut rapporter tantôt au psoriasis, tantôt à l'eczéma. Tout est atteint, non seulement la face palmaire de la main, mais la face palmaire des doigts. Nous avons proposé, pour ces faits, la dénomination de kératodermie *symétrique* des extrémités; et nous avons cru pouvoir, dans un cas, rapporter la kératose à une altération des centres, sans en avoir la confirmation anatomique, le sujet étant vivant. Plusieurs fois guérie par des moyens mécaniques, l'affection a sans cesse récidivé.

Chez certains sujets qui ne s'occupent que sur le tard de travaux ma-

examiner tous les points de la peau où les symptômes de ces maladies peuvent se présenter d'une façon plus distincte.

Cor, clavus, œil de perdrix. — Le cor est un épaississement de la couche cornée, analogue à la callosité, mais qui, au lieu de reposer simplement sur le réseau muqueux, présente à sa face inférieure un petit cône central qui s'enfonce dans la peau. Le cor, ainsi que sa pointe, est constitué par des cellules cornées superposées, entre lesquelles on trouve souvent de petits foyers hémorrhagiques.

Les cors étant dus, le plus souvent, aux pressions latérales des chaussures, on les trouve sur les saillies osseuses et sur les faces latérales des orteils, ainsi que sur toutes les saillies des os du pied. Par suite de pressions extérieures, la pointe du cor est enfoncée dans la peau, ce qui détermine de violentes douleurs; à la longue, le derme sous-jacent avec ses papilles est atrophié, les mailles du chorion peuvent même être écartées, traversées par le cône corné, pendant que les parties avoisinantes et les papilles s'enflamment, s'infiltrent et s'hypertrophient (Rokitansky).

Parfois, c'est tout à fait spontanément que se développent sur la paume des mains ou la plante des pieds un cor, ou, comme nous l'avons vu quelquefois, plusieurs cors ; si bien que leurs surfaces se touchent et qu'ils forment une callosité étendue. Ils empêchent alors la marche et le travail manuel, déterminent des douleurs cuisantes, lancinantes, allant des pieds jusqu'au-dessus des genoux, et font souvent (1) porter le diagnostic erroné de goutte, alors qu'un examen plus attentif aurait fait reconnaître la présence des cors.

Le traitement des callosités et des cors consiste à les ramollir, puis à les extirper. On arrive à les ramollir à l'aide de bains

nuels, jardinage, tour, etc., et qui s'adonnent trop activement à ces occupations auxquelles leurs mains n'ont jamais été habituées, on voit assez souvent se développer une kératodermie étendue à la plus grande partie de la main, et qui devient rapidement la source d'accidents locaux nécessitant la suppression absolue du travail manuel. (*Note des Traducteurs.*)

(1) L'auteur n'a certainement pas voulu dire : « *souvent* », mais seulement « *quelquefois* ». (*Note des Traducteurs.*)

chauds, de fomentations locales, de cataplasmes, d'enveloppements dans des étoffes imperméables, de caoutchouc, de traumaticine (caoutchouc dissous dans du chloroforme), ou encore d'applications de savon vert, de cautérisations avec une solution de potasse (1 sur 2), d'acide acétique, d'acide citrique, ou enfin en ayant recours à un emplâtre simple (emplâtre de litharge), ou à l'emplâtre mercuriel.

L'extirpation se fait avec le bistouri ou avec les ciseaux, puis on cautérise les vaisseaux saignants des papilles hypertrophiées. L'emploi d'anneaux protecteurs en cuir, de caoutchouc ou d'ouate ne peut avoir qu'une action prophylactique.

Corne cutanée (*cornu cutaneum*). — La corne est une excroissance de la peau qui, par sa forme, sa couleur, sa consistance, présente la plus grande analogie avec la corne d'un animal. On en a observé de différentes formes, de diverses grandeurs : cylindriques, coniques, en massue, déprimées latéralement, à sillons longitudinaux et transversaux, tranchantes sur un bord, longues de quelques millimètres à 25 centimètres, crochues ou enroulées comme des cornes de bélier. Elles sont implantées par une large base, à la surface de la peau, ou plantées dans une cupule bien limitée, uniques ou multiples, parfois même très nombreuses, comme dans le cas de Baetge. On les trouve sur la tête, les paupières, le pavillon des oreilles, le bout du nez, la lèvre, le gland (Hebra, Pick), le tronc et les extrémités, la face antérieure ou postérieure. Elles se développent souvent dans un court espace de temps, et persistent de longues années ; parfois elles tombent, pour se reproduire au même lieu. Quelquefois elles sont le point de départ d'un épithélioma. D'anciens observateurs (G. Simon) avaient cru y trouver une substance corticale, une substance médullaire et une trame spéciale, tubuleuse, formée de vaisseaux (Virchow). Mais il est prouvé que, si effectivement un groupe de papilles hypertrophiées à vaisseaux dilatés peut s'élever plus ou moins haut dans l'intérieur de la corne, celle-ci n'est cependant constituée que par des colonnes épidermiques soudées dans leur longueur et qui s'élèvent autour de ces groupes de papilles. Aussi, à la coupe, elles présentent un aspect différent, selon que, à la partie inférieure, les papilles ont été coupées dans la section, ou que, plus haut, celles-ci manquent (cas d'Heschl). Les colonnes isolées présentent souvent une disposition concentrique des cellules épidermiques, analogue à celle des éléments du cancroïde ; ou bien, après dessiccation, une structure cellulaire. Si on détache la corne, on trouve d'ordinaire à sa base des enfoncements dans lesquels pénétraient les groupes de papilles hypertrophiées. Il est certain que la corne cutanée se développe au-dessus des papilles hyperplasiées, au-dessus des condylomes, comme dans le cas de Pick. Même lorsque la corne est située dans un enfoncement, comme dans un follicule dilaté ou même dans une cavité d'athérome, sa base est formée de prolongements papillaires (Rindfleisch), et le revêtement épithélial des glandes et des follicules concourt à la formation de la production épidermique. J'ai enlevé sur la paroi abdominale d'un jeune homme un grand nombre de ces excroissances, elles s'étaient développées en quelques semaines dans un kyste sébacé.

Les cornes sont donc réellement un groupe de verrues soudées l'une à l'autre ; et ce n'est pas leur mode de production, mais leur aspect seul qui présente quelque chose de bizarre. Lebert, Hessberg, Bergh, Wilson, Lozes, ont exposé cette question dans tous ses détails.

La corne cutanée est traitée par l'extirpation et la cautérisation des papilles de la surface d'implantation. Dans le cas de kystes sébacés, il faut les cautériser, les énucléer, ou tout simplement en exprimer le contenu.

L'étude des cornes nous conduit directement à celle des verrues ou kératoses avec hypertrophie des papilles.

KERATOSES AVEC HYPERTROPHIE DES PAPILLES

Verrue (*verruca*). — Scientifiquement, comme dans le langage vulgaire, on désigne sous le nom de verrues des excroissances cutanées, rondes, rugueuses, papilliformes, congénitales souvent (*V. congénitale*), mais apparaissant d'ordinaire quelques mois seulement après la naissance. Les verrues pigmentées et recouvertes de poils constituent les nævi verruqueux et pigmentaires de forme, d'étendue, de siège variés; parfois elles suivent le trajet d'un nerf (*papillome névrotique*), persistent pendant toute la vie, ou disparaissent peu à peu.

La plupart des verrues ne se développent qu'à un âge plus avancé (*V. acquise*), et sont persistantes, (*V. persistante*), ou caduques (*V. caduque*). La forme la plus fréquente est celle des verrues ordinaires (*V. vulgaire*) ; ce sont de petites excroissances cutanées, du volume d'une tête d'épingle à celui d'un pois, planes (*V. plane*), ou hémisphériques, rugueuses, peu sensibles, blanc jaunâtre, à surface lisse (*V. glabre*), glanduliforme (*acrothymion*), crevassée ou fasciculée. Elles se produisent d'une façon lente ou rapide, subaiguë, et en plus ou moins grand nombre, sur les mains, les pieds, les oreilles, la face, le cuir chevelu d'individus encore jeunes, persistent pendant des mois et des années, et disparaissent de nouveau spontanément, ou bien existent indéfiniment.

Leur étiologie est inconnue, et la croyance populaire à leur contagiosité n'a aucun fondement.

Verrue sénile. — Elle se présente sous forme d'une excroissance grande comme une lentille ou une pièce de 20 centimes, plane, finement granuleuse, brunâtre, et se développe au tronc, au visage, aux bras des personnes âgées. On peut facilement l'arracher avec l'ongle, et, à sa place, il reste un corps papillaire saignant, un peu hypertrophié (1).

(1) A côté des excroissances aplaties de l'âge sénile (*verrues séniles*), nous plaçons une variété de verrues planes plus petites, moins colorées, isolées ou confluentes, dont le siège de prédilection réside sur le dos des mains, au front, ou sur tout le visage, et qui appartiennent soit aux jeunes sujets, soit surtout aux enfants; nous proposons de les dénommer *verrues planes infantiles*, ou juvéniles, pour les signaler par une appellation spéciale à l'attention des médecins, qu'elles déconcertent généralement quand elles résident sur le visage, ou ailleurs que sur les mains.

Dans un cas soumis récemment à notre observation, des verrues planes, développées sur le visage et sur le dos des mains d'un enfant, avaient été prises pour du lichen plan par un médecin, qui avait déclaré l'affection grave et une médication interne urgente. (*Note des Traducteurs.*)

Les *végétations*, *condylomes acuminés*, *poireaux*, sont des ex-

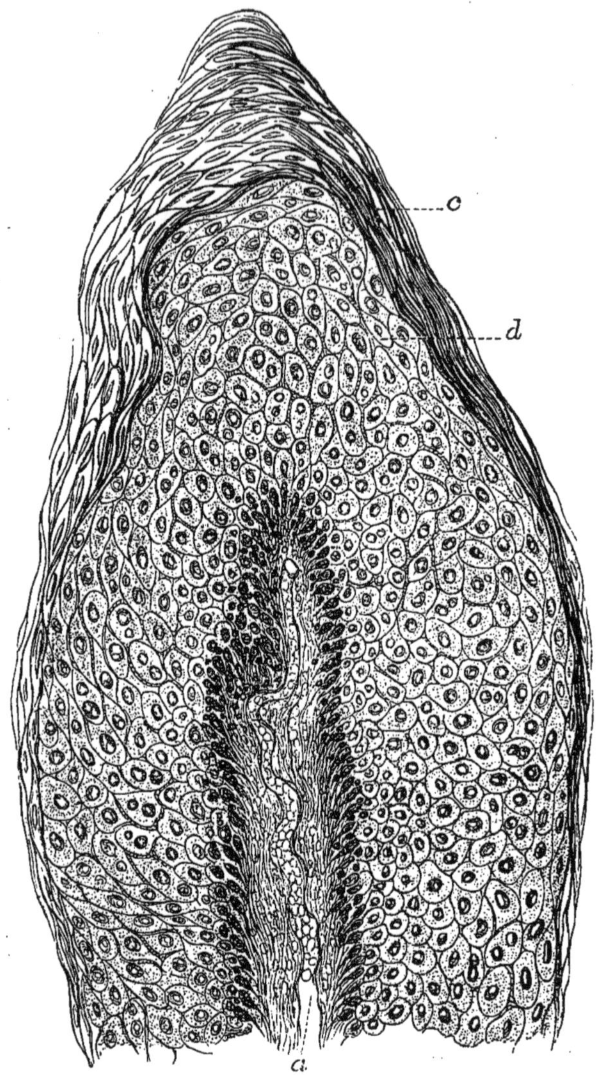

Fig. 29.

Coupe verticale du sommet d'un condylome acuminé.

a papille avec une anse vasculaire. — *c* couche cornée de l'épiderme. — *d* réseau muqueux présentant un grand nombre de cellules à longs prolongements à deux noyaux, en voie de prolifération, et parsemées au sommet *b* de cellules rondes qui proviendraient de l'infiltration cellulaire de la papille (cellules migratrices). Fort grossissement.

croissances filiformes, fendillées ou papilliformes, implantées sur une peau normale, non infiltrée, et qui doivent leur apparition

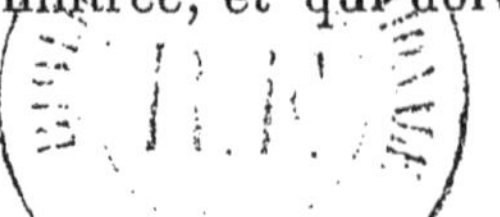

à l'irritation produite par un écoulement blennorrhagique (1). Elles sont molles, d'un rouge vif, humides, quand elles siègent sur les muqueuses et là où leur surface est constamment lubrifiée, comme à la vulve ou à la face interne du prépuce ; dures, sèches, quand l'épiderme qui les recouvre peut se racornir. Par suite d'une prolifération luxuriante, elles sont souvent serrées les unes contre les autres autour de la couronne du gland, sur le prépuce ; chez les femmes, à la vulve, sur la muqueuse vaginale, le périnée, la muqueuse du rectum jusqu'au sphincter interne.

Bien que les condylomes naissent, sans aucun doute, par suite de l'irritation de la peau et des muqueuses produite par un écoulement blennorrhagique, et qu'ils se propagent par contact sur les parties voisines de la peau, on n'a pu encore établir leur transmission directe (c'est-à-dire en dehors de la blennorrhagie) d'une personne à une autre. Les expériences de Kranz sur ce point n'ont pas réussi, et l'observation de Zeissl de transmission par le coït n'exclut pas la communication simultanée de la blennorrhagie.

La constitution anatomique de toutes ces formes de verrues est la même : des anses vasculaires, simples ou ramifiées, remplissent en grande partie les papilles augmentées de volume ; au-dessus de celles-ci, le réseau muqueux est très développé et en voie de prolifération (fig. 29), et dans les verrues sèches, une couche cornée épaisse se produit à sa surface. Dans les papilles et le chorion avoisinant, on peut observer une infiltration cellulaire d'autant plus prononcée que la vitalité de la végétation est plus forte, et dont le résultat éloigné est la formation d'un tissu scléreux, qui donne ordinairement à la base des condylomes anciens l'aspect de tissu connectif dense, cicatriciel.

La constitution des verrues, dites filiformes, *pendulæ,* est toute différente. Ce sont de petits appendices filiformes, ou en forme de petites masses pédiculées, mous, lisses, et recouverts

(1) La leucorrhée simple des femmes enceintes peut donner lieu à des condylomes acuminés, absolument en dehors de la blennorrhagie. (*Note des Traducteurs.*)

d'un revêtement épidermique normal, qui apparaissent et persistent souvent en grand nombre sur la peau du cou, des paupières, de la poitrine particulièrement chez les femmes. Ces verrues molluseiformes sont constituées par une petite masse de tissu connectif venant de la profondeur, poussant la peau devant elle, et contenant un vaisseau dans son pédicule; elles se rapportent donc, d'après cela, au *molluscum fibreux*, qu'elles représentent en petit.

La signification du *molluscum verruqueux* (*contagieux, condylome sous-cutané*, etc.) a été élucidée plus haut (tome Ier, page 235 et suiv.).

Les verrues pourront être détruites par l'énucléation, l'excision avec les ciseaux, la ligature, la cautérisation avec le perchlorure de fer, l'acide azotique fumant, l'acide acétique, la solution de Plenck (sublimé corrosif, alun, céruse, camphre, esprit-de-vin, vin acétique āā 5 gr.).

On peut amener la dessiccation des végétations des muqueuses à l'aide du sous-acétate de plomb, de la poudre de sabine, de l'alun calciné.

TRENTE-DEUXIÈME LEÇON

Il est une maladie qui, par son complexus symptomatologique spécial, occupe une place toute particulière parmi les kératoses : c'est l'ichthyose.

ICHTHYOSE, FISCHSCHUPPENKRANKHEIT

L'ichthyose est une affection qui, développée dès la plus tendre enfance, persiste d'ordinaire toute la vie, et dans laquelle la peau, rugueuse et sèche, est recouverte de fines écailles, de squames, ou de lames épidermiques épaisses, ou encore de saillies cornées.

La forme la plus simple de la maladie, — ichthyose simple,

— a un caractère typique avec divers degrés d'intensité. Son siège est tout à fait celui du prurigo, c'est-à-dire qu'elle se manifeste sur les membres du côté de l'extension ; ainsi elle aura, du bras à la jambe, une intensité variable, tandis qu'au creux poplité, au pli de l'aine, au pli du coude, au creux axillaire, la peau sera tout à fait normale, lisse, sudorale.

Dans la forme la plus légère, le bras et la cuisse sont, du côté de l'extension, recouverts de petites saillies, grosses comme une tête d'épingle, d'un rouge pâle, présentant à leur centre une squame qui, lorsqu'on l'arrache, laisse à nu un poil grêle et enroulé sur lui-même. Ces élevures donnent à la peau un aspect rude, rugueux, que le toucher perçoit également ; elles représentent l'affection désignée (1) sous le nom de lichen pilaire. On trouve cet état à un faible degré sur le côté externe du bras et de la cuisse chez tout homme, surtout à l'époque de la puberté, lorsque les poils lanugineux commencent à pousser d'une façon plus énergique (2). Dans l'ichthyose, le lichen pilaire date de l'enfance et occupe, outre les extrémités, tout le tronc, de façon à donner constamment à la peau l'aspect de la chair de poule. L'affection que T. Fox a décrite, d'après un cas qu'il a observé, sous le nom de *cacotrophia folliculorum*, paraît être ce dont nous parlons ici.

Une forme plus fréquente est celle où la surface cutanée des extrémités est recouverte de lames épidermiques polygonales, de la dimension d'une lentille à celle d'une pièce de 20 centimes, d'un blanc sale, ou grisâtres, adhérentes au centre ou même

(1) ... à tort. (*N. d. T.*)

(2) La xérodermie pilaire de la face externe des bras et des jambes s'observe surtout chez les jeunes sujets *strumeux* ; c'est une véritable ichthyose constitutionnelle ; on la retrouve encore assez souvent chez ces mêmes sujets, mais à un degré plus faible, aux sourcils, au niveau desquels la peau est un peu rouge, grenue, et très altérée dans son système pileux. Si l'on examine les régions brachiales externes et fémoro-tibiales chez les sujets qui présentent les altérations sourcilières que nous venons d'indiquer, on constate la coïncidence que nous signalons, et l'on comprend l'incurabilité de cette pénurie sourcilière qui afflige, au plus haut degré, les jeunes filles et les jeunes femmes. Cette petite infirmité est généralement considérée comme un eczéma, et traitée hors de propos par toutes sortes de médications internes. (*Note des Traducteurs.*)

déprimées, (*I. scutulata*, Schönlein), soulevées sur leurs bords, d'une transparence nacrée, et qui, faisant ressortir davantage les lignes et les sillons de la peau, donnent à celle-ci un aspect réticulé, — *I. nacrée* (Alibert), *nitida*.

Un degré plus élevé de la maladie constitue ce que l'on a appelé *I. serpentine*. Dans cette forme, les parties sus-mentionnées, ainsi que l'abdomen et le dos, présentent un aspect jaune grisâtre, sale, comme si elles n'avaient pas été lavées depuis longtemps, et sont recouvertes de squames épidermiques épaisses, tandis que sur les genoux et les coudes se trouvent de petites éminences sèches, verruqueuses.

Sur tous ces points, la peau est rude, sèche, la sécrétion sudorale est tarie; en passant la paume de la main à sa surface on détermine un bruit de frottement rude; et par le grattage avec les ongles, on détache une poussière épidermique blanche. Toutefois, on n'observe pas dans l'ichthyose une véritable desquamation, comme dans le psoriasis.

La peau de la face et du cou présente également des taches grises, sèches, squameuses; le cuir chevelu est furfuracé (pityriasis), recouvert de poils minces, mais rudes. Les ongles sont souvent durs et cassants.

D'ordinaire, la paume des mains et la plante des pieds sont indemnes, mais il est des cas où ces points aussi, ou même exclusivement, sont recouverts pendant toute la vie d'un épiderme calleux et d'excroissances cornées (*I. locale*) (1). Ces régions sont atteintes dans la forme la plus grave de la maladie.

Ce degré, le plus avancé de l'affection, est désigné sous le nom d'*ichthyose hystrix* ou *hystricisme*.

Dans ces cas, outre les manifestations de l'ichthyose simple, on trouve à la paume des mains et à la plante des pieds des callosités épaisses, diffuses, en forme de têtes de clous, mais surtout, et c'est ce qui les caractérise, des verrues cornées nombreuses, confluentes, suivant souvent le trajet des nerfs. L'on

(1) Nous n'avons jamais observé de véritable ichthyose localisée à la plante des pieds et à la paume des mains; nous ne l'admettrions que sur démonstration anatomique; tous les cas ainsi dénommés nous ont paru devoir être rapportés à la kératodermie proprement dite. (*Note des Traducteurs.*)

serait, pour cette raison, tenté de considérer l'affection comme un *papillome d'origine nerveuse*, occupant plusieurs régions du corps, et cela d'autant plus que ces saillies sont pigmentées à la manière de ce dernier. Nous avons vu, chez un malade, le corps divisé sur la ligne médiane, du front à la symphyse, et de l'occiput au coccyx, par une ligne pigmentaire brune ; des traînées semblables suivaient le trajet des nerfs cutanés des membres, et étaient garnies de chaque côté de verrues papillaires ayant jusqu'à un centimètre de hauteur. Dans les cas reproduits dans l'atlas de Hebra, ces verrues suivent, comme le zoster, le trajet des nerfs intercostaux.

La marche des symptômes de l'ichthyose présente peu de variété. Dans l'ichthyose hystrix, il se peut que spontanément, ou sous l'influence d'exsudations locales, les grosses squames épidermiques tombent; on a même observé des cas où une décortication complète donnait lieu à une sorte de « mue », mais les squames se reforment. Dans un cas, Hebra a vu, après une variole grave, une décrustation complète et une guérison durable (1). Dans les formes de l'ichthyose simple, les échanges nutritifs sont aussi considérablement ralentis ; toutefois, le tableau symptomatique de la maladie peut changer par l'apparition d'un eczéma au niveau des points malades, comme dans les endroits sains. Cette dernière complication est surtout déterminée par le grattage que provoquent les démangeaisons qui accompagnent toujours l'ichthyose simple.

L'examen anatomique et chimique de la peau dans l'ichthyose et de ses produits (épidermiques) de sécrétion, que bien des observateurs ont tenté pour pénétrer la nature de la maladie, n'a donné jusqu'ici aucun résultat. Bien qu'on ait constaté de bonne heure l'hypertrophie de l'épiderme et des papilles (Rokitansky, Baerensprung, G. Simon), on a cherché à expliquer par une desquamation trop lente des cellules cornées la formation des grosses plaques d'ichthyose, et on a cru en trouver la cause soit dans une adhérence plus intime des cellules épidermiques déterminée par une sécrétion glandulaire altérée (Büchner), soit

(1) ? (*Note des Traducteurs.*)

dans une dégénérescence graisseuse (Schabel), ou dans l'existence de principes chimiques spéciaux contenus dans l'épiderme Schlossberger, Franz Simon, Marchand).

Dans l'ichthyose hystrix, on trouve, comme dans les verrues

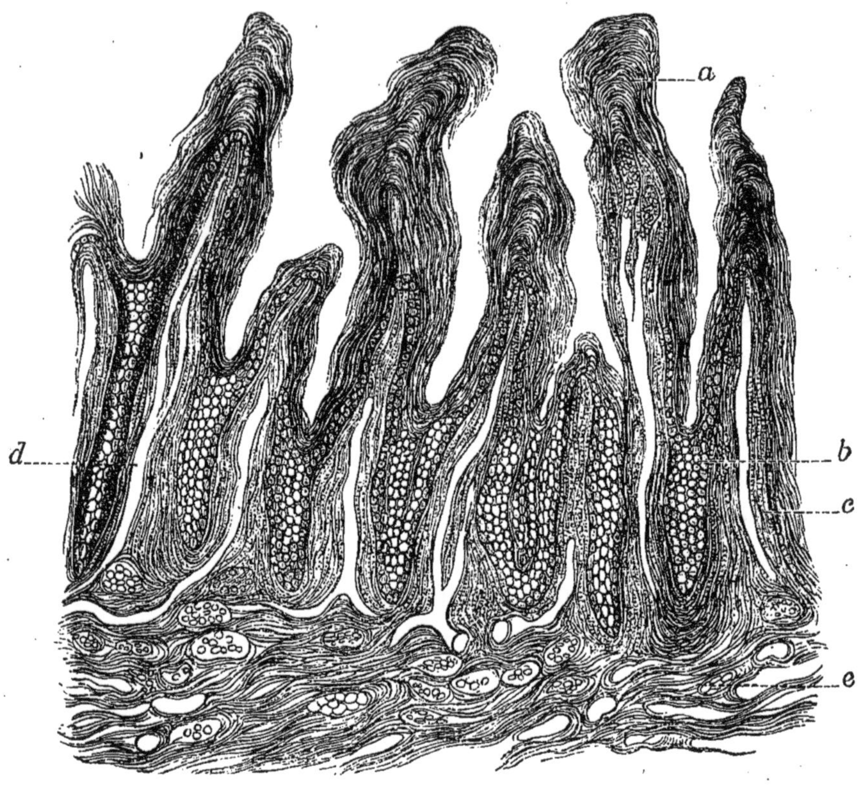

Fig. 30.

Ichthyose hystrix. — Coupe verticale (faible grossissement).

a masses formées par des cellules cornées. — *b* cônes de la couche muqueuse. — *c* papilles infiltrées de cellules, augmentées de volume avec leurs vaisseaux dilatés *d*. — *e* chorion à tissu connectif dense, présentant la coupe de nombreux vaisseaux.

anciennes, des papilles considérablement allongées, au-dessus desquelles s'élèvent en cônes épais les couches cornées. La disposition spéciale de ces cônes, analogue à celle du bulbe de l'oignon, la coloration différente des diverses couches, la formation de loges dans leurs intervalles, tout cela tient évidemment à ce que les masses épidermiques s'exfolient trop longtemps.

La préparation anatomique ci-dessus (fig. 30) nous montre les vaisseaux dilatés, une infiltration cellulaire considérable dans les papilles et dans le chorion, avec sclérose du tissu connectif, tandis que les glandes et les follicules pileux sont normaux en quelques points; sur d'autres la transformation cornée excessive se continue jusque dans la gaîne de la racine des poils.

Dans l'ichthyose nacrée et serpentine, on trouve les mêmes altérations. Cependant, sur des lambeaux de peau de la jambe atteints de ces variétés d'ichthyose et présentant les squames minces, caractéristiques, je n'ai pu trouver d'hypertrophie ni des papilles, ni de l'épiderme; je n'en ai vu que sur les points qui présentaient des squames plus considérables, ou même des verrues, au-dessus du genou, par exemple. A côté de cela, on constate partout un amoindrissement du pannicule adipeux. Mais ce qui m'a frappé dans l'ichthyose simple, comme dans l'ichthyose hystrix, c'est une transition brusque entre les cellules du réseau muqueux et les couches cornées, et l'abondance dans ces dernières de la substance unissante (Kittsubstanz). C'est ce qui explique, à mon avis, d'un côté la minceur relative de la couche muqueuse par rapport au développement exagéré de la couche cornée, et d'un autre côté, la persistance sur place de ces cellules cornées. Cela est plus apparent encore dans l'ichthyose hystrix. Car, tandis que, dans les autres kératoses papillaires, à une couche cornée considérable, répond un réseau muqueux plus abondant et plus vivace encore, comme dans les verrues acuminées (fig. 29) dans l'ichthyose hystrix (fig. 30), une couche cornée énorme est superposée à une couche muqueuse mince, pauvre en sucs, atonique et presque atrophiée (1).

La cause de l'ichthyose paraît être dans une anomalie locale de nutrition de la peau, surtout de la substance épidermique et graisseuse. Elle est congénitale et héréditaire. Toutefois, les

(1) Voy., sur les *lésions des nerfs cutanés* et des *racines antérieures ou postérieures* dans l'ichthyose, H. Leloir, *Académie des sciences*, 29 décembre 1879 et 12 juillet 1880. Les recherches de cet histologiste habile ne sont pas encore complètes, mais elles seront poursuivies par lui, et il sera prochainement possible de les interpréter avec maturité. (*Note des Traducteurs.*)

manifestations de l'ichthyose n'apparaissent que dans le cours de la seconde année; on ne les observe jamais chez les nouveau-nés.

Ce que l'on a appelé *ichthyose congénitale* n'est qu'une incrustation par des masses de sébum (*cutis testacea*), que l'on observe chez les nouveau-nés; c'est un état passager et curable que l'on appellerait avec plus de raison *ichthyose sébacée* (tome Ier, page 216) (1).

L'hérédité de l'ichthyose est manifeste dans beaucoup de cas. Ou bien tous les enfants d'un individu atteint d'ichthyose présentent la même affection, ou bien quelques-uns seulement d'entre eux en sont affectés; parfois ceux du même sexe ou du sexe différent. Nous avons connu une femme atteinte d'ichthyose, dont les cinq fils étaient atteints, tandis que ses trois filles en étaient exemptes. D'autres fois, l'affection épargne une génération pour reparaître dans la descendance directe ou dans une ligne collatérale. Cependant, on ne retrouve pas toujours l'hérédité, et l'on cite, comme exemple, la famille Lambert (le père et ses deux fils), qui, atteinte d'ichthyosis hystrix, a acquis une certaine renommée dans le siècle dernier, comme « hommes porcs-épics », et dont la description et le dessin ont été donnés par Ludwig et Tilesius.

Le sexe, la profession, le genre de vie, le manque de soins pendant le jeune âge, et d'autres conditions générales semblent n'avoir aucune influence étiologique.

A côté de cette ichthyose idiopathique, on en a décrit une autre, consécutive, et l'on désigne sous ce nom l'hypertrophie épidermique et papillaire, et la pachydermie, qui surviennent à la suite d'inflammations chroniques de la peau, de néoplasies, surtout à la jambe. Ésoff a même rapporté à l'ichthyose la description anatomique d'un lambeau de peau présentant cette altération. Je crois qu'il est préférable de rapporter cette forme à l'éléphantiasis des Arabes, et de réserver le nom d'ichthyose à la maladie congénitale, idiopathique, nettement caractérisée

(1) Comparez Houel, *Mém. de la Société de biologie*, 1852, et *Bullet. de la Société anatomique*, 1872; Chambard, et Malassez, *ibidem*, *idem*; Pelletier, *Thèse inaugurale*, 1879. (*Note des Traducteurs.*)

par son siège et ses lésions, que nous avons décrite plus haut (1).

Les formes les plus légères de l'ichthyose simple peuvent, par des soins assidus et longtemps continués, être atténuées et même guéries. Dans les cas plus intenses, l'eczéma qui les complique, et l'augmentation momentanée de la sécheresse et de l'exfoliation de la peau exigent des soins toujours renouvelés. Quant à la forme hystrix, elle est incurable. Le pronostic de l'ichthyose est donc, en général, peu favorable. Sa transmission par hérédité doit, dans certains cas, être invoquée comme empêchement facultatif au mariage (2).

Le traitement de l'ichthyose comprend tous les moyens qui peuvent déterminer rapidement le ramollissement et la chute des squames épidermiques et des callosités, et qui sont recommandés dans la pratique générale, ainsi que contre le psoriasis, le prurigo, l'eczéma squameux et le tylosis : frictions périodiques avec du savon mou, de la pommade de Wilkinson, de l'huile de foie de morue ou d'autres graisses, bains, lavages au savon, enveloppements de caoutchouc. Lorsque, par ces moyens, la peau ichthyosée est redevenue lisse et souple, on cherche à la maintenir dans cet état à l'aide de bains répétés, de frictions avec des graisses douces, de la vaseline, de l'axonge, du cold-cream, de la glycérine, de la pommade de glycérine, etc. L'addition à ces graisses d'autres substances médicamenteuses, comme l'huile de croton (5 sur 200, d'après Wilson), d'acide citrique, etc., n'a aucune action spéciale; de même la médication interne, l'arsenic, l'eau de goudron, est jusqu'ici restée sans résultat (3).

(1) Cela est indispensable ; le chapitre de l'ichthyose est plutôt à émonder, à châtier, qu'à accroître. C'est tout à fait abusivement que la dénomination d'ichthyose est encore employée pour désigner diverses altérations qui n'ont que des rapports objectifs plus ou moins grossiers avec l'affection véritable. L'ichthyose est une, même dans ses variétés. (*Note des Traducteurs.*)

(2) Nous sommes toujours parvenus, même dans les cas les plus excessifs et les plus mauvais, à améliorer considérablement la situation des patients. (*Note des Traducteurs.*)

(3) Le traitement de l'ichthyose a été formulé en termes parfaits par Lailler (voy. *Annales de Dermatologie et de Syph.*, t. I, 1869, p. 82 : *Considérations sur la nature et le traitement de l'ichthyose*). C'est en suivant les préceptes de ce clinicien éminent que nous sommes arrivés à donner à tous les

Les grosses callosités ichthyosiques peuvent être ramollies par l'application de savon mou ; par la cautérisation avec une solution concentrée de potasse (1 sur 2), avec l'acide acétique, par l'application d'emplâtre mercuriel ; ou enlevées avec la curette. Les excroissances papillomateuses seront traitées par les différents moyens que nous avons indiqués à propos des papillomes. Dans l'ichthyose hystrix, on ne s'attaquera qu'aux excroissances les plus gênantes par leur siège, car il serait pratiquement impossible de détruire toutes les productions hypertrophiques.

Pour être complet, il faut rattacher au groupe des kératoses l'hypertrophie des poils et des ongles.

HYPERTROPHIE DES POILS

L'hypertrichose (*hirsutie, polytrichie, trichauxe,* est le développement exagéré des poils, eu égard à l'âge et au sexe de l'individu, ainsi qu'à la région sur laquelle se fait cet accroissement anormal. Il est facile de comprendre qu'il ne s'agit pas ici d'une néo-formation de poils, mais du développement exagéré de ceux qui existent à l'état physiologique.

ichthyosiques que nous avons eus à soigner le moyen de dissimuler et de rendre tolérable cette déplorable infirmité. Le principe est le suivant : 1° faire desquamer à l'aide de bains, de douches, de frictions au savon mou de potasse toute la couche cornée superficielle, avec la surveillance nécessaire pour graduer et approprier ces moyens selon chaque cas particulier ; 2° aussitôt la surface tégumentaire décapée, nous donnons chaque jour, durant une semaine, un bain légèrement alcalinisé ou savonneux, au sortir duquel, après avoir été bien essuyée, la peau, dans tous les points altérés, est frictionnée avec du glycérolé d'amidon.

Au bout d'une semaine de ce traitement, la peau est devenue méconnaissable : elle est lisse, douce et souple. On reconnaît encore, pour peu que l'affection ait eu quelque intensité, la mosaïque tracée sur la peau par les lignes intersquameuses ou par les sillons normaux ; mais, si le traitement est continué, tout cela s'atténue de plus en plus.

Arrivé à ce point, il suffit au malade de prendre un ou deux bains par semaine, suivis chaque fois d'une bonne friction glycérinée ou glycérolée, pour maintenir le tégument dans une situation satisfaisante. Les bains, les frictions peuvent même plus tard être éloignés dans une limite que tout malade intelligent et soigneux saura rapidement apprécier. (*Note des Traducteurs.*)

L'hypertrichose est congénitale ou ne se montre que dans le courant de la vie extra-utérine (*hirsutie congénitale et acquise*). Beaucoup d'enfants naissent avec des cheveux ou des poils (*lanugo*) d'une longueur exceptionnelle, mais qui sont rarement persistants. L'hirsutie généralisée (*dasytes*) est une monstruosité dans laquelle le visage et tout le corps sont recouverts de poils lanugineux mous, blonds ou bruns, longs de plusieurs centimètres. Nous n'avons pas besoin de remonter à d'anciennes légendes pour trouver de ces faits. En 1873, deux individus, le père et le fils, originaires de la Russie, se sont montrés en public; et dans notre salle de consultations se trouvent les portraits en grandeur naturelle d'un père, de son fils et de sa fille (famille d'un maire de Nüremberg, du XVe siècle), qui étaient atteints d'hirsutie généralisée.

L'hirsutie acquise est le plus souvent limitée à de plus petites surfaces de la peau; à elle se rapportent : le développement des poils sur certaines taches pigmentaires (*nævi pilosi*), l'anomalie rare de la croissance de la barbe chez la femme, et celle, plus fréquente, de l'apparition de poils épais, touffus, sur la lèvre supérieure et au menton de personnes du sexe féminin. Rare chez les femmes jeunes et chez celles dont les fonctions sexuelles s'accomplissent normalement, l'hirsutie est plus fréquente chez les femmes stériles et chez celles qui ont atteint l'âge de la ménopause; toutefois la femme représentée par Duhring, et qui avait une barbe magnifique, était mère de plusieurs enfants.

Enfin, il faut ajouter ici un développement exagéré des cheveux et de la barbe. J'ai connu une jeune dame de taille moyenne, dont la chevelure blond clair, abondante, pendait jusqu'à terre; et j'ai le portrait d'un ouvrier travaillant aux mines, dont la barbe longue descendait jusqu'à terre, à tel point que cet homme la repliait et la portait dans son gilet.

Anatomiquement, les poils touffus, longs, abondants de l'hypertrichose, ne diffèrent pas des poils normaux.

Dans certaines formes, on a pu trouver une cause plausible, ainsi l'hérédité pour l'hirsutie généralisée, comme le montrent les exemples précités ; pour l'hirsutie de la face chez les femmes, on note parfois des troubles sexuels, quoique dans d'autres cas toute cause appréciable manque. C'est par une nutrition exagérée ou altérée en certains points que l'on peut expliquer la croissance des cheveux qui s'observe sur les points irrités par les cantharides (1), l'onguent mercuriel; ou encore sur les membres paralysés.

Le traitement de l'hypertrichose défigurante n'est réclamé que contre certaines formes de l'affection. L'hirsutie généralisée congénitale est à peine accessible à la thérapeutique. Du reste, dans la plupart des cas, les poils tombent pour faire place à du lanugo normal, et ce n'est que très exceptionnellement qu'ils persistent.

Le plus fréquemment, on aura à s'occuper des poils épais et touffus qui se montrent sur les verrues et sur les taches pigmentaires situées sur les régions découvertes, ou du développement anormal de la barbe chez les femmes. L'extirpation du nævus sur lequel sont implantés les poils est, dans le premier cas, le moyen radical; mais, quand on ne veut pas y recourir, ou lorsqu'il s'agit de poils développés sur la peau saine du visage, des mains, etc., les méthodes à employer varient selon les cas. La rasure ne remplit qu'imparfaitement le but, car les tronçons de poils qui apparaissent hors des follicules défigurent autant le visage de la femme que les poils longs. Il est préférable de se servir de la pâte épilatoire employée par les Orientaux et les Juifs orthodoxes. On délaie dans de l'eau, de l'orpiment (sulfure jaune d'arsenic) et de la chaux vive, on fait bouillir; ensuite on applique avec une spatule sur les points où poussent les poils, pendant dix minutes environ, jusqu'à dessiccation, puis on racle rapidement avec la spatule. On lave ensuite la peau avec de l'eau tiède et on recouvre d'un cosmétique blanc et de poudre.

La pâte au sulfure de calcium, que l'on obtient en faisant passer un courant de gaz hydro-sulfurique dans de l'hydrate de calcium, agit plus rapidement encore.

Comme ces pâtes cautérisent les poils jusque dans leur folli-

(1) ... le jaborandi, le nitrate de pilocarpine en injections sous-cutanées (?). (*Note des Traducteurs.*)

cule, la peau ainsi traitée devient lisse et les poils ne recommencent à pousser qu'après deux à trois semaines. Au bout de ce temps, on fait une nouvelle application.

Quand ils sont en petit nombre, l'épilation est encore ce qu'il y a de préférable; il faut évidemment la répéter aussi à intervalles périodiques. Comme cure radicale, on a conseillé d'enfoncer dans chaque follicule une aiguille rougie au feu ou par la galvanothermie, ou encore, trempée dans des solutions caustiques, acide phénique, acide chromique. Il est évident qu'il est très difficile d'arriver jusqu'au bulbe du poil, dont la destruction seule peut amener le résultat cherché, en raison de la direction oblique du follicule. De plus, ce procédé laisse des cicatrices, et doit donc être rejeté. On a conseillé aussi l'acupuncture avec un courant continu assez fort, devant agir par électrolyse. Bulkley a conseillé simplement d'attirer les poils à l'aide d'une pince, de façon à tendre le follicule, et d'enfoncer dans celui-ci une aiguille triangulaire que l'on fait plusieurs fois tourner sur son axe. Cette pratique, appliquée avec soin et attention, peut donner un certain résultat (1).

Avant de terminer ce chapitre, nous devons dire un mot d'une affection que l'on a désignée sous le nom de *plique polonaise* (*plica polonica*).

On a appelé ainsi un enchevêtrement des cheveux, parfois aussi des poils de la barbe et du pubis. On a donné longtemps

(1) En somme, ce point de thérapeutique est des plus pauvres ; les jeunes filles ou jeunes femmes, après s'être brûlées avec toutes les pâtes épilatoires, reviennent à l'épilation, seul procédé satisfaisant, malgré ses difficultés et ses inconvénients ; plusieurs fois, nous avons constaté que l'insuffisance curative était la même partout, en observant des malades qui avaient été demander secours aux maîtres de la dermatologie en tous pays. Les cas vraiment lamentables sont ceux dans lesquels une barbe presque masculine se développe sur la figure de jeunes filles, entre la dix-huitième et la vingtième année ; ici toutes les ressources font défaut ; on ne peut ni cautériser toutes les trois semaines ni épiler tous les mois une semblable surface pilaire ; en aucun cas, cela ne pourrait être fait *secrètement*.

Cela a été pour nous, dans plusieurs circonstances, un véritable chagrin de ne pouvoir apporter aucun allègement réel à une situation qui réduit de malheureuses jeunes filles à un véritable désespoir. (*Note des Traducteurs.*)

à la plique une signification nosologique spéciale, en raison de sa fréquence quasi endémique dans certaines contrées, la Pologne, la Russie, la province de Posen, où, en 1842, on en a observé jusqu'à 5,000 cas.

Comme on vit que la plique se montrait chez des malades qui gardaient le lit depuis longtemps, on était disposé à la considérer comme une sorte de métastase des affections internes, et lorsque la plique qui sévissait dans l'intérieur du corps, sous forme d'éclampsie, d'épilepsie, de rhumatisme, tardait à se montrer au dehors, on provoquait son apparition d'une manière artificielle en enduisant les cheveux de poix, de miel, et on cherchait à favoriser son développement, en cessant de peigner les cheveux. On craignait même la *rentrée* de la plique, et on évitait soigneusement de la guérir, et même de l'exposer au froid; la disparition graduelle et la chute spontanée de la plique, les hémorrhagies et les douleurs que l'on provoquait quand on voulait la détruire, étaient données comme preuve de sa vie organique. Le champignon attribué à la plique par Günsburg, sa classification en mâle et en femelle, en simple et en compliquée (Alibert), semblèrent établir son existence scientifique. Vers 1850, Beschorner, Hamburger, Hebra, etc., dirigèrent contre la croyance à la maladie de la plique des attaques devenues aujourd'hui inutiles. Nous savons que l'enchevêtrement des cheveux ne se produit que quand on néglige de les peigner, et nous pouvons en trouver des cas chez nous, et partout, chez des personnes qui, par incurie, ou à la suite d'affections douloureuses du cuir chevelu (*eczéma idiopathique* et *eczéma pédiculaire*, *ulcères syphilitiques*), cessent de démêler leurs cheveux, surtout quand ils sont agglutinés entre eux par du pus ou d'autres exsudats. Les endémies de plique sont éteintes, depuis que l'on a engagé les populations à détruire la plique au moyen du peigne et des ciseaux, et que les jeunes générations ont appris à se servir régulièrement du peigne.

Les cas sporadiques qui peuvent se présenter doivent être traités comme l'eczéma du cuir chevelu (tome Ier, page 581). On ramollit les croûtes avec de l'huile ordinaire, ou antipédiculaire (pétrole, baume du Pérou), ensuite on les détache par des lotions savonneuses, puis on démêle les cheveux avec les doigts et le peigne, en allant de la pointe à la base, et de cette manière on fait disparaître facilement la plique.

HYPERTROPHIE DES ONGLES

On désigne sous ce nom un développement anormal de l'ongle en volume et en étendue. Ces deux altérations ne sont pas toujours concomitantes; mais elles déterminent des changements dans la structure, la couleur, la consistance et la forme de l'ongle.

L'ongle hypertrophié paraît démesurément long, et il dépasse l'extrémité du doigt de plusieurs fois la longueur normale; il peut garder sa largeur, sa direction, sa contexture, ou être, dans la partie libre, mince, vitreux, cassant, ou bien élargi, épaissi, opaque, rugueux, en forme de griffe, crochu, recourbé (*onychogryphose*). D'autres fois il n'est pas allongé, mais, bien que d'une structure normale, il est élargi, de sorte que ses bords s'enfoncent dans la rainure unguéale, y produisent de la douleur, de l'inflammation, de la suppuration, des hémorrhagies, des granulations luxuriantes (*paronychie*). Dans certains cas encore, l'ongle est irrégulièrement épaissi, bosselé, raboteux, relevé en pointe, dur ou cassant, recouvert à sa surface de sillons longitudinaux et transversaux, de fossettes (*asperitas unguium*), rugueux à son bord antérieur, boursouflé et dense, ou à texture lâche, ou enfin décollé. Ces diverses modifications peuvent atteindre un seul ongle, aux doigts ou aux orteils (ceux-ci plus fréquemment), ou bien elles s'étendent à tous à la fois.

Anatomiquement, l'ongle hypertrophié et dégénéré ne présente qu'une disposition et une structure anormales des cellules cornées. A cela, s'ajoute dans les formes chroniques et avancées de l'hypertrophie, un développement des papilles de la matrice unguéale, qui s'avancent dans le corps de l'ongle sous forme de pulpe vasculaire, sur une longueur de plusieurs millimètres, jusqu'au delà du milieu du lit de l'ongle. Aussi, sur une coupe faite à cette hauteur, rencontre-t-on un certain nombre de papilles saignantes. Dans les formes aiguës et passagères, on trouve, au contraire, un simple gonflement hyperhémique ou inflammatoire des papilles, ou même on ne constate pas d'altération appréciable. Le lit de l'ongle n'est souvent pas lésé d'une façon notable, ou bien on trouve ses bords hypertrophiés et pourvus de papilles nombreuses (Virchow), il s'y produit alors également une hyperplasie épidermique, qui épaissit l'ongle par en bas ou le soulève de son lit. Ces altérations sont en rapport avec la cause spéciale de l'hypertrophie. Dans certains cas, elle est due à une prédisposition congénitale. Rarement, elle tient à ce que l'on néglige de couper périodiquement les ongles; plus souvent, elle est amenée par des pressions répétées et prolongées sur les orteils, surtout ceux des extrémités du pied (le gros et le petit orteils), pressions qui, sur d'autres points de la peau, donnent lieu à des productions analogues, callosités et hypertrophie papillaire. Enfin, cette hypertrophie peut être due à toutes les maladies chroniques de la peau, qui déterminent sur d'autres points une infiltration cellulaire des papilles et une hyperplasie épidermique, tels que l'eczéma chronique, le psoriasis, le lichen ruber, l'éléphantiasis des Arabes, la lèpre, la syphilis, l'ichthyose. Dans cette dernière affection, on trouve souvent l'altération gryphotique des ongles. Dans la syphilis, la maladie se localise fréquemment sur une partie de l'ongle, correspondant à une papule infiltrant une partie des papilles de la matrice unguéale, et elle est persistante, dans les cas où une partie des papilles a été détruite par excoriation ou ulcération. L'eczéma, le psoriasis, le lichen ruber, déterminent des altérations de tous les ongles, même lorsque ces affections n'atteignent pas les doigts; il y a là une sorte d'influence réflexe (1). Un certain nombre d'états morbides de toute l'économie semblent pouvoir altérer les ongles, les faire tomber par parcelles; la diathèse syphilitique, par exemple (*onychie syphilitique*) (Hutchinson); toutefois cette variété d'onyxis ne paraît pas différer

(1) La plupart de ces altérations sont inséparables des affections auxquelles elles appartiennent, elles ne sont pas idiopathiques et ne constituent pas, à proprement parler, des hypertrophies; leur traitement véritable, général ou local, affère à la thérapeutique de l'état constitutionnel, de l'affection ou de la lésion dont elles dérivent. (*Note des Traducteurs.*)

de celle qui survient à la suite de la chlorose ou d'états fébriles aigus (Vogel) (*psoriasis unguéal*, Anderson), et qui est analogue aux desquamations observées sur d'autres régions du corps dans les cas d'affaiblissement de la nutrition générale (*pityriasis tabétique, séborrhée du cuir chevelu*).

Le pronostic de l'altération des ongles que nous venons de décrire, dépend de sa cause et de la facilité que l'on peut avoir à la faire disparaître; fâcheux dans les formes qui dépendent d'un état général, il est plus favorable dans celles qui tiennent à des altérations locales, ou à des exanthèmes chroniques.

Le traitement n'a de résultat que dans quelques formes déterminées : les ongles en griffes et ceux qui sont simplement allongés doivent être coupés avec les ciseaux ou à l'aide d'un sécateur; les prolongements papillaires sont cautérisés. L'onyxis qui tient à une localisation syphilitique guérit rapidement à l'aide de l'emplâtre mercuriel. Les aspérités unguéales qui accompagnent l'eczéma, le psoriasis, le lichen ruber, sont influencés favorablement par tous les moyens qui agissent sur ces affections elles-mêmes, le diachylon, les applications de solution de potasse et de sublimé, les doigts de gants en caoutchouc. La formation de l'ongle redevient normale, quand l'altération du lit papillaire cesse, mais il est évident que l'amélioration ne peut porter que sur la partie nouvelle de l'ongle, sur celle qui s'avance hors de la matrice unguéale, et non pas sur la partie déjà altérée. Aussi, comme la croissance de l'ongle se fait très lentement, et qu'il faut plusieurs mois pour que l'ongle nouveau ait remplacé l'ancien, on n'apercevra l'amélioration qu'assez tard, parfois longtemps après que l'affection primitive sera guérie.

Au même titre, et d'une façon tout aussi lente, agit la médication interne par l'arsenic et le fer, dans le cas où celle-ci est indiquée (*chlorose, psoriasis, lichen*) (1).

L'ongle incarné, auquel certains chirurgiens appliquaient l'arrachement ou la section complète de l'ongle, peut être guéri par le traitement suivant, qui ne détermine presque aucune douleur. On glisse fil par fil, à l'aide d'un stylet, entre le bord

(1) Voy. la note de la page 113. (*N. d. T.*)

de l'ongle et la rainure correspondante, un petit pinceau de charpie de la longueur de l'ongle; on applique quelques bandelettes d'emplâtre de savon, destinées à fixer la charpie et à détacher l'ongle de la rainure. On répète le pansement chaque jour, ce qui devient très facile une fois l'écartement obtenu. Le bord ulcéré guérit rapidement, ou bien on le détruit par la section ou la cautérisation (1).

TRENTE-TROISIÈME LEÇON

Hypertrophies du tissu conjonctif. — Hyp. diffuses : sclérodermie. (Appendice : sclérème des nouveau-nés) et éléphantiasis des Arabes. Éléphantiasis télangiectode et nerveux. — Hyp. circonscrites : papillome (frambœsia).

Les affections de la peau dues à l'hypertrophie du tissu conjonctif se présentent soit sous forme d'épaississements diffus, superficiels de la peau, — sclérodermie et éléphantiasis des Arabes, soit sous forme de tumeurs limitées, proéminentes, — papillome (frambœsia).

HYPERTROPHIES DIFFUSES DU TISSU CONJONCTIF. — SCLÉRODERMIE

Sclérème des adultes : telle est la désignation sous laquelle Thirial (2), en 1845, a décrit l'affection de la peau dont nous

(1) Le nitrate de plomb ou le bromure de potassium en poudre, le perchlorure de fer, conviennent particulièrement pour la destruction des fongosités de l'ulcère péri-unguéal ; mais on trouve toujours des cas rebelles qui nécessitent encore quelquefois l'emploi des procédés sanglants. (*Note des Traducteurs.*)

(2) L'un de nous (voy. *Ann. de Dermatologie*, etc., 1880, p. 84 ; *Observations pour servir à l'histoire des dermatoscléroses*) a montré que la sclérodermie (dénomination créée par Élie Gintrac) avait été très nettement décrite par Alibert en 1817, dans ses différentes variétés, sous le nom de *sclérémie*, qui avait été créé par Chaussier. Non seulement Alibert a distingué la sclérémie

avons à nous occuper maintenant, et que, avant lui, Curcio (1752) et Henke (1809) avaient mentionnée, mais sans lui donner de dénomination spéciale. Plus tard, on l'appela également *sclérodermie, sclérème, chorionitis, sclérosténose cutanée* (Forget), *cutis tensa chronica* (Fuchs), *kéloïde d'Addison, éléphantiasis scléreuse* (Rasmussen), *sclérème cutané cicatrisant* (Wernicke), *sclerosis telæ cellulosæ et adiposæ* (Wilson), etc. Il nous semble préférable de garder la désignation de sclérodermie (*sclérème des adultes*), en opposition avec une affection voisine, le *sclérème des nouveau-nés*.

Quoique rare, la sclérodermie a donné lieu dans la littérature médicale à un nombre assez considérable d'observations, 70 environ, dont 5 qui me sont personnelles. Toutefois, les connaissances que nous possédons sur cette affection ne dépassent pas les limites d'une symptomatologie, assez exacte du reste.

La sclérodermie, ou sclérème des adultes, est une affection chronique, caractérisée, en dehors de toute inflammation ou d'une altération notable de l'état général, par une dureté, une rigidité diffuse et un raccourcissement relatif de certaines parties limitées ou très étendues de la peau. L'affection atteint d'une façon irrégulière les diverses régions de la peau, mais surtout la moitié supérieure du corps, plus rarement les extrémités inférieures; tantôt elle se localise sur de petites régions, entre lesquelles la peau est tout à fait normale; tantôt elle s'étend d'une façon diffuse à de grandes surfaces, telles que le dos, les muscles, le visage. Selon les différences de siège, d'étendue, de

des adultes, du sclérème des nouveau-nés, mais encore il avait montré à Biett deux cas de « sclérémie partielle », et il distingue expressément ces cas *spontanés* des indurations de la peau, *consécutives* à l'érythème, aux plaies, etc. Nous avons peine à comprendre comment des choses si précises, publiées depuis 1817 dans un ouvrage célèbre (la *Nosologie naturelle* d'Alibert), ont pu rester inaperçues, oubliées ou inappréciées par les auteurs français, et comment on rapporte encore à Thirial ce qui ne lui appartient en aucune manière. Nous avons proposé de reprendre le terme de sclérémie pour l'appliquer à la sclérodermie œdémateuse de Hardy, au sclérème proprement dit, et de réserver la dénomination de sclérodermie pour les dermatoscléroses en plaques, les morphées de Wilson et de Fox, la sclérodactylie de Ball, la sclérodermie avec asphyxie locale des extrémités, les lésions trophiques des extrémités digitales, etc. (*Note des Traducteurs.*)

degré que présente le processus local ou l'état morbide général, chaque cas de sclérodermie prend aussi une forme plus généralisée ; tantôt il conserve son caractère primitif, tantôt il prend une forme spéciale.

Le symptôme prédominant est la sclérose de la peau. Elle apparaît sous forme de taches irrégulières, d'une étendue variant de celle d'une pièce de 5 francs en argent à celle de la paume de la main, ou plus encore ; ou bien elle est caractérisée par des traînées en forme de ruban, tendues, enfoncées ou élevées en forme de bourrelets ; ou encore par un épaississement diffus et égal de tout le tégument. La partie sclérosée de la peau est plane, ou légèrement proéminente, ou bien un peu déprimée ; lisse à sa surface, ou recouverte d'un épiderme ridé, à squames minces, luisante ou mate, d'un blanc fauve, ou jaune cireux, ou d'une couleur d'albâtre, ou rose, brun rouge, parfois recouverte de taches pigmentaires jaunes, ou brunes, analogues aux éphélides, entremêlées de points et de raies blanches, sans pigment et un peu affaissées, ou présentant une coloration diffuse brune et même bronzée. La pression du doigt ne laisse pas sur la peau sclérosée de dépression persistante ; mais elle paraît dure, rigide, froide comme celle d'un cadavre ; on peut à peine y faire un pli ou la mouvoir sur les parties sous-jacentes, aponévroses, muscles, périoste, sur lesquelles elle est tellement adhérente, qu'elle semble ne faire qu'un avec elles. Elle est en même temps rétractée et éraillée, trop étroite pour les organes qu'elle doit contenir. Quand elle atteint les plis du bras ou des phalanges, la sclérose les fixe dans une demi-flexion, tandis que sur le côté de l'extension, la peau est tendue passivement. Quand le visage est atteint, les traits sont raides, immobiles, et le jeu de la physionomie est complètement impossible. Ni la douleur, ni la joie ne peuvent changer ce visage, qui paraît taillé dans du marbre. Par suite de la rétraction de la peau, le nez est aplati, la bouche rétrécie, difficile à ouvrir. Des traînées de peau sclérosée sont parfois affaissées, comme attirées par un lien souscutané, ou forment des bourrelets saillants. Souvent aussi la sclérose s'étend sur le sein, se divise en deux parties ou déprime le mamelon en forme de nombril. La température des parties atteintes est normale, parfois un peu augmentée, en règle générale cependant diminuée; cette diminution peut aller jusqu'à 1 1/2°. La pression y est assez douloureuse, mais il est rare qu'il s'y manifeste des douleurs ou des cuissons spontanées; le plus souvent les malades n'y éprouvent qu'un sentiment de tension, des démangeaisons, ou parfois des douleurs profondes (siégant dans les os).

La sensibilité tactile y est normale, rarement un peu émoussée. La sécrétion sudorale a été trouvée parfois un peu altérée, la sécrétion sébacée y est au contraire toujours normale. La sclérodermie ne modifie du reste pas la nutrition et les fonctions de la peau qui en est affectée; celle-ci peut donc, à la suite d'irritations chimiques ou mécaniques, s'enflammer et s'ulcérer, ou être atteinte d'érysipèle, d'acné, de variole, de zoster.

Dans quelques cas, on a trouvé des traînées dures, semblables à des cordons, rétractés, sur la muqueuse de la langue, des gencives, du voile du palais, du pharynx (Arding, Sedgwick, Fagge), une fois, sur le vagin et la partie vaginale du col (Heller) et sur la muqueuse du larynx.

La sclérodermie se développe d'ordinaire dans l'espace de quelques jours, d'une façon aiguë, mais insensible, sur des points de la peau tout à fait intacts. Ce n'est qu'en y portant la main par hasard, ou en y ressentant une certaine tension, que les malades s'aperçoivent de cette altération.

Parfois aussi l'induration de la peau est précédée de quelques jours par une infiltration œdémateuse, pâteuse, ou une injection d'un rouge vif. Une fois que la peau est arrivée à ce degré caractéristique de sclérose, le processus local a atteint son summum.

Les plaques et les traînées de sclérose peuvent rester stationnaires pendant un temps variable, ou s'étendre aux parties avoisinantes; dans ce cas la tache, d'abord bien limitée, s'entoure d'une aréole rose d'injection.

La marche de la maladie peut présenter deux formes : ou bien la sclérose disparaît complètement, et la peau reprend sa structure, sa souplesse, sa mobilité normales; ceci peut se faire sur certains points au bout de quelques jours, sur d'autres, après des mois;

la maladie cependant n'est pas guérie pour cela, car l'affection atteint alors d'autres régions ou se reporte sur celles qui ont été guéries une première fois. Dès lors, la peau sclérosée, qui est d'abord dense, dure, épaisse, s'atrophie, devient mince, parcheminée ; elle prend une teinte blanche comme les cicatrices, ou rouge luisant ; elle se couvre de pigment d'une manière irrégulière, se rétracte, se tend, se fixe de plus en plus. Le pannicule adipeux sous-jacent et même les muscles s'effacent sous l'influence de la pression, de façon que la peau atrophiée semble adhérer directement à l'os. Il s'y fait des ulcérations, surtout aux articulations sur le côté de l'extension. Cet état ne doit pas cependant, comme on a voulu le faire autrefois, être décrit comme une forme spéciale (sclérème cicatrisant, Wernicke), par opposition à celle qui est décrite plus haut (sclérème élevé). Il ne constitue que la période terminale (stade atrophique) du processus sclérodermique, dont l'épaississement de la peau (stade élevé) marque le début. Une fois arrivée au stade atrophique, il est impossible que la peau redevienne normale.

La marche et la terminaison de la maladie dépendent de la marche du processus local. La sclérodermie peut persister plusieurs années en variant de siège, et guérir ensuite, comme cela a été observé, dans quelques circonstances, où la peau redevient normale, et où aucune trace de sclérose nouvelle ne se manifeste. Mais dans la plupart des cas, les régions sclérosées, après quelques variations, augmentent en nombre et en étendue, et finissent par se rétracter. Aussi l'affection devient-elle alors grave non seulement à titre local, mais pour l'organisme entier. Bien que, au début, et même dans les premières années, l'état général semble ne subir aucune atteinte, que les malades paraissent robustes, que toutes les fonctions importantes s'accomplissent régulièrement, il se produit cependant petit à petit, en même temps que de la dépression morale, de l'insomnie, des douleurs rhumatismales (1) et névralgiques, une diminution de la nutrition générale, et un marasme complet.

(1) Les phénomènes nerveux et les manifestations rhumatismales peuvent faire partie des premières périodes, et même *préluder* à la sclérodermie. (*Note des Traducteurs.*)

Toutefois, les observations que l'on possède jusqu'ici ne peuvent nous donner le type de ce dernier stade. La terminaison fatale que l'on a observée dans une douzaine de cas (Förster, Köhler, Gintrac, Auspitz, Arning, Rasmussen, Stein, Walter, Rossbach, Heller, Mader-Chiari) (1) survint à la suite de complications spéciales, indépendantes de l'affection cutanée ; telles que maladie de Bright, emphysème, bronchectasie, tuberculose pulmonaire, pneumonie, lésions du cœur, anémie.

Les recherches anatomiques n'ont pas encore abouti à indiquer les altérations qui appartiennent en propre à la sclérodermie, bien que d'éminents histologistes aient à diverses reprises examiné des lambeaux de peau pris sur le vivant et sur le cadavre. Tous les observateurs s'accordent à trouver une condensation et un épaississement du tissu connectif de la peau, avec une multiplication des fibres élastiques, aux dépens du tissu cellulaire sous-cutané et du pannicule adipeux atrophié; de telle sorte que le tissu cutané homogène, dense, serré, est intimement adhérent aux aponévroses et au périoste, sans tissu lâche intermédiaire. De plus, on a signalé une abondance de pigment dans la couche muqueuse et dans le chorion, une dilatation des glandes sudoripares, une hypertrophie des fibres musculaires lisses (Neumann, Rossbach), toutes altérations qui paraissent être plutôt consécutives. Une lésion plus importante pourrait être la diminution de calibre des vaisseaux, comprimés, d'une part, par des traînées parallèles de fibres conjonctives sclérosées, d'autre part, par des dépôts de cellules lymphatiques, qui entourent comme d'une gaîne les vaisseaux sur une étendue et avec une épaisseur variables. (Rasmussen, Kaposi). Je n'oserais cependant pas, comme le croit Chiari, attribuer cette disposition à un état inflammatoire; car les preuves cliniques et histologiques font défaut, et du reste sur des îlots de sclérose récente, on n'a pu constater ni dilatation des vaisseaux ni élargissement œdémateux des mailles du tissu. La destruction des follicules et des glandes ne se voit que dans le stade atrophique.

(1) Voy. le remarquable mémoire de P. Horteloup, *De la sclérodermie*. Paris, 1865. — G. Marcacci, *Studio sulla sclerodermia*. Milano, 1871. — E. Coliez, *Du sclérème des adultes*. Paris, 1873, etc. (*Note des Traducteurs.*)

Ainsi les recherches anatomiques n'ont pu jusqu'ici nous indiquer la cause ni des altérations locales de la peau ni surtout de tout le processus sclérodermique.

Ce n'est que dans le cas de Heller, que la destruction du canal thoracique a pu faire admettre un arrêt et une stagnation de la lymphe dans la peau et, comme conséquence, l'hypertrophie. Il y a quelques années j'étais porté également à admettre une stagnation locale de la lymphe dans les mailles du tissu cutané, comme point de départ des indurations locales; je ne crois pas cependant aujourd'hui qu'un obstacle mécanique au cours de la lymphe dans un des canaux collecteurs puisse être incriminé. La sclérodermie, en effet, n'occupe pas strictement le département de la peau dépendant de tel ou tel vaisseau lymphatique, mais se localise d'une façon tout à fait irrégulière; du reste, la stagnation de la lymphe donne lieu à une autre espèce d'hypertrophie (éléphantiasis des Arabes) et non à la sclérodermie proprement dite. On peut bien admettre une altération trophique dépendant du système nerveux central, comme cause éloignée de la maladie, bien qu'on n'ait jamais pu le démontrer directement. A cette cause se rapporte l'observation de quelques auteurs, qui ont vu la maladie se développer quelques jours après une vive émotion morale, une violente frayeur. Dans d'autres cas, on cite des atteintes successives d'érysipèle et de rhumatisme (1) qui auraient précédé l'affection. Mais le plus souvent, toute donnée étiologique fait défaut. Le sexe féminin fournit les trois quarts des observations de sclérodermie. Que l'on ait trouvé des lésions du cœur, la maladie de Bright, la tuberculose et d'autres complications altérant la nutrition générale, que l'on invoque la chloro-anémie parmi les causes de la maladie, cela se comprend, mais n'avance en rien la question; car dans la majorité des cas, du moins pendant les premières années, la nutrition générale n'avait subi aucune atteinte.

Les cas mentionnés jusqu'ici se rapportent surtout à des personnes d'un âge moyen; toutefois on a vu la maladie chez des

(1) Les relations de la sclérodermie avec le rhumatisme sont des plus ordinaires et des plus remarquables. (*Note des Traducteurs.*)

vieillards et chez des enfants de six ans et même de deux ans (Cruse).

Le diagnostic de la sclérodermie complètement développée ne présente pas de difficultés. Les moins expérimentés eux-mêmes penseront à la sclérodermie, en percevant, au toucher, la sensation de la peau cadavérique. La kéloïde (vraie) ne présente jamais cette rigidité et cette immobilité et n'est jamais développée d'une façon aussi diffuse. Au contraire, dans le stade atrophique, ainsi que dans le cas où il n'y a qu'une plaque isolée, il peut être difficile de la distinguer de certaines formes de lèpre (morphée atrophique et lardacée, Wilson, et lèpre pigmentaire) ou de la sclérodermie que j'ai décrite (1).

Le pronostic de la sclérodermie n'est pas favorable, car dans la plupart des cas la maladie est de longue durée et aboutit au stade atrophique, d'où il n'y a plus de retour possible à l'état normal. La mort paraît être la terminaison ordinaire de la maladie, et elle est due au marasme produit soit directement par l'affection cutanée, soit par une complication. Mais tant que l'on ne sera qu'au stade de sclérose, on peut garder l'espoir d'une guérison complète.

Le traitement, que l'on ne devra jamais abandonner, pourra, dans ce stade et dans certains cas particuliers, rendre des services. On doit chercher à exciter la nutrition et les échanges nutritifs; dans ce but, on recommandera, à l'intérieur, les reconstituants : fer, quinquina, amers, huile de foie de morue, arsenic; des bains chauds, des bains de vapeur, des bains de boues, des bains ferrugineux; en été : les cures de lait et d'eaux minérales, le séjour à la campagne, les bains froids, les bains de

(1) En réalité, la sclérodermie étant une affection rare, le diagnostic en sera toujours ambigu pour tous ceux qui n'auront pas eu l'occasion d'observer quelques types. Les principaux points de repère à se rappeler sont : la momification du visage, l'induration des téguments, la solidification contre nature des parties molles (mamelles) ; l'état lardacé avec *lilac ring* dans les plaques isolées de sclérodermie ; on n'oubliera pas que la dermatosclérose peut aussi se disposer en réseau dont les mailles ressemblent à des *vergetures;* on devra enfin songer à cette affection, au moins pour en faire le diagnostic différentiel, dans tous les cas d'altération atrophique de la face et des extrémités digitales. (*Note des Traducteurs.*)

mer. Localement, on peut employer les frictions avec les corps gras simples, les pommades à l'oxyde de cuivre, la glycérine, la vaseline, et faire pratiquer un massage méthodique. Les frictions avec l'onguent mercuriel, et l'iodure de potassium à l'intérieur, se sont montrées inefficaces. Par contre, certains observateurs (1) disent avoir obtenu de bons résultats de l'emploi des courants constants.

Essentiellement différente de la sclérodermie des adultes, tout en présentant avec elle bien des analogies, est l'affection désignée sous le nom de sclérème des nouveau-nés.

SCLÉRÈME DES NOUVEAU-NÉS

Sclerème des nouveau-nés (Chaussier), algidité progressive (Hervieux), induratio telæ cellularis neonatorum, induration du tissu cellulaire des nouveau-nés de beaucoups d'auteurs.

Cette affection atteint les enfants dès les premiers mois de la vie, rarement dans la première et la seconde année, et débute par le refroidissement, l'œdème, l'induration des pieds et des jambes ; la peau y est tendue, luisante, rouge ou blanche, parfois jaunâtre, dure, mais se déprimant sous la pression du doigt (œdème). En quelques heures, en un ou deux jours, l'altération se propage à l'abdomen, au tronc, aux extrémités supérieures,

(1) Le traitement de la sclérodermie ne peut pas être formulé en bloc; les indications varieront selon l'espèce ou la variété du genre, et selon les conditions individuelles; on n'oubliera pas la recherche des conditions étiologiques, dont l'importance peut être considérable.

L'état rhumatismal, si fréquent dans les antécédents ou dans l'état actuel, devra être activement traité : les alcalins, le salicylate de soude, les étuves sèches et humides, les frictions et le massage, le quinquina et la quinine, les injections sous-cutanées de pilocarpine, trouveront, dans ces cas, de très utiles applications.

L'iodure de potassium employé dans presque tous les cas, par d'autres ou par nous-mêmes, est resté sans résultat ; l'électricité (voy. ARMINGAUD, *Note sur un cas de sclérodermie*; *Union médicale*, nov. 1878, p. 709) n'a pas donné entre nos mains les résultats annoncés, ce qui n'est pas une raison pour ne pas renouveler la tentative. (*Note des Traducteurs.*)

au visage; là aussi la peau devient dure, froide, immobile, tandis que les extrémités inférieures, d'abord atteintes, deviennent, par suite de la disparition de l'œdème, plus minces, plus denses, ridées et comme momifiées. La température de la peau et des organes internes tombe régulièrement chaque jour de 2 à 3° C. La face, dont la peau semble fixée sur les plans musculaires sous-jacents, se roidit et donne aux malades l'aspect de petits vieillards; la rigidité de la bouche empêche la succion et ne permet plus la nutrition. Les enfants ainsi atteints sont étendus, immobiles, comme glacés, et ne donnent plus signe de vie que par quelques mouvements des parties les moins malades, et par de faibles gémissements. La température continue à baisser ou bien il survient des complications viscérales et la mort arrive en deux à dix jours. Il est rare que la terminaison fatale tarde davantage. Plus rarement encore, la température se relève dans les parties déjà refroidies, l'œdème et l'induration disparaissent; dans ces cas, il peut survenir un rétablissement progressif et une guérison complète.

La cause prochaine des manifestations du sclérème se trouve dans un ralentissement de la circulation capillaire dans les parties périphériques. La cause éloignée comprend toutes les circonstances qui diminuent l'énergie cardiaque et la production de chaleur. Aussi la maladie se montre-t-elle chez des enfants atteints de lésions du cœur, ou affaiblis par une pleuro-pneumonie, un catarrhe chronique des voies respiratoires ou digestives, des diarrhées, des ulcérations intestinales, ou à la suite de mauvais soins, de syphilis héréditaire, ou de faiblesse congénitale.

Anatomiquement, nous avons trouvé avec Förster, Virchow et d'autres, une infiltration œdémateuse du tissu cutané, une structure dense, comme stéarique du pannicule, mais aucune autre altération notable. Contrairement à ce que l'on observe dans la sclérodermie, nous n'avons pas observé dans le sclérème des nouveau-nés d'infiltration cellulaire ni d'hypertrophie du tissu connectif. Löschner aurait rencontré une distension du chorion, et l'apparition d'îlots de tissu conjonctif embryonnaire, riche en cellules. La stagnation dans les lymphatiques périphériques et la lymphangite (Pastorella) sont plutôt des lésions consécutives (1).

La thérapeutique doit avoir pour but de relever la chaleur et les forces vitales, en réchauffant artificiellement le corps par les frictions, en administrant des stimulants et en donnant l'alimentation convenable. L'amélioration se manifeste par l'augmentation de l'activité cardiaque, l'élévation de la température de la peau, et au bout de quelques jours, par la disparition du sclérème.

Une affection beaucoup plus fréquente et dont il est plus facile de saisir le mode de production, est cette hypertrophie diffuse du tissu connectif de la peau que l'on appelle élephantiasis des Arabes.

ÉLÉPHANTIASIS DES ARABES

On désigne sous ce nom ou sous celui de pachydermie (Fuchs) (2), une hypertrophie de la peau et du tissu cellulaire sous-cutané, limitée à certaines régions du corps, consécutive à des troubles locaux de circulation, à des inflammations chroniques et réitérées des vaisseaux sanguins et lympathiques, à l'érysipèle ou à un œdème de longue durée, et qui, intéressant également les tissus sous-jacents, détermine une augmentation de masse et de volume de toutes les parties qui constituent la région atteinte.

Le mot éléphantiasis a été créé par les traducteurs des Arabes (d'où éléphantiasis des Arabes) et est synonyme du mot arabe, dal-fil (pied d'éléphant), par lequel on désigne la jambe d'un pachyderme. Cette remarque détruit donc l'idée erronée qui

(1) Voy., pour la question du sclérème (qui affère à la pathologie spéciale infantile, — non à proprement parler à la dermatographie), PARROT, *Traité de l'athrepsie*, ouvrage où la question est envisagée sous son jour véritable. (*Note des Traducteurs.*)

(2) La dénomination d'éléphantiasis, sans qualificatif, convient parfaitement à toutes les variétés de la maladie et doit être définitivement adoptée. Le terme de pachydermie lui est absolument inférieur. (*Note des Traducteurs.*)

consiste à regarder cette maladie comme spéciale à l'Arabie; car l'éléphantiasis des Arabes se trouve, du moins dans certaines formes, d'une façon beaucoup plus fréquente et presque endémique dans un grand nombre de contrées tropicales et subtropicales, en Égypte, sur les bords de la Méditerranée, en Arabie, sur la côte occidentale de l'Afrique, au Brésil, dans les Antilles, les îles de la Sonde, sur les bords et les îles des mers du Sud. Mais on en rencontre des cas isolés dans tous les pays, sous tous les climats; certaines (1) formes de la maladie se voient même assez fréquemment en Europe.

Le siège le plus habituel de l'affection est aux membres inférieurs (rarement aux deux à la fois), et en particulier à la jambe et au pied; plus rarement, elle s'étend à la cuisse jusqu'au pli fessier. Elle atteint aussi très fréquemment le pénis et le scrotum, les grandes et les petites lèvres ainsi que le clitoris; tandis que les membres supérieurs, les joues, les oreilles, le dos et d'autres régions n'en sont qu'exceptionnellement affectés.

Dans chacune de ces variétés de siège, membres inférieurs ou parties génitales, les symptômes de la maladie présentent des caractères typiques.

L'éléphantiasis du membre inférieur se développe en règle générale d'une façon chronique, par une série de manifestations inflammatoires de peu de durée, paroxystiques, et se renouvelant à des intervalles irréguliers. Ce sont là dans les premiers temps les seuls symptômes de la maladie. Sans cause connue, ou à la suite d'une cause locale, il se développe à la jambe un érysipèle diffus, ou une dermatite profonde, ou bien une simple rougeur douloureuse sous forme de traînées, ou une lymphangite, une phlébite, des douleurs, de la tension, du gonflement de la peau, accompagné de fièvre. Peu de temps (2) après sa disparition, l'inflammation se reproduit spontanée ou provoquée. Après

(1) Nous pensons que toutes les formes, ou au moins la plus grande partie des formes de l'éléphantiasis s'observent parmi nous. Les différences proviennent surtout de ce fait que les altérations secondaires et les complications ne trouvent pas, dans nos conditions civilisées, les éléments de développement excessif qu'elles rencontrent ailleurs. (*Note des Traducteurs.*)

(2) Les accès éléphantiasiques sont quelquefois séparés les uns des autres par un temps très long, une année, ou davantage. (*Note des Traducteurs.*)

chaque atteinte, il reste un léger œdème de la peau, lequel devient toujours plus appréciable, et arrive à augmenter notablement la circonférence de la jambe ; d'autant plus qu'au bout de quelques mois, d'un ou deux ans, ces inflammations se succèdent à des intervalles toujours plus rapprochés. A part une tension plus forte et un aspect blanc ou rouge luisant, la surface de la peau ne paraît pas changée. Avec le doigt, on peut y faire une empreinte dénotant l'œdème du tissu cellulaire sous-cutané. En même temps, on y constate une augmentation de masse et de dureté, et quand on essaie de soulever un pli de la peau, on la trouve plus épaisse, plus dense, plus fortement adhérente.

Plus tard, les ganglions de l'aine sont atteints et forment de grosses tumeurs dures. D'après certains auteurs, le gonflement et l'induration des ganglions inguinaux précéderaient même les manifestations sur la jambe, maladie ganglionnaire des Barbades (Hendy et Rollo).

Dans l'espace de cinq à dix ans, le membre inférieur devient extrêmement volumineux, informe, l'hypertrophie ayant atteint, outre la peau et le tissu cellulaire sous-cutané, les parties molles sous-jacentes et même les os.

La jambe est augmentée de deux à trois fois son volume ordinaire, et représente un cylindre massif, à contours et à aspect monstrueux, se continuant directement, en comblant les cavités osseuses, avec le dos du pied gonflé et comparable à un pied d'éléphant (Elephantopus, jambe des Barbades, mal de Surinam). Un sillon profond, situé au-dessus de l'articulation tibio-tarsienne et dans lequel s'accumulent les sécrétions cutanées altérées et des débris épidermiques, sépare la jambe du pied. Le pied est en même temps élargi, ainsi que les orteils, dont la peau éléphantiasique se confond au point de ne laisser comme trace de séparation que des sillons superficiels. La surface du membre ainsi déformé est sèche, non sudorale, fortement tendue, mate, luisante ou blême, brunâtre par places (éléphantiasis brun ou noir), ainsi colorée par du pigment ou des masses épidermiques et sébacées. L'épiderme est en quelques points mince, parcheminé, coriace et feuilleté ; sur d'autres, épais, brun, comme dans l'ichthyose serpentine, ou soulevé sous forme de callosités épaisses, où d'éminences cornées, comme dans l'ichthyose hystrix. Du reste, la peau éléphantiasique est lisse (éléphantiasis glabre), ou rugueuse (éléphantiasis tubéreuse), ou recouverte de végétations nombreuses, filiformes ou framboisées, sèches ou humides (éléphantiasis verruqueuse ou papillaire). A côté de cela, on trouve, suivant les cas, des excoriations, des ulcérations superficielles ou profondes, à bords calleux, à fond gangreneux ou sécrétant un pus mal lié, ou bien par places de l'eczéma humide et croûteux. Dans certains cas de pachydermie, dans lesquels l'affection est diffuse et se montre sous forme d'indurations linéaires, allant de la jambe à la face interne de la cuisse, aux ganglions inguinaux et aux testicules, on trouve parfois une fissure spontanée de la peau, ou bien un vaisseau lymphatique tendu comme une corde et dont suintent des gouttelettes de lymphe (lymphorrhée vraie). Au toucher, le membre est dur, la peau ne peut être soulevée, on ne saurait isoler un muscle, et on a une sensation comparable à ce que l'on éprouverait si la peau, les aponévroses, les muscles étaient confondus en une seule masse compacte. Le tibia est également épaissi dans sa diaphyse; parfois aussi aux épiphyses (pedarthrocace de Malabar); il paraît lisse, ou recouvert, sur sa surface interne ou sur son bord antérieur, de saillies acuminées ou mousses qui s'enfoncent dans la masse sclérosée. Exceptionnellement et à la suite de complications, il survient une carie ou une nécrose, et, dans certaines formes d'éléphantiasis du membre supérieur, une atrophie de l'os par compression.

Subjectivement, l'éléphantiasis de la jambe n'est pénible que parce qu'il empêche de se servir du membre, et cela non seulement en raison de son poids et de la rigidité de la peau, mais encore par suite de la dégénérescence des muscles. Il ne devient douloureux qu'au moment des manifestations inflammatoires ou à la suite de complications.

Les cas les plus nombreux et les plus prononcés d'éléphantiasis du membre inférieur sont unilatéraux : certaines formes atteignent les deux jambes.

Dans quelques cas rares, le membre supérieur est atteint (à la suite d'inflammation syphilitique ou de lupus), et il est alors déformé d'une façon hideuse.

L'éléphantiasis des parties génitales (scrotum, pénis, grandes et petites lèvres, clitoris) ne se montre dans nos contrées que d'une façon sporadique et à un degré peu avancé; au contraire, on en trouve des formes nombreuses et excessives dans les régions tropicales et subtropicales, dont nous avons parlé (Pruner, Rigler, Reyer et autres). Le développement le plus considérable s'observe dans l'éléphantiasis du scrotum, dans laquelle les bourses peuvent descendre jusqu'aux genoux, ou pendre même jusqu'à terre, et atteindre le poids de 120 livres, sous forme d'une masse charnue, d'une tumeur pédiculée (hernie charnue, *Prosper Alpin*, *Larrey ;* sarcocèle de quelques auteurs), qui, partant de la région inguinale, contient le pénis et les testicules. Une gouttière superficielle et en forme d'entonnoir, située à la hauteur du pénis, indique le point d'insertion de la face interne du prépuce au frein, et le chemin que prend l'urine en sortant de l'urèthre. C'est dans l'éléphantiasis du pénis seulement que Pruner dit avoir observé une série d'érysipèles précédant l'affection, alors que ceux-ci manqueraient dans l'éléphantiasis du scrotum. La maladie débute par la formation, à la base du scrotum, d'une masse pâteuse qui, à mesure qu'elle s'accroît et prend de la consistance, attire et finit par comprendre dans une même tumeur toutes les parties voisines, la peau du pénis, de l'abdomen, de la cuisse; le pénis surtout, dont le tégument est attiré en arrière et en bas, disparaît complètement dans la tumeur, jusqu'à ne plus laisser que la gouttière préputio-uréthrale dont nous avons parlé. Cette tumeur présente une surface ridée, sillonnée, çà et là humide ou recouverte de saillies verruqueuses; au toucher, elle est dure, ou au contraire molle et de consistance gélatineuse. Il s'y forme souvent des phlyctènes qui se rompent spontanément ou à la suite d'un traumatisme, et laissent suinter pendant des heures et même des jours, une lymphe vraie, c'est-à-dire une sérosité coagulable à l'air et dont se séparent des globules lymphatiques, — lymphorrhée vraie.

Chez la femme, l'éléphantiasis des parties génitales ne détermine pas des tumeurs aussi énormes; toutefois on en voit qui pendent jusqu'aux genoux, présentent la même structure, sont pédiculées et proviennent des grandes et des petites lèvres et du prépuce du clitoris.

Sporadiquement, on peut trouver l'éléphantiasis du pavillon de l'oreille, de la peau des joues et de la tête, de la paupière supérieure ; elle forme alors des appendices épais, en forme de bourse, sessiles ou pédiculés. J'ai vu également après des érysipèles chroniques et répétés de la face, l'éléphantiasis déterminer une augmentation monstrueuse et un épaississement du pavillon de l'oreille, avec gonflement et induration des joues et des lèvres.

L'hypertrophie éléphantiasique d'autres régions du corps est plus rare encore; dans ces cas, elle s'écarte tellement du type ordinaire, que l'on pourrait facilement la rapporter à d'autres affections. Certains cas, par exemple, se rapportent plutôt au molluscum fibreux ; d'autres représentent des épaississements, de véritables tumeurs de la peau qui proviennent de l'accroissement constant de certaines productions connectives ou musculaires, congénitales. Ces sortes de tumeurs, qui, eu égard à leur richesse en vaisseaux sanguins, ont été désignées sous le nom de El. télangiectode (Virchow), ont été étudiées par Rokitansky, Virchow, Hecker, Czerny. Un de ces cas, que j'ai pu observer durant de longues années à l'époque de mes études, a été l'objet de tentatives opératoires répétées de la part de Schuh, Salzer et d'autres.

Il s'agit d'un jeune homme, sur le bras gauche duquel une tumeur s'était développée lentement; on pouvait l'exprimer comme une éponge, on la voyait ensuite se remplir de nouveau, et devenir turgescente ; cette tumeur avait atrophié les muscles et le tissu osseux sous-jacents. Ici (comme dans le cas de Czerny), il y avait en même temps, et dès le début, des névromes douloureux épars dans le tissu spongieux de la tumeur, ce qui pouvait lui faire donner le nom d'éléphantiasis névrotique (P. Bruns). Ce sont là des productions pathologiques qui, par leur apparition et leur marche, diffèrent essentiellement de l'éléphantiasis des Arabes, mais que nous devions mentionner ici, parce que c'est sous ce nom qu'on les a décrites.

L'examen anatomique de l'hypertrophie éléphantiasique nous

donne des notions assez claires sur les lésions qui la constituent. Si l'on incise un membre atteint d'éléphantiasis avancée, les tissus crient sous le scalpel, et toutes les parties sous-cutanées, jusqu'à l'os, présentent une masse presque homogène, blanc jaunâtre, fibreuse ou lardacée, et dans laquelle on distingue difficilement les divers tissus, muscles, nerfs, vaisseaux. A la pression, il s'écoule de la surface de section une forte quantité de lymphe, claire, blanc jaunâtre. La peau semble un peu condensée, mais elle présente une épaisseur à peu près normale, tandis que la couche du tissu cellulaire sous-cutané est augmentée de plusieurs fois son épaisseur normale, et paraît, à un examen plus approfondi, différemment constituée. Certaines parties sont denses, d'un blanc luisant, à fibres serrées, comme sclérosées (Él. dure ou scirrheuse), d'autres molles, gélatineuses (Él. molle ou gélatineuse) et entourées de faisceaux fibreux, luisants, tendineux. Entre elles se trouvent des espaces limités qui contiennent de la lymphe liquide. Les aponévroses, le tissu conjonctif intermusculaire, les gaînes des vaisseaux et des nerfs, sont également épaissis et condensés, les nerfs eux-mêmes sont rarement dégénérés. Les os sont épaissis, sclérosés et lisses, ou recouverts d'ostéophytes, rarement érodés, amincis, nécrosés ou cariés.

A l'examen microscopique, le derme ne présente qu'une condensation de ses fibres et une abondance de pigment, qui se manifeste également dans l'épiderme ; on ne trouve d'autre altération que dans les points où se montrent des productions verruqueuses ; ces altérations sont, du reste, celles de l'ichthyose simple et hystrix et des verrues ordinaires. Les noyaux sclérosés du tissu cellulaire sous-cutané sont formés d'un feutrage de tissu cellulaire jeune, riche en sucs et contenant un nombre considérable de cellules rondes et étoilées (corpuscules plasmatiques). Les glandes cutanées sont intactes en quelques points, ailleurs déformées, étalées, ainsi que le pannicule adipeux, ou atrophiées ; l'endothélium des glandes sudoripares est gonflé, vitreux (Gay) ; les muscles sont gras, décolorés. Les artères et les veines (celles-ci présentent des thromboses et sont en grande partie dilatées) sont entourées d'une tunique adventice épaissie.

Les vaisseaux lymphatiques, ainsi que les espaces lymphatiques interstitiels jusqu'au sommet des papilles, sont élargis (Teichmann), remplis de lymphe, et par places dilatés en ampoules tapissées d'un endothélium (Czerny) (1). Les lésions sont analogues dans l'éléphantiasis du scrotum. Dans le cas d'El. télangiectode, il s'y ajoute une dilatation et une néoformation de vaisseaux sanguins, et de lacunes sanguines à parois épaisses, ainsi que (dans beaucoup de cas) des névromes (Czerny).

Si l'on compare le développement de l'éléphantiasis des Arabes avec les résultats de l'observation anatomique, on se persuade facilement que la stagnation et la répétition de l'œdème à la suite de poussées inflammatoires chroniques, sont le point de départ de l'hypertrophie du tissu connectif, de l'épaississement de tout le membre, et des autres altérations de tissu. Toutefois toutes les variétés d'œdème ne conduisent pas aussi facilement et aussi promptement à l'hypertrophie du tissu connectif. L'œdème séreux, comme celui qui est dû à un arrêt du sang dans les petites veines ou dans les gros troncs veineux, ou celui qui tient à une diminution de l'élimination rénale, n'y aboutit pas. Dans ces derniers temps, des recherches intéressantes de Cohnheim, Ranvier, Lassar, Sotnitschewsky et d'autres, sans donner sur tous les points des résultats bien précis, ont montré cependant la différence qui existe entre l'imbibition des tissus par de la sérosité inflammatoire (exsudée des vaisseaux par suite d'inflammation) et celle produite par la sérosité due à un obstacle mécanique au cours du sang dans les vaisseaux normaux. Il s'agit ici de ce que Virchow a appelé œdème lympathique, c'est-à-dire d'une sérosité, riche en globules blancs, qui s'infiltre dans les interstices des tissus. Un pareil œdème conduit directement, d'après les recherches microscopiques (Young), a une néoformation du tissu connectif; pour cela, les globules blancs prolifèrent, poussant des prolongements qui s'anastomosent sous forme de fibres : indirectement aussi, ce liquide nutritif abondant amène l'hypertrophie des éléments conjonctifs normaux (fixes) (2).

(1-2) Voy. RENAUT, in *Manuel d'anat. pathol.* de Cornil et Ranvier. Paris, 1876. (*N. d. T.*)

Les causes connues de l'éléphantiasis des Arabes ne font qu'expliquer encore ces résultats, car l'affection tend évidemment à se développer partout où les conditions locales favorisent la répétition des inflammations et la stagnation de l'œdème inflammatoire. Il faut rappeler, pour les extrémités inférieures, l'eczéma chronique, les ulcères des jambes, les cicatrices, les cals osseux, les néoformations chroniques (gommes syphilitiques, lupus), la constriction cicatricielle des ganglions inguinaux, probablement aussi la rétraction de certains exsudats, et les tumeurs du bassin; car j'ai vu des cas d'éléphantiasis de la jambe se développer chez de jeunes femmes peu de temps après les couches. Il est difficile, d'autre part, de trouver la cause des cas, si fréquents en Orient et sous les tropiques, ou de ceux qu'on observe sporadiquement en Europe, d'éléphantiasis des parties génitales. Il faut absolument qu'une disposition de race ou une disposition individuelle, ou encore l'action des conditions climatologiques, vienne en aide à notre ignorance (1). Le cas d'Él. télangiectode de Hecker et de Czerny était survenu dans trois générations d'une famille, il était donc héréditaire; toutefois ce cas n'était pas, comme je l'ai dit plus haut, sous la forme habituelle de l'éléphantiasis des Arabes. Manion accuse dans un cas d'éléphantiasis du scrotum une stase occasionnée dans les vaisseaux sanguins par la filaire du sang.

Pour établir le diagnostic de l'éléphantiasis des Arabes, il suffit de se rappeler l'exposé sommaire que nous avons fait précédemment de cette maladie, ainsi que la description que nous avons donnée de ses symptômes.

Le pronostic n'est relativement favorable que durant les premières périodes de l'affection, au stade de l'œdème, dans les cas où les conditions étiologiques sont de nature à être modi-

(1) La race (créoles), les conditions climatologiques (miasme paludéen), constituent une prédisposition incontestable à l'éléphantiasis; les conditions sociales (la misère, le manque de soins; le travail les jambes dans l'eau et dans la fange des marécages) favorisent singulièrement le développement de l'affection. Toutefois, nous ne faisons aucune difficulté d'avouer, avec l'auteur, que beaucoup de points restent encore obscurs; une nouvelle enquête, faite avec ensemble en exécution d'un programme bien ordonné, serait absolument nécessaire. (*Note des Traducteurs.*)

fiées par le traitement, et chez les sujets à qui leur situation permet de se soustraire, dans une certaine mesure, aux causes provocatrices ou aggravantes (1).

Le traitement, réglé sur les lois de la pathologie et de la thérapeutique générales, sera modifié selon les indications propres à chaque cas particulier.

Dans l'éléphantiasis de la jambe, on combattra, avant tout, les phénomènes inflammatoires, et on renouvellera la médication à chaque accès nouveau. Quand il y a de la douleur et de l'hyperthermie locale, l'élévation du membre, l'application du froid, d'abord, et plus tard les fomentations chaudes, dites « résolutives », les bains tièdes, sont des moyens qui conviennent parfaitement. S'il y a des ulcères, de l'eczéma, des végétations verruqueuses, on appliquera les moyens appropriés à ces complications diverses (pommades, liniments, caustiques); on ramollira les dépôts de squames et les croûtes, pour déterger les surfaces. On engagera enfin les malades à éviter avec soin toutes les circonstances qui pourraient rappeler l'inflammation et augmenter l'œdème.

Ce que l'on se propose particulièrement, c'est d'obtenir une diminution de volume du membre par la résorption de l'infiltrat œdémateux. Des onctions méthodiques avec l'onguent mercuriel, la pommade à l'huile de cade, associées à des fomentations soigneusement appliquées, à des bains tièdes, et enfin la position horizontale du membre, amènent souvent en quelques jours une diminution réelle de l'induration et du volume du membre. Ultérieurement, on poursuivra la réduction par l'emploi du bandage compressif, lequel cependant ne doit

(1) Le pronostic de l'éléphantiasis est extrêmement variable selon les cas : d'une manière générale, elle n'entraîne aucun danger direct pour l'existence. Les accès éléphantiasiques, malgré la violence que présente parfois leur degré fébrile, se terminent généralement d'une manière favorable. Le péril provient seulement des conditions locales : phlébites, phlegmons profonds, gangrènes, qui peuvent survenir soit spontanément, soit à la suite des divers procédés chirurgicaux dirigés contre l'éléphantiasis. C'est surtout par sa résistance à tous les modes de traitement, par l'impotence qu'elle produit, par les accidents sans nombre dont son cours est traversé, que cette affection acquiert toute sa gravité propre. (*Note des Traducteurs.*)

être appliqué que lorsqu'il n'existe plus aucun symptôme inflammatoire aigu. Ce bandage consiste en une bande de flanelle ou de caoutchouc, ou mieux encore, suivant Hebra, en une bande de coton préalablement trempée dans l'eau; on l'applique d'abord sur les orteils, puis on remonte de bas en haut en faisant des tours assez serrés et aussi unis que possible jusque sur la partie du membre qui est le siège de l'éléphantiasis. Sous l'influence de cette compression, le volume du membre diminue rapidement; aussi pendant les premiers jours faut-il refaire le bandage deux ou trois fois. Lorsque l'on a ainsi obtenu toute la diminution que pouvaient donner le refoulement mécanique et la résorption de l'œdème, il ne reste plus que l'excès de volume, que l'on peut avec raison attribuer à l'hypertrophie du tissu cellulaire. Or on a tenté à différentes reprises de limiter cette hypertrophie, en diminuant l'afflux du sang dans le membre au moyen de la compression méthodique de l'artère crurale, ou (depuis Carnochan, 1851), en pratiquant la ligature de cette artère et même de l'artère iliaque. Sans parler des cas de ce genre qui se sont terminés fatalement par suite de gangrène et de pyémie, il ne s'est produit dans les autres que l'amélioration résultant de la prolongation du décubitus horizontal nécessité par ces opérations durant plusieurs semaines, c'est-à-dire une simple diminution de l'œdème. En présence de ces faits, lorsque l'éléphantiasis de la jambe atteint des proportions considérables, on serait presque autorisé à proposer aux malades l'amputation de la jambe, qui les débarrasserait d'emblée d'un membre gênant et inutile, et les mettrait à même de faire usage d'un membre artificiel; mais, par malheur, jusqu'à présent la plupart des malades ont succombé aux suites des amputations qui ont été pratiquées sur des membres éléphantiasiques (1).

(1) Nous ne croyons pas inutile de reprendre dans son ensemble le traitement de l'éléphantiasis et d'ajouter ici, à titre complémentaire, le résumé de la partie thérapeutique des leçons cliniques faites par l'un de nous à l'hôpital Saint-Louis en 1878 (*Gazette des hôpitaux*, nos 128 et suiv., 1878), sur une série de cas d'éléphantiasis réunis dans ses salles.

A. *Prophylaxie générale et individuelle.* — Les progrès de l'hygiène et de

Il n'en est plus de même de l'éléphantiasis localisée aux parties génitales et à d'autres régions du corps, laquelle peut être guérie

la police médicale, l'amélioration des conditions sociales, diminuent rapidement le nombre des cas d'éléphantiasis dans tous les lieux où la maladie est endémique; la simple installation d'un service sanitaire suffit pour réduire de moitié, en peu d'années, le nombre des éléphantiasiques.

Les individus doivent, de leur côté, s'entourer des précautions nécessaires pour éviter toutes les causes d'irritation particulière du tégument propres aux contrées qu'ils habitent. C'est de l'absence de ces précautions, et surtout de l'absence de soins au moment des premières attaques, que relèvent le plus grand nombre des cas de la maladie, dans toutes les contrées où elle est endémique.

B. *Traitement de l'accès éléphantiasique.* — En présence d'un accès éléphantiasique on prescrira le repos au lit, les boissons diaphorétiques dont on prolongera l'usage jusqu'à la sudation; le sulfate de quinine; les évacuants, à dose purgative ou vomitive selon l'indication, seront aussi employés : localement, on mettra le membre dans l'élévation sur un coussin, protégé par un cerceau, et recouvert de cataplasmes de fécule de pommes de terre arrosés d'eau blanche, ou de toute autre espèce de fomentation appropriée, humide ou sèche : eau de son, poudre d'amidon, etc.

Dans les pays exposés à la fièvre paludéenne, on fera bien de prescrire les préparations de quinine; à titre préventif, on recommandera aux malades d'éviter les causes de refroidissement, surtout le soir, et on leur conseillera l'usage de la flanelle, etc. Il est évident que tout individu, ayant déjà eu un accès d'éléphantiasis, ne devra négliger aucune des règles de l'hygiène préventive.

C. *Traitement de la lésion à la période d'état.* — La compression représente le moyen d'action le plus réellement efficace auquel on puisse avoir recours dans le traitement de l'éléphantiasis confirmée; elle doit être opérée à l'aide d'une bande de caoutchouc élastique, appliquée avec méthode et d'une manière conforme aux règles particulières de la compression élastique; la partie qu'il s'agit de comprimer aura toujours été préalablement recouverte d'une couche d'ouate épaisse, maintenue par un bandage roulé, modérément serré, et disposé de façon que la bande de caoutchouc trouve un substratum régulier et uniformément cylindrique.

On évitera toujours d'appliquer la bande élastique à nu sur la peau des membres éléphantiasiques; nous avons vu les résultats les plus regrettables être produits entre des mains inexpérimentées, par l'oubli de ce précepte sur lequel nous insistons sans cesse.

Il est inutile de dire que c'est là un mode de pansement qui doit être effectué par le médecin lui-même, et qui réclame de sa part une surveillance minutieuse; chez les divers malades le degré exact de la compression efficace, suffisante, et non trop forte, varie notablement, et il ne peut être réalisé qu'après divers tâtonnements : trop peu serré, le bandage est sans action; trop serré, il devient rapidement la cause de vives douleurs et de lésions ulcéreuses ou gangreneuses.

au moyen d'une opération, et, depuis Gaëtani-Bey, les méthodes opératoires appliquées à l'éléphantiasis du scrotum ont

Dans les cas d'éléphantiasis sordide, l'application du bandage élastique doit être précédée d'une mise en état des surfaces, à l'aide du savon noir, des lotions alcalines, des cataplasmes de fécule, etc.; dans les circonstances où l'on trouvera, au moment de la mise en traitement, des lésions telles que lymphangite, eczéma, végétations, etc., on commencera, il est superflu de le dire, par appliquer à ces altérations le traitement local qui leur convient.

S'il existe, ainsi que cela est fréquent à la jambe, un ulcère primitif ou secondaire, cela n'est pas une contre-indication formelle à l'emploi de la compression élastique, mais cela en rend l'application plus délicate et plus laborieuse; à cause même du mode d'application de la force constrictive, on ne peut avoir recours à aucun drainage suffisant pour amener au dehors, par une voie déterminée, les liquides dont la compression exagère l'écoulement; il en résulte une infection rapide des pièces de pansement, et la nécessité de les changer incessamment.

Ce sera donc surtout dans les cas d'éléphantiasis lisse, avec intégrité du derme, alors surtout que l'altération occupera la *jambe* d'un seul côté et une portion seulement de la cuisse, que la compression et l'élévation combinées donneront de beaux et rapides succès, et que l'on pourra restituer au malade l'état presque normal, à la condition expresse de porter indéfiniment un bas lacé ou élastique, et un brodequin approprié. Mais combien de fois le médecin et le malade éprouveront de cruelles déceptions!

Lorsque l'éléphantiasis atteint la totalité d'un membre, lorsqu'elle a envahi les deux membres, les résultats sont imparfaits, incomplets, et, bien des fois, le malade et le médecin lassés et découragés en sont réduits à employer une compression simplement palliative.

Dans d'autres cas, ce sont les accès intercurrents qui, en multipliant les lymphangites, interrompent sans cesse le cours de la médication, et en retardent indéfiniment les résultats favorables; si vous ajoutez à tout cela les mille impédiments qui résultent de l'indocilité des malades, de leur condition souvent misérable et de toute une série d'incidents prévus ou imprévus, vous vous ferez une idée peu brillante, mais juste, de la valeur absolue du principal moyen de traitement dont nous disposons contre l'éléphantiasis vraie des membres.

Soyez assurés que nous n'exagérons pas les revers de ce traitement, dont nous avons poursuivi l'application sous toutes ses formes, avec autant de soin et de ténacité que cela a été possible, et sur la valeur réelle duquel il est nécessaire que le médecin soit exactement renseigné.

Il faut être bien pénétré de l'insuffisance absolue de la compression dans un grand nombre de cas, pour comprendre et pour admettre comme légitimes les tentatives opératoires qui ont été conçues et réalisées dans l'espoir, le plus souvent vain, d'obtenir une guérison radicale.

Ces tentatives opératoires consistent, non pas exclusivement, comme nous le disions tout à l'heure, mais essentiellement, dans la ligature de l'artère principale du membre : ce sont, par conséquent, des ressources extrêmes,

été tellement perfectionnées, que les tumeurs les plus monstrueuses peuvent être enlevées avec succès; toutefois, en pratiquant l'excision, on doit veiller avec soin à laisser des lambeaux suffisants pour recouvrir le pénis et les testicules.

dangereuses pour la vie de l'opéré, et dont le résultat est malheureusement des plus incertains.

Je ne saurais trop vous affirmer que c'est une pure illusion, basée sur une notion imparfaite de la nature et de la marche du plus grand nombre des cas d'éléphantiasis, de supposer que l'interruption momentanée du cours du sang artériel puisse en procurer l'arrêt et la guérison; cette tentative, je le répète, ne peut être discutée en principe que dans certains cas, tout exceptionnels, de lésion dûment localisée, unilatérale, *stationnaire*, et sur la demande expresse et formelle du malade éclairé sur toutes les éventualités qui s'y rattachent.

Voyez, en outre, que la compression digitale, déjà tentée à plusieurs reprises, ne compte encore que des insuccès, au moins dans notre pays. Chez un malade de M. Gosselin, qui fut soumis à la compression digitale de l'artère crurale pour une éléphantiasis unilatérale, la compression digitale devint la cause d'une excoriation d'où partit un érysipèle intense, lequel se propagea à l'autre membre, jusque-là intact, et qui, de ce moment, commença à s'hypertrophier. Aussitôt que ce patient fut en état de marcher, il réclama instamment sa sortie de l'hôpital, désireux, comme le malade dont nous vous parlions tout à l'heure, de se soustraire au plus tôt à la sollicitude trop active du chirurgien.

Quelques médecins ont cru trouver dans les scarifications ponctuées, dans les incisions plus ou moins profondes et étendues, dans l'application des vésicatoires volants, etc., un moyen de donner issue au liquide éléphantiasique; mais ici encore la persistance de l'obstacle au courant lymphatique, la coagulation rapide du liquide éléphantiasique, liquide fibrinogène, autant combiné qu'infiltré, rendent l'écoulement insuffisant et ne permettent d'arriver à aucun autre résultat qu'à un amendement tout à fait passager. Nous n'avons jamais, pour notre part, pratiqué en semblable occurrence et nous ne pratiquerons jamais de larges incisions; mais nous avons maintes fois, chez un même sujet ou chez divers malades, fait d'innombrables piqûres à l'aiguille, à la manière de ce que nous faisons dans l'anasarque; une assez vive douleur, un écoulement très modéré de quelques heures à quelques jours, voilà quel a été le plus ordinairement le résultat acquis. Cependant nous y revenons encore quelquefois dans les cas de distension extrême, et pour donner quelque aliment à la pensée de pauvres sujets désespérés rapidement si on abandonne à leur égard toute intervention active. Peut-être même ne serait-il pas sans utilité d'établir, avec de la pâte de Vienne ou le chlorure de zinc, quelques petits exutoires qui deviendraient, pour ces cas extrêmes, de véritables fonticules.

Nous devons enfin, pour ne rien omettre de ce qui est digne d'intérêt, mentionner les injections hypodermiques substitutives, proposées et mises en

HYPERTROPHIES CIRCONSCRITES DU TISSU CELLULAIRE

Les lésions provenant de l'hypertrophie circonscrite du tissu cellulaire de la peau se montrent sous forme de végétations rouges, verruqueuses, formées d'un seul lobe ou de plusieurs, (choux-fleurs); modérément proéminentes, ou faisant parfois une saillie de plusieurs centimètres, elles restent sèches en certains points, mais sécrètent en général un liquide ténu, visqueux et qui prend rapidement une odeur nauséabonde; elles sont peu douloureuses, occupent des régions limitées ou des surfaces étendues, et elles représentent, par leur aspect extérieur et par leur structure anatomique, des papilles considérablement hypertrophiées, — *Papillome*. Leur composition élémentaire répond donc complètement au type généralement admis pour

pratique dans un cas par le professeur Luton; sous la réserve des réflexions déjà émises sur le rôle nécessairement limité qui appartient aux interventions de cet ordre dans la thérapeutique de l'éléphantiasis, nous n'hésiterons pas, le cas favorable échéant, à imiter le savant clinicien de Reims, aussitôt que la démonstration qu'il a commencée sera achevée.

En résumé, c'est donc surtout à la *prophylaxie* locale et générale, sociale et individuelle, que l'avenir doit surtout s'adresser.

Pour l'éléphantiasis des membres (nous ne parlons pas de l'éléphantiasis des organes génitaux dans les deux sexes, laquelle, au contraire, est essentiellement justiciable de la thérapeutique chirurgicale), pour l'éléphantiasis des membres, disons-nous, il n'y a véritablement pas de cure radicale en dehors de quelques cas tout à fait particuliers.

Dans tous les cas où la lésion n'a pas atteint un développement excessif ni dépassé la racine des membres, la compression élastique, méthodiquement pratiquée, pourra rendre à la vie sociale tous les malades assez intelligents et assez dociles pour suivre les règles imposées par le médecin : absence de fatigue, soustraction de toute cause locale d'irritation, traitement actif des accès lymphatiques, usage préventif des préparations de quinquina, etc., règles variables selon les sujets, les lieux et les circonstances de la vie des malades.

En toute occurrence, on se rappellera que les conditions pathogéniques de l'éléphantiasis sont fort nombreuses, que la *syphilis* et la *scrofule*, soit par les lésions du système ganglionnaire, soit par les lésions osseuses, peuvent être indirectement incriminées, et devenir le point de départ d'indications thérapeutiques spéciales. (*Note des Traducteurs.*)

les verrues simples et composées (fig. 29), pour les végétations papillaires de l'ichthyose hystrix (fig. 30), et pour la dermatite papillaire du cuir chevelu (fig. 27). C'est une masse de tissu cellulaire simple ou ramifié d'une façon dentritique, dont le tronc et les branches sont traversés selon leur axe par un vaisseau capillaire dilaté, simple ou ramifié comme les lobules de la tumeur, et dont la surface est recouverte par un réseau épithélial proliférant. Lorsque cette production est le siège d'une végétation active, l'épiderme qui la recouvre devient sec et corné et s'élimine par fragments, ou bien il est soulevé et détaché par suite de la production de phlyctènes. Dans ce dernier cas, le réseau muqueux, mis à nu, présente des alternatives de suintement abondant et de formation de croûtes, et la néoformation cellulaire est très abondante. Dans les formes stationnaires, au contraire, il se produit une couche cornée épaisse, comme dans l'ichthyose hystrix, et le tissu cellulaire qui constitue la charpente de la végétation se compose de fibres grossières, laissant entre elles des mailles étroites ; il est pauvre en cellules, parfois même fibreux.

En dehors des formes congénitales et que l'on considère comme des nævi papillomateux, ces lésions, identiques sous le rapport anatomique, présentent au point de vue clinique des variétés très dissemblables d'aspect. Telle est, par exemple, la lésion introduite dans la pathologie par Sauvages en 1786, sous le nom de Frambœsia, endémique, à ce que l'on prétend, dans l'ouest de l'Afrique (« Pian ») et dans les Indes Occidentales (« Yaws »). Cette maladie est caractérisée par le développement de végétations suintantes, rappelant l'aspect de mûres ou de framboises ; quelques auteurs lui assignent une origine syphilitique, et pour d'autres, au contraire, elle serait idiopathique. Alibert a substitué au nom de frambœsia celui de Mycosis (framboesioïdes et syphiloïdes, — puis encore fungoïdes) et plus tard celui de Pian ; il rapportait cette affection à la syphilis (1). Mais

(1) Le terme de *Mycosis*, créé par Alibert, a été appliqué par lui, *à titre générique*, à une série complexe d'affections obscures ou mal déterminées. Le genre Mycosis occupe dans la classification le N° II dans le groupe des « *dermatoses véroleuses* », dont la syphilis occupe le N° I. Mais l'assimilation

l'observation ultérieure a démontré que l'on avait confondu, sous le nom de frambœsia, une foule de processus chroniques d'infiltration et d'ulcération de la peau, très divers entre eux, les uns syphilitiques, les autres d'une nature différente, mais en général associés avec des productions papillaires, comme les noms de « Siwens » en Écosse, de « Radesyge » en Norwège, de « Falcadina » en Istrie, etc., pour désigner des affections soi-disant endémiques, que les médecins expérimentés n'ont pas tardé à reconnaître comme appartenant à la syphilis, à la scrofulose, au lupus et autres processus connus, et non pas comme des maladies étranges et bizarres. Comme ces appellations n'étaient en aucune façon motivées sous le rapport pathologique, elles ont bientôt disparu du cadre nosologique. A l'égard du frambœsia précisément, je puis citer un exemple frappant : c'est que Alibert a décrit et figuré comme prototype du « Pian ruboïdes », et par conséquent avec la signification que l'on a généralement admise d'après cet auteur de la relation entre le frambœsia et la syphilis, cette forme intéressante de maladie de la nuque et de l'occiput, qui, d'après mes observations et mes recherches microscopiques (voir page 35), représente un processus inflammatoire chronique, idiopathique et non syphilitique, amenant la production de papillomes et produisant plus tard l'hypertrophie scirrheuse du tissu cellulaire (1).

n'était pas pour Alibert ce que l'on se peut figurer en jugeant avec les idées d'aujourd'hui ; il n'affirme pas que toutes les espèces du genre Mycosis soient syphilitiques au même titre ; il reconnaît au contraire très explicitement des différences de tout ordre. (*Note des Traducteurs.*)

(1) La planche 49 de la *Clinique de l'hôpital Saint-Louis* (grand in-folio, Paris, 1833) à laquelle le professeur Kaposi fait allusion, n'a pas d'autre titre que celui de *Mycosis framboisé;* elle est au nombre des moins parfaites de ce grand et remarquable ouvrage. Nous reconnaissons qu'elle prête dans une certaine mesure au rapprochement que l'auteur fait entre la maladie qui est figurée, et celle qu'il désigne, mais nous pensons que la représentation de la lésion et l'observation de l'affection ne se prêtent guère à une comparaison précise.

L'affection décrite par le professeur Kaposi ne compromet en rien la santé des sujets atteints et elle reste localisée; or le malade d'Alibert, batteur de blé né en Hongrie, était atteint depuis *plusieurs années* (autant qu'on en peut juger par l'observation); des lésions analogues à celles qui

Dans la plupart des cas en question, il s'agit de formations secondaires, d'un accroissement exubérant des papilles de la peau, ou (sur des plaies en suppuration) de granulations sur une portion de peau qui est le siège d'une infiltration chronique inflammatoire ou néoplasique, ou qui est en suppuration. A cette catégorie appartiennent les végétations qui prennent un développement exagéré dans le sycosis, l'eczéma et la syphilis ulcéreuse du cuir chevelu, au niveau des portions d'os cariées, au-dessus et à côté des ulcérations chroniques des extrémités, et, ce que l'on rencontre le plus fréquemment, les excroissances verruco-glanduleuses qui s'élèvent sur le lupus et sur les syphilides ulcéreuses, et qui souvent même persistent après la guérison de ces maladies. Il me paraît donc convenable de désigner ces formes sous le nom du processus fondamental, en y ajoutant toutefois un adjectif qui signale la complication, comme : lupus papillaire ou frambœsioïde, syphilide végétante ou frambœsioïde. Maintes fois, après la disparition de l'affection primordiale, les excroissances papillaires persistent sous forme de tumeurs constituées par un tissu cellulaire compact, qui sont fréquemment envahies par une inflammation interstitielle et deviennent le siège d'abcès. Ces végétations peuvent alors, il est vrai, constituer dans certains cas une certaine difficulté pour le diagnostic, difficulté qui n'est nullement tranchée par l'addition d'un nom descriptif de maladie, tel que « papillome cutané inflammatoire » (Roser Weil).

Dans ces circonstances, cependant, on peut en général déduire

ont été représentées sur le cuir chevelu existaient au pubis et aux organes génitaux; il y avait, en outre, un coryza chronique avec rhinorrhée sanguinolente; enfin, malgré des soins multipliés, le malade « tomba dans le marasme, et fut pris d'une diarrhée colliquative à laquelle il succomba ». L'autopsie montra deux grosses tumeurs sur les côtés du larynx, une ulcération de la partie postérieure et supérieure du pharynx : « La dégénérescence morbide était surtout très avancée à la partie postérieure et supérieure du pharynx, et comparable, en tout, aux squirres qui affectent l'utérus; l'engorgement se propageait dans les fosses nasales et le larynx, etc. »

Il est difficile de dire ce que tout cela était ou n'était pas, mais nous pensons qu'il est sage de ranger cette observation dans les non-valeurs, et le dessin de la lésion dans les faits indécis. (*Note des Traducteurs.*)

la source originelle de ces productions (carie, lupus, syphilis) de certaines circonstances accessoires, ou même on peut établir le diagnostic d'une manière non douteuse, comme cela s'est présenté récemment à la clinique de Dumreicher, à propos d'une tumeur papillomateuse située sur les fesses, et dans le voisinage de laquelle on put constater la présence de quelques nodosités lupeuses rares, mais dont la nature n'était pas méconnaissable.

Mais on a observé (Bazin, Köbner, Wegscheider, L. Meyer, et deux fois à la clinique de Hebra) des végétations fongoïdes, disséminées sur le corps, survenues sans cause appréciable, et dont la signification nosologique reste inexpliquée. Chez les deux malades que nous avons observés, les végétations se développèrent très rapidement sur les parties du corps les plus diverses, principalement sur le côté de la flexion des articulations. Antérieurement à leur apparition la peau avait été un peu rouge, elle avait présenté un certain degré de suintement ou s'était couverte de quelques vésicules. Les végétations se développèrent d'une façon périphérique, en partant de chaque foyer en particulier; dans le premier cas, les parties centrales se guérirent à mesure que les excroissances s'étendaient à la périphérie, dans le second cas, l'éruption primitive persista même pendant le développement périphérique des végétations. Parmi les cas publiés, un certain nombre peuvent rentrer dans la catégorie de la sarcomatose générale, telle qu'elle s'est présentée à nous dans ces dernières années, tandis que dans d'autres cas, l'accroissement illimité de ces végétations fongueuses et leur ulcération pourraient être regardés peut-être comme l'expression d'une cachexie ordinairement mortelle (1).

(1) L'affection qui vient d'être ainsi sommairement et vaguement indiquée est parfaitement spécifiée et décrite aujourd'hui, dans sa nosographie et dans ses lésions, par les auteurs français; indiquée d'abord, en fait, par Alibert (1833), au chapitre du Mycosis fongoïde, dans l'observation du nommé Lucas, elle a été ensuite décrite, par Bazin et par ses élèves, dans des travaux qu'il n'est pas possible de laisser non cités.

Reconnue, figurée, et dénommée à nouveau par Bazin mycosis fongoïde dès l'année 1851, cette altération a fait l'objet, chaque année, de quelques-unes de ses leçons cliniques, et elle a trouvé place dans le volume de *Leçons*

Toutes ces dernières formes, au nombre desquelles il faudrait compter par exemple le pemphigus végétant pseudomembraneux (page 544), ont constamment une marche fatale;

publié en 1862; le professeur Hardy la signale à la même époque.

En 1863, Guérard, élève de Bazin, publie de nouvelles observations, et développe les idées du maître sur ce sujet.

En 1868, avec la thèse de Gillot, élève d'Hillairet, commence la période vraiment scientifique de l'histoire de cette affection, dont la notion clinique est définitivement acquise, et que l'observation histologique d'un maître éminent, Ranvier, détermine nettement, d'emblée, et classe dans les *tumeurs lymphoïdes*. Dans les années suivantes, Debove, Landouzy, Malassez achèvent de multiplier les preuves de l'exactitude des notions données par Ranvier.

En 1874, avec le mémoire de Demange (*Annales de dermatologie*, etc.) et la thèse du même auteur, appuyés sur les préparations de Debove, l'affection est entrée dans la période où elle est encore aujourd'hui; elle est (dans l'état actuel de l'histologie), définitivement classée dans les lymphadénies.

C'est un dermato-lymphadénome, c'est-à-dire une tumeur dont la caractéristique réside dans un *réticulum lymphatique*, supportant des globules blancs en grand nombre, isolés ou formant des masses de grandeur variable, qui dissocient et écartent simplement les faisceaux conjonctifs du derme. Des vaisseaux capillaires sillonnent le tissu adénoïde dans diverses directions (Ranvier, Malassez, Debove). Les ganglions sous-cutanés sont, ou non, atteints, et des lésions de même ordre peuvent être trouvées dans le cerveau, le poumon, les ganglions thoraciques et abdominaux, les follicules intestinaux, etc. (Landouzy, Ranvier, Malassez).

La description clinique du mycosis a été successivement perfectionnée par les divers auteurs que nous venons de nommer, et l'histoire entière de l'affection se trouve exposée magistralement dans une des dernières et des meilleures contributions apportées, par l'illustre Bazin, au *Dictionnaire encyclopédique des sciences médicales*, 2e série, t. XI. Paris, 1876, art. *Mycosis*.

Voici, en quelques mots, le tableau de cette affection : le mycosis fongoïde est relativement rare, sa durée est longue (plusieurs années); sa marche est progressive, sa terminaison presque toujours (non toujours) fatale.

Dans sa *première période*, qui dure généralement une année au moins (souvent plusieurs années), l'affection ne peut être devinée que par un médecin particulièrement expérimenté; elle n'est alors, en effet, caractérisée que par des lésions en apparence banales : taches congestives, fugaces ou fixes, évoluant par poussées, ortiées ensuite, quelquefois hémorrhagiques, petites ou grandes, isolées ou coalescentes, très prurigineuses souvent (non toujours).

Après être restées longtemps à l'état de *taches*, ces efflorescences *prennent corps*, la peau s'épaissit à leur niveau; le grattage détermine des dermites eczématiformes; puis les plaques deviennent plus épaisses, *lichénoïdes*. Tout cela se développe et évolue *progressivement*, mais d'un pas inégal, avec des *rémissions* dans le progrès et des *rétroactions* dans les lésions qui peuvent

il n'existe aucune médication générale ni locale, capable d'empêcher la recrudescence et l'accroissement de ces productions,

disparaître sans laisser aucune trace. Ce sont ces lésions primaires, prodromiques, préliminaires, qui ont fait penser, à tort, à quelques auteurs, que le développement ultérieur des tumeurs fongoïdes n'était qu'une sorte d'accident, de complication d'un eczéma ou d'un lichen chroniques; mais, en dehors même de la négation que l'examen histologique des tumeurs a apportée à cette supposition, l'observation clinique, en montrant que les lymphadénodermes peuvent naître sur la peau, dans les points respectés par ces lésions diverses, aurait suffi pour la renverser.

Durant les deux stades (hyperhémique et exsudatif ou hypertrophique) de cette première période, *l'état général* s'altère un peu, mais sans rien de caractéristique autre que de l'anémie, de la faiblesse, des troubles digestifs et un malaise général plus ou moins indéfinissable.

La *seconde période* du mycosis est caractérisée par l'apparition des *tumeurs* lymphadéniques, excroissances naissant sur les éléments primaires, ou à côté d'eux, sans qu'il soit possible d'affirmer qu'il n'y a pas eu antérieurement de taches, puisque celles-ci ne persistent pas inévitablement (Hillairet, Gillot). Elles se produisent aussi par *poussées;* chacune individuellement s'élève avec *rapidité*, « pouvant acquérir en quelques jours les dimensions d'un grain de raisin ou d'une aveline (Bazin) » ; les unes restent à ce volume, les autres, plus nombreuses, se développent encore, et, quand elles se joignent, peuvent former des masses de la grosseur d'une orange.

Leur consistance est ferme par tension, leur surface lisse, leur couleur rosée, rougeâtre, livide, analogue à celle des tomates mûres (voyez la magnifique planche n° 50, de l'Atlas d'Alibert; elles restent dermiques (non hypodermiques), sont mobiles avec la peau par conséquent; elles ne sont ni douloureuses, ni sensibles, quelquefois plus ou moins analgésiées. On les rencontre partout, sur les parties glabres et sur les parties velues, qu'elles dépilent rapidement; au crâne, à la face, où elles produisent les plus singulières déformations; aux mains et aux doigts, aux mamelles, sur le tronc et les membres.

La durée des tumeurs en l'état est variable : elle peut dépasser plusieurs mois; ultérieurement elles peuvent s'affaisser, se rétracter, puis *disparaître*, ou *s'ulcérer* soit à la périphérie, soit au centre, et donner lieu à des ulcérations et à des ulcères; c'est dans ce dernier cas seulement que la lésion dépasse le derme, et peut, s'étendant en profondeur, arriver jusqu'au squelette.

C'est à cette deuxième période que la santé s'altère véritablement; à son second stade (l'ulcération), que la *cachexie* s'établit; mais, à cette phase extrême, il peut encore survenir des *rémissions*, les ulcères peuvent se cicatriser, les tumeurs s'affaisser avec une extrême rapidité, et l'affection rester silencieuse pendant quelques mois, pendant une année. Exceptionnellement une guérison durable peut s'établir (observation de Nicolas Herbette, rapportée par Bazin). Aucune des médications employées n'a paru avoir d'action. (*Note des Traducteurs.*)

et les malades succombent d'autant plus rapidement que les néoplasmes se montrent plus nombreux et plus exubérants, et qu'ils sont recouverts d'un épiderme de nouvelle formation moins stable (1).

(1) Il faudrait ajouter ici un chapitre entier pour exposer la très importante question des papillomes proprement dits : *verrues papillaires*, *condylomes acuminés* (végétations vénériennes), *condylomes plats* (végétations syphilitiques), *papillomes simples en plaque*, *papillomes des anatomo-pathologistes*, etc.

Toutes ces productions, qu'elles soient de cause irritative simple, spontanée ou provoquée (verrues), de cause irritative spéciale (papillomes en plaque du dos des mains, de la nuque, des parties saillantes, chez les limonadiers, sommeliers, tonneliers, etc.); de cause irritative septique (papillomes des anatomo-pathologistes, dits « tubercules anatomiques »; de cause irritative virulente (condylomes acuminés, — virus blennorrhagique, puerpéral; — condylomes plats, — virus syphilitique), toutes ces productions ont une existence propre, une sorte de vie particulière une fois produites; cédant quelquefois à la cessation de la cause, elles persistent souvent pour ainsi dire indéfiniment, et ne sont guéries véritablement par le médecin qu'à l'aide *d'agents locaux*, cautérisation, rugination (raclage), etc.

Nous les distinguons expressément des végétations papillomateuses, fongueuses, etc., *secondaires* à une lésion propre préétablie, simple ou spécifique : éléphantiasis, eczéma, psoriasis, pemphigus, etc. ; nécrodermies diverses (ulcères simples, variqueux, etc.); — tuberculose cutanée ou muqueuse (ulcères tuberculeux des fosses nasales et narines, de la cavité bucco-pharyngée, de la vulve et de l'extrémité inférieure du rectum, du pénis); — scrofuloderme (lupus), ou syphiloderme (syphilides ulcéreuses).

Nous les séparons absolument surtout des tumeurs lymphadéniques, sarcomateuses, carcinomateuses, ou indéterminées encore, qui se généralisent, infectent les ganglions et sont généralement malignes.

Nous ne pouvons assurément pas développer ici tout cela comme il conviendrait, mais nous devons ajouter quelques lignes au sujet des papillomes que nous appelons anatomiques, ou anatomo-pathologiques, lesquels intéressent directement les médecins, et que, pour cette raison sans doute, ceux-ci ne savent absolument pas traiter et oublient toujours de décrire.

Les papillomes des anatomo-pathologistes (tubercules anatomiques) sont des papillomes en plaque, à revêtement corné considérable; ils végètent presque exclusivement sur le dos des mains, de préférence au niveau des saillies articulaires; ils sont uniques ou multiples; quelques-uns guérissent spontanément par suite de la soustraction de la cause irritative, mais il en est qui persistent et s'étalent indéfiniment. Nous connaissons un médecin de Paris qui porte sur le dos d'une main, caché par un pansement de soie noire, un papillome anatomique, qui y végète depuis plus de vingt années. Ces productions résistent souvent à toutes les applications tentées, et quelques chirurgiens en sont encore à employer le fer rouge. Depuis plusieurs années, cependant, l'un de nous ne cesse d'attirer dans ses cliniques l'at-

Les formes de papillomes que nous avons mentionnées en premier lieu, au contraire, n'ont qu'une importance locale, correspondant à leur origine et à leur étendue. Lorsqu'elles ne guérissent pas en même temps que l'affection primaire (syphilis,

tion sur ce point, ainsi que de dire et démontrer en action ce qu'il faut faire.

Voici comment il faut procéder : la main étant étalée à plat sur une serviette, ou sur un lit de compresses placées au bord d'une table, nous pratiquons, à l'aide d'un ou deux appareils de Richardson, la *congélation* complète, absolue de la tumeur; ce résultat est obtenu en deux ou trois minutes, si l'opération est bien conduite. La masse devenue blanche, couverte de fragments d'eau congelée, est d'une dureté ligneuse; on l'essuie alors rapidement, et on l'attaque *énergiquement* avec une curette de Volkmann solide, de force et de dimension appropriées au volume de la masse à ruginer. Les premiers coups de curette sont laborieux, il semble qu'on ne va pas aboutir ou qu'on va déployer une trop grande force; n'ayez crainte, la *masse pathologique seule* est congelée, et quand elle a été entamée *véritablement*, on arrive avec rapidité sur le derme sain, que la main habituée à manier la curette reconnaît vite à la crépitation propre à ce tissu, qui commence seulement alors à saigner. Le doigt, passé à la surface, reconnaît si la peau, bien lisse, n'a plus de points durs. Moins longue à faire qu'à décrire, l'opération est alors terminée; il reste une plaie simple, que nous comprimons avec une éponge ou avec de l'amadou, tout le temps nécessaire à ce qu'elle devienne tout à fait étanche, ce qui demande quelquefois dix à quinze minutes. Cela fait, nous lavons le doigt à l'alcool, nous abstergeons soigneusement la plaie, et on peut alors panser à volonté : linge cératé, emplâtre simple ; nous choisissons habituellement l'emplâtre de Vigo des hôpitaux, adhésif et résolutif parfait; au-dessus, un peu d'ouate et une petite bande de flanelle légère.

Inutile d'ajouter que le bras doit être maintenu au repos complet durant les premiers jours, que les dissections et les autopsies doivent être suspendues jusqu'à la guérison complète, et même que l'entrée des salles d'hôpital doit aussi être défendue pendant les premiers jours par mesure d'extrême prudence. S'il survient un peu de douleur dans la journée, un peu de cérat laudanisé, de petits cataplasmes de fécule seront employés. Dans aucun cas, aucun accident : un peu de rougeur autour de la plaie, qui est plate, à fond grisâtre, et d'assez médiocre aspect ou de cicatrisation assez lente pendant la première semaine ; au bout de la seconde, tout est terminé, et la cicatrice apparente *disparaît complètement* au bout de quelques semaines ; nous affirmons que l'état normal se rétablit, y compris les plis de la peau, et qu'il n'en subsiste aucune trace, à moins qu'il n'ait été antérieurement fait des destructions caustiques intempestives. La guérison a toujours été obtenue par nous à l'aide d'une seule rugination, et nous ne connaissons parmi nos opérés aucun cas de récidive.

Les pansements sont faits chaque jour et renouvelés suivant l'abondance de la prolifération exsudative; on lave chaque jour la région entière à l'al-

lupus, etc...), et sous l'influence des médications réellement efficaces contre chacune, par exemple l'emplâtre hydrargyrique, le traitement général antisyphilitique, on peut les faire disparaître en suivant les méthodes habituellement usitées pour le traitement des verrues (caustiques, raclage, extirpation).

SEPTIÈME CLASSE

ATROPHIES

MALADIES DE LA PEAU CONSTITUÉES PAR UNE DISPARITION DES TISSUS

TRENTE-QUATRIÈME LEÇON

Généralités sur l'atrophie. — Atrophie pigmentaire de l'épiderme, congénitale : albinisme; acquise : vitiligo. — Absence du pigment des poils, congénitale, acquise : canitie prématurée, sénile. — Atrophie des poils, alopécie, congénitale, acquise, idiopathique et symptomatique. — Formes spéciales : Al. sénile, Al. prématurée, Al. en aires, Al. névrotique.

L'atrophie, c'est-à-dire la disparition simple ou dégénérative des tissus cutanés, et, ce qui aboutit au même résultat, la production nulle ou défectueuse de certains éléments de la peau, donnent naissance à des états pathologiques qui représentent

cool, et on nettoie minutieusement la petite plaie, et surtout ses bords, avec le même liquide; nous surveillons attentivement les progrès de la cicatrisation à la loupe, et aussitôt que les sommets papillaires apparaissent rouges et proliférant à travers le réseau cellulaire grisâtre, nous touchons très légèrement avec le nitrate d'argent, une ou plusieurs fois.

Aucune douleur n'est produite par la rugination, si l'on a soin de faire la congélation comme nous l'avons indiqué; une douleur, quelquefois assez vive mais éphémère, est produite *avant l'opération* par le fait même de cette congélation, mais cela est passager; l'opéré peut suivre de l'œil les mouvements de la curette : il n'en perçoit pas davantage de sensation douloureuse. (*Note des Traducteurs.*)

tantôt l'opposé direct des hypertrophies, tantôt aussi des affections tout à fait spéciales. De même que l'hypertrophie, l'atrophie intéresse d'une façon exclusive, ou d'une manière prédominante, certains éléments de la peau, le pigment, les poils, les ongles ou la trame cellulaire du derme, en même temps que les vaisseaux et les glandes. C'est pourquoi nous diviserons les formes pathologiques qui appartiennent à cette catégorie en plusieurs groupes : atrophie du pigment, atrophie des poils, atrophie des ongles et atrophie cutanée proprement dite.

ATROPHIE DU PIGMENT

Sous le nom d'atrophie du pigment, *achromie, leucopathie*, on désigne la diminution de la coloration plus ou moins foncée de la peau normale, coloration dont les éléments résident, comme on le sait, dans la couche muqueuse et dans le système pileux. Par suite de cette diminution, ces parties prennent un aspect blanc ou gris, quelquefois simultanément, le plus souvent pourtant à titre isolé.

DÉFAUT DE PIGMENT DANS L'ÉPIDERME

Lorsque le pigment fait défaut dans l'épiderme, la peau a un aspect blanc brillant ou mat, — *leucodermie, achromie*, — et sa transparence augmentée laisse voir les réseaux vasculaires superficiels ; cet état est ou congénital, *albinisme*, ou acquis, *vitiligo* (1).

(1) Le *vitiligo* ne peut plus être entendu aujourd'hui à la manière de Bateman, et l'on ne saurait plus en faire un terme synonyme de *leucodermie* ou d'*achromie cutanée* (acquise ou congénitale, peu importe), termes qui sont parfaitement aptes et suffisants à désigner l'atrophie pigmentaire, avec l'addition des qualificatifs : générale, partielle, congénitale, acquise, etc.

Il ne suffit pas d'appliquer exactement, comme l'auteur va le faire un peu plus loin, il faut *réserver* exclusivement la dénomination de *vitiligo* à une forme particulière de *dyschromie*, caractérisée par L'INÉGALE *répartition du pigment*, laquelle laisse certaines surfaces absolument décolorées, et colore, au contraire, à l'excès, des régions voisines, particulièrement la bordure

La *leucodermie congénitale* est étendue à la totalité du corps, — *albinisme généralisé*, ou bien limitée à quelques points seulement de la peau, — *albinisme partiel*.

L'albinisme généralisé caractérise spécialement les individus que l'on désigne sous le nom d'*albinos* (*Kakerlaken, Dondos*). Chez eux non seulement la peau, mais encore les cheveux, l'iris et la choroïde manquent de pigment; la peau est transparente, blanche ou rosée, généralement tendre et délicate; les poils sont d'un blanc jaunâtre ou blanc de lin, soyeux, tandis que l'iris et la pupille (par suite de la réflexion de la lumière) paraissent rouges; ces individus sont en même temps atteints de nystagmus et d'une photophobie (1) intense. On ne connaît pas la cause de cet arrêt de développement, qui persiste sans modification pendant toute la vie : Nous savons bien que des sujets chez qui la pigmentation est normale peuvent engendrer des albinos; mais on ignore complètement si des parents albinos peuvent transmettre cette anomalie à leur progéniture (2). Dans les races noires (chez lesquelles, d'après Beigel, on rencontre parfois une diminution de moitié de la teinte foncée, semi-albinisme), l'albinisme s'observe plus fréquemment que dans les races blanches, qui du reste montrent d'une manière générale une plus grande disposition pour certaines modifi-

même des plaques achromiques : c'est une véritable *ataxie pigmentaire*, un mélange d'achromie et d'hyperchromie. Le vice du système inflexible dans la classification dermatologique apparaît ici tout entier : les *altérations de la fonction pigmentaire*, ou DYSCHROMIES, quelle qu'en soit la cause, doivent être réunies dans un chapitre particulier, étudiées, abstraction faite du principe de nomenclature, conformément aux seuls intérêts de l'enseignement et de la pratique. (*Note des Traducteurs.*)

(1) Le terme d'héliophobes (Buzzi), appliqué aux albinos, est plus exact; les albinos sont, en outre, généralement nyctalopes, et exercent la vision à la manière des myopes, bien qu'ils ne le soient pas. (*Note des Traducteurs.*)

(2) On ne sait pas, il est vrai, ce que produirait l'union de deux albinos; mais on sait que celle d'un albinos, ou d'une albinos, avec un individu de quelque couleur que ce soit, produit ordinairement un sujet normal, plus rarement un albinos, exceptionnellement un albinos partiel (pie). Esquirol, Jefferson, Treytorens, Arthaut, *in* Art. ALBINISME du *Dict. encycl. des sc. méd.*, par U. TRÉLAT. (*Note des Traducteurs.*)

cations dans la pigmentation, comme par exemple pour l'albinisme partiel.

L'albinisme partiel représente un état analogue à celui que l'on appelle chez les animaux *état tacheté de la robe,* c'est-à-dire que dès la naissance il y a sur différentes parties du corps, particulièrement sur la peau de la tête, ou des parties génitales, des taches ou des bandes blanches, dépourvues de pigment, qui restent dans cet état pendant toute la vie. Les nègres qui présentent cet aspect bigarré sont désignés sous le nom de nègres mouchetés, nègres pies, *piedes negro, elster-neger*. Assez souvent les poils qui se développent dans le périmètre de ces taches demeurent également blancs (poliose). Ordinairement distribuées d'une manière irrégulière, ces taches et ces bandes sont quelquefois aussi disposées d'une façon symétrique, ou bien leur arrangement correspond à la division périphérique des nerfs, exactement comme certains nævi pigmentaires ou verruqueux. Souvent même ces derniers accompagnent les taches, et l'on voit alors des bandes alternativement blanches et foncées courir les unes à côté des autres. D'une manière générale, l'atrophie et l'hypertrophie pigmentaire s'observent assez souvent simultanément, en quelque sorte comme complémentaires l'une de l'autre (1).

L'albinisme partiel est, comme l'albinisme généralisé, habituellement stationnaire, cependant il se modifie dans certains cas par suite de la disparition du pigment; quelquefois il est héréditaire.

La leucodermie acquise se développe soit idiopathiquement, soit d'une façon consécutive et symptomatique.

La forme idiopathique, *vitiligo,* vitiligo achromateux (1), se

(1) Il n'y a pas, pour nous, de vitiligo achromateux; le vitiligo est toujours à la fois achromateux et hyperchromateux. La leucodermie acquise, dont il s'agit en ce moment, comprend : 1° l'achromie; 2° l'hyperchromie; 3° la réunion des deux états, ou vitiligo. (*Note des Traducteurs.*)

présente, il est vrai, plus fréquemment chez les nègres, mais cependant il n'est pas rare de l'observer dans la race caucasique. Sans cause connue, sans le moindre trouble local appréciable du côté de la sensibilité ou de la nutrition, on voit apparaître sur un ou plusieurs points du corps des disques pâles (dépourvus de pigment), grands comme un centime ou une pièce de 50 centimes, tandis que la peau immédiatement adjacente se colore en brun foncé (1). Il semble que la matière colorante ait été refoulée du centre vers la périphérie. Les poils eux-mêmes se décolorent habituellement dans toute l'étendue occupée par ces taches blanches. Pendant des mois et des années la décoloration va toujours progressant et de la même manière, c'est-à-dire que les portions blanches deviennent de grands disques ronds ou ovales, délimités par des bords convexes, tandis que la peau du voisinage qui a une teinte foncée les entoure par des bords concaves.

Avec le temps il se produit pour l'œil un effet de contraste tout à fait inverse : au début les petits disques blancs sont très visibles par rapport à la peau qui a sa couleur normale et foncée ; le visage, par exemple, est moucheté, et les doigts présentent des anneaux alternativement blancs et bruns. Plus tard, quand les surfaces de décoloration ont atteint une très grande extension, ce sont les taches intermédiaires, colorées par un pigment foncé, qui frappent le plus le regard, de sorte que les personnes inexpérimentées sont portées à considérer les places blanches comme ayant une coloration normale, et à prendre au contraire pour les parties malades celles qui offrent une colo-

(1) Pour que le lecteur comprenne bien la portée de nos commentaires et notre insistance, nous lui rappelons que nous sommes ici, d'après la classification de l'auteur, et d'après le titre du chapitre, aux *Atrophies du pigment*, et que c'est au chapitre des *Dystrophies du pigment* que devrait se trouver la description d'une affection qui comporte à la fois son hypertrophie et son atrophie. Nous insistons ici sur ce que nous considérons comme l'un des vices de la classification purement anatomique et des systèmes fixes, parce que la dissociation de toutes ces choses, qui devraient être décrites à côté les unes des autres, nous paraît nuisible à la netteté d'un sujet sur lequel les médecins, faute d'une terminologie précise, sont très généralement peu renseignés. (*Note des Traducteurs*.)

ration foncée. L'affection peut, après de très longues années, s'étendre sur la presque totalité du corps ; en effet, chez un homme de cinquante-six ans, observé par moi, sauf quelques bandes étroites de pigment foncé situées sur les parties les plus périphériques du corps, tout le reste de la peau était décoloré.

La peau atteinte de leucopathie n'est d'ailleurs nullement altérée, elle est lisse, onctueuse, ses fonctions et sa sensibilité sont normales.

Avec des symptômes ainsi tranchés, le diagnostic du vitiligo est facile à établir Si dans des contrées où règne la lèpre on a parfois confondu celle-ci avec le vitiligo, cela tient d'une part à ce que dans la lèpre la peau présente également des altérations de couleur blanches et foncées, et d'autre part à l'ancienne erreur qui a fait pendant longtemps considérer comme appartenant à la lèpre le « Zaraath » de la Bible dans lequel « certaines portions de la peau deviennent blanches, ainsi que les poils qui s'y trouvent » (1).

Le vitiligo ne comporte pas, il est vrai, un pronostic favorable, puisque c'est une affection incurable (2) et que l'on ne peut pas limiter ; mais aussi, d'un autre côté, sauf qu'il dépare les individus qui en sont atteints, il n'exerce pas la plus légère influence sur l'état général ni sur les autres fonctions de la peau.

Dans le vitiligo l'altération anatomique consiste uniquement dans ce fait qu'il ne se dépose pas de granulations pigmentaires dans les cellules profondes du réseau muqueux, au niveau des taches décolorées, tandis qu'au contraire dans les parties de la peau qui présentent une coloration foncée complémentaire, le

(1) La dyschromie de la lèpre est, en réalité, souvent vitiligoïde ; on la distingue toujours aisément, même dans ce cas, par sa disposition annulaire, la saillie légère, mais habituelle, de la partie hyperchromique ; l'analgésie centrale, avec anémie à la piqûre, etc. (*Note des Traducteurs.*)

(2) L'incurabilité du vitiligo n'est pas absolue, ou au moins, elle ne peut être déclarée telle que sous bénéfice d'inventaire ultérieur. Nous croyons avoir guéri un cas de vitiligo partiel ; et un sujet atteint de vitiligo généralisé, que nous traitions par les injections de pilocarpine, était en voie d'amélioration apparente, quand il a été obligé de quitter l'hôpital. (*Note des Traducteurs.*)

réseau muqueux contient une quantité de pigment plus abondante qu'à l'état normal (1).

Comme cause du vitiligo, on a dans certains cas invoqué un trouble général de l'innervation, par exemple, à la suite de maladies qui ont épuisé la constitution. Très généralement cependant les personnes qui en sont atteintes sont des sujets sains, d'un âge moyen, et précisément dans la plupart des cas de vitiligo progressif il n'y a aucune cause plausible à mettre en avant. Souvent il est vrai la cause déterminante peut être fournie par des conditions locales. Telles sont, je crois, toutes les circonstances qui peuvent apporter un trouble dans la distribution normale du pigment, ou provoquer une production trop active. Dans ces conditions le pigment disparaît ou immédiatement, ou par la voie détourné de l'hypertrophie pigmentaire. Ainsi l'on sait que le vitiligo prend souvent naissance dans des taches pigmentaires, et qu'il se forme des décolorations persistantes et fixes ou qui progressent plus tard, sous l'influence de la pression produite par des bandages, ou dont le point de départ est dans des cicatrices de brûlures ou d'ulcérations. Dans ces derniers cas le pigment est entraîné dans le torrent de résorption qui est particulier au processus de régression des cicatrices, et qui emporte également d'autres éléments de tissu (cellules d'infiltrat, corpuscules de tissu cellulaire).

C'est à cette dernière catégorie de causes que se rattachent les formes de vitiligo concomitantes et consécutives qui se composent de l'assemblage bigarré de taches décolorées et pigmentées, dans la xérodermie, la sclérodermie, la lèpre, ainsi que les décolorations qui persistent ordinairement après la résorption des infiltrats inflammatoires et néoplasiques et de leurs débris pigmentaires, à la suite des furoncles, de la variole, du lupus, des papules syphilitiques, et des cicatrices de la grossesse, etc... Mais ce qui est toujours problématique, c'est de

(1) La dyschromie, dans toutes ses formes, est essentiellement une altération de la *fonction* épidermique; la *lésion anatomique* proprement dite réside vraisemblablement dans le système nerveux (on pourrait le démontrer pour la lèpre); la démonstration viendra en son temps. (*Note des Traducteurs.*)

savoir pourquoi dans ces cas l'atrophie pigmentaire continue parfois à progresser, ou pourquoi elle atteint d'autres parties de la peau. Toutefois, on comprend très bien que sur les points qui ont été le siège des affections que nous avons énumérées plus haut, il se fasse une décoloration fixe et persistante d'une étendue égale à celle de la lésion locale, puisqu'avec l'atrophie des papilles les tissus qui produisent le pigment sont également détruits.

Le traitement direct des leucopathies, de quelque genre qu'il ait été, n'a jamais jusqu'ici donné de résultat satisfaisant. Nous pouvons bien, au moyen d'une certaine irritation de la peau, par les cantharides par exemple, déterminer une pigmentation plus forte sur les taches vitiligineuses, mais cette pigmentation ne répond pas du tout à la teinte normale de la peau, et puis elle ne tarde pas à se perdre de nouveau dans le vitiligo. Par contre, nous sommes à même de supprimer l'aspect moucheté de la peau, le contraste des taches claires et foncées, en traitant les places pigmentées, c'est-à-dire les places réellement saines (1), dont on obtient la décoloration à l'aide des moyens que nous avons cités plus haut (page 87) comme étant propres à donner ce résultat. Ce traitement peut être avantageux dans les premières périodes du vitiligo de la face et des mains, et dans l'achromie partielle.

Les médicaments internes, l'arsenic, le fer, n'exercent pas la moindre influence sur le vitiligo.

ATROPHIE DU PIGMENT DU SYSTÈME PILEUX

Les termes de canitie ou de poliose (2) s'appliquent à la dé-

(1) Nous ne considérons pas les parties hyperchromiques du vitiligo comme normales, mais bien comme faisant partie essentielle de l'altération ; elles cèdent, il est vrai, en partie, et surtout temporairement, à une médication qui reste sans action sur la tache achromique ; mais il en est ainsi partout, et l'action directe sur l'hypertrophie prédomine toujours sur l'action que l'on peut exercer sur l'atrophie. (*Note des Traducteurs.*)

(2) Le terme de *canitie* s'applique surtout à la décoloration des *cheveux* isolément (en dehors de l'albinisme par conséquent) ; elle peut être congéni-

coloration des poils, qui prennent un aspect d'un blanc gris allant parfois jusqu'au blanc d'argent. Cette atrophie peut être congénitale, générale ou partielle, correspondant à l'albinisme; on trouve pourtant aussi dès la naissance des cas de poliose partielle, une mèche de cheveux gris ou d'un blanc clair au milieu d'une chevelure plus ou moins foncée, sans que la portion de peau que recouvre cette mèche soit en même temps décolorée.

La canitie prématurée acquise survient d'une manière anormale, s'étendant à la totalité du cuir chevelu ou de la barbe, ou bien sous forme de poliose partielle par suite d'une disposition individuelle ou, dans certains cas, héréditaire, ou encore après de violentes souffrances physiques et morales; parfois aussi, mais rarement, les cheveux qui repoussent après être tombés à la suite d'une fièvre typhoïde, d'un érysipèle, etc., présentent cette atrophie pigmentaire. La canitie prématurée disparaît dans quelques cas rares, par le fait de la reproduction de cheveux pourvus de pigment. Mais le plus souvent elle est persistante, absolument comme la canitie sénile physiologique, dans laquelle ordinairement les cheveux gris apparaissent tout d'abord au niveau des tempes, puis plus tard sur d'autres parties du cuir chevelu et de la barbe, jusqu'à ce que progressivement, c'est-à-dire dans l'espace de plusieurs années, les poils de ces régions, ainsi que ceux du corps entier, finissent par être tous blancs.

La base anatomique de toutes les formes de canitie que nous avons énumérées est la même. La pigmentation normale des poils dépend, comme on le sait, du dépôt de granulations pigmentaires variant du brun jaune au brun foncé entre les cellules de l'écorce, et la nuance de leur coloration, noire, brune, blonde, rouge, tient à la quantité (densité) et à la distribution de ce pigment. La matrice pigmentaire du poil est la papille même, absolument comme ce sont les papilles de la peau qui fournissent le

tale, acquise, prématurée, sénile, lente, rapide sinon subite; le terme de *poliose*, peu usité, s'applique surtout, pour nous, à l'achromie des *poils* en général, ou proprement dits; nous proposons de le reprendre dans le langage courant, et de l'adopter particulièrement à la décoloration des poils, ou du système pileux dans son ensemble. (*Note des Traducteurs.*)

pigment de l'épiderme, et la constance de la coloration de chaque poil isolément dépend de la reproduction constante d'un pigment nouveau par sa propre papille. C'est ainsi que les jeunes cellules du bulbe pileux reçoivent immédiatement leur contenu pigmentaire qu'elles entraînent avec elles, et qui incessamment poussé d'arrière en avant dans le développement du poil à l'extérieur, s'adjoint à la substance corticale de celui-ci et se transforme en tissu corné. Dans les formes congénitales de poliose, les papilles pileuses (et, dans l'albinisme, les papilles de la peau elles-mêmes) sont dès la naissance dépourvues de cette fonction productrice du pigment ; dans la canitie ultérieure ou acquise, les papilles pileuses perdent brusquement (dans le vitiligo), ou progressivement cette propriété, soit à la suite d'une dépression générale de la nutrition ou de l'innervation (après une maladie, un chagrin, un travail excessif), ou bien à la suite d'une destruction locale des papilles (cicatrices), ou enfin par le fait de l'atrophie sénile des tissus. La canitie ne consiste donc pas dans la décoloration ou le blanchissement de la chevelure déjà complètement développée et pigmentée, elle consiste en ce que les cheveux ou poils qui poussent à partir d'un certain moment sont d'abord pauvres en pigment, puis progressivement ils arrivent à être tout à fait dépourvus de granulations pigmentaires, et alors ils deviennent gris. Wertheim a récemment étudié avec plus de soin ce sujet. Dans la canitie sénile, on trouve toujours des cheveux qui sont encore foncés à leur extrémité libre, tandis que dans la partie qui correspond à la base ils présentent déjà une diminution plus ou moins grande de pigment.

Mais il y a plus, avant la canitie complète, certains follicules produisent des cheveux qui présentent des anneaux alternativement bruns et blancs, ce qui prouve bien que ces papilles, avant l'arrêt complet de leur production pigmentaire, étaient encore capables de fournir par séries, à ces cheveux, des granulations colorées. Or, comme les cheveux pris isolément ne blanchissent que dans les parties les plus récemment produites, et par conséquent ne peuvent devenir blancs qu'en proportion du temps qu'ils mettent à pousser, c'est-à-dire dans un délai de plusieurs semaines, tous les récits de personnes chez qui les cheveux auraient blanchi « subitement », « en une seule nuit » (naufragés ou condamnés à mort, par exemple), tous ces récits, dis-je, ne reposent que sur une observation erronée. Il est en effet inadmissible au point de vue physiologique que des granulations pigmentaires qui se trouvent dans les poils complètement développés et ayant une certaine longueur, disparaissent subitement. D'un autre côté, il n'est pas plus admissible de dire qu'il se développe des gaz dans des poils entièrement organisés, sous l'influence de la peur, d'une menace de mort, etc..., que de prétendre que ces bulles de gaz ou d'air masquent le pigment; en effet, on sait que souvent des cheveux qui ont leur coloration normale contiennent de l'air.

Le traitement de la canitie ne peut pas avoir pour but de rendre aux bulbes pileux la faculté de produire à nouveau du pigment (1), il ne peut que chercher à masquer la diminution de la matière colorante en donnant aux poils une coloration artificielle. Bien que depuis longtemps le commerce se soit emparé de la solution de ce problème, qui est devenue une véritable profession, il est cependant utile pour le médecin de connaître les moyens cosmétiques que l'on emploie pour colorer les cheveux. Le plus usité est le nitrate d'argent, dont la solution, suivant son degré de concentration, donne aux cheveux une nuance différente allant du brun au noir, par le fait de la réduction de l'oxyde d'argent sous l'influence de la lumière. Avant de l'appliquer on savonne les cheveux avec soin pour enlever la graisse. Il est bien difficile que la solution de nitrate d'argent ne touche pas la peau sous-jacente, mais on empêche qu'elle soit colorée en noir en la lavant immédiatement avec une solution de sel marin ou de cyanure de potassium. On fait aussi grand usage d'applications combinées de nitrate d'argent, d'acétate de plomb, ou de sulfate de fer avec le foie de soufre. On brosse les cheveux avec l'une de ces solutions, on les laisse sécher, puis on applique la seconde solution. En combinant d'une façon con-

(1) C'est là cependant ce qui serait à rechercher, dans quelques cas de canitie accidentelle très prématurée, et ce qui n'est pas, théoriquement au moins, inadmissible; toutes les canities ne sont pas progressives, ni absolument définitives. (*N. d. Tr.*)

venable la quantité et la concentration des liquides employés, on obtient parfaitement la nuance que l'on désire, depuis le brun clair jusqu'au noir, ou au rouge jaune. D'après la démonstration du docteur J.-E. Polak, on obtient des nuances diverses de coloration allant jusqu'au noir brillant par l'emploi du *henné indien* (papillonacée) qui est en usage chez les Persans ; on fait avec la poudre de cette plante et de l'eau une pâte dont on enduit les cheveux, puis on étale par-dessus de la poudre d'indigo et l'on soumet ensuite la région pendant une demi-heure à l'action de la vapeur d'eau. On comprend facilement qu'il faut renouveler les applications de ces substances colorantes aussi souvent que les cheveux blancs ont repoussé dans une certaine longueur.

Voici quelques formules :

(*a*) pour obtenir une coloration noire : Nitrate d'argent 1 ; carbonate d'ammoniaque 1,50 ; onguent émollient 30. — Nitrate d'argent 1,25 ; eau distillée 60 ; nitrate de mercure liquide, teinture de réséda ãã 5. — Nitrate d'argent 5 ; acétate de plomb 1 ; eau de roses 100 ; eau de Cologne 1. — En applications combinées : Nitrate d'argent fondu 5 ; eau distillée 50 ; Liq. n° I. — Acide pyrogallique 3 ; eau distillée 40 ; esprit-de-vin rectifié 10 ; Liq. n° II. — Ou : Nitrate d'argent fondu 8 ; eau distillée 70 ; Liq. n° I. — Foie de soufre 8 ; eau distillée 70 ; Liq. n° II.

(*b*) pour obtenir une coloration brune : Acide pyrogallique 1 ; eau de roses 40 ; eau de Cologne 2. Un moyen très populaire aussi est d'enduire les cheveux avec le « baume sulfureux » (soufre battu avec de l'huile de jaune d'œuf), puis on les lave avec une dilution vinaigrée ou acétique (acétate d'oxyde de fer). — Toutes les huiles grasses, huile de noix, huile de macis, huile de cassis, etc..., donnent aux cheveux une coloration plus foncée ; on peut les employer pures ou sous forme de pommade ; par exemple : Huile d'œuf, moelle de bœuf, ãã 20 ; lactate de fer 1,50 ; huile éthérée de cassis 1 (Pfaff.). En dehors de l'eczéma que leur usage mal dirigé peut produire, les substances métalliques que l'on emploie pour colorer les cheveux n'ont pas plus d'inconvénient pour la santé que les substances végétales.

ATROPHIE DES POILS

L'atrophie des poils comprend toute espèce de trouble morbide survenu dans l'accroissement typique des cheveux, ou de la totalité du système pileux, ou encore d'un changement dans la structure de chaque poil en particulier.

ALOPÉCIE

Nous donnons le nom d'alopécie au développement insuffisant du système pileux, quelles qu'en soient la cause et la forme.

Celse a appelé alopécie toute forme de calvitie ou de chute de cheveux intéressant le cuir chevelu et la barbe. Mais la calvitie ne représente en général que le résultat final d'un processus combiné, c'est-à-dire de la chute anormalement abondante des poils (*effluvium s. defluvium s. lapsus pilorum, Psilose*), laquelle est associée à une reproduction insuffisante des poils, de façon que dans ces conditions l'idée d'alopécie ne saurait être séparée de celle des phénomènes pathologiques dont nous venons de parler. Cette large manière d'envisager l'alopécie paraît plus exacte que celle, beaucoup plus limitée, propre à certains auteurs, suivant lesquels il faut entendre par alopécie seulement la chute disséminée des cheveux et des poils de la barbe, tandis que l'on employait des désignations particulières pour les autres formes de la calvitie, comme : phalacrose (1) ou calvitie pour la calvitie de la partie antérieure de la tête; ophiasis (2) (Celse) pour dési-

(1) La *phalacrose* est tombée dans un oubli profond et mérité. (*Note des Traducteurs.*)

(2) Le terme d'*ophiasis* est connu de tous les médecins, mais il en est peu pour qui il ait une signification précise; parmi les auteurs, quelques-uns restent à son égard, avec prudence, dans le vague, ajoutant parfois que cette alopécie est ainsi appelée parce qu'elle a une forme « *serpentine* ». « *Si per longes et serpentinos tractus vitium propagetur ophiasim habes* » (Lorry). Pour Celse, l'*ophiase* différait de l'*alopécie* et de l'*aire* en ce que la chute des cheveux qui se produisait dans ces dernières de quelque manière que ce soit, suivait au contraire, dans la première, des conditions déterminées : dé-

gner une bande chauve s'étendant transversalement sur le crâne d'une oreille à l'autre; opistophalacrose (1), pour la calvitie de l'occipital; hémiphalacrose (2) pour la calvitie occupant la moitié latérale du crâne; anaphalantiase (3), pour la perte des sourcils; alopécie en aires ou aires de Jonston, pour désigner la perte des cheveux affectant la forme de disques; enfin madèse ou madarose (4) pour indiquer des cheveux rares ou clairs, tombant facilement.

En considération des symptômes les plus essentiels, des circonstances concomitantes et étiologiques, je crois pouvoir proposer la division suivante des diverses variétés de l'alopécie :

Alopécie congénitale, insuffisance congénitale du système pileux, c'est-à-dire que les cheveux sont rares ou bien même ils font complètement défaut, — *oligotrichie et atrichie,* — cette forme peut être partielle ou généralisée. Il est rare qu'elle soit persistante; ordinairement les cheveux poussent en retard. L'alopécie congénitale représente donc un arrêt de développement et souvent elle est associée à une dentition difficile et tardive.

Alopécie acquise, comprenant les variétés suivantes : *alopécie sénile, calvitie prématurée, alopécie prématurée.*

L'alopécie sénile commence avec l'âge avancé. Habituellement ce sont les cheveux situés à la limite du front et du cuir chevelu qui disparaissent les premiers, de sorte que le front s'allonge dans la même proportion vers le sommet de la tête (front de

but à l'occiput, marche serpigineuse vers les oreilles, sur une largeur n'excédant pas celle de deux doigts, les deux bandes se rejoignant quelquefois pour se réunir enfin au point de départ.

Pour Gorris (*De Definit.*, etc., 1554), le terme d'ophiase a été appliqué à la calvitie par comparaison avec la mue épidermique des serpents. Pour Littré, enfin, l'ophiase est simplement l'alopécie en aires (notre pelade tachetée), alopécie à îlots multiples, tachetant la peau du crâne à la manière de la peau des serpents.

Aucun éclaircissement n'est à tirer des *descriptions* des auteurs antérieurs à l'époque actuelle; les affections les plus diverses du cuir chevelu ont été décrites sous ce nom, lequel ne doit jamais être interprété que sous condition d'inventaire. (*Note des Traducteurs.*)

(1-2-3-4) Les mots de opistophalacrose, hémiphalacrose, anaphalantiase, madèse ou madarose, ont un grand intérêt de curiosité; mais il faut s'empresser de les restituer au lexique. (*Note des Traducteurs.*)

vieillard). Lorsque la calvitie est déjà développée quand l'individu arrive à la vieillesse, elle s'étend alors sur un cercle qui va de la limite supérieure du front jusqu'au delà du sommet de la tête et de chaque côté presque jusqu'au milieu des os pariétaux, tandis que l'occiput, les parties latérales des pariétaux et les régions temporales présentent encore une chevelure à peu près normale. La peau qui est devenue chauve paraît lisse, tendue, brillante, souvent graisseuse, amincie. Chez les gens très âgés, les orifices des follicules sont difficilement reconnaissables, quelques-uns présentent çà et là un petit poil follet. — L'alopécie sénile est incomparablement plus fréquente chez les hommes que chez les femmes. Généralement les cheveux deviennent blancs avant de tomber, mais cette transformation n'est certainement pas la cause de leur chute. L'alopécie sénile n'atteint que faiblement les poils de la barbe et des parties génitales.

La diminution de la vitalité qui, dans la vieillesse, se manifeste également dans d'autres systèmes, peut aussi être la cause prochaine de l'alopécie sénile, cependant il faut noter que la calvitie résultant de l'âge s'observe plus rarement chez la femme.

Les conditions anatomiques que l'on observe dans la peau frappée de calvitie ne sont pas telles que l'on puisse les considérer comme étant la cause directe de la chute des cheveux, mais on n'est pas plus autorisé à les regarder comme la conséquence de leur chute. En effet, ce n'est pas sur les parties de la peau qui sont devenues chauves depuis peu de temps que l'on observe les symptômes de l'atrophie, mais seulement sur celles qui depuis de longues années ont perdu la faculté de produire des cheveux. Sur des coupes microscopiques, on voit les glandes sébacées atrophiées par séries longitudinales; sur d'autres points au contraire elles sont dilatées ; les follicules pileux sont remplis de débris épithéliaux, les gaînes de la racine du poil dégénérées, entourant souvent un poil follet très mince. Dans beaucoup de follicules la papille a disparu, ainsi que les lobules graisseux ; le chorion est aminci, le tissu cellulaire est considérablement diminué de volume, ses fibres présentent par places une dégénérescence vitreuse ou colloïde, les granulations graisseuses sont devenues troubles; enfin on rencontre çà et là des grains de pigment disséminés en foyers.

L'alopécie prématurée, *calvitie prématurée*, est idiopathique ou symptomatique.

L'alopécie prématurée idiopathique est caractérisée par une calvitie qui survient sans maladie appréciable des cheveux ou des follicules, ou même de la peau, au niveau des régions dépilées. Cette alopécie peut s'observer dans des conditions différentes, et ses formes sont loin d'avoir la constance qui serait nécessaire pour permettre de tracer un tableau morbide typique, à l'exception toutefois d'une seule variété, l'alopécie en aires.

ALOPÉCIE EN AIRES

Sauvages mentionne pour la première fois, sous ce nom et le synonyme *Area Johnstoni*, une forme d'alopécie dans laquelle les cheveux tombent sur des espaces en forme de disques (*per areas tantum*) (1). Celse n'a pas compris cette variété de calvitie dans son chapitre « *de areis* » et probablement il ne la connaissait pas. Le nom d'*area Celsi*, qui paraît être en faveur auprès des auteurs, n'est donc pas justifié pour désigner l'affection dont il est ici question. Par contre Willan en a donné une bonne description (et un bon dessin) sous le nom de *porrigo decalvans* ou *bald ringworm*, qu'il distingue du *porrigo scutulata* ou *common ringworm*, bien que ces deux maladies donnent naissance à des disques alopéciques. Mais dans la première, il se produit, par le simple fait de la chute des cheveux, des disques lisses, tandis que dans la seconde, certaines parties de la peau se couvrent de vésicules, de pustules et de squames, et sur ces mêmes points les cheveux se cassent à une petite distance du tégument.

(1) Cela est absolument certain; Sauvages avait vu la pelade; il la désignait sous le titre de : *alopecia areata seu area Johnstoni*. « Elle se manifeste, dit-il, sous toutes sortes de figures; elle affecte la barbe et les cheveux, et vient à tout âge, etc. Elle est difficile à guérir lorsque la surface malade ne rougit pas quand on la frotte, qu'elle est invétérée, que la peau est épaisse (lisez : œdématiée), grasse et entièrement lisse, etc. » (*Note des Traducteurs.*)

Plus tard ces deux affections ont été souvent confondues l'une avec l'autre, ainsi que leurs noms, surtout depuis que la nature parasitaire du *porrigo scutulata* de Willan, c'est-à-dire de l'herpès tonsurant de Cazenave ou *teigne tondante* de Mahon a été prouvée, et que Gruby et d'autres auteurs ont cru avoir démontré aussi dans le *porrigo decalvans* de Willan ou *alopécie en aires* la présence d'un champignon. En employant ultérieurement les noms de teigne pelade, pelade, vitiligo (Cazenave!) pour désigner cette dernière variété, on a cherché à éviter les confusions dont nous venons de parler. Il est, à notre avis, préférable de nous en tenir une fois pour toutes à la dénomination originelle d'alopécie en aires (1).

L'affection débute sur un point, souvent aussi en même temps ou à de courts intervalles successivement sur plusieurs points du cuir chevelu ou de la barbe, plus rarement de l'aisselle ou des parties génitales ; tous les cheveux ou les poils compris dans l'étendue d'un petit cercle tombent sans que l'on s'en aperçoive (2). Les cheveux ou les poils qui forment la zone avoisi-

(1) Cette dénomination d'*alopécie en aires* serait excellente, si la forme en plaques ou en disques était constante, unique ou permanente ; mais il n'en est rien. Aussi le terme de *pelade*, emprunté par Bazin au vocabulaire dermatologique et syphiligraphique ancien, où il avait diverses acceptions, et appliqué par lui à la désignation du porrigo décalvant de Willan, doit être préféré, puisqu'il est généralement connu maintenant, et reconnu en dermatologie. C'est le terme le moins imparfait que nous ayons actuellement pour désigner le *genre* d'alopécie dont nous nous occupons en ce moment. (*Note des Traducteurs.*)

(2) Les cheveux tombent, en effet, sans que le malade s'en aperçoive autrement que quand la plaque dénudée est constatée ; cela veut dire simplement que cette chute se fait avec une grande rapidité, en une semaine, par exemple. Cela est un excellent *signe diagnostique* qu'il faut retenir, et qu'on pourra utiliser souvent pour la diagnose extemporanée, aucune autre espèce d'alopécie ne se produisant de la sorte.

Ceci dit, une observation attentive, ou délicate, fera reconnaître que cette rapidité décalvante n'est pas absolue ; depuis longtemps les cheveux étaient déjà altérés, et la preuve absolue en est donnée par ce fait que, dès le premier examen de cette aire dénudée que le patient déclare si récente, on trouve presque toujours déjà plus ou moins de cheveux longs, décolorés et atrophiés. Lailler, à qui l'on doit les recherches cliniques les plus précises et les plus vraies sur la pelade, signale, en plusieurs passages de ses Leçons, l'altération du cuir chevelu et des cheveux, préalable à l'alopécie ; le cuir che-

nante de ce cercle ont tellement perdu leur adhérence, qu'ils cèdent à la plus légère traction et qu'ils tombent même spontanément dans un délai de quelques jours (1). C'est ainsi que s'agrandissent les disques d'alopécie, au niveau desquels la peau est lisse, blanche, parfois un peu rouge (2), sans éruption ni

velu est tomenteux, quelquefois légèrement desquamant (ce que Bazin considérait à tort comme un duvet parasitaire) ; les cheveux sont ternes, secs, sans adhérence solide, clairsemés, décolorés (voyez LAILLER, *Leçons cliniques sur les teignes*. Paris, 1878).

(1) Les choses ne sont pas toujours aussi simples; dans certains cas, en même temps que les cheveux perdent leur adhérence, ils deviennent fragiles et se cassent, surtout autour de la plaque ; il en résulte une apparence de barbe récemment et imparfaitement rasée, qui peut induire en erreur et faire confondre la pelade avec la trichophytie nummulaire. Cette forme de *pelade à cheveux fragiles* n'est qu'une variété de la pelade commune, en aucune manière une affection différente ; c'est absolument par erreur que Bazin l'a dénommée *pseudopelade;* et, s'il lui faut une autre dénomination que celle que nous lui avons donnée, celle de pelade pseudotondante qui lui a été donnée par LAILLER (*loc. cit.*) est entièrement exacte.

Autre particularité importante : il ne faut pas confondre les cheveux cassants de notre pelade à cheveux fragiles avec les cheveux *cassés et friables au plus haut point* de la teigne tondante de Mahon et de Cazenave, ou encore avec les cheveux cassés d'un favus récemment et mal épilé ; dans la teigne tondante, si l'on saisit avec la pince un fragment de cheveu infiltré de trichophyton, il casse au niveau de la peau, sous la seule pression des mors de l'instrument ; dans la pelade, si on le saisit à courte distance de la peau, on peut l'amener avec sa racine atrophiée, effilée et décolorée. De plus encore, dans ces formes de pelade, un grand nombre de cheveux, qui ont été coupés assez courts au ciseau, ou rasés, sont cadavérisés, et restent immobiles durant des semaines ou des mois ; si la tête a été rasée, ce sont des îlots analogues à une barbe rasée qui feraient croire à l'existence d'îlots de repousse ; mais, toutes les fois qu'on peut saisir un de ces cheveux à la pince, il s'extrait sans aucune résistance, exactement comme s'il était simplement enfoncé dans un corps mou. D'autre part, une observation de quelques jours ou de quelques semaines permettra de constater l'étrange immobilité de ces îlots de cheveux morts, mais non friables, et le microscope n'y fait découvrir aucune trace de trichophyton, mais seulement, dans quelques cas, les « spores de la pelade », ce qui avait induit Bazin en erreur sur ce point particulier. (*Note des Traducteurs.*)

(2) La pâleur, avec ou sans achromie, est ordinaire ; en outre, conformément à l'observation de Sauvages, la peau, au niveau de la plaque, sur le cuir chevelu, est empâtée, *légèrement* œdématiée même, ainsi que l'a constaté Devergie ; ce dernier caractère est très réel, bien qu'il ait été contesté par Bazin ; on en peut aisément faire la preuve à l'aide de la pression un peu prolongée du doigt. (*Note des Traducteurs.*)

desquamation, sans modifications de la température ni de la sensibilité ; dans quelques cas on a mentionné un peu d'hyperalgésie, ou au contraire de l'analgésie. Il n'y a ni douleur ni démangeaison (1). Par suite de l'extension constante de la chute des cheveux, les disques alopéciques arrivent à se confondre les uns avec les autres, et la plus grande partie de la peau du crâne finit, dans un délai de six à douze mois, par être glabre. Cependant la maladie s'arrête ordinairement après quelques mois, mais pas partout en même temps, c'est-à-dire que les cheveux qui forment la limite des aires reprennent une adhérence solide ; puis des cheveux d'abord minces et dépourvus de pigment, et plus tard plus forts et pigmentés, apparaissent sur les plaques alopéciques (2). C'est ainsi qu'une nouvelle chevelure recouvre la totalité du crâne, quelquefois, il est vrai, seulement après un ou deux ans et plus, surtout dans les cas où l'affection a envahi successivement différents points, ou même s'est reproduite sur des surfaces qui étaient déjà en voie de guérison.

Dans certains cas défavorables, la maladie ne se limite pas ; elle se généralise au cuir chevelu, à la barbe, aux sourcils et aux cils, ainsi qu'aux poils vigoureux ou aux follets du tronc et des membres ; sur la totalité du corps, la peau est devenue lisse et polie (3). Même dans ces cas le système pileux peut se reproduire

(1) Les troubles de la sensibilité, au niveau des aires alopéciques, réclament une étude nouvelle et plus précise ; le prurit y est rare à la période d'état ; il est, au contraire, très ordinaire à la période préalopécique. (*Note des Traducteurs.*)

(2) Il n'y a rien d'aussi ordinaire que de voir, à peu de distance l'une de l'autre, deux aires, l'une en voie de réparation et l'autre en voie de déchéance ; de plus, les *rechutes* locales sont fréquentes, non moins que les *récidives*, même à très longue échéance. (*Note des Traducteurs.*)

(3) Dans les cas où l'alopécie en aire atteint plusieurs points de la face, en même temps que le cuir chevelu, il est rare qu'il n'y ait pas de dépilation sur un autre point du corps, à un degré variable.

Les formes à marche rapide, avec alopécie étendue à la généralité du corps, ont une gravité toute différente, et il est bien difficile de les concevoir dans la théorie parasitaire. En outre, il en est qui, ne différant en rien des précédentes par les caractères objectifs, sont incontestablement liées à une altération générale du système nerveux. L'un de nous a signalé, il y a quelques années, la coïncidence de l'alopécie aiguë généralisée complète, avec un cas de maladie de Basedow, coïncidant avec une altération spéciale

après des années, à moins toutefois que l'affection n'ait atteint des proportions excessives (1).

Le diagnostic de l'alopécie en aires ne présente de difficultés que dans quelques cas rares, où l'on pourrait la confondre avec l'herpès tonsurant.

Le pronostic est en général favorable, en ce sens que les poils repoussent ordinairement avec le temps et que le contraire est exceptionnel.

On n'est pas arrivé jusqu'ici à découvrir les lésions anatomiques qui donnent naissance à l'alopécie en aires. La présence des champignons (Microsporon, Audouini-Gruby et autres auteurs) a été fréquemment soutenue, mais jamais démontrée ; il ne saurait donc en être question ici (2).

des ongles, qui sont finement pointillés dans toute leur étendue, à la manière de la plus fine dentelle, sans avoir perdu leur adhérence, et sans être, en aucune manière, mycosiques. (*Note des Traducteurs.*)

(1) Cette remarque, d'une grande justesse, est très importante ; le médecin ne doit jamais perdre confiance, même quand l'alopécie peladique persiste plusieurs années ; plus les années multiplient nos observations, moins nous pouvons compter d'alopécies généralisées définitives et complètes. (*Note des Traducteurs.*)

(2) Tout médecin voulant juger les choses sans parti pris, sera vivement impressionné de la négation et du jugement absolus que formule sur la nature parasitaire de la pelade un dermatologiste aussi éminent, aussi consommé dans l'étude des affections parasitaires que le professeur Kaposi, à côté duquel se rangent Neumann, Rindfleisch, Horand, Duhring, Herbert Stowers, etc. Il ne le sera pas moins en voyant les dermatologistes actuels de l'hôpital Saint-Louis, qui observent les pelades par centaines, déclarer, sans détour, que cette question attend encore sa solution ; qu'il y a bien un parasite dans beaucoup de pelades, mais que ce parasite est purement sporulaire, et que ses rapports avec le cheveu n'ont jamais permis de comprendre la lésion qui lui appartient, non plus que la marche de la maladie. A côté de faits de contagion indéniables, nous voyons des exemples beaucoup plus nombreux dans lesquels elle ne s'exerce pas, quelque intimes ou prolongés que soient les rapports des individus malades avec les individus sains. Lailler, qui dirige depuis de longues années un grand service d'enfants teigneux, n'a jamais vu d'exemple de contagion de la pelade dans ses salles !

(*Note des Traducteurs* (1).)

(1) Voy., sur ce point, MERKLEN, *de la Pelade*, in *Annales de dermatologie et de syph.*, 1880 p. 260 ; *Beobachtungen über Alopecia areata* (*Observations sur l'alopécie en aires*), par H. EICHHORST, de Göttingue, *analysé* par A. Doyon, in *Annales de dermatologie*, 1880, pp. 587 et suiv. — Voy. les notes de la suite du chapitre. (*Note des Traducteurs.*)

Les poils et les cheveux qui tombent paraissent atrophiés dans leur partie radicale, et cassés au-dessus du bulbe. Rindfleisch seul a admis que le poil à ce niveau présente un boursouflement en forme de nœud, auquel il attribue théoriquement la cassure qui se produit en ce point (1).

Aucune lésion visible n'existant dans les tissus, et comme nous ne connaissons absolument pas d'autre cause de la maladie, nous sommes forcés de supposer que l'alopécie en aires est le résultat d'une trophonévrose, dont la cause éloignée est tout à fait obscure, puisque les personnes qui en sont atteintes ne souffrent d'aucun trouble nutritif ou fonctionnel d'un autre genre (2).

(1) Voici, sur ce point, le résultat de l'observation de Lailler, dont chacun peut aisément constater le bien-fondé. « Les cheveux peladiques, examinés au microscope, montrent : 1° une atrophie générale du cheveu, qui est d'autant plus aminci et décoloré qu'on se rapproche davantage de sa racine; 2° un pointillé brun, granulé, un peu ovoïde, à grand diamètre répondant à la longueur du cheveu, et n'ayant aucun caractère sporulaire ; 3° sur certains cheveux, une sorte de renflement causé par une dissociation des fibres longitudinales, qui ferait croire à un écrasement par les mors d'une pince (c'est une sorte de fracture incomplète avec éclats). Il est probable que les cheveux courts, en massue, que l'on observe çà et là, ne sont que des cheveux complètement brisés au niveau des renflements : leur extrémité libre, au lieu d'être égale et régulièrement arrondie, représente une sorte de brisure un peu différente de celle que l'on observe dans la tondante, en ce qu'elle présente une espèce de renflement qui n'existe pas dans cette dernière ; 4° la racine du cheveu s'arrache presque toujours sans sa gaîne ; elle est mince, atrophiée, déformée, comme une racine de colza, en crosse. » — LAILLER, *loc. cit.*, p. 84. (*Note des Traducteurs.*)

(2) Il n'y a pas lieu de discuter longuement le théorie de la trophonévrose appliquée à l'explication de la totalité des cas que l'on réunit aujourd'hui sous la dénomination d'alopécie en aires ou de pelade; certainement la pelade n'est pas *une* au point de vue pathogénique ; nous ne dirons pas avec Tilbury Fox qu'il y a deux pelades ; nous dirons qu'il y en a plusieurs ; mais nous ajouterons que nous ne pouvons donner aucun caractère objectif précis qui puisse servir à les classer méthodiquement et à les démontrer.

Dans toutes, le cheveu, on le sait, subit une *altération de nutrition,* laquelle ne peut résulter que d'une lésion matérielle de la papille ; *une fois produit,* le poil peut être *altéré* par un trichophyte, comme dans la teigne tondante, mais il ne peut pas être *atrophié;* l'atrophie est une action *vitale* qui ne peut pas provenir d'une action directe sur le poil proprement dit. Il n'y a donc rien dans la théorie trophonévrotique, comprise comme nous pensons qu'elle le doit être, qui puisse infirmer fondamentalement la théorie du

L'affection se montre en égale proportion chez des sujets jeunes ou d'âge mûr (1) de l'un ou l'autre sexe; rien ne permet de la regarder comme étant contagieuse (2).

La thérapeutique est impuissante contre cette maladie; elle ne peut ni en abréger la durée, ni empêcher qu'elle éclate sur un nouveau point (3). On peut prescrire des applications de liquides irritants, alcooliques ou éthérés, mélangés avec de petites quantités d'acide phénique, de teinture d'aconit, de cantharides, de piment, de vératrine, d'huile de macis, avec un régime fortifiant et une médication tonique; on peut également avoir recours à l'électricité. Il est bon d'arracher et de faire tomber les cheveux qui ont perdu leur adhérence. Le temps du reste agit évidemment plus et mieux que tout ce que l'on peut faire (4).

parasite, dont la présence, en un point plus profond de l'appareil pilaire, ou à sa périphérie (à déterminer), pourrait être la cause excitante directe du trouble nutritif de la papille, ou la condition d'un réflexe local. (*Note des Traducteurs.*)

(1) La pelade est certainement beaucoup plus fréquente chez les *jeunes sujets* des deux sexes qui fréquentent les écoles ou les asiles que chez les adultes, ou chez les enfants isolés. (*Note des Traducteurs.*)

(2) Les faits de Gillette, de Hillairet, de Lailler, les nôtres, etc., ne permettent pas un instant de mettre en doute la simultanéité de cas de pelade chez des sujets réunis qui se la sont communiquée, ou l'ont contractée à une même source. Ce qui est exact, c'est que cette transmission ne peut pas être prouvée expérimentalement, comme cela a été fait, ou se fait spontanément en toute évidence, pour la trichophytie ou pour le favus, et qu'on ne l'observe guère dans le cas, en apparence le plus favorable, du mari à la femme et réciproquement. La transmission (ou la simultanéité de développement) est plus ordinaire chez les frères ou sœurs, ou chez les enfants. Nous possédons cependant plusieurs observations de pelade développée sur les employés d'un même bureau. (*Note des Traducteurs.*)

(3) Nous n'acceptons cette proposition que dans une mesure déterminée; il y a, dans la grande variété des pelades, des cas où la tendance à la guérison spontanée est manifeste, d'autres où elle est médiocre, quelques-uns dans lesquels elle est nulle; c'est à ces dernières que s'appliquent les paroles de l'auteur. Dans la majorité des cas, non dans tous, nous le reconnaissons, l'action de la thérapeutique est manifeste, à un degré variable. Le praticien qui, découragé par une déclaration d'impuissance, abandonnerait la pelade à sa marche naturelle, compterait plus de mécomptes que de succès; c'est l'inverse qui se produira, s'il veut se donner la peine, ingrate nous le voulons bien, de traiter son malade. (*Note des Traducteurs.*)

(4) Nous avouons que le temps est un grand maître, le plus grand maître si l'on veut, dans le traitement de la pelade. Voici cependant ce que nous

On a observé des cas où l'alopécie était en relation directe avec des maladies du système nerveux, et où par conséquent elle devait être également considérée comme idiopathique; on a vu des cas où les poils sont tombés dans toute l'étendue du cercle de distribution périphérique d'un nerf sensitif, dont la fonction avait été préalablement troublée ou détruite à la suite d'un traumatisme, ou d'une maladie spontanée, ou de lésions survenues dans les centres nerveux. Ainsi Ravaton a vu, dans un cas d'a-

conseillons, ce que l'un de nous, depuis plusieurs années, se donne la peine de montrer et de démontrer chaque jour dans sa policlinique de l'hôpital Saint-Louis :

1° *S'il n'y a qu'une plaque de pelade.* — On peut essayer de conserver la chevelure et prescrire le traitement suivant : Raser la plaque, en intéressant dans la tonsure faite par le rasoir 1 centimètre des cheveux sains, puis appliquer sur cette surface un révulsif plus ou moins énergique; friction avec la teinture de cantharides pure, ou associée à un alcoolat aromatique, application d'emplâtre de thapsia, vésicatoire volant (Labric, Vidal), ou simplement liniments ammoniacaux, chloroformés, etc., de manière à entretenir au niveau de la plaque malade une irritation modérée de la circulation, et une exfoliation épithéliale. Mais on aura grand soin de ne pas employer de moyens capables de produire une dermite sycosique, furonculeuse ou ulcéreuse; cela serait dépasser le but, et produire une alopécie définitive et cicatricielle, là où les cheveux repousseront, tôt ou tard, mais indubitablement. Nous proscrivons absolument l'huile de croton *pure*; sauf le cas où elle est employée par des mains spécialement expérimentées, elle donne lieu à de l'alopécie tachetée *définitive*; il ne se passe peut-être pas de mois que nous n'ayons à constater les résultats regrettables de cette pratique, qui s'est étendue sur une assez grande échelle. Nous ne comprenons pas dans cette proscription le crayon crotoné de Ladreit de la Charrière, qui constitue un bon moyen d'hôpital, mais à condition que sa fabrication soit *toujours* surveillée, et que la dose d'huile de croton ne dépasse pas 25 p. 100.

Souvent quelques mois, deux à six, suffiront pour arriver ainsi à la guérison véritable de ces cas de pelade à plaque unique. Le renouvellement de la rasure et le nombre des applications révulsives sont réglés par le médecin selon les conditions, très variables, observées dans chaque cas individuel.

2° *Pelade du cuir chevelu à plaques multiples.* — S'il n'y a que deux ou trois aires, on peut encore tenter de conserver la chevelure; s'il y en a davantage, nous n'hésitons pas à la sacrifier. Le cuir chevelu est rasé, puis quand les cheveux ont repris 1 centimètre environ, l'épilation est appliquée tout autour des plaques, aussi loin que l'épileur rencontre des cheveux sans adhérence ou venant avec leur gaîne vitreuse; puis, selon les cas, après nouvelle rasure, les procédés d'irritation indiqués plus haut sont mis en œuvre, par surfaces fractionnées; on peut pratiquer la vésication sur le cuir chevelu par quarts sans inconvénient (quelques sujets exceptés, chez lesquels l'action du

maurose du côté droit, Romberg dans un cas de paralysie faciale unilatérale, les cheveux et les poils tomber sur les régions correspondantes à ces affections, Cooper Tood a vu un individu perdre ses cheveux à la suite d'une commotion cérébrale, et un autre, après un coup de foudre, ses cheveux (et ses ongles).

On pourrait encore rattacher aux formes névrotiques, idiopatiques, l'alopécie prématurée qui résulte d'une disposition héréditaire et qui est attachée à certaines familles (1) ; il en est de

vésicatoire est excessive). Après avoir employé cette médication à deux ou trois reprises, nous cessons la rasure, l'épilation et la vésication ou les révulsions énergiques; les cheveux, ou les follets, sont tondus chaque semaine à ras, au ciseau, et l'on fait, chaque matin, un savonnage exact de tout le cuir chevelu à l'eau chaude et au savon, ou avec de la décoction chaude et savonneuse de bois de Panama. La tête séchée, le malade fait une friction énergique avec un liniment dont la composition varie suivant l'état du cuir chevelu et la sensibilité propre du malade ; le baume Opodeldoch, l'alcoolat de Fioravanti simple ou additionné de teinture de cantharides et de teinture de noix vomique : alcoolat de Fioravanti, 100; teinture de cantharides et de noix vomique, ââ, de 10 à 30. Puis chaque soir le malade fait une friction sur tout le cuir chevelu avec une pommade dans laquelle entrent : un excipient frais, l'huile de bouleau blanc, à la dose de 5 à 10 p. 100, le soufre et le turbith minéral, à la dose de 1 à 4 p. 100.

3° *Pour la pelade du visage.* — Lotions savonneuses chaudes; frictions avec une très petite éponge légèrement imbibée d'un liniment analogue à celui qui est indiqué plus haut, à la dose la plus faible d'abord; et pommade, pour la nuit, en très petite quantité.

Il est impossible, inutile de le dire, de traiter ainsi une pelade étendue sans que la maladie puisse être cachée: mais, pour le cuir chevelu, presque tous nos malades des deux sexes s'habituent aisément à l'usage d'une perruque, qui peut être absolument dissimulée quand on a pu conserver la bordure antérieure des cheveux. Avec cette ressource, aucun malade n'a besoin d'être hospitalisé pour le traitement d'une pelade, et nos malades de la ville n'interrompent en rien leurs occupations.

Si l'affection est généralisée et si le sujet est débilité, un traitement tonique, arsenical et ferrugineux, interviendra très utilement; les bains sulfureux et les eaux minérales sulfureuses trouvent aussi, dans ces cas, une indication précise.

L'usage de l'eau froide, l'application de l'électricité, que nous avons tentés sous toutes les formes, ne nous ont jamais donné que des résultats mauvais, ou négatifs. (*Note des Traducteurs.*)

(1) L'alopécie héréditaire précoce est ordinaire aux familles des arthritiques (goutteuses particulièrement); elle occupe le vertex ou la région antérieure du cuir chevelu; elle coïncide avec une hyperidrose habituelle ou un flux sébacé à forme variable; qu'elle soit ou non liée directement à ces alté-

même de la chute prématurée des cheveux qui survient sous l'influence d'émotions morales déprimantes, des chagrins, des soucis, ou d'une activité intellectuelle excessive. Frédet a rapporté le cas d'une jeune fille de dix-sept ans qui, après avoir échappé à un danger de mort subite, a perdu en peu de jours tous les poils de son corps, qui n'étaient pas encore repoussés deux ans après cet évènement.

TRENTE-CINQUIÈME LEÇON

Atrophies (*suite*). — Alopécie prématurée symptomatique : Al. furfuracée. — Renouvellement des poils. — Atrophie proprement dite des poils, Trichorhexis noueuse. — Atrophie des ongles. — Atrophie propre de la peau, idiopathique (xérodermie, stries atrophiques, atrophie sénile) et symptomatique (cicatrices de la grossesse). — Atrophie quantitative et dégénérative.

L'alopécie prématurée symptomatique comprend les formes de chute rapide des cheveux et de calvitie qui ont pour base une altération de la substance de la peau, et en particulier des follicules pileux et des glandes sébacées. L'extension, la durée, l'intensité et la curabilité de l'alopécie tenant aux causes que nous venons d'indiquer, sont en rapport direct de l'étendue, de la durée, de l'intensité et de la curabilité de la cause spéciale qui lui a donné naissance. Limitée à un petit nombre de follicules ou de groupes de follicules, la calvitie prend le caractère persistant dans les cas où ces follicules ont été détruits par le fait de la suppuration ou de la production de cicatrices, comme après l'acné, le sycosis, la variole, la syphilis ulcéreuse, le lupus. Il en est de même dans les cas où, en même temps que les papilles cutanées, les papilles pilifères ont été frappées d'atrophie par suite d'une infiltration cellulaire considérable, comme cela se voit au niveau des points qui ont été atteints dans la syphilide papuleuse, le lichen

rations fonctionnelles des glandes cutanées, elle n'en est pas moins un excellent signe de présomption de ce que nous appelons l'arthritisme constitutionnel. (*Note des Traducteurs.*)

ruber ou le lupus érythémateux. C'est ce que l'on observe également enfin dans le favus et dans l'herpès tonsurant, affections dans lesquelles la pression mécanique et la végétation des parasites propres à ces affections, déterminent non seulement des phénomènes inflammatoires, mais encore diminuent l'adhérence des cheveux, en provoquent la chute, et plus tard entraînent l'atrophie des bulbes pileux et la destruction des follicules.

On observe la chute des cheveux sur une plus grande étendue que celle que nous venons d'indiquer, et même sur toute la surface du cuir chevelu, à la suite des affections inflammatoires aiguës diffuses, qui provoquent une exsudation abondante dans les couches du réseau muqueux et dans les couches épithéliales des gaînes de la racine; le défaut d'adhérence et la chute des cheveux, et probablement aussi en même temps un trouble analogue dans la partie succulente de la racine des cheveux, en sont la conséquence. C'est ce qui se produit dans l'eczéma aigu et dans l'érysipèle du cuir chevelu, qui entraînent souvent après eux la chute des cheveux, totale mais généralement temporaire.

Les dermatoses exsudatives chroniques, l'eczéma chronique, le psoriasis, le lichen ruber, ainsi que la séborrhée déterminent cette forme d'alopécie que l'on appelle, à cause de la desquamation de l'épiderme qui caractérise ces affections, furfuracée ou pityriasique.

ALOPÉCIE FURFURACÉE OU PITYRIASIQUE (PINCUS)

Le type le plus fréquent de cette alopécie est la forme à laquelle la séborrhée donne naissance. La variété subaiguë est la moins défavorable ; elle se montre à la suite de la variole, de la fièvre typhoïde, de l'état puerpéral et des pertes abondantes de sang. La séborrhée est la manifestation première, puis la chute des cheveux se produit, habituellement, suivie de la guérison après quelques mois. A côté de la séborrhée, la dépression générale de la nutrition contribue vraisemblablement aussi, dans ces cas, à la chute des cheveux.

L'alopécie furfuracée, qui se développe progressivement à

la suite de la séborrhée chronique, est plus grave : au début, c'est-à-dire pendant un ou deux ans, les seuls symptômes qui se manifestent sont ceux de la séborrhée (V. tome Ier, page 210), c'est-à-dire une desquamation pityriasique abondante, puis vient la chute des cheveux, qui tombent en quantité extraordinaire avec le peigne ou spontanément. Au bout de quelques années la chevelure est singulièrement éclaircie, composée seulement de cheveux grêles et courts ; la région du front et du sommet de la tête reste dégarnie. Si l'on veut comprendre le phénomène intime qui se produit dans cette affection, il faut considérer le processus physiologique du développement et de l'accroissement des cheveux.

Chaque cheveu, pris isolément, a une certaine durée d'existence « typique », variable cependant, à l'expiration de laquelle il tombe, et est remplacé par un nouveau qui s'est produit dans le même follicule. Ce renouvellement typique des cheveux ou des poils, qui chez beaucoup d'animaux s'accomplit chaque année à des périodes régulières, chez l'homme se poursuit d'une manière continuelle, mais toutefois avec des variations d'intensité qui dépendent en partie de l'état général de l'organisme, en partie de diverses affections locales. Les modifications anatomiques qui accompagnent le renouvellement typique des poils, c'est-à-dire le décollement et l'expulsion du poil arrivé à maturité et la production du poil nouveau ou jeune, ont fait l'objet d'études approfondies de la part de Heusinger, Kölliker, Langer, Steinlin, Wertheim, Götte, Stieda, Unna, Esoff, von Ebner, etc... Il reste cependant encore à instituer de nouvelles recherches relatives à certains points essentiels. Il paraît certain que chaque poil isolément, lorsqu'il est arrivé à sa maturité typique, n'est plus susceptible d'accroissement, la reproduction nouvelle de cellules épidermiques cessant alors sur la papille.

Dès que les cellules qui ont été produites en dernier lieu ont pris la consistance cornée, elles forment entre le bulbe et la papille une cloison impénétrable au suc nourricier, et le poil se trouve ainsi séparé de la papille. Dans cette séparation est compris le corps du poil avec la gaîne interne de la racine qui, dans son mouvement de bas en haut, est souvent renversée en même temps que le bulbe pileux, jusqu'au niveau d'une couche unique de cellules qui revêt la papille (von Ebner); et la gaîne extérieure de la racine est également renversée de bas en haut jusqu'à la hauteur d'une couche qui revêt sans solution de continuité le fond du follicule pileux et le col de la papille. A ce moment, sans doute parce que la diminution de la turgescence des masses cellulaires qui remplissent le fond du follicule pileux entraîne également une diminution de la pression intérieure, à ce moment, dis-je, par suite de la pression maintenant prédominante du tissu qui entoure le follicule, la paroi du follicule pileux se trouve repoussée en dedans et les masses de cellules appartenant à la paroi externe de la racine, qui sont expulsées, se trouvent refoulées entre la racine du poil et la papille; c'est ainsi que le poil est soulevé dans sa totalité et repoussé dans le sens de la hauteur. L'extrémité inférieure de la racine du poil, qui antérieurement offrait une surface concave correspondant à la papille qu'elle contenait, forme maintenant, avec la masse cellulaire agglomérée de la gaîne extérieure du poil, un cône dont la pointe est dirigée en bas, d'apparence fibrillaire, et fendillé en balai (Fig. 31, *l*).

Le poil expulsé se trouve, en cet état, arrêté un peu au-dessous du niveau de l'orifice des glandes sébacées, ou à la hauteur du point d'insertion du muscle redresseur du poil. En même temps le fond du follicule pileux se rétrécit et se raccourcit, parce que la membrane vitreuse est souvent plissée en dedans (von Ebner), et refoulée en haut avec le corps de la papille. Au contraire, les gaînes extérieure et moyenne (probablement musculaire) du follicule pileux, qui sont plus solidement adhérentes à leur entourage, restent à la profondeur qu'elles occupaient antérieurement, de sorte que entre elles et le corps de la papille refoulé et saillant, le col de la papille se distend, et il survient une formation que Wertheim décrit sous le nom de calice ou tige du poil. Après un certain laps de temps, sous l'influence d'une nutrition plus active de la papille (infiltration cellulaire), il commence à se former au-dessus d'elle un nouveau cône épithélial qui repousse la papille à sa profondeur antérieure, et dans laquelle on distingue déjà, dans la partie extérieure qui correspond à la zone corticale, les deux couches (de Henley et de Huxley) de la gaîne interne de la racine.

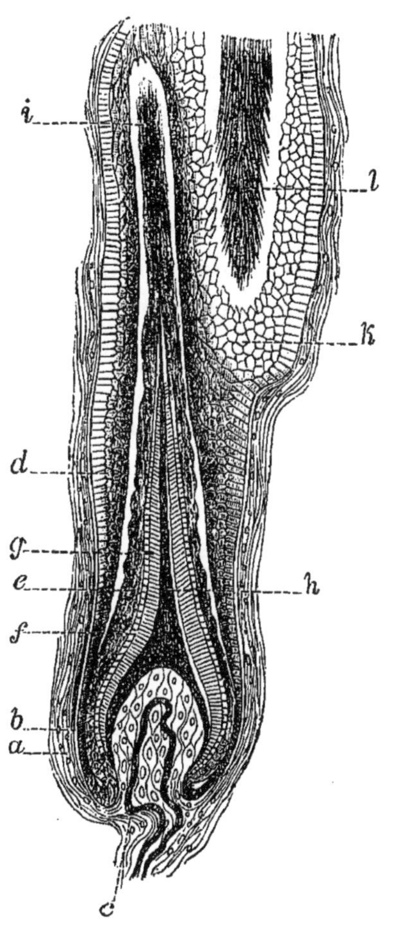

Fig. 31.

Coupe d'un follicule pileux pendant la formation d'un poil nouveau (d'après von Ebner).

a. Gaines extérieure et moyenne du follicule pileux ; *b*, membrane vitreuse ; *c*, papille du poil avec une anse vasculaire ; *d*, *e*, gaînes de la racine, *d*, externe, *e*, interne (divisée en couche de Henley et couche de Huxley) ; *f*, cuticule de cette dernière ; *g*, cuticule du poil ; *h*, poil *jeune* (dépourvu de moelle) ; *i*, extrémité conique du nouveau poil ; *l*, bulbe du poil expulsé, avec *k* les débris de la gaîne externe de la racine également éliminée.

Lorsque ce nouveau cône, par suite de son développement, est remonté jusque dans le voisinage du poil expulsé, il se forme dans la partie moyenne, provenant des cellules de la voûte de la papille, un poil grêle, pigmenté et d'abord dépourvu de moelle, en même temps que, de la couche cellulaire de la papille qui est restée dans le fond de celle-ci, se reforme la gaîne extérieure de la racine. D'après cet exposé (Langer, von Ebner) le poil nouveau se produit sur le fond de l'ancienne papille, tandis que d'autres auteurs supposent que celle-ci s'atrophie complètement, et qu'à côté d'elle il se développe aussi pour le poil nouveau une papille nouvelle à l'intérieur du réseau muqueux proliférant, comme dans la formation embryonnaire des poils (Steinlin, Stieda).

D'autres études sont relatives aux phases que subit le poil expulsé, mais occupant encore pour un certain temps le follicule.

Götte considère ce poil, ou à proprement parler son bulbe (Fig. 31, *l*), comme un « poil supplémentaire » né, à une certaine distance de la papille, par la prolifération des cellules corticales, et se produisant d'une façon provisoire, pendant que le poil définitif s'élève de la papille. Au contraire Unna lui donne le nom de poil de la couche piligène « Beethaar » (1), supposant que le poil expulsé continue à pousser encore pendant un certain temps, à l'endroit où il est demeuré, vers l'extrémité en forme de crosse, par le fait de la prolifération de la gaîne extérieure de la racine qui l'entoure, couche piligène du poil « Haarbeet », jusqu'à ce que le nouveau poil papillaire (poil secondaire) arrive à rejoindre l'ancien. Esoff et Schulin adoptent la même manière de voir, avec cette différence toutefois que, d'après eux, dans les couches pilifères de la peau il se forme également une nouvelle papille avec un follicule pileux. Ces différents points sont encore très controversés, ainsi que certaines questions relatives, par exemple, à l'existence de plusieurs poils avec ou sans papille (Wertheim et d'autres auteurs) à l'intérieur d'un seul follicule, et aux rapports qui peuvent exister entre le nouveau poil papillaire et les gaînes de la racine des poils supplémentaires, dont une partie tombe tandis que l'autre persiste (2).

Plus l'existence typique d'un poil est longue, plus ce poil devient épais et long ; plus elle est courte, plus il pousse mince et grêle. De même, quand une chevelure est forte et abondante, les papilles pileuses pénètrent plus profondément dans les tissus, tandis que le follicule de cheveux grêles et de courte existence reste superficiel et la papille est située à une faible profondeur (von Ebner).

(1) Unna appelle « *Beethaar* », poil de la couche piligène (*Archiv f. mikrosk. Anat.* XII Bd.) le poil qui s'est détaché pendant la mue et lequel, toutefois, n'est pas entièrement tombé, mais qui continue de pousser pendant un certain temps sous forme d'une simple kératinisation des cellules dentelées, comme dans la matrice de l'ongle. Les poils qui poussent normalement des papilles, ou, pour mieux dire, les poils qui se trouvent dans la première période de croissance, Unna les désigne, afin de les distinguer des autres, sous le nom de « poils papillaires ». (*Note des Traducteurs.*)

(2) Tout cela est un peu ardu pour un enseignement élémentaire ; mais il serait difficile de le simplifier, et il n'est pas possible de le négliger. Aussi donnons-nous ici le complément du résumé de l'enseignement du professeur Ranvier, sur l'anatomie et la physiologie du poil, dont nous avons inséré la première partie dans les notes des pages 58, 61, 65 du tome Ier. Cette deuxième partie, comme la première, a été rédigée par M. Chambard.

Développement des poils. — Chez l'embryon, tous les poils sont à bulbe creux. Nous diviserons en sept stades leur développement, que l'on peut

La force de la chevelure, c'est-à-dire la quantité (épaisseur) et la longueur des cheveux, dépend donc de la constance du rapport de la durée et de la reproduction typiques de chacun des

étudier d'une manière complète sur le cuir chevelu ou le pavillon de l'oreille d'un embryon de quatre mois. On sait que la peau d'un embryon de cet âge est constituée par un derme muqueux parcouru par des capillaires volumineux, à paroi très mince, et revêtu d'un épiderme dans lequel on distingue trois couches épithéliales : une profonde formée de cellules cylindriques implantées perpendiculairement à la surface du derme, une moyenne à épithélium polyédrique, et une superficielle composée de cellules aplaties.

1° *Premier stade.* — On voit apparaître à la place où s'élèvera le poil futur une tache opaque, presque circulaire, blanchâtre, sans saillie appréciable, contrairement à ce qu'on avait cru d'abord. L'examen microscopique montre que cette tache est produite par une accumulation de petites cellules polyédriques entre la couche profonde et la couche moyenne de l'épiderme de l'embryon. Ce petit nid cellulaire, auquel le nom de *nodule épithélial* a été donné, refoule légèrement la première rangée des cellules épidermiques, et creuse dans le derme sous-jacent une petite cupule entourée d'une zone d'éléments embryonnaires qui constituent ce qu'on appelle le *bourgeon conjonctif.*

2° *Deuxième stade.* — Les cellules du nodule épithélial se multiplient soit par division, soit suivant le mode de développement des *cellules à pieds* (Fusszellen). La portion de la première rangée de cellules de l'épiderme sur laquelle le nodule épithélial repose se sépare, est refoulée dans le derme et reste interposée entre ce nodule et le bourgeon conjonctif, qui croît de son côté par l'apposition de cellules embryonnaires nouvelles.

3° *Troisième stade.* — Le nodule épithélial continue à s'invaginer dans l'épaisseur du derme sous-jacent, en refoulant toujours plus profondément les cellules de la première rangée séparées de leurs congénères. De son côté, le bourgeon conjonctif s'épaissit et s'élargit, s'étend sur les parties latérales de l'infundibulum épithélial ainsi développé, de manière à lui constituer une mince paroi folliculaire encore embryonnaire. En outre, le bourgeon conjonctif donne naissance à une éminence papillaire qui soulève le fond du nodule épithélial et se coiffe de la rangée de cellules cylindriques qui en forme la base.

4° *Quatrième stade.* — Ce stade diffère peu du précédent. La papille s'allonge et pénètre de plus en plus dans le nodule épithélial, et les parois folliculaires, dessinées par les éléments du bourgeon conjonctif, deviennent de plus en plus distinctes.

5° *Cinquième stade.* — Les cellules de la première rangée de l'épiderme, entraînées par le développement du nodule épithélial et déprimées par la saillie papillaire, se multiplient et se disposent en couches superposées; elles forment ainsi dans le nodule épithélial une sorte de colonne qui en occupe l'axe et qui représente le premier degré de différenciation du poil futur.

6° *Sixième stade.* — Ce stade est signalé par des modifications impor-

cheveux. Dans la séborrhée chronique, cette proportion est détruite sous tous les rapports dans le sens défavorable; chaque cheveu en particulier, ayant perdu de sa durée d'existence

tantes des parties que nous venons d'étudier et par une série de différenciations qui aboutissent à l'édification complète de l'appareil pileux. La colonne axiale du nodule épithélial subit un processus de kératinisation dont les détails seront exposés plus loin et dont le résultat est la différenciation des diverses couches du poil. Les cellules marginales du nodule se multiplient en un point, sécrètent de la graisse et déterminent à la surface de celui-ci un bourgeon qui n'est autre chose que l'origine des glandes sébacées annexées au follicule pileux. Les parties formées aux dépens du bourgeon conjonctif ne subissent pas des modifications moins importantes. Les trois couches de la paroi folliculaire se différencient nettement les unes des autres, et la couche la plus extérieure montre un renflement qui servira de point d'insertion mobile au muscle redresseur du poil et qui, ainsi que la glande sébacée dont le muscle doit exprimer le contenu, est toujours située du côté de l'angle obtus formé par l'axe du follicule et la surface de la peau.

7° *Septième stade.* — Nous avons vu quelle était l'adhérence réciproque des gaînes interne et externe du poil; ce dernier, continuant à croître en longueur et ne pouvant vaincre cette adhérence, use la gaîne interne au niveau de sa pointe, et en sort; mais il ne s'en dégage que pour rencontrer un nouvel obstacle dans la couche continue d'épiderme qui obture l'orifice du follicule. Il s'enroule alors dans la cavité folliculaire et y reste prisonnier jusqu'à ce que la pression continue qu'il exerce contre l'opercule épidermique ait fini par l'user et en amener la perforation. On voit alors le poil définitivement libre se redresser et apparaître à l'extérieur.

Tel est, en résumé, le développement du poil et de ses annexes. On voit qu'aux dépens du bourgeon épidermique se forment les parois du follicule, la papille et le bourrelet d'insertion du muscle redresseur, tandis que le nodule épithélial donne naissance aux gaînes du poil et aux glandes sébacées qui leur sont annexées. Le poil proprement dit tire son origine des cellules de la première rangée de l'épiderme séparées de leurs congénères par le nodule épithélial, et c'est en vertu d'un processus de kératinisation tout spécial que se différencient les diverses couches qui le constituent.

Poils a bulbe plein; leur signification morphologique. — Lorsqu'on examine différents poils d'une même région ou de régions différentes, on constate que le bulbe des uns est creux et porte encore l'empreinte ou le moule de la papille sur laquelle il reposait, tandis que le bulbe des autres est plein, sans dépression papillaire et entouré d'une gaîne blanchâtre et irrégulière, qui a reçu le nom de *ligament épithélial.*

Un examen plus attentif montre que les poils à bulbe plein se distinguent des autres par d'autres caractères encore : ils sont plus gros, leur implantation dans le derme est moins profonde et moins oblique, leur tige s'amincit régulièrement jusqu'au bulbe, et l'on voit, en ce point, cesser la

typique, est plus court, plus grêle et tombe plus tôt. D'après Pincus, la perte quotidienne des cheveux varie au minimum entre 13 et 17, au maximum entre 62 et 203 ; et même à une

moelle centrale et diminuer la pigmentation ; enfin, le muscle redresseur des poils à bulbe plein s'insère au niveau du bulbe ou au-dessous, tandis qu'il s'insère beaucoup plus haut dans les poils à bulbe creux.

La forme et le mode d'insertion du ligament épithélial au fond du follicule présentent quelques variétés qu'il importe de connaître. Tantôt le ligament se termine par une extrémité plus ou moins pointue qui s'insère sur la paroi folliculaire, sans que l'on puisse trouver la moindre trace de papille; tantôt on rencontre, au niveau de l'insertion du ligament, un rudiment de papille revêtue de cellules épithéliales cylindriques atrophiées ; d'autres fois, la papille est remplacée par un nodule conjonctif, ou le ligament renferme un poil en voie de développement.

Ces différences entre les poils à bulbe creux et les poils à bulbe plein sont si prononcées, que plusieurs anatomistes, Götte entre autres, regardaient ce dernier comme un poil spécial ayant une évolution et des fonctions distinctes, et lui ont donné le nom de poil tuberculaire.

Unna et von Ebner rapprochent, au contraire, le poil à bulbe plein du poil à bulbe creux ; mais tandis que, pour le premier de ces anatomistes, le poil à bulbe plein est vivant et continue à croître, le second le regarde comme un poil arrivé près du terme de son évolution et incapable d'accroissement.

Les recherches de M. le professeur Ranvier donnent raison à von Ebner. Pour l'éminent professeur du Collège de France, le poil à bulbe plein est un poil détaché de sa papille et greffé sur la paroi du follicule, soit qu'il ait achevé son évolution normale, soit que la papille se soit atrophiée à la suite d'une maladie chronique (tuberculose, cancer), ou ait été le siège d'une congestion active ralentissant le processus de la kératinisation (maladies aiguës, fièvre typhoïde). Aussi trouve-t-on, lorsqu'on examine le follicule des poils à bulbe plein, tantôt la papille absente, tantôt un nouveau poil en voie de formation et parvenu à l'un des stades de développement que nous avons décrits dans une autre note. (Voy. *Développement des poils.*)

Quel que soit le processus qui ait séparé le bulbe pileux de la papille qu'il surmontait, il monte dans le follicule, non, comme on l'a cru, sous l'influence de l'élasticité de la membrane vitrée, mais poussé à petits coups par les contractions successives du muscle redresseur, qui non seulement redresse le follicule, mais encore le raccourcit, et l'on conçoit facilement que la forme évasée du bulbe pileux et l'irrégularité de sa surface l'empêchent de retomber au fond du follicule, dans l'intervalle de deux contractions musculaires successives.

Lorsque le bulbe est parvenu au-dessus du point d'insertion du muscle redresseur, il cesse de monter, s'arrête et, se greffant sur la gaîne externe de la racine, il continue à vivre là d'une vie purement végétative, à la manière d'un ongle, selon l'expression d'Unna, mais sans s'accroître désormais d'une manière sensible, ainsi que l'ont prouvé d'ingénieuses expériences de M. Ranvier. (*Note des Traducteurs.*)

période où la chute des cheveux n'est pas encore très considérable, cet état se manifeste en ce que la proportion quantitative des « cheveux à pointe » (cheveux de courte durée) est réellement augmentée par rapport à la chute totale de la chevelure.

Sous l'influence de l'affection séborrhéique, la reproduction du cheveu se fera d'une façon d'autant plus insuffisante sous le double rapport de la qualité et de la quantité, que cette affection persistera plus longtemps. Les glandes sébacées et le follicule pileux enlacés dans le même réseau de vaisseaux et de nerfs (Arnstein) souffrent d'un même trouble de nutrition. Comme dans les glandes sébacées, l'épiderme (altéré d'une façon chronique) est produit d'une manière rapide et incomplète pour le but physiologique, et se détache; alors les gaînes de la racine du poil, qui se continuent avec les cellules glandulaires, manquent d'adhérence et sont facilement expulsées. Il en est ainsi de celles qui sont fournies par la papille et qui sont destinées à la reproduction du poil, d'où il suit que celui-ci ne se développe que d'une façon incomplète, c'est-à-dire qu'il ne pousse qu'un poil follet grêle, ou qu'il se forme seulement une tige épidermique peu solide, qui reste dans le follicule pileux. Par suite de ces altérations, la papille elle-même finit par s'atrophier, le follicule se détruit et la calvitie devient persistante.

C'est ainsi que chez la plupart des hommes la calvitie prématurée se développe lentement, sous forme d'alopécie furfuracée. Chez les personnes du sexe féminin cette séborrhée est plus fréquente, mais elle affecte plutôt la forme subaiguë. Aussi voit-on la chute des cheveux se répéter plus souvent chez elles, mais chaque fois ils se reproduisent; c'est pour cette raison que la calvitie est beaucoup plus rare chez les femmes.

Sous le rapport anatomique, les cheveux qui tombent ne présentent rien d'anormal. Ils semblent avoir été cassés dans leur partie radiculaire, leurs fibres paraissent souvent dissociées, ils sont grêles. La peau atteinte de calvitie s'altère avec le temps comme dans l'alopécie sénile. Le pronostic est meilleur dans les formes aiguës et subaiguës de l'alopécie furfuracée, et pendant les premières années de son existence; plus tard, il devient défavorable.

Les causes de la séborrhée du cuir chevelu qui donne naissance à l'alopécie ont été déjà mentionnées en partie. L'anémie spontanée ou consécutive à des maladies aiguës et chroniques qui affaiblissent la constitution, la chlorose chez les femmes, le gastricisme chronique et l'anémie chez les hommes, les cachexies tuberculeuse et cancéreuse, sont en général les causes éloignées de cette affection (1).

Comme la diathèse syphilitique peut aussi, dans sa marche ultérieure, déterminer la séborrhée et l'alopécie, on pourrait dans ce cas donner à cette dernière la dénomination d'alopécie syphilitique.

Quelquefois l'alopécie résultant de la séborrhée envahit en même temps les sourcils et la barbe, ou bien elle atteint exclusivement l'une ou l'autre de ces deux régions.

Le traitement de l'alopécie furfuracée doit avant tout être dirigé contre la séborrhée qui lui donne naissance Avec de l'huile on ramollit les masses squameuses par des lotions, puis on les enlève avec de l'eau de savon; ensuite on applique une ou deux fois par jour sur le cuir chevelu, avec un pinceau, de l'alcool additionné d'acide phénique ou d'acide salicylique (1 sur 200), de vératrine (0,50 sur 200), de teinture de benjoin (1 sur 200), de baume du Pérou, d'éther sulfurique ou d'éther pétroléique, en ayant soin de faire une ou deux fois par semaine un lavage avec l'esprit de savon de potasse, suivi d'une douche froide. Dans les cas où la peau est congestionnée, il est bon de faire des applications de teinture de fragon, ou de pâtes de soufre et d'alcool. Pour combattre la sécheresse de la peau à laquelle ce traitement donne souvent lieu, il faut

(1) La séborrhée décalvante du cuir chevelu, à l'état *aigu et grave*, appartient surtout aux jeunes sujets des deux sexes lymphatiques et strumeux; la séborrhée *subaiguë* et générale, *rémittente* ou intermittente, s'observe surtout chez les sujets lymphatiques ou arthritiques, plus souvent chez les jeunes filles ou jeunes femmes; la séborrhée partielle décalvante des hommes jeunes et adultes appartient surtout aux arthritiques. Nous ne relions pas la séborrhée aux états organopathiques divers auxquels elle est rattachée par l'auteur, mais à l'état constitutionnel général dont ces états organopathiques sont des dépendances, au même titre que la séborrhée. (*Note des Traducteurs.*)

faire des onctions avec des pommades contenant du tannin, de la quinine, de la teinture de cantharides, du piment, de la vératrine, de l'huile éthérée, du précipité blanc, etc...

Parmi ces pommades, les plus usitées sont la pommade dite tanno-quinique et la pommade populaire de bourgeons (résine) de peuplier. Voici quelques formules :

Précipité blanc, 0,50, onguent émollient, 50, teinture de benjoin, 1, huile de roses, 5 gouttes.

Ou la pommade de Dupuytren :

Moelle de bœuf, 75, extrait de quinquina préparé à froid, 10, teinture de cantharides, jus de citron, ââ 5, huile de cèdre, bergamotte, ââ 10 gouttes.

Dans ces derniers temps on a beaucoup vanté (Schmitz) la pilocarpine muriatique, en injections sous-cutanées, comme favorisant le développement de la chevelure (1).

En coupant les cheveux court, sous prétexte de leur donner de la force, on n'obtient pas du tout le résultat désiré ; aussi faut-il dissuader les femmes de couper leurs cheveux.

En outre du traitement local, il faut s'adresser aussi aux causes éloignées de l'alopécie, la séborrhée, la chlorose, l'anémie, le gastricisme chronique, que l'on combattra par le régime et par des médicaments tels que les ferrugineux, les amers, l'arsenic, les cures de lait et de petit-lait, par les eaux thermales en bains et en boisson, les bains de rivière et de mer, le séjour des montagnes pendant l'été, etc... (2).

Toutefois, ce n'est qu'après plusieurs mois d'un traitement convenable et bien dirigé que l'on peut attendre la guérison.

On peut désigner sous le nom d'*atrophie propre des poils*, l'altération destructive qui intéresse le corps même de ces organes.

(1) L'un de nous a fait, cette année, à l'hôpital Saint-Louis, de *très nombreuses* expérimentations sur ce point. Jusqu'ici, le résultat n'est pas confirmatif. Notre observation s'applique surtout, devons-nous ajouter, à l'alopécie en aires. (*Note des Traducteurs.*)

(2) Voyez la note de la page 182. On ne s'étonnera pas que nous ajoutions ici : ... et surtout l'huile de morue à haute dose, et la médication alcaline, selon les circonstances de l'état général. (*Note des Traducteurs.*)

Cette atrophie survient, à titre secondaire, à la suite des maladies du follicule que nous avons mentionnées, et, d'une manière plus directe, par le fait de la dissociation des éléments du poil qu'entraîne la présence des champignons dans le favus et l'herpès tonsurant. Les cheveux deviennent ternes, secs et se cassent (dans l'herpès tonsurant) au-dessus de leur point d'émergence. On peut rapporter à cette même affection la sécheresse et la perte du brillant des cheveux que l'on observe chez les phthisiques et chez les individus atteints de fièvre.

Le fendillement spontané des cheveux constitue une forme idiopathique de l'atrophie propre des cheveux. On voit souvent les cheveux longs (ceux qui n'ont pas été touchés par les ciseaux, en général chez les femmes) se fendre en deux ou plusieurs fibres à partir de la pointe. Il est probable que cet état est le résultat d'une sécheresse limitée, puisque le cheveu reste d'ailleurs intact sous le rapport de la force et du développement. Duhring a récemment observé une forme spéciale de fissuration longitudinale des cheveux, dans laquelle la déhiscence se produisait du bulbe vers l'extérieur. Une forme plus fréquente est celle qui a été décrite pour la première fois par Wilks et Beigel, et à laquelle j'ai donné le nom de *trichorhexis nodosa*; c'est un boursouflement et un éclatement des poils, que j'ai assez souvent observé dans les poils de la barbe et de la moustache, mais rarement sur les cheveux. Sur un espace limité, ou partout, on trouve sur les poils un ou plusieurs renflements sphériques ou fusiformes (W. G. Smith), placés à des distances variables sur le corps du poil, ayant l'aspect de lentes ou donnant au poil dans son entier l'apparence d'un chapelet (1). A côté de cela on trouve des tronçons de poils, terminés par une sorte de boursouflure de forme sphérique et d'un aspect terne, et quand ces tronçons existent en grand nombre, ils donnent à la barbe une apparence rappelant celle d'une barbe qui aurait

(1) Voy., sur cette affection, le travail plein d'intérêt de notre élève distingué Rœser, *De la trichoptilose* (θρίξ, cheveu, πτίλον, plume), in *Annales de dermatologie et de syphiligraphie*, années 1877-1878, pages 185 et suivantes. (*Note des Traducteurs.*)

été brûlée. Si on tire sur ces poils, ils se cassent aussitôt au milieu d'un renflement noueux, dont la moitié inférieure reste sur le tronçon du poil. L'examen microscopique montre qu'au niveau de chaque nodosité la couche corticale du poil est renflée et fendillée, et que chaque renflement terminal représente la moitié inférieure, fendillée en forme de balai, d'une de ces nodosités qui a été cassée en deux, tandis que la portion du poil qui est située entre deux nodosités a son aspect normal, sauf que le canal médullaire est élargi en quelques points. D'ailleurs, la racine du poil est solidement adhérente, comme à l'état normal. Schwimmer admet que la racine elle-même est atteinte d'un certain degré de dépérissement et que par cela même la nutrition originelle du poil se trouve affaiblie. Mais cela n'explique toujours pas pourquoi les poils en certains endroits sont renflés et se cassent. Cette affection est très défigurante et extrêmement tenace.

Le traitement local (application de soufre, de savon, de goudron et autres) est à peu près sans action contre la trichorhexis noueuse; dans quelques cas seulement on a obtenu un bon résultat en rasant complètement la barbe (1).

ATROPHIE DES ONGLES

L'onychatrophie est souvent congénitale, elle se traduit par le manque ou la production défectueuse des ongles sur des doigts ou des orteils mal développés; en même temps il y a en général absence de poils. Quand elle survient après la naissance, cette atrophie revêt les mêmes caractères de dégénérescence, de déformation, de décoloration, de friabilité, de mollesse, d'amincissement, que dans l'hypertrophie, et elle se produit sous l'influence des mêmes causes locales ou générales que celle-ci; c'est pourquoi je me borne à renvoyer à ce que j'en ai dit précédemment (page 112), au chapitre de l'*Onychauxe*.

(1) D'après l'observation de Rœser (observation personnelle), la teinture de cantharides, mitigée en proportions variables par l'alcoolat de romarin, est la seule substance vraiment utile. Il est inutile et nuisible d'avoir recours aux préparations mercurielles. (*Note des Traducteurs.*)

ATROPHIE PROPRE DE LA PEAU

On désigne sous ce nom une affection caractérisée par une diminution de la masse de la peau, ou de ses propriétés biologico-chimiques; il est facile de comprendre que puisque l'atrophie quantitative et l'atrophie qualitative sont étroitement liées l'une à l'autre, on les trouve souvent associées ensemble. Qu'elle survienne spontanément ou consécutivement, l'atrophie de la peau est tantôt diffuse, occupant des portions considérables du tégument, tantôt limitée à de petites surfaces, formant des bandes ou des taches peu étendues.

Comme formes idiopathiques diffuses, nous citerons : la xérodermie et l'atrophie sénile.

J'ai donné le nom de *xérodermie, peau parcheminée* (me trouvant en cela partiellement d'accord avec Er. Wilson, le créateur de cette appellation), à une atrophie idiopathique diffuse de la peau qui se présente sous deux types différents.

L'un de ces types revêt les caractères d'une forme pathologique que j'ai observée sur quatre jeunes filles, et que, après moi, Glax, Geber, Taylor et Duhring ont également rencontrée chez de jeunes personnes (de sept à dix-huit ans) du sexe féminin.

La face, les oreilles, le cou, la nuque, les épaules et la poitrine jusqu'à la hauteur de la troisième côte, les bras et le dos des mains (1), quelquefois aussi la jambe et le dos des pieds, étaient

(1) Le terme de xérodermie (peau sèche), imité du terme ophthalmologique de xérophthalmie (*conjunctiva arida*), n'est pas un mot déclassé ni *disponible;* il a une signification spéciale dont il ne peut être détourné. Avec Erasmus Wilson, son promoteur, les dermatologistes l'ont accepté pour désigner, *à titre générique,* diverses altérations tégumentaires congénitales dans lesquelles l'atrophie des éléments et la sécheresse de la surface prédominent (« a dry and parched skin »), et dont l'ichthyose est le type principal. Ce terme comprend des espèces et des variétés : X. simple; X. ichthyosique; X. sauriasique.

A supposer donc que l'affection complexe dont il va être question soit réellement une espèce du genre xérodermie, il serait au moins nécessaire d'ajouter au terme générique un qualificatif propre à en déterminer l'espèce, la forme ou la variété. Assurément des mots nouveaux sont nécessaires pour désigner les choses nouvelles, mais en aucun cas le terme choisi ne doit

parsemés de taches d'un brun jaune, d'étendue variable, ressemblant à des taches de rousseur, entre lesquelles se trouvaient des dépressions superficielles, semblables à des cicatrices de variole, d'un blanc brillant ; ou bien la peau présentait sa coloration normale.

De nombreuses dilatations vasculaires punctiformes ou plus grandes, ou bien linéaires, relevaient par leur couleur rouge l'aspect tacheté de la peau atteinte de cette affection. L'épiderme était mince, lisse en certains endroits ; sur d'autres points il se soulevait en lamelles minces, ou bien il présentait des sillons fins, il était cassant, fendillé, ridé, desséché comme du parchemin; la peau elle-même était onctueuse au toucher, mais en même temps elle se plissait difficilement, elle adhérait plus fortement aux tissus sous-jacents, elle était comme rétractée, pauvre en graisse. La peau du reste du corps était luxuriante, abondamment pourvue de graisse, normale sous ce rapport. Autant que les relations que l'on a données de ces faits et une observation prolongée permettent de juger du développement et de la marche de cette affection, elle s'est toujours manifestée dès la première jeunesse et elle a progressé constamment. Tout d'abord il se produisait de petites dilatations vasculaires et de petites taches pigmentaires, puis ces varicosités disparaissaient presque entièrement, et à leur place on voyait survenir de petites dépressions atrophiques, d'un blanc brillant, dépourvues de pigment; plus tard il se formait une atrophie diffuse de la peau, au niveau de laquelle l'épiderme offrait des rides et des sillons, ou se soulevait en lamelles.

La peau, à mesure qu'elle s'altère davantage, devient le siège de diverses lésions secondaires : eczéma, rhagades et ulcérations superficielles ; la bouche et l'orifice des narines se rétrécissent, il se forme aux paupières inférieures un ectropion qui entraîne parfois, comme je l'ai observé, le xérosis de la cornée.

Dans deux cas, en outre, il s'est développé en peu de mois sur des points disséminés de la face des sarco-carcinomes, qui plus

avoir déjà une signification fixée ; ce devrait être là une règle absolue, et, pour notre part, nous ne cesserons d'en poursuivre l'application. (*Note des Traducteurs.*)

tard ont envahi les organes internes et ont amené la mort. Bien que cette forme pathologique que je viens de décrire soit considérée par Geber, seulement il est vrai en raison de son développement précoce, comme une sorte de nævus, elle diffère cependant d'une façon très essentielle des nævi, lesquels restent en général stationnaires, par son accroissement constant et rapide, et par la transformation continuelle des tissus sur laquelle Geber lui-même, par un examen anatomique très exact, a jeté une vive lumière conformément aux idées que j'ai moi-même exprimées jadis à ce sujet. D'après Geber, l'affection débute par une hypertrophie du tissu cellulaire des papilles et de la membrane interne des vaisseaux, hypertrophie à laquelle succèdent bientôt l'atrophie des papilles et une destruction partielle des vaisseaux. Secondairement, on note une accumulation irrégulière de pigment avec prolongements du réseau muqueux vers la face profonde, l'ectasie des glandes et la dégénérescence de leur épithélium. Peut-être ce trouble apporté dans les conditions de l'accroissement des tissus épithéliaux est-il aussi pour quelque chose dans le développement du carcinome et du sarcome, qui est certainement très remarquable chez des individus aussi jeunes.

Nous ne savons rien relativement aux causes de la xérodermie. Deux fois nous l'avons trouvée chez deux frères et sœurs. Bien que cette affection présente une certaine analogie avec la sclérodermie et la lèpre, le diagnostic n'en paraît cependant pas difficile, puisque immédiatement après la première description que j'en ai donnée, de nouveaux faits ont été publiés. Le pronostic est défavorable, surtout en raison de la tendance au développement du cancer par suite de l'évolution du pigment. Le traitement se borne à atténuer les symptômes subjectifs de tension, de sécheresse, de douleur au niveau des rhagades, des excoriations et des ulcérations, et à combattre les complications plus graves.

Le second type de xérodermie, que j'ai observé plusieurs fois, constitue un état stationnaire. Dans ce type, la peau, depuis le milieu de la cuisse jusque sur la plante du pied, plus rarement depuis le bras jusque sur la paume de la main, présente une couleur blanche singulière (elle est pauvre en pigment), elle est tendue par places et laisse difficilement faire un pli, elle est pâle ; son épiderme est extrêmement aminci, terne, ridé, il se soulève en lamelles minces et brillantes comme de la baudruche. Les extrémités des doigts, la paume des mains et la plante des pieds sont d'une extrême sensibilité, à cause de la tension très grande de la peau et de la protection insuffisante de leur épiderme, de sorte que la marche et le travail manuel sont excessivement pénibles pour les malades. Cette affection reste stationnaire depuis la première enfance. Ce caractère, joint aux symptômes que nous avons décrits, différencie facilement cette affection de la sclérodermie atrophique ; l'amincissement des éléments de la peau la distingue de l'ichthyose. Le but du traitement est de mitiger, par l'emploi de pommades et d'emplâtres anodins, la sécheresse et la tension de l'épiderme, et de protéger la plante des pieds contre la pression dans la marche.

L'atrophie sénile de la peau donne naissance aux modifications de l'aspect et de la constitution du tégument, qui sont connues pour être le résultat de la vieillesse. La peau des vieillards a une coloration variant du brun pâle au brun foncé, elle est sèche, couverte de rides, desquamant (pityriasis des tabescents) ; elle présente souvent sur le tronc, le cou et les bras de nombreuses productions verruciformes plates (v. page 96), disséminées, dont la dimension varie d'une lentille à celle d'un centime, d'un brun jaune sale, et que l'on peut facilement casser en petits fragments et détacher avec l'ongle. Leur base est constituée ou par la peau lisse, ou par un groupe de papilles qui forme une saillie glandulaire végétante, saignant facilement ; ou bien ces productions constituent l'expansion d'un prolongement épidermique qui sort à travers l'orifice élargi d'une glande sébacée, et elles sont formées par une agglomération de cellules épidermiques contenant des granulations graisseuses. Habituellement la peau des vieillards, par suite de la diminution du pannicule graisseux, est moins étroitement adhérente aux tissus sous-jacents, et peut être soulevée en larges plis.

Cet état de la peau sénile, tel que nous venons de le décrire, est le résumé d'une somme de modifications anatomiques qui intéressent la plupart des éléments de la peau dans le processus de régression sénile, et qui correspondent en réalité à celle de la métamorphose régressive qui atteint aussi d'autres organes et d'autres systèmes.

Ces modifications anatomiques peuvent être distinguées en : 1° *dessiccation*, et 2° *dégénérescence.*

La *dessiccation*, induration (Paget) ou atrophie simple de la peau, (Virchow), a pour signe caractéristique le manque de sucs et la condensation du tissu; de plus, la reproduction amoindrie des éléments nouveaux a pour conséquence la réduction et le dépérissement de tout l'appareil cutané. La couche épidermique rétractée passe d'une façon uniforme et sans former de prolongements distincts au-dessus des papilles aplaties. Le chorion aminci renferme des corpuscules de tissu conjonctif petits, ratatinés, misérables, à côté de faisceaux fibreux pigmentés; ses aréoles devenues plus étroites contiennent un liquide peu abondant et pauvre en cellules ; les vaisseaux sont en partie détruits (Kölliker), ou présentent des dilatations anormales (Neumann), et sont remplis de débris de pigment. Dans beaucoup de follicules pileux la papille est atrophiée, le poil manque ou bien c'est un poil follet, les cellules de la gaîne externe de la racine ont pris la consistance cornée et dépriment, par places, le follicule; beaucoup de glandes sébacées sont dilatées, particulièrement dans quelques-uns de leurs acini, qui sont remplis de débris épidermiques accumulés par couches; les cellules adipeuses sont molles ou bien elles manquent par séries, de façon qu'à leur place on ne trouve que le réseau trabéculaire à forme rhomboïdale du tissu conjonctif.

La seconde variété de l'atrophie sénile a surtout le caractère de dégénérescence, en ce que les éléments de la peau subissent une métamorphose organique qui consiste dans un amoindrissement de leurs propriétés végétatives et fonctionnelles. Ainsi les fibres de tissu cellulaire paraissent troubles par suite de la présence de granulations, ou bien leurs contours devenant confus, elles se transforment en une masse plus homogène, indurée, ou même cassante, états qui sont connus sous les noms de gonflement vitreux, dégénérescence amyloïde, colloïde, hyaloïde, cireuse, lardacée, graisseuse (Rokitansky, Virchow, Weber).

L'*atrophie partielle idiopathique* de la peau se trouve sous la forme de traînées longues de plusieurs centimètres, larges de 2 à 5 millimètres, blanches, ressemblant à des cicatrices, ou de taches ayant le même aspect, dont la dimension varie de celle d'un ongle à celle d'une pièce de 5 francs en argent, — *stries et macules de la peau atrophiée*, — qui se développent sur les fesses, sur les trochanters, sur le bord antérieur du bassin, sur les cuisses, au-dessus de la rotule, plus rarement sur le tronc, le cou, les bras, chez les personnes adultes de l'un et l'autre sexe : ces stries et taches se forment d'une manière tout à fait latente, et elles sont persistantes. Les taches atrophiques sont en général isolées ; les stries décrivent deux ou plusieurs lignes longitudinales et parallèles, formant un angle variable avec l'axe longitudinal du corps ou même suivant la direction des plis de la région atteinte. Au niveau de ces stries et de ces taches, la substance de la peau paraît au toucher amincie et déprimée. L'examen microscopique montre, ainsi que le prouvent surtout les belles préparations de Langer, que les faisceaux fibreux sont écartés les uns des autres en forme de bandes, et que les anses de tissu cellulaire qui entrent dans la composition des papilles ont subi une traction de haut en bas, de sorte que les papilles semblent presque entièrement effacées. Dans l'étendue des points atrophiques on ne trouve qu'un petit nombre de vaisseaux, de glandes et de lobules graisseux. B.-S. Schultze invoque, avec raison peut-être, pour expliquer la formation des stries atrophiques, la distension de la peau dans le développement rapide du bassin et des membres, car il avait trouvé l'affection 36 fois sur 100 chez des personnes du sexe féminin (chez qui il n'y avait jamais eu de grossesse) et 6 fois sur 100 chez des individus du sexe masculin (1). Er. Wilson, de son côté, cite quelques cas dans lesquels

(1) Le professeur Bouchard a signalé particulièrement les stries atrophiques consécutives à la fièvre typhoïde ; elles sont dirigées dans le sens de l'extension et occupent surtout le voisinage des grandes articulations, genoux et coudes principalement. Elles ont été observées surtout dans la convalescence, et à la suite de la fièvre typhoïde (Voyez, pour plus de détails, *Bulletin de la Société clinique de Paris*, année 1866, p. 1. (*Note des Traducteurs*.)

l'atrophie linéaire, « *linear atrophy* », s'est développée à la suite d'une influence traumatique ou nerveuse.

Les atrophies cutanées consécutives sont le résultat d'une affection traumatique ou pathologique, et se montrent toujours sous la forme soit d'atrophie simple, soit d'atrophie dégénérative. Une des formes de l'atrophie simple est l'atrophie par compression, produite par des tumeurs qui, nées dans la profondeur, refoulent la peau devant elles. Lorsque la pression est persistante, elle finit par amener dans le point qui subit les plus forts tiraillements une disparition complète des tissus, des déchirures, ou bien de l'inflammation et la gangrène. La distension n'est-elle que passagère, comme dans l'ascite, l'anasarque, il se produit des taches et des stries atrophiques semblables aux stries atrophiques idiopathiques. Chez les primipares, par suite de la distension de la peau que détermine autour du bassin l'augmentation de volume de l'utérus, il se forme (souvent avec des démangeaisons extrêmement pénibles) d'abord des taches hémorrhagiques violettes qui plus tard pâlissent et font alors place à des taches et à des stries blanches et brillantes comme des cicatrices (cicatrices de la grossesse). Langer a démontré qu'il ne s'agit pas dans ce cas de cicatrices proprement dites, mais bien de la distension des mailles du tissu cellulaire et de l'aplatissement consécutif des papilles, qui se trouvent en même temps écartées les unes des autres, ainsi que les glandes.

On connaît bien également l'atrophie partielle du chorion résultant d'une pression extérieure, sous un cor, sous les croûtes du favus.

Enfin, il faut encore ranger dans les atrophies consécutives les dépressions de la peau en forme de points et de taches, analogues à des cicatrices, qui succèdent à des infiltrats inflammatoires et néoplasiques du chorion, après que ceux-ci ont été résorbés, ou bien à des papules syphilitiques, au lupus, à la lèpre, au lichen ruber. Grâce à l'élasticité des portions de peau restées saines, les dépressions atrophiques qui reconnaissent cette origine disparaissent avec le temps d'une manière complète.

L'atrophie dégénérative symptomatique comporte les altérations de tissu que nous avons déjà énumérées à propos de la forme idiopathique, l'atrophie sénile. Elle survient en général à la suite d'altérations inflammatoires et néoplasiques chroniques de la peau, et par conséquent aussi à l'état diffus, à la suite de l'eczéma chronique, du pemphigus, de la dermatite chronique, du pityriasis rubra, des ulcérations du pied, et dans la sclérose chancreuse. Dans toutes ces affections, les éléments de la peau subissent, par le fait de la pression exercée par les matières infiltrées, de l'oblitération des vaisseaux et de l'envahissement de la métamorphose régressive qui n'épargne pas ces infiltrats eux-mêmes, les transformations que nous avons indiqués, déjà : les dégénérescences graisseuse, lardacée, cireuse, hyaloïde, vitreuse. Les fibres du tissu cellulaire et les vaisseaux présentent également dans cette affection la dégénérescence la plus frappante, et cette dernière semble habituellement être le résultat de l'altération pathologique de la paroi des vaisseaux (endartérite, dégénérescence endothéliale, infiltration adventitielle).

HUITIÈME ET NEUVIÈME CLASSE

NÉOPLASMES

TRENTE-SIXIEME LEÇON

Néoplasmes, généralités. — Division, néoplasmes de bonne nature : néoplasmes du tissu cellulaire : chéloïde, cicatrice (processus de la cicatrice). — Molluscum fibreux. Xanthomè, fibrome, lipome, névrome.

Les néoplasmes cutanés sont, pour une partie, aussi bien du domaine de la chirurgie que du domaine de la dermatologie ; ils ne sont pas toujours, en effet, limités anatomiquement à la peau et ils réclament alors l'intervention chirurgicale. Simultanément étudiées par ces deux sciences connexes, les productions morbides dont nous nous occupons ont été vivement éclairées dans leur histoire anatomique et clinique par les progrès considérables et récents de l'une et de l'autre. Mais l'exposé complet de la question des néoplasmes n'est pas du ressort précis de la dermatologie, mais bien du domaine de la pathologie générale et de l'anatomie pathologique.

Ces deux parties de la science vous ont fait connaître, — en dehors de la conception ontologique de ces tumeurs depuis longtemps fixée, — les modifications que la théorie du néoplasme elle-même a subies pendant la période de temps où l'on s'efforçait de trouver, dans l'état histologique du produit pathologique comparé avec celui des tissus environnants, le caractère d'une néoformation. C'est alors que Virchow édifia sa théorie du néoplasme basée sur la division (prolifération) des corpuscules du tissu cellulaire. Ensuite, par des études d'histologie pathologique et expérimentale on reconnut que chaque espèce d'éléments de tissu, les épithéliums et les endothéliums, les cellules musculaires, osseuses et cartilagineuses, peut-être même la substance intercellulaire, sont susceptibles d'une prolifération endogène, d'une véritable néoformation, et que celle-ci s'accomplit même sous l'influence de l'inflammation, par exemple dans l'épithélium en présence du catarrhe. A mesure que l'on reconnut tous ces faits, l'histologie pathologique prit un nouvel essor; la limite précédemment tracée entre l'inflammation, l'hyperplasie et la néoplasie, se trouva effacée plus complètement qu'elle ne l'avait jamais été, et il a bien fallu alors se convaincre que le terme « néoplasme » ne doit plus être conservé que comme conception clinique. Quels que soient d'ailleurs ses éléments constituants, qu'ils soient semblables à ceux du milieu dans lequel il se trouve (homœoplasie), ou dissemblables (hétéroplasie), le néoplasme représente seulement une formation pathologique qui, par un ensemble de particularités, telles que « contours extérieurs, conformation intérieure et végétation » (Rokitansky), siège, relations avec les tissus environnants et avec le paradigme de l'organe et du tissu affectés, ressemble un peu à un corps étranger enclavé dans les parties. Si donc, en considération de leur aspect et de leur marche cliniques, nous subdivisons dans la pratique les néoplasmes en néoplasmes de bonne nature (VIIIe classe) et néoplasmes de mauvaise nature nous aurons fait une déduction éloignée, mais logique et légitime. Au premier groupe se rattachent les néoplasmes qui peuvent, il est vrai, persister pendant des années, mais qui ordinairement n'exercent localement qu'une action destructive nulle ou peu considérable, et qui, en particulier, n'ont pas une influence nuisible sur l'ensemble de l'organisme; ceux qui, non seulement détruisent les tissus localement, mais encore exercent (1) une action délétère sur l'organisme entier, formeront le deuxième groupe.

HUITIÈME CLASSE

NÉOPLASMES BÉNINS

Nous divisons les néoplasmes bénins, d'après leur caractère histologique prédominant, en trois groupes :

1° *Néoplasmes du tissu cellulaire :* chéloïde, cicatrice, molluscum fibreux, xanthome. (Accessoirement : fibrome, lipome, névrome) ;

2° *Néoplasmes vasculaires :* angiome, lymphangiome ;

(1) Cette division tranchée en néoplasmes de bonne nature et néoplasmes de mauvaise nature ne doit être acceptée que dans une mesure relative ou avec quelques commentaires; le lupus, par exemple, qui, n'infectant pa (ordinairement) l'organisme, est rangé par l'auteur dans les néoplasmes de bonne nature, présente quelquefois des caractères de gravité locale tels, qu'il faut une véritable résignation scientifique pour lui adapter l'épithète de bénin. Il serait plus acceptable, se bornant au fait capital, de diviser les néoplasmes en infectants et non infectants ; la généralisation du produit pathologique n'impliquant en aucune manière, *ipso facto,* sa malignité, rend insuffisante la qualification de localisés ou de généralisés. Au demeurant, ce sont là des questions de pathologie générale sur lesquelles nous n'avons pas à nous expliquer dans un chapitre de pathologie cutanée. (*Note des Traducteurs.*)

3° *Néoplasmes cellulaires:* rhinosclérome, lupus érythémateux, lupus vulgaire (scrofulose, tuberculose) (1).

CHÉLOIDE

(*Knollenkrebs* [*cancer tubéreux*] de Fuchs.)

Depuis Alibert on donne ce nom à une tumeur en forme de plaques, de stries ou de tubérosités, ayant de l'analogie avec le tissu de cicatrice, se développant spontanément dans le derme, sans symptômes inflammatoires, et ne pouvant être déplacée qu'avec la peau; ce néoplasme persiste indéfiniment sans métamorphose ultérieure, ou, dans des cas rares, disparaît spontanément (2).

Suivant la forme qu'elle revêt, la chéloïde se présente sous l'aspect d'un bourrelet à surface unie, comme intercalé dans la peau, nettement limité, faisant au-dessus des parties adjacentes une saillie de 2 à 4 millimètres, d'une consistance ferme et élastique, ressemblant beaucoup à une cicatrice hypertrophique, offrant la forme d'un cordon ou d'un style, ou bien ovale, cylindrique, en forme de biscuit ou d'une plaque épaisse ; plus rarement elle constitue une tubérosité arrondie. Quelquefois la partie moyenne est plus saillante, tandis que le bord s'affaisse et représente deux prolongements en forme de rayons marchant en face l'un de l'autre, rappelant les pinces de l'écrevisse; d'où le nom de — χηλή — pince, que lui a donné Alibert.

(1) La série complète des néoplasmes cutanés (des *dermatomes,* si l'on accepte le terme proposé par l'un de nous) de cette classe n'est pas représentée par les seules affections qui viennent d'être rangées en trois catégories; il en est encore dont l'histologie n'a pas permis le classement régulier. Nous ajouterons, dès à présent, à la première subdivision les dermatomyomes, dont nous avons tracé la première étude d'ensemble (Ernest Besnier, *les Dermatomyomes*, in *Ann. de dermatologie et de syphiligraphie*, 1880, p. 25). (*Note des Traducteurs.*)

(2) La *récidive* de la chéloïde, après toutes les tentatives d'extirpation ou de destruction, sera mentionnée tout à l'heure; mais elle constitue un caractère d'une telle importance, qu'il est nécessaire de l'indiquer dans la définition. (*Note des Traducteurs.*)

La chéloïde est blanche ou bien a un reflet rouge, elle est lisse à sa surface, qui est recouverte d'un épiderme mince, ridé, dépourvu de poils ou présentant de rares follets, ferme, élastique, et douloureuse à la pression, quelquefois même spontanément.

On trouve la chéloïde tantôt en une strie unique, tantôt sous forme de deux bandes ou d'un nombre beaucoup plus grand, vingt et plus, le plus souvent sur le sternum : dans ce cas elle est habituellement disposée en deux ou plusieurs traînées parallèles, sur le sein, au lobule de l'oreille, à la face, sur les organes génitaux, etc. On a peu de données positives sur le développement de la chéloïde; on sait qu'une fois qu'elle a fait son apparition, elle peut encore, pendant quelque temps, se développer et s'accroître dans une certaine mesure. Puis, à ce qu'il semble, elle ne se modifie plus du tout et persiste toute la vie, ou bien, mais cela est rare, elle disparaît complètement. Il ne s'y forme jamais d'ulcération, tout au plus y voit-on survenir des excoriations superficielles.

Sur la cause directe de l'apparition de la chéloïde, nous n'avons que de simples présomptions à émettre. On la rencontre chez des personnes de tout âge, de l'un et de l'autre sexe. Mais chez certains sujets les blessures et les irritations les plus insignifiantes déterminent l'apparition de la chéloïde; il en est de même dans certaines familles et chez certaines races éthiopiques, d'où l'on est amené à supposer l'existence d'une disposition spéciale à la formation chéloïdienne (von Tschudi). C'est ainsi que nous voyons la chéloïde se montrer autour du canal que l'on perce dans le lobule pour mettre des boucles d'oreilles, autour des piqûres de sangsues, des pustules d'acné; j'ai observé une chéloïde grosse comme le poing chez un nègre, dont le corps entier était parsemé de tumeurs de volume variable.

La chéloïde que nous avons considérée d'abord comme une tumeur qui se développe spontanément, étant, d'autre part, déclarée pouvoir apparaître à la suite de blessures, on est naturellement amené à penser, ainsi que certains chirurgiens l'ont déjà admis, qu'elle n'est pas une tumeur d'un genre particulier, mais qu'en réalité elle est simplement une cicatrice hypertrophique. D'autres auteurs, au contraire, ont admis, à côté de la chéloïde vraie qui naît spontanément, une chéloïde fausse, à laquelle devaient être rattachées les cicatrices provenant de pertes de substance (par brûlure, syphilis, etc.), parce que ces cicatrices s'étaient couvertes de tubérosités et s'étaient développées comme de véritables tumeurs (chéloïde cicatricielle, Dieberg; chéloïde syphilitique, Wilks; tumeur cicatricielle verruqueuse, chéloïde de Hawkin); enfin, nous connaissons encore la chéloïde d'Addison, qui est identique à la sclérodermie (p. 115).

La constitution anatomique de la chéloïde spontanée a été étudiée par Warren aîné, Alibert, Follin, Schuh, Rokitansky, Wedl, Lebert, Virchow, etc., et d'une manière particulièrement détaillée, par Langhans et Warren jeune; l'examen anatomique, auquel j'ai moi-même soumis non seulement la chéloïde spontanée, mais aussi la chéloïde cicatricielle, nous apprend qu'il y a trois formes de tumeurs qui sont analogues l'une à l'autre : 1° la *chéloïde (vraie)*, 2° la *cicatrice hypertrophique*, et 3° la *chéloïde cicatricielle.*

Dans la chéloïde, sur des coupes fines, on peut déjà à la loupe seule reconnaître une masse de tissu blanchâtre, formée de fibres épaisses disposés parallèlement à l'axe longitudinal de la tumeur et à la surface de la peau, enchâssée dans le chorion; avec le microscope on peut voir encore au-dessus et au-dessous de cette masse des couches du chorion restées normales, et en particulier des papilles et des prolongements du réseau muqueux complètement intacts. En certains endroits, ces faisceaux de fibres horizontales sont traversés par des fibres qui remontent en diagonale (Langhans). A l'intérieur du corps de la chéloïde, et autour des vaisseaux comprimés par les épais faisceaux de fibres qui les enveloppent comme une gaîne, il n'y a que peu de noyaux et peu de cellules fusiformes à noyau; il y en a, au contraire, beaucoup dans les parties plus jeunes de la chéloïde, et autour des vaisseaux de ses prolongements, de manière à indiquer que les fibres de tissu cellulaire de la chéloïde prennent naissance dans ces cellules fusiformes qui entourent les vaisseaux en forme de gaîne. La présence des papilles et des prolongements du réseau muqueux montre d'une manière toute spéciale que la chéloïde, contrairement au tissu cicatriciel, se produit dans un chorion antérieurement intact et n'est pas par conséquent une formation destinée à réparer une perte de substance.

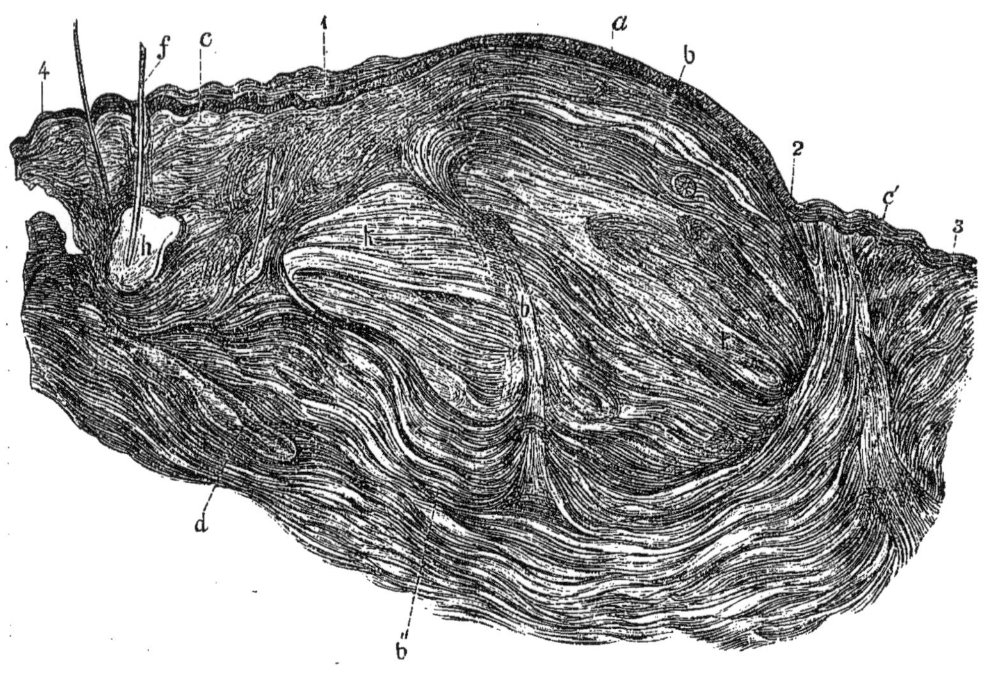

Fig. 32.

Coupe d'une chéloïde cicatricielle (développée sur le cou d'un homme à la suite d'une blessure faite par un éclat de verre).

1-2. Cicatrice, l'épiderme *a* s'étend, sans prolongements du réseau muqueux, au-dessus du tissu cicatriciel *b* dépourvu de papilles, dont les faisceaux lâches se relient par un appendice *b''* aux faisceaux cicatriciels profonds *b'*. Entre *b* et *b'* se trouve enclavée la chéloïde *k* formée de fibres grossières et disposées parallèlement à la surface; la chéloïde se prolonge vers 2-3 et 1-4 dans la peau qui n'a pas été intéressée par la blessure et qui présente des papilles et des prolongements du réseau muqueux *c c'*. La peau contient des follicules pileux *f* et des glandes sébacées *h* conservées intactes; en *d*, quelques follicules comprimés dans une direction oblique.

Dans la *cicatrice hypertrophique,* au contraire, on ne trouve pas une seule papille, parce que la cicatrice implique la destruction des couches supérieures du chorion par suppuration, par excision, etc. La cicatrice hypertrophique n'envahit jamais, au delà de l'aire fondamentale de la perte de substance à laquelle elle succède, la peau avoisinante qui est restée normale, et elle ne dépasse le niveau de celle-ci que sur l'étendue de la base tracée par la lésion qui a précédé son développement. En outre, les fibres conjonctives de la cicatrice forment un réseau irrégulier, et beaucoup plus lâche, qui, dans les cicatrices récentes, contient beaucoup de cellules et peu de fibres, tandis que plus tard il présente des fibres plus résistantes et au contraire peu de cellules.

Enfin, dans la *chéloïde cicatricielle* (fig. 32), les papilles manquent au centre; puis, sous une mince couche d'épiderme, on trouve les entrelacements irréguliers de tissu cellulaire de la cicatrice; autour de celle-ci, la chéloïde reparaît avec ses gros faisceaux de fibres disposés d'une manière élégante et avec les papilles à la surface. Il y a donc ici, incontestablement, une combinaison de cicatrice et de chéloïde.

Ainsi que cela découle des faits que nous venons d'exposer, on ne peut donc distinguer la chéloïde de la cicatrice hypertrophique qu'à l'aide de l'examen microscopique, ce qui rend le diagnostic pratique très difficile. Plus l'état normal de la peau des papilles et des follicules est reconnaissable à la surface de la tumeur, plus il est certain que l'on a devant les yeux une chéloïde et non une cicatrice hypertrophique. D'autre part, le siège de la lésion sur certaines régions du corps, par exemple sur le sternum, et sa disposition en plusieurs bandes ou stries, sont encore des caractères particuliers à la chéloïde. Celle-ci est facile à distinguer de la sclérodermie; mais quand elle siège sur la lèvre, elle se différencie plus difficilement du rhinosclérome.

Le pronostic de la chéloïde n'est pas favorable, car il est extraordinairement rare que l'on voie cette affection disparaître spontanément, et nous ne possédons aucun moyen de la guérir. Si on l'enlève par excision ou à l'aide de la cautérisation, elle récidive régulièrement; aussi, ne doit-on se décider qu'avec la plus grande réserve à intervenir chirurgicalement.

L'emplâtre hydrargyrique, les badigeonnages d'iode et de glycérine iodée peuvent être employés pour essayer de provoquer la résorption dans les cas où le tissu cellulaire est encore de formation récente.

C'est beaucoup moins contre la difformité qu'elle entraîne que contre les douleurs, parfois intolérables, dont s'accompagne la chéloïde, douleurs qui, dans certains cas, sont intermittentes et paroxystiques, que les malades réclament l'assistance du médecin. On essayera l'emplâtre de Vigo, l'emplâtre de mélilot saupoudré d'opium, le froid, le chloroforme, les injections sous-cutanées de morphine, et dans les cas où les douleurs sont intermittentes, la quinine associée à l'arsenic.

CICATRICE

On donne le nom de cicatrice cutanée à une néoformation développée à la place d'une perte de substance de la peau, qu'elle remplace définitivement. La cicatrice se distingue de la peau normale qui l'environne de tous côtés par l'aspect brillant, blanc ou rouge, lisse, parfois aussi ridé ou finement lamellé et sec de sa surface, et par une consistance ferme ; à son niveau, on ne trouve ni les lignes ou sillons, ni les pores, les poils, le pigment, ni les glandes sébacées ou sudoripares, qui appartiennent en propre au tégument normal. Les surfaces cicatricielles peuvent être de niveau avec la peau environnante, — cicatrice normale ou plate, — ou bien elles sont un peu au-dessous de ce niveau, — cicatrices atrophiques ; — ou bien enfin elles font saillie au-dessus des parties adjacentes, — cicatrice hypertrophique. Dans ce dernier cas, la cicatrice représente un bourrelet en forme de strie, cylindrique, bosselé, une sorte de surfaîtage en cordon ou de pli, au-dessus de la peau ou d'une cicatrice, d'ailleurs plate ; ou bien ce sont des bourrelets combinés et se croisant en forme de réseau, de filet ou d'étoile. Enfin la cicatrice est tantôt mobile avec la peau, — cicatrice libre ou mobile, — tantôt fortement adhérente aux parties sous-jacentes, aponévroses, os ; elle est alors plate ou bien enfoncée, — cicatrice fixe ou adhérente.

La production de la cicatrice suppose nécessairement qu'une portion de la peau (le chorion ou au moins la couche papillaire), a été détruite. Sous ce rapport seul on peut déjà, et cela a une certaine importance pratique, diviser, d'une manière générale, les maladies de la peau en deux grands groupes : celles qui s'accompagnent de cicatrices, et celles dans lesquelles il n'y en a pas. Toutes les affections qui consistent dans une inflammation résolutive, ou qui entraînent, au plus, la chute de l'épiderme, comme l'eczéma, l'érysipèle, la dermatite superficielle, le pemphigus, l'herpès zoster, la variole légère, appartiennent à la première catégorie. Exceptionnellement, il est vrai, même dans ces formes, il peut se produire une cicatrice, mais c'est seulement à la suite d'accidents locaux, qui déterminent une destruction du tissu cellulaire, comme celle qu'entraîne le développement de furoncles ou le grattage dans l'eczéma, ou la destruction hémorrhagique des couches superficielles du chorion dans le zona. A la seconde catégorie se rattachent non seulement les destructions de tissu produites par des actions mécaniques (grattage, contusions), ou chimiques et dynamiques (brûlure, congélation, cautérisation), mais encore toutes les affections qui, par leur nature, déterminent une nécrobiose (gangrène) ou une fonte purulente des tissus : lupus, gommes syphilitiques, scrofulose, dermatite suppurative.

Le processus de la formation du tissu cicatriciel a été élucidé, dans ses points les plus essentiels, par l'observation clinique ainsi que par l'expérimentation (Billroth, O. Weber, Thiersch, Ziegler, etc...). Il présente deux phases : 1° la formation de bourgeons charnus (granulations); et 2° la production de l'épiderme ou épidermisation (« cicatrisation »), qui peuvent toutes deux s'accomplir d'une façon normale ou anormale.

Dès que la partie de tissu qui a été frappée de mortification par suite de l'une des influences que nous avons signalées plus haut (caustique, destruction mécanique, suppuration inflammatoire, gangrène) est délimitée du tissu sain, les granulations commencent à se former sur ce dernier, qui présente en même temps les symptômes de l'infiltration et de la suppuration inflammatoires, et après la chute des parties mortifiées, on voit une plaie bourgeonnante et suppurante. Les bourgeons, d'une couleur rouge vif au début, sont granuleux et durs; plus tard, ils ont l'aspect de glandes fines, comme veloutées, douées de sensibilité au toucher, mais non douloureuses.

Au point de vue histologique, on distingue dans les granulations une couche supérieure, dépourvue de vaisseaux, constituée par du pus, « pyogène », et une couche inférieure, très vasculaire, « plasmatique » (Thiersch). D'après les idées qui dominent actuellement, les éléments figurés du pus proviennent en partie du tissu de granulation (corpuscules de migration) et des vaisseaux sanguins de ce tissu (leucocytes), en partie de la prolifération des éléments de tissu situés sur les couches les plus superficielles. La masse principale (inférieure) des granulations présente du tissu cellulaire de formation récente, provenant, pour une grande partie, de corpuscules sanguins immigrés (Cohnheim), ainsi que des éléments du tissu voisin ancien, qui sont devenus productifs sous l'influence de l'hyperhémie et d'un afflux plus abondant de plasma; il provient encore, pour une certaine part, du gonflement et de la division des corpuscules du tissu cellulaire et d'autres éléments figurés (v. tome Ier, p. 252 et suiv.); c'est ce que l'on appelle le « tissu de granulation » (Virchow), qui est typique pour beaucoup d'espèces de néoformation. Ce tissu est composé d'une substance intercellulaire à grains fins, ou formant un réseau de fibres délicates, dans lequel sont déposées en grande quantité des cellules ovales, à gros noyaux et fusiformes; des vaisseaux de nouvelle formation donnent à ce tissu une direction et un soutien; la forme verruqueuse, papillaire, résultant de la production d'entrelacements vasculaires à sa surface. Une partie des vaisseaux nouveaux provient également des anciens, dont la paroi est repoussée vers l'extérieur ou se développe en forme de bulbes solides qui, plus tard, deviennent creux (Jos. Meyer, O. Weber); les autres se produisent spontanément par le dépôt de cellules qui s'alignent les unes à côté des autres et finissent par se confondre en un tube garni de noyaux (Rokitanski). Ou bien la formation des vaisseaux est due à ce que de simples espaces intercellulaires entrent en communication avec les vaisseaux sanguins préformés (Weber, Lehmann); ou enfin elle est le résultat de la production endogène de corpuscules sanguins dans les cellules et les espaces creux, ce qui est pour ainsi dire une répétition du processus embryonnaire (Rokitanski, Weber, Billroth, Stricker, E. Klein).

A mesure qu'il s'éloigne des couches les plus profondes vers la superficie, le tissu de granulation se transforme en tissu cellulaire (cicatriciel), c'est-à-dire que, avec une diminution de l'hyperhémie, l'immigration et la prolifération des cellules devenant moins actives, une partie de celles-ci acquiert une plus grande stabilité, et par le dépôt les unes à côté des autres (Rollet), et l'envoi, peut-être aussi la division des prolongements, elle se transforme en fibrilles de tissu cellulaire contenant des corpuscules triangulaires de tissu conjonctif, tandis que la substance intercellulaire subit des transformations correspondantes sous le rapport chimique et morphologique. A mesure que l'organisation de ce tissu se complète, les fibres se serrent les unes contre les autres, les espaces intercellulaires et interfibrillaires diminuent, les fibres reviennent sur elles-mêmes et attirent la peau du voisinage, ce qui fait que l'étendue de la plaie devient moindre.

Quand la granulation, par suite de son accroissement en hauteur, atteint le niveau de la peau avoisinante, alors commence la seconde période du processus, la cicatrisation par formation d'un nouvel épiderme.

Pendant que l'hyperhémie diminue, le développement ultérieur des bourgeons charnus s'arrête en premier lieu sur le bord de la plaie, et de celui-ci part une pellicule mince qui représente le liséré de cicatrisation, rouge bleuâtre par suite de la transparence des vaisseaux sanguins. Ce liséré s'avance constamment de tous les côtés vers le centre de la plaie; dans les parties où il s'est formé depuis un certain temps, il pâlit par suite de l'accumulation des couches épidermiques les unes sur les autres; puis il finit par se confondre avec celui du côté opposé; la plaie se trouve alors entièrement recouverte, la cicatrisation est terminée.

L'observation clinique paraît presque avoir démontré que l'épiderme nouveau est engendré par les anciennes cellules épidermiques qui sont situées sur les bords de la plaie. En effet, le liséré de cicatrisation prend régulièrement son point de départ au bord de la plaie, et quand, dans certaines circonstances, par exemple à la suite d'une brûlure, on voit des îlots d'épiderme apparaître isolément au milieu de la surface des granulations, il est bien possible que ces îlots proviennent eux-mêmes de l'épiderme ancien, c'est-à-dire du revêtement épidermique de portions de glandes sébacées et sudoripares qui ont échappé à la destruction. Cette hypothèse, que l'épiderme ne peut provenir que de l'épiderme, ne répond pas seulement à la conception embryologique, mais encore elle est en harmonie avec les résultats de certaines recherches spéciales ; ainsi, pour la réparation de perte de substances siégeant dans l'épithélium de la cornée, Heiberg a vu l'épithélium situé sur les bords de la plaie pousser des prolongements qui se segmentaient de manière à former des cellules nouvelles. D'un autre côté, Lott, pour la régénération physiologique de l'épiderme, a démontré également la segmentation des rejetons des cellules de la base du réseau muqueux, et dans la prolifération pathologique de l'épithélium (v. fig. 29), c'est également le phénomène de la division des cellules préexistantes qui joue le principal rôle. En outre, il est possible aussi que les cellules migratrices se transforment en partie en épiderme (Biesiadecki, Pagenstecher). Une opinion tout à fait isolée est celle de J. Arnold, qui admet que le nouvel épithélium doit se former d'une façon pour ainsi dire autochthone, par la transformation du plasma produit par l'épithélium du bord de la plaie.

La production des cicatrices peut se faire d'une manière anormale, en ce que les granulations se forment tardivement, ou bien elles sont de mauvaise qualité, c'est-à-dire qu'elles sont lisses, chétives, sèches ou infiltrées, qu'elles saignent facilement ou qu'elles tombent plusieurs fois de suite ; ou bien elles poussent d'une façon exubérante et dépassent le niveau normal (*caro luxurians*). Ces bourgeons charnus sont en même temps, ou bien d'une insensibilité anormale, ou, au contraire, très sensibles ; ou, d'un autre côté, la production de l'épiderme est retardée d'une manière anormale.

Les causes de ces obstacles à la cicatrisation sont : ou constitutionnelles (anémie, scorbut, hydropisie), ou dues à des circonstances locales (lésions mécaniques, pression, tiraillement); enfin c'est quelquefois la grande étendue de la plaie qui entrave aussi la cicatrisation, en ce sens que la cicatrice, déjà complètement développée à la périphérie, comprime, par suite de sa rétraction, les vaisseaux afférents qui, dès lors, ne peuvent plus nourrir suffisamment les parties centrales.

D'après ce que nous avons dit, la cicatrice complète est constituée par un réseau de tissu cellulaire irrégulier, abondamment pourvu de vaisseaux et de nerfs. Elle ne contient ni follicules pileux, ni glandes sébacées et sudoripares, non plus que des papilles. Elle manque donc aussi des prolongements du réseau de Malpighi qui correspondent aux papilles, et l'épiderme, formé de plusieurs couches de cellules polyédriques du réseau muqueux et d'une couche mince de cellules cornées, s'étend uniformément sur la surface de la masse du tissu cellulaire. Les cicatrices récentes sont pigmentées, succulentes, et contiennent une grande quantité de cellules ; elles comportent encore de nombreux vaisseaux sanguins : c'est pourquoi elles ont une coloration rouge vif, et, sous l'influence du froid et de la stase mécanique du sang, elles saignent facilement et perdent leur épiderme, qui se détache et tombe avec une grande facilité. Avec le temps, les cicatrices se rétractent, deviennent sèches, dures et blanches. Aussi, à la coupe, présentent-elles de nombreux cordons vasculaires désorganisés, remplis de granulations pigmentaires, du tissu cellulaire sclérosé avec des corpuscules peu nombreux et petits, et des espaces intercellulaires étroits.

Puisque toute cicatrice comble le vide d'une perte de substance, comme la fonte remplit un moule, elle répond comme forme générale et comme étendue à la lésion qu'elle doit réparer ; mais l'ensemble de disposition qu'elle affecte est le résultat d'un certain nombre de circonstances spéciales qui résument, en quelque sorte, son histoire. C'est ainsi, par exemple, que les cicatrices qui succèdent aux ulcérations serpigineuses de la syphilis, présentent, conformément à la manière dont ces ulcérations se délimitent, au centre, le caractère des vieilles cicatrices, qui sont blanches et fermes, tandis qu'à la périphérie elles ont l'aspect des cicatrices récentes : elles sont rouges, pigmentées, et ont en même temps la forme d'arcs de cercle. Mais cela n'est vrai que d'une manière générale, et il n'est pas possible, dans ce cas spécial, de soutenir cette idée qu'il y a des cicatrices caractéristiques. En effet, les cicatrices qui succèdent au zona peuvent ressembler exactement à celles qui proviennent de la syphilis, et les cicatrices entrelacées qui résultent d'une brûlure ou d'un bubon gangréneux ont exactement le même aspect que celles qui sont produites par une cautérisation avec l'acide sulfurique. C'est seulement en tenant compte de toutes les circonstances accessoires que l'on peut se former une idée approximative, conclure à la probabilité de l'origine des cicatrices, d'autant plus que la forme particulière qu'elles présentent dans tel ou tel cas peut tenir à des circonstances autres que les causes immédiates (1). Les cicatrices sont vicieuses, par exemple, toutes les fois qu'elles sont troublées dans leur formation; elles deviennent inégales, noueuses, réticulées. La cautérisation avec l'acide sulfurique laisse en général après elle des cicatrices difformes. Chez certains individus, des cicatrices déjà complètes s'hypertrophient encore par la suite (2). Enfin le traitement suivi pendant le développement de la cicatrice exerce aussi une grande influence sur la qualité du produit final (3).

(1) Cette réserve faite sur la valeur absolue des cicatrices au point de vue rétrospectif, il n'en est pas moins vrai que leur importance clinique reste considérable dans la détermination d'un état actuel ou antérieur, non seulement du fait même de leur existence (qui circonscrit déjà considérablement le débat), mais encore de leurs caractères particuliers, de leur forme, de leurs dimensions, de leur siège topographique, de leur mobilité ou de leur adhérence, etc. (*Note des Traducteurs.*)

(2) La maladie constitutionnelle des sujets atteints a une importance de premier ordre, la pigmentation prédomine dans un grand nombre de cicatrices syphilitiques, la lividité et les varicosités dans les cicatrices des scrofuleux; chez ces derniers, en outre, la disposition chéloïdienne est très accentuée. Le siège topographique a également son importance : sur la région cervicale, au sternum, à la région dorsale supérieure, les cicatrices chéloïdiennes ou hypertrophiques sont communes.

Enfin certains caustiques, le chlorure de zinc en particulier, nous ont semblé favoriser manifestement la disposition hypertrophique des cicatrices. (*Note des Traducteurs.*)

(3) Cette remarque a une grande importance pratique ; le médecin qui

Les cicatrices entraînent après elles des conséquences variables et nombreuses : d'abord elles déforment souvent la région qu'elles occupent, en tiraillant, par le fait de leur retrait constant, la peau des parties avoisinantes. Suivant leur siège, elles déterminent la fixité et la contracture des articulations, l'ectropion, le rétrécissement des orifices naturels, l'effacement des plis de la peau des doigts, la déviation latérale de la tête quand elles siègent sur le cou, etc... Enfin, en raison de leur peu d'élasticité, elles gênent plus ou moins les mouvements des membres au point d'en paralyser la fonction; elles sont, en outre, souvent très gênantes à cause des douleurs spontanées, du prurit et des élancements qui les accompagnent, ainsi que par leur vulnérabilité, qui persiste parfois très longtemps, et par la tendance qu'elles ont à s'enflammer.

La thérapeutique a, ici, pour but d'obtenir de belles cicatrices, c'est-à-dire des cicatrices plates, minces et mobiles ; son rôle commence avec l'apparition des granulations. Quand le processus est normal, on se contente d'appliquer l'une des méthodes de pansements usités en chirurgie. Lorsqu'il s'accomplit d'une façon anormale, il faut, suivant les circonstances, apporter tous ses soins à empêcher la production d'adhérences, à réveiller ou à restreindre la formation des bourgeons charnus et de l'épiderme (cautérisations fréquentes avec le nitrate d'argent, pommades d'acétate de cuivre, de nitrate d'argent, bandage compressif, solutions de potasse ou de sulfate de cuivre), à l'aide des procédés que nous avons exposés en détail au chapitre des *brûlures* (v. t. Ier, p. 459 et suiv.). Dans les grandes plaies dont les parties centrales tardent à se cicatriser, il sera bon de recourir, en outre, à la méthode de greffe proposée par Reverdin, et qui depuis lors a été maintes fois éprouvée. On excise avec des ciseaux, sur un endroit sain de la peau du même individu ou d'une autre personne, de petits lambeaux superficiels, que l'on taille en petits

n'en connaît pas la valeur et qui ne *gouverne* pas l'évolution des cicatrices engage fortement sa responsabilité. En tout cas, s'il s'agit du visage, du col et des régions favorables au processus chéloïdien, etc., il doit faire ses réserves sur la forme, le niveau ou les déformations intérieures des cicatrices. (*Note des Traducteurs.*)

morceaux de 5 à 10 millimètres carrés, puis on les dispose à peu de distance les uns de autres sur la plaie déjà granuleuse, et on les maintient en place au moyen d'un emplâtre adhésif, que l'on enlève au bout de cinq à six jours.

Un certain nombre de ces greffes sont alors trouvées réduites et caduques, mais quelques-unes tiennent solidement, leur chorion et leurs vaisseaux capillaires ayant contracté des adhérences avec les éléments des granulations (expériences d'Amabili et de Jacenko). Ces lambeaux eux-mêmes perdent en partie leur ancien épiderme, mais déjà au dixième ou douzième jour ils produisent des îlots épidermiques bleuâtres, qui contractent aussitôt des adhérences avec les îlots voisins, et facilitent ainsi le revêtement épidermique des parties centrales.

On combat le tiraillement de la peau, le rétrécissement des orifices naturels, l'immobilité des articulations, etc..., auxquels donne lieu le retrait du tissu cicatriciel, au moyen de l'excision simple ou combinée avec l'autoplastie, ou par l'extension forcée de la cicatrice. En outre on peut encore enlever les cicatrices hypertrophiques et qui déforment une région en y pratiquant des incisions horizontales, puis on cautérise la surface saignante avec la pierre infernale et l'on surveille soigneusement la nouvelle cicatrisation (1). On ramollit et l'on aplanit progressivement les cicatrices calleuses et rigides au moyen de fomentations prolongées, avec des eaux minérales naturelles ou artificielles chaudes, et par la compression exercée avec un emplâtre adhésif ou l'emplâtre mercuriel. Enfin on peut encore tenter d'exciter artificiellement dans le tissu de ces cicatrices une inflammation qui détermine dans leurs éléments fixes une végétation plus active et une métamorphose permettant leur résorption à travers les vaisseaux sanguins et lymphatiques qui se sont nouvellement ouverts. Dans ce but on emploie les cautérisations ré-

(1) La lutte contre la tendance hypertrophique ou chéloïdienne de quelques cicatrices est très laborieuse. Maintes fois nous avons essayé, sur le conseil de E. Vidal, d'avoir recours à la scarification linéaire très soigneusement exécutée ; le plus ordinairement, quelque persévérance que nous ayons pu mettre, le résultat n'a pas répondu à nos espérances ni à la patience des malades. (*Note des Traducteurs.*)

pétées avec une solution concentrée de nitrate d'argent, ou les applications méthodiques de glycérine iodée.

On combat les affections névralgiques des cicatrices par les applications émollientes et narcotiques, de la même manière que les états analogues de la chéloïde ; dans quelques cas il faut pratiquer l'excision des nerfs qu'elles renferment ou du nerf afférent.

MOLLUSCUM FIBREUX

Molluscum simplex ou pendulum (Willan) ; M. non contagieux (Bateman); fibroma molluscum (Virchow). On désigne sous ces noms des tumeurs ayant une base large ou au contraire pédiculée, recouvertes d'une peau normale, ordinairement limitées d'une manière nette et distincte, et ayant une consistance uniformément molle, pâteuse ou plus solide. Leur volume est variable; tantôt il y a un épaississement ou une proéminence que l'on peut sentir sous la peau, du volume d'un pois ou d'un haricot; tantôt ce sont des tumeurs grosses comme une noix, comme le poing, ou même comme une tête d'enfant, qui ont une base large ou qui poussent devant elles comme une bourse, la peau qui est plus ou moins solidement adhérente à leur surface, de façon que ces tumeurs semblent être des appendices de la peau pédiculés, en forme de poire, de bulbe, de panse ou de bourse.

Sur les petites tumeurs la peau est pâle ; sur les grosses, elle est violacée, traversée par des vaisseaux dilatés, et ordinairement aussi elle est tendue, dépourvue de follicules. Cependant les glandes sébacées sont souvent dilatées et remplies de comédons ; toutefois il n'y a jamais d'orifice conduisant dans l'intérieur de la production pathologique. Les tumeurs ont ordinairement une consistance pâteuse dans toute leur étendue, ou quelquefois un peu plus ferme, ou bien, si elles sont composées de plusieurs lobes, elles présentent des parties plus résistantes et d'autres plus molles. Dans certains cas, en particulier dans les tumeurs petites et anciennes, on croit sentir entre les doigts un simple pli de la peau, sans aucun contenu, et cependant il y existe un prolongement en forme de cordon dirigé vers le tissu cellulaire sous-cutané.

Le nombre de ces tumeurs est habituellement considérable, on en trouve parfois jusqu'à cent, à tous les degrés de développement les plus divers, à la face, sur le cuir chevelu, sur le tronc, les paupières, les parties génitales, les fesses, etc... La première description, qui remonte à l'année 1793, d'un fait de ce genre observé par Ludwig et Tilesius est encore aujourd'hui typique.

Ce n'est pas seulement par leur nombre et par leur volume que ces tumeurs gênent et fatiguent les malades, mais encore par l'obstacle mécanique qu'elles apportent, suivant leur localisation, au fonctionnement des articulations, à la vision quand la paupière supérieure pend comme un lambeau épais qui couvre le globe de l'œil ;, les grosses tumeurs enfin gênent et fatiguent les malades par la tension de la peau, par l'inflammation et par la gangrène qui les atteignent accidentellement.

D'après la description, parfaitement concordante de Rokitansky, Wedl, Virchow, etc..., le molluscum fibreux consiste en un tissu cellulaire gélatineux qui se transforme en tissu cellulaire fibreux à mesure que la tumeur devient plus ancienne.

C'est seulement sur le point de départ de ce néoplasme que les opinions sont partagées. D'après Rokitansky, il provient des espaces intercellulaires profonds du chorion ; d'après Fagge et Howse, c'est de la paroi conjonctive du follicule pileux ; d'après Virchow, de l'encadrement celluleux des lobules graisseux, opinion que je partage moi-même. Dans son mouvement ascensionnel vers l'extérieur, le néoplasme refoule la peau devant lui, puis il se développe en formant des tumeurs bosselées, lobulées et pendantes. Sur le sommet de la tumeur, il y a toujours une adhérence intime entre celle-ci et la peau, adhérence qui provient de ce que les fibres du néoplasme passent dans celles du chorion. Cette union est d'ailleurs peu solide, ce qui fait que la tumeur peut être assez facilement extirpée.

Dans les tumeurs anciennes et volumineuses, la partie centrale est formée de tissu cellulaire de production récente et gélatineux, la partie périphérique est plutôt composée de tissu cellulaire fibreux, ce qui est aussi le caractère histologique de l'éléphantiasis des Arabes. Dans le pédicule existent un ou plusieurs vaisseaux assez volumineux, ainsi que dans l'extrémité bosselée et solide que l'on trouve à toutes les époques de l'affection et qui est située au-dessous de la peau ; c'est la partie dans laquelle la tumeur a son point de départ. Les glandes et les follicules de la peau qui recouvre la tumeur sont, proportionnellement à la tension que subit le tégument, tantôt normaux, tantôt tiraillés, tordus, rétractés, dégénérés. Souvent aussi on trouve de nombreux comédons et des tumeurs folliculaires (molluscum contagieux de Bateman) sur les tumeurs du molluscum fibreux (1) et entre celles-ci.

Quelques-unes de ces tumeurs disparaissent spontanément; à leur place reste un appendice en forme de sac qui paraît vide. Mais néanmoins celui-ci contient encore une partie du molluscum, ainsi que le prouvent l'impossibilité où l'on est d'écarter les uns des autres les plis de la peau, et la présence du cordon noueux que l'on peut suivre jusque dans la profondeur.

La plupart des tumeurs persistent après avoir atteint un volume variable. Dans tous les cas observés jusqu'à présent, le début de l'affection a été rapporté à la première enfance. En l'absence de toute cause plausible, on a fait remonter l'origine du mal à une disposition héréditaire, d'après Virchow à une sorte de cachexie (molluscosis, Bergh), qui dans un cas publié par Virchow, s'est manifestée par l'apparition du molluscum dans trois générations successives. Hebra admet aussi une disposition constitutionnelle, car il insiste sur ce fait que tous les individus atteints de molluscum fibreux présentaient également un certain degré de dépérissement sous le double rapport physique et mental.

Le molluscum fibreux est caractérisé par les particularités que

(1) L'histoire de cette curieuse variété de fibrome (fibrome mou) présente encore de nombreux points sujets à contestation; mais la discussion à ouvrir n'a ici rien d'urgent, tout ce qu'il y a d'essentiel et de pratique ayant été indiqué par l'auteur. Nous voulons seulement insister sur ce point, que le terme de *molluscum* doit être strictement réservé à l'affection qui vient d'être ici décrite; qu'il ne doit, en aucune manière, rester un terme générique applicable, avec des qualificatifs divers, à une série d'affections différentes. C'est le seul moyen de mettre un terme à la confusion qui a existé si longtemps au sujet de ce terme, et qui persiste encore dans l'esprit d'un grand nombre de médecins. (*Note des Traducteurs.*)

nous avons décrites, par la multiplicité des tumeurs et la marche de l'affection, d'une manière suffisante pour que l'on puisse établir le diagnostic différentiel de ce néoplasme et de la tumeur des glandes sébacées connue sous le nom de molluscum sébacé ou contagieux (v. t. Ier, p. 235 et suiv.), ainsi que des fibromes et des lipomes multiples, et de certaines verrues molluscIformes.

Le pronostic du molluscum fibreux n'est pas favorable, en ce sens que nous ne possédons aucun moyen d'obtenir la disparition de ces tumeurs. Bien que l'état général ne semble pas être influencé d'une manière appréciable par le néoplasme, puisque nous avons observé cette maladie chez des individus d'un âge assez avancé déjà, il est à noter cependant que, chez certains malades, il est survenu à la longue un marasme qui s'est terminé par la mort, et chez d'autres, par la tuberculose.

En fait de thérapeutique il n'y a rien d'autre à tenter que d'extirper, d'exciser, de faire tomber par la galvano-caustique ou la ligature élastique, en se conformant aux règles de la chirurgie générale, les tumeurs qui sont devenues trop gênantes par leur volume ou par le siège qu'elles occupent.

XANTHOME

On donne le nom de xanthome, xanthelasma (Wilson), vitiligoïdea (Addison et Gull), à des taches ou à de petites nodosités de la peau, siégeant le plus souvent sur les paupières, offrant une coloration jaune paille, citron ou soufre, ou d'un blanc jaunâtre, généralement bien limitées, plates et semblant être une simple altération de couleur de la peau.

Déjà décrites et dessinées en 1835 par Rayer, sous le nom de « plaques jaunâtres des paupières », ces taches ont été étudiées en détail pour la première fois en 1851 par Addison et Gull, qui leur ont donné le nom de *vitiligoïdea*, nom assez peu approprié (1) auquel plus tard Er. Wilson a substitué la dénomination plus caractéristique de xanthélasma ou xanthome.

(1) Il n'est peut-être pas inutile d'ajouter, pour expliquer le choix réellement peu heureux fait par Addison et Gull du terme de *vitiligoïdea*, que ces auteurs n'ont pas voulu faire allusion au vitiligo de Celse (*alphos*, *melas*,

Par la suite, il est vrai, l'attention des médecins a été appelée dans d'autres pays aussi sur ces tumeurs; cependant, les descriptions les plus intéressantes sur ce sujet ont été publiées en Angleterre, par Pavy, Fagge, Smith, Wilson, A.-W. Foot (1), bien qu'en Allemagne, Hebra, Jany, Cohn, Waldeyer, Geisler, Virchow, Geber, Simon et moi-même, et en France Ernest Besnier, Hillairet, Chambard et beaucoup d'autres médecins, particulièrement des ophthalmologistes, aient aussi fait connaître un grand nombre de faits de ce genre.

D'après l'idée émise primitivement par Addison et Gull, on doit aujourd'hui encore distinguer deux formes de xanthome : 1° le X. plan, et 2° le X. tubéreux.

Le xanthome en taches, X. plan, forme de petites plaques cutanées, de la dimension de l'ongle, plus grandes ou plus petites, jaune paille, jaune citron ou couleur de feuilles fanées. Ces taches sont disposées d'une manière régulière, ou constituées par le groupement de petites plaques isolées, plates ou avec des bords un peu saillants. Sur ces points, la peau est complètement unie, souple, non squameuse, non prurigineuse, rarement il y a une légère cuisson ou douleur; si on les presse entre les doigts, on n'a pas la sensation d'un corps étranger quelconque qui se trouverait dans la peau; les plis sont les mêmes que sur le tégument normal. On observe habituellement les taches sur les paupières, sur une seule paupière ou sur toutes les deux à la fois; le plus souvent elles sont sensiblement symétriques et rapprochées de l'angle interne de l'œil; plus rarement elles existent sur les par-

leuce), mais bien au vitiligo de Willan et de Bateman (« *tubercules* lisses, blancs et luisants, etc. »). L'impropriété du terme vient exclusivement de ce que le mot de vitiligo a subi des vicissitudes très diverses, et que, dans l'état actuel, il est resté exclusivement applicable à l'ataxie pigmentaire de la peau (hyperchromie et achromie simultanées et juxtaposées). Nouvelle preuve de la nécessité de donner des noms nouveaux aux choses nouvelles. (*Note des Traducteurs.*)

(1) Ceci s'applique surtout à la période antérieure, car les travaux récents de Hillairet, *Acad. de méd.*, 1879; de Chambard, *Arch. de physiologie*, 1879; de Carry, *Ann. de dermatologie et de syphiligraphie*, 1880, ont fait faire un pas considérable à la question et précisé des points qui n'avaient pas même été soulevés. (*Note des Traducteurs.*)

ties limitrophes des joues, et plus rarement encore sur la peau du nez, de la conque de l'oreille et sur les parties latérales des joues, du cou et de la nuque. On a même constaté leur présence sur la muqueuse de la bouche, du voile du palais, des joues et sur les gencives (1).

Le xanthome tubéreux apparaît sous forme de petites tubérosités, semblables à des grains de mil ou de froment, blanches ou jaunâtres, isolées ou réunies en plaques, dépassant à peine le niveau de la peau ou proéminentes de quelques millimètres, recouvertes à leur surface d'un épiderme lisse, enchâssées dans le derme et offrant une consistance à peine supérieure à celle des parties normales. Elles se montrent rarement aux paupières, plus souvent sur les joues, mais surtout sur les petites articulations du côté de l'extension et de la flexion, sur les doigts, les orteils, la paume des mains et la plante des pieds, et même sur le cuir chevelu et le pénis; on les trouve également sur les surfaces muqueuses précédemment indiquées, ainsi que sur les grandes et sur les petites lèvres.

Les deux formes doivent être considérées comme des productions analogues, car on les trouve souvent réunies sur le même individu (2). Le xanthome se présente çà et là sous forme de ta-

(1) Toutes les muqueuses peuvent être atteintes; mais surtout celles des voies digestives, y compris la muqueuse angiocholique; Wickam Legg et Chambard ont montré le xanthome laryngo-bronchique; il en est de même des séreuses: péritoine viscéral, endocarde auriculaire, tunique interne de l'aorte et de l'artère pulmonaire (Hilton Fagge); de la cornée (von Gräfe, Virchow); des cavités kystiques (Malassez et de Sinéty). Voyez pour complément CHAMBARD, in *Ann. de dermatologie*, etc., 1re série, t. X, 1879, pp. 370 et suiv. (*Note des Traducteurs.*)

(2) Nous distinguons dans le genre xanthome trois espèces principales comprenant elles-mêmes des variétés : ce sont le X. plan ou en plaques; le X. élevé ou saillant; le X. en tumeur.

Quelques mots complémentaires sur chacune de ces espèces :

1° *X. plan.* Les plaques jaunes des paupières et de la face, l'altération décrite par Rayer, constituent bien une *espèce*, non pas seulement par leurs caractères morphologiques, mais encore par leur localisation à la face et à la région palpébrale dans le plus grand nombre des cas. C'est la forme la plus commune; on la rencontre rapidement quand on la cherche, et que l'on examine pendant un certain temps la surface palpébrale et périorbitaire de tous les sujets que l'on visite pour une raison quelconque. Elle est

ches dont les bords se recouvrent de tubérosités. Autant qu'on a pu voir jusqu'ici, le xanthome ne se transforme pas, mais il persiste sans modifications ultérieures. Le X. tubéreux se com-

essentiellement bénigne, n'a d'importance que par son siège sur le visage, ne s'accompagne que de troubles de santé peu importants ou nuls, et reste indéfiniment stationnaire ou très lentement progressive.

Les plaques affectent toutes les formes : ponctuée, ronde, ovale, allongée, à bords unis ou irréguliers ; leur couleur est jaune clair, chamois, café au lait, orangée ; leur saillie nulle ou peu appréciable ; on les trouve particulièrement dans l'atmosphère périorbitaire, et surtout aux paupières, dans leur moitié interne le plus souvent, plutôt en bas qu'en haut, plus fréquemment à gauche (surtout pour le début, Chambard) qu'à droite, mais devant presque inévitablement apparaître des deux côtés, alors même que l'évolution reste longtemps stationnaire sur place.

2° *X. élevé*, papuleux, papulo-tuberculeux et tuberculeux, comprenant les formes papuleuses, tubéreuses et tuberculeuses des auteurs. Ce sont ici des saillies lenticulaires ou de formes diverses plus ou moins élevées au-dessus du niveau de la peau dans laquelle elles sont enchâssées, plus ou moins volumineuses, généralement arrondies, ne dépassant pas, au *maximum*, le volume d'un pois chiche, d'un haricot, d'une amande, et pouvant n'avoir que la dimension d'un grain de millet, d'une lentille, d'un pois. Isolées ou confluentes parfois en larges nappes, elles affectent des lieux de prédilection typiques qui sont les sommets, coudes, genoux, épaules, dos des mains et des doigts, saillies osseuses de tout genre, ou bien les régions soumises à des pressions et à des irritations diverses, région fessière, et surtout paume des mains et plante des pieds. Dans ces régions, le néoplasme dessine en lignes jaunes plus ou moins saillantes tous les plis de premier ordre de ces régions. Une fois vue, cette lésion des mains ne peut être oubliée ; nos vitrines du musée de l'hôpital Saint-Louis en contiennent de magnifiques exemples, et les planches de Chambard (*Archives de physiologie*, 1879), ou encore la planche LXII de l'*atlas* de Tilbury Fox en fournissent d'excellents spécimens.

Cette espèce comprend des variétés exclusivement cutanées et des variétés cutanées, muqueuses et viscérales. C'est la plus grave, par conséquent ; mais il n'y a pas de pronostic absolu à établir. Les observations d'Hillairet et de Chambard sur la variété diathésique sont très remarquables.

3° *X. en tumeurs*. C'est une forme plus chirurgicale que médicale ; le xanthome revêt ses caractères morphologiques et histologiques, mais il est généralisé, symétrique, avec ou sans xanthochromie, sans lésions viscérales dans les observations connues ; elle est, sous ce rapport, aussi bénigne que les plaques de Rayer. De plus, ce ne sont plus seulement de gros tubercules que l'on observe, mais, succédant aux plaques ou aux tubercules initiaux, de *grosses tumeurs*, isolées ou cohérentes, sessiles ou pédiculées, atteignant le volume d'une noisette, d'une noix, d'un œuf de poule, etc.

Quant au siège d'élection, il est absolument xanthomatique, c'est-à-dire

plique parfois de dépôts indurés dans les tendons des extenseurs des doigts; il est évident que la forme tubéreuse est plus grave que la forme plane (1).

On ne sait rien de bien certain sur les causes de ces productions pathologiques si remarquables. On a essayé souvent de les rapporter à une affection hépatique, et cela parce que dans plus de la moitié des cas, on a constaté l'existence d'un ictère, soit avant, soit dans le cours de la maladie. Ainsi dans les 27 cas que j'ai rassemblés, l'ictère s'est présenté 15 fois. Toutefois, ni la constitution anatomique du xanthome, ni les recherches de Fagge et de Murchison, n'ont pu établir un rapport entre l'ictère et le xanthome ; et du reste, dans un grand nombre de cas, il n'existait pas d'ictère (2).

qu'il occupe les sommets, coudes, genoux, et les points soumis à des pressions.

Ces tumeurs sont non seulement dermiques, mais hypodermiques, sous-cutanées, péritendineuses et périostiques.

Leur début remonte à la vie intra-utérine, aux premiers mois ou aux premières années de la vie.

Dans l'observation de Carry (la première qui puisse servir à instituer l'espèce. Voy. *Annales de dermatologie et de syphiligraphie*, 1880, pp. 75 et suiv.) le sujet a dix ans et demi, et l'affection est peut-être congénitale. Dans une deuxième observation des plus remarquables (qui nous a été personnellement communiquée par le docteur Brachet, médecin distingué d'Aix, en Savoie, et dont nous donnerons dans les *Annales de dermatologie* la relation, les dessins et l'histologie), il s'agit d'un sujet de vingt-quatre ans, chez qui l'affection aurait débuté, vers l'âge de dix ans, par les coudes et par les genoux. (*Note des Traducteurs.*)

(1) Voyez, sur ce point, le chapitre très remarquable dans lequel Chambard a traité ce sujet dans tous ses détails; on y trouve en outre les importantes recherches de Quinquaud sur l'hématologie du xanthome et les altérations chimico-pathologiques de la peau dans cette affection (*Annales de dermatologie*, 1re série, t. X, p. 377-395). (*Note des Traducteurs.*)

(2) Il peut y avoir du xanthome sans ictère ; il peut y avoir du xanthome avec coloration xanthomatique (non ictérique) ; il peut enfin y avoir du xanthome avec ou sans xanthochromie, *compliqué* d'ictère. L'un de nous a soumis récemment à une étude approfondie sur ce point le malade dont les lésions sont représentées dans le musée de l'hôpital Saint-Louis par les pièces 654, 655, 656. La peau était jaune (non les conjonctives, ni les muqueuses), d'un jaune verdâtre, immobile pendant des mois. Aucune lésion hépatique. Les urines, examinées par nous un grand nombre de fois, et pour contrôle par l'éminent pharmacien en chef de l'hôpital, le professeur Lutz, n'ont ja-

Anatomiquement, les formes tachetées et tubéreuses du xanthome sont constituées, d'après les recherches de Pavy, avec lesquelles concordent celles de Fagge, Murchison, Smith, Waldeyer, Virchow et les miennes, par une néoformation de tissu connectif avec dépôt de graisse, et dégénérescence graisseuse. Hebra autrefois et plus tard Geber et Simon les avaient considérées comme une hypertrophie des glandes sébacées, les croyaient par conséquent identiques avec le milium, et pensaient qu'il faut en distinguer deux formes : l'une, de nature connective, serait le fibrome lipomatode; l'autre, due à une dégénérescence glandulaire, serait le vitiligoïdea (1).

mais contenu de matière colorante biliaire; les selles sont toujours restées normales.

Chez la jeune malade du service du professeur Gailleton, à l'Antiquaille, dont l'observation est rapportée par Carry, les résultats sont identiques, et l'auteur déclare que la coloration de la peau des malades est de la « xanthodermie », non de l'ictère. « La coloration générale de la peau, dit-il, est d'un jaune d'ocre, plus marqué sur le visage et sur le tronc que sur les membres, mais il n'y a pas d'ictère. Les professeurs Gailleton et Pierret l'ont minutieusement examinée à ce point de vue; ils ont reconnu une pigmentation brune du tégument plus accusée qu'à l'état normal, mais pas de coloration biliaire ni sur la peau ni surtout sur la conjonctive bulbaire et la muqueuse buccale. Le foie est absolument normal, ainsi que la rate. L'urine a été examinée à plusieurs reprises, soit à l'Antiquaille, soit au laboratoire de M. Cazeneuve, et jamais on n'y a trouvé la moindre trace de matière colorante biliaire. » (Carry, *loc. cit.*, p. 78.)

D'après les analyses de M. Dastre, cette matière colorante jaune des tumeurs xanthélasmiques serait analogue à la *lutéine* qui se trouve dans le jaune de l'œuf et dans le sang, *in* Carry, *loc. cit.*, pp. 79, 80.

Voilà donc un point bien éclairci, sinon définitivement précisé; il faut distinguer, parmi les chromodermies, la xanthodermie; et la coloration jaune des xanthomateux (que nous proposons de dénommer xanthochromie) n'est pas de l'ictère. (*Note des Traducteurs.*)

(1) Comparez Chambard, in *Arch. de physiologie*, 1879, p. 691 ; *Des formes anatomiques du xanthélasma cutané.* Voici le résumé textuel des conclusions de l'auteur :

1° Les formes plane, tuberculeuse, et celle que nous désignons provisoirement du nom de tubéreuse, cliniquement comparables entre elles, le sont aussi au point de vue histologique;

2° Ces trois formes sont caractérisées par l'évolution de deux processus parallèles, l'un irritatif, l'autre régressif : le premier l'emportant sur le second dans les formes tuberculeuse et tubéreuse et lui cédant, au contraire, le pas dans la forme plane ;

3° Dans la forme plane, le processus irritatif est représenté par la tumé-

On a confondu quelquefois le xanthome avec les granulations du milium, qui, réunies en amas cohérents, peuvent présenter l'apparence du xanthome. A notre consultation gratuite, nous avons observé, en 1878, un cas de cette nature chez une jeune fille qui présentait des granulations de milium, réunies sous forme de plaques ovales, allongées, s'étendant de l'angle interne de l'œil gauche sur la paupière inférieure, la joue, jusqu'à l'angle de la mâchoire. Mais après une simple incision de leur enveloppe, on pouvait exprimer le contenu. Dans le xanthome, cela est impossible. Si on incise ce dernier, la surface de section présente une coloration plus ou moins uniformément jaune ; mais à part un peu de sang et de sérum, on n'en peut exprimer rien qui ressemble à de la graisse ou à des cellules graisseuses ; c'est le tissu lui-même qui est stéatosé et jaune.

Le diagnostic du xanthome est facile (1) et repose sur les caractères si nets que nous avons indiqués plus haut.

faction albumineuse des cellules conjonctives et la prolifération de leurs noyaux; le processus régressif, par la transformation graisseuse de leur protoplasma ;

4° Dans les formes tuberculeuse et tubéreuse, le processus irritatif est spécifié par la production d'un tissu conjonctif de nouvelle formation, et le processus régressif, par l'infiltration graisseuse des cellules du tissu conjonctif ancien et nouveau ;

5° La néoplasie conjonctive, dans ces deux dernières formes, intéresse non seulement le tissu conjonctif du derme, mais encore les organes vasculaires, glandulaires et nerveux, qui sont dans les nodules scléreux ou qui existent dans leur voisinage. Ce processus sclérosique envahit la tunique fibreuse des glandes sébacées et sudoripares (périadénite), les tuniques interne et externe des vaisseaux (périartérite, endartérite oblitérante), la gaîne lamelleuse et le tissu conjonctif intrafasciculaire des nerfs (périnévrite, endonévrite). L'altération des nerfs mérite de fixer tout particulièrement l'attention, car elle rend compte des troubles de la sensibilité accusés par les malades, et surtout des douleurs que leur fait éprouver toute pression exercée sur les tubercules xanthélasmiques. » (*Note des Traducteurs.*)

(1) Cette facilité n'est absolue que pour ceux qui ont déjà *vu* l'affection ; or, dans l'état actuel, c'est encore la minorité des praticiens qui a *vu*. Toutefois l'attention une fois éveillée sur le pseudo-ictère du xanthome (xanthochromie), et étant donnée la couleurj aune caractéristique de toutes les élevures xanthélasmiques, on pourra êtremis sur la voie. On n'oubliera pas qu'il ne suffit plus de dire qu'un sujet est atteint de xanthome, mais qu'il faut en préciser l'espèce : 1° X. localisé à la face (X. en plaques, X. plan), bénin ;

Relativement au pronostic, il faut se rappeler que le xanthome persiste toute la vie sans se modifier, sans s'aggraver, mais aussi qu'on ne peut pas s'attendre à une disparition spontanée (1).

Le xanthome ne peut être guéri que par l'excision ou le raclage avec la curette (2).

2° X. élevé (X. papuleux, papulo-tuberculeux) généralisé habituellement, occupant les lieux d'élection du psoriasis, généralement avec xanthodermie, et souvent avec lésions muqueuses et viscérales; 3° *X. en tumeurs :* mêmes localisations, même mode de développement, xanthodermie ou non, et tumeurs volumineuses, à évolution très lente, affection médico-chirurgicale. (*Note des Traducteurs.*)

(1) Le pronostic du xanthome est essentiellement différent dans les trois formes que nous avons proposées. Toujours bénin dans la *forme plane* limitée à la tête, où la lésion a cependant encore le grave inconvénient de déparer le visage d'une manière disgracieuse, il est beaucoup plus sérieux dans la *forme élevée, généralisée*, souvent accompagnée de xanthochromie permanente, et dans laquelle les localisations internes peuvent acquérir une gravité directe par l'atteinte portée aux viscères et à la paroi interne des gros vaisseaux. Dans la *forme en tumeurs*, enfin, le pronostic, moins grave au point de vue de l'état général, acquiert une signification particulière en raison du volume des tumeurs, des attaches profondes de quelques-unes d'entre elles et de la nécessité plus urgente de l'intervention chirurgicale. (*Note des Traducteurs.*)

(2) Nous ne considérons pas la guérison du xanthome comme placée hors des probabilités ou des possibilités de la thérapeutique; cette année même, l'un de nous a fait une tentative de traitement général réglé. Le résultat n'est pas (l'expérimentation n'est pas terminée) complet, mais extrêmement remarquable, et d'autant moins sujet à contestation que les lésions ont été moulées sur nature et déposées au musée de l'hôpital Saint-Louis.

Notre but a été de produire d'abord dans les tissus un certain degré de phosphorisme, et de les soumettre, ainsi *préparés*, à l'usage de la térébenthine à haute dose, voulant imiter l'action si manifeste et aujourd'hui bien connue de la térébenthine sur les tissus attaqués par le phosphore. A trois reprises, le malade a pris pendant dix jours de l'huile phosphorée dosée à 1 milligramme de phosphore par capsule et menée progressivement à la dose de six capsules, avant qu'aucun accident phosphoré (cutané ou vésical) ait apparu. Pendant le mois suivant, le malade a été soumis à l'usage interne de la térébenthine porté à la dose *maxima* de 10 grammes d'essence en capsules. En même temps, des frictions quotidiennes sur toutes les surfaces xanthomateuses étaient faites avec de l'alcoolat de térébenthine. Au bout de la deuxième série, la réduction de toutes les papules et de tous les tubercules était manifeste, les plaques avaient perdu toute élevure, et la coloration était considérablement atténuée. Inutile de dire que nous poursuivrons l'expérimentation, et que nous l'appliquerons avec les modifications nécessaires, *localement*, par épidermie, endermie ou hypodermie, et par l'u-

Ce serait ici le lieu de mentionner les tumeurs isolées ou multiples de la peau et du tissu cellulaire sous-cutané, appartenant à la chirurgie proprement dite, et qu'on désigne sous le nom de fibromes, lipomes, névromes. Ces derniers, comme nous le montrent les observations connues jusqu'ici et le cas si intéressant de Duhring, sont constitués par des amas de tissu conjonctif (fibrome), présentant des rapports particuliers avec les nerfs, attenant à la gaîne des nerfs, disjoignant les filets nerveux ou n'ayant avec eux aucune relation appréciable (névromes cutanés de Duhring). Dans quelques cas seulement, on a pu démontrer une véritable néoformation de nerfs et de plexus nerveux (Biesiadecki, Czerny), avec complication d'éléphantiasis et de nævi. Ils se caractérisent cliniquement par une sensibilité excessive à la pression, et par des douleurs névralgiques, spontanées et paroxystiques.

TRENTE-SEPTIÈME LEÇON

ANGIOMES

Néoformations vasculaires sanguines et lymphatiques.

Les néoformations vasculaires comprennent toutes les productions pathologiques de la peau constituées en tout, ou en majeure partie, par des vaisseaux dilatés et de nouvelle formation. Il faut les diviser en néoformations vasculaires sanguines et lymphatiques.

Les néoformations vasculaires sanguines, angiomes propre-

sage interne, avec toutes les précautions et toute la surveillance que nécessite l'emploi de la médication phosphorée.

Chirurgicalement, l'extirpation, le raclage et l'excision peuvent être pratiqués aisément et sans danger; l'obstacle principal provient, pour le X. localisé, du siège aux paupières qui rend l'intervention plus délicate, et pour le X. généralisé de la multiplicité des éléments qui, dans les cas intenses, défie toute action chirurgicale directe. (*Note des Traducteurs.*)

ment dits, présentent des manifestations cliniques qui font aisément deviner leur constitution anatomique ; par leur couleur et leur configuration, on voit qu'elles sont formées de vaisseaux remplis de sang ; et elles disparaissent momentanément sous la pression du doigt. Mais, outre ces caractères communs, les angiomes présentent un certain nombre de variétés, qui ont permis de les distinguer en : 1° télangiectasie, 2° nævus vasculaire, 3° angioéléphantiasis, 4° tumeur caverneuse.

Les télangiectasies (τελος, ἀγγιον, ἐκτασίς) sont constituées par la dilatation et la néoformation des capillaires et des plus fines ramifications vasculaires de la peau, survenues pendant la vie intra-utérine. Elles apparaissent sous forme de taches, de petites tubérosités, de varicosités d'une coloration variant du rouge pâle au violet foncé, de la dimension d'un grain de pavot ou plus encore, pâlissant sous la pression du doigt ; ou sous forme d'une rougeur diffuse parsemée de ramifications vasculaires donnant un aspect marbré aux couches superficielles de la peau.

L'absence d'élévation de température, de douleur, de gonflement et la persistance de la rougeur et des ramifications vasculaires, empêchent de les confondre avec les rougeurs dues à l'hyperhémie ou à l'inflammation. Les télangiectasies sont idiopathiques : elles apparaissent rarement dans l'enfance, plus souvent pendant l'âge adulte, et se multiplient avec les années. La peau délicate des paupières, des ailes du nez, des joues, des oreilles, du cou, est leur siège de prédilection ; on les observe plus rarement sur le dos des mains ou sur d'autres régions du corps où elles sont moins apparentes. Sur le bord des lèvres et la muqueuse buccale, on trouve de ces petites tumeurs, vasculaires, turgescentes, bacciformes, et dont la blessure donne lieu à de fortes hémorrhagies. J'ai vu chez un homme de cinquante ans, des marbrures télangiectasiques survenues spontanément et s'étendant à la plus grande partie du corps ; et d'autres chez une jeune fille de dix-huit ans, localisées aux pieds seulement.

On observe des télangiectasies consécutives, dans l'intérieur et au pourtour des cicatrices, qui détruisent une partie des capillaires pendant que les autres se dilatent et s'étendent. Elles occupent souvent et d'une façon persistante, les endroits de la peau qui avaient été épargnés par la maladie primaire, par exemple, dans le lupus érythémateux, le lupus, etc. Telles sont aussi les ectasies vasculaires qui se montrent sur les tumeurs par suite de pressions, de tiraillements. Les télangiectasies appartenant à l'acné rosée et qui se développent sur le visage, sont symptomatiques ; de même que les cyanoses périphériques survenant à la suite d'obstacles à la circulation centrale (tumeurs intrathoraciques, pleurésie, lésions cardiaques) (1).

(1) Les télangiectasies cutanées ne sont pas étudiées depuis assez longtemps pour qu'on en puisse donner l'histoire méthodique. Les variétés en sont assez nombreuses. Nous les divisons en télangiectasies généralisées, disséminées ou diffuses, et télangiectasies localisées. Ces dernières sont les mieux connues, elles affèrent à différentes affections à l'occasion desquelles elles sont bien étudiées, les varices profondes et superficielles, l'acné dans ses diverses variétés, les tumeurs, les cicatrices, etc.

Les télangiectasies disséminées constituent toutes un résultat manifeste de l'asphyxie chronique (asystolie, cyanose, asthme chronique), et elles ne représentent alors qu'un état accessoire au point de vue dermatologique. Mais, dans d'autres cas, ces télangiectasies, sous diverses variétés morphologiques, s'observent chez des individus jeunes encore, n'ayant à l'état manifeste aucune des lésions centrales que nous avons énumérées tout à l'heure.

Ce sont là les formes qui intéressent vraiment le dermatologiste. Faut-il, pour ces cas, supposer qu'une cause névropathique centrale, latente, donne lieu à une dilatation paralytique des réseaux vasculaires du derme ? ou bien cette distension n'est-elle encore que le résultat de troubles d'hydraulique circulatoire d'origine obscure et spéciale, comme certaines lésions du rein, par exemple ? C'est là une question qui a été soulevée, avec la discrétion convenable en face d'observations non complètes, par notre distingué confrère le Dr Vincenzo TANTURRI de Naples (Voy. *Un caso di dermostasi venosa generale, idiopatica*, in *il Morgagni*, t. XXI, p. 561, analysé par Jullien, in *Annales de dermat.*, etc., 1880, 2e série, t. I, p. 338.

En 1879, Hillairet nous a montré dans sa division un cas très remarquable de télangiectasie variqueuse, généralisé, chez un homme adulte. En 1880, Vidal a montré à la Société des hôpitaux une femme de trente et un ans, névropathique, atteinte « d'urticaire » à quatorze ans, puis peu après de taches rouges, siégeant d'abord au bras et à la poitrine, devenant violettes pendant l'émotivité, ultérieurement généralisées avec prédominance dans la partie supérieure du corps, et se mamelonnant par places, etc. (Voy., pour complément, l'observation complète dans les *Bulletins* et *Mémoires de la Société médicale des hôpitaux* pour 1880 et dans l'*Union médicale*, même année). Si l'hypothèse pathogénique rénale est vraisemblable (par la terminaison par néphrite aiguë scarlatineuse mortelle) dans le cas de Tanturri, l'hypothèse névropathique semble s'imposer dans l'observation de E. Vidal. (*Note des Traducteurs*.)

Les télangiectasies varient peu ; tandis que certaines ramifications vasculaires disparaissent, d'autres se développent à leur place.

Le nævus vasculaire, tache vasculaire, est constitué par une vascularisation anomale du tégument, congénitale ou développée pendant les premiers mois de la vie, et présentant des aspects variés et divers degrés d'intensité. Il apparaît sous forme de tache diffuse, comme une tache d'encre, de couleur rouge, violette ou grise, s'accompagnant ou non d'une légère turgescence de la peau, — nævus en flamme, tâche de feu, nævus simple, angiome simple (Virchow) ; ou bien, sous forme de tumeur turgescente, parfois même pulsatile, occupant une étendue grande comme un pois ou plus encore, proéminente, à surface lisse ou verruqueuse, — angiome proéminent, nævus tuberculeux, angiome caverneux (Virchow), fongus hématode de quelques auteurs, télangiectasie veineuse (Schuh), tumeur vasculaire érectile (Dupuytren), anévrysme spongieux, etc. Les nævi ont la propriété de pâlir quand on les comprime et tant que dure cette compression; en apparence, nettement limités à leur surface, ils envoient dans la profondeur des prolongements dans toute la région avoisinante. Ils siègent le plus souvent à la tête, plus rarement au tronc, aux extrémités ou aux parties génitales.

On les trouve au nombre d'un ou de plusieurs, combinés localement avec des taches pigmentaires ou verruqueuses, — angiome pigmentaire et verruqueux. Les angiomes qui siègent à la face deviennent turgescents sous l'influence de toutes les causes qui entravent le cours du sang (toux, cris), et pâlissent par l'action de causes contraires (syncope) jusqu'à n'être plus reconnaissables (1).

(1) Les actes émotifs se traduisent par des effets manifestes (contraction ou relâchement du système vasculaire cutané) *dans toute l'étendue du tégument et à l'état normal.* C'est à la face surtout que cette action est manifeste, mais elle est encore très aisée à constater sur le tronc (roséole émotive, Vulpian), etc. Il en est de même pour tous les angiomes sans exception. (Chez la malade de E. Vidal, voy. la note ci-dessus, ce phénomène était extrêmement accentué) et non pas seulement pour l'angiome du visage. (*Note des Traducteurs.*)

L'évolution des taches vasculaires varie suivant les cas. La plupart d'entre elles s'accroissent pendant les premiers mois ou les premières années de la vie, et quand elles ont acquis une certaine étendue, elles peuvent persister indéfiniment, ou ne se modifier qu'à un âge avancé ; elles peuvent alors rétrograder ou augmenter encore. D'autres disparaissent spontanément par oblitération lente des vaisseaux pendant les premières années de la vie ; à leur place il reste une tache blanche, luisante, cicatricielle ou pigmentée. Ceci s'applique au nævus en flamme diffus, et à l'angiome simple. Au contraire, les tumeurs vasculaires plus volumineuses et turgescentes (tumeur vasculaire spongieuse, fongus hématode, télangiectasie veineuse (Schuh), tendent rapidement ou après une période stationnaire de plusieurs années, à s'étendre en surface et en profondeur (angiome tardif, Virchow); elles embrassent alors la muqueuse avoisinante des joues, de la langue, de la conjonctive, etc., et se propagent vers les tissus sous-jacents, pannicule adipeux, muscles, gaînes nerveuses, os, qu'elles usent ou déplacent. En prenant un développement aussi marqué, elles changent aussi leur caractère anatomique et clinique. Elles arrivent à former de vastes tumeurs. occupant, par exemple, toute une extrémité supérieure, la cuisse ou le dos ; tumeurs dures, granuleuses et noueuses, ou molles, compressibles comme une éponge, turgescentes, se gonflant spontanément par suite d'une position déclive, s'affaissant dans la position inverse ; d'une structure lobulaire (éponge vasculaire lobulaire, Rokitansky, Schuh), et qui, en comprimant et déplaçant les tissus, font dégénérer les muscles et les nerfs, et arrivent même à atrophier les os. Dans un certain nombre de cas, des névromes douloureux en constituent un élément important ou même une forme spéciale (Hecker, Czerny). Elles ont rarement leur point de départ dans les tissus sous-cutanés, mais le plus souvent dans le pannicule adipeux ; elles envahissent petit à petit la peau et représentent la forme de tumeur vasculaire, connue sous le nom d'angioéléphantiasis (Virchow), angiome éléphantiasique, ou lipomatode, ou nerveux.

La structure anatomique de l'angiome est, suivant la forme, très simple ou très compliquée, et elle a reçu des interprétations très différentes suivant les progrès de l'histologie pathologique. Je renvoie ici aux travaux si connus de Rokitansky, Schuh, Wedl, Virchow, Billroth et aux traités classiques d'anatomie pathologique, et je me bornerai à quelques considérations seulement. Les angiomes simples, qui ne présentent pas de proéminence, ont leur siège dans le corps papillaire et la couche supérieure du chorion; d'après leur coloration rouge clair ou rouge foncé, on peut dire s'ils contiennent plus de vaisseaux artériels ou plus de vaisseaux veineux. Pour les angiomes plus étendus ou plus profonds, on ne peut plus rien conclure de ces différences de coloration. Du reste, les angiomes simples, comme les plus compliqués, sont formés de vaisseaux anciens et nouveaux plus ou moins dilatés, contournés, communiquant les uns avec les autres ; mais même dans les plus simples, on remarque déjà une production de tissu conjonctif jeune autour de la tunique adventice, production qui détermine les principales différences dans la structure histologique des angiomes. C'est dans le nævus en flamme que cet accroissement et cette prolifération vasculaires sont le moins marqués. Un degré plus avancé est celui qui est formé par des ramifications primaires et secondaires, contournées, enroulées sur elles-mêmes, pelotonnées. La trame de ces angiomes se présente sous forme de petits lobules isolés, et cela d'après Billroth, parce que les divers vaisseaux destinés soit aux glandes sudoripares, aux follicules pileux, aux glandes sébacées, aux aréoles graisseuses, sont pris isolément. Tandis que dans ces formes, les pelotons vasculaires constituent l'élément essentiel, on observe dans les grandes tumeurs vasculaires, outre des vaisseaux dilatés, communiquant entre eux et donnant à la coupe un aspect criblé, une prolifération excessive de tissu conjonctif jeune, gélatineux, et exceptionnellement des névromes et des aréoles graisseuses. Selon les cas, ces tumeurs sont alors désignées sous le nom d'angiome éléphantiasique, ou éléphantiasis angiomateux, angiolipomatode nerveux.

La tumeur caverneuse vraie se distingue de toutes les tumeurs vasculaires décrites jusqu'ici par une trame de tissu conjonctif dense, la limitant de toutes parts, et envoyant dans son intérieur un certain nombre de cloisons primaires ou secondaires qui la divisent en un grand nombre de loges, de cavités plus ou moins spacieuses. Toutes ces lacunes contiennent du sang et sont en communication, les unes avec les gros vaisseaux de la tumeur, les autres avec ceux des parties voisines. Certains auteurs (Rokitansky, Fleischl) pensent que la tumeur caverneuse provient des vaisseaux cutanés préexistants ; d'autres (Virchow) la croient au contraire complètement indépendante des vaisseaux, avec lesquels elle ne communiquerait que consécutivement ; enfin, Rokitansky l'attribue à une néoformation de tissu conjonctif développée le long des vaisseaux et qui, en se rétractant, les dilate.

Quant aux causes des nævi vasculaires, nous sommes forcé, à part quelques cas qui ont pu être attribués à certaines dispositions fœtales (Virchow) d'avouer notre complète ignorance. On sait que, pour les nævi vasculaires comme pour les autres, on a fait jouer autrefois un grand rôle aux « envies des femmes enceintes ». On les trouve plus fréquemment chez les femmes que chez les hommes (1).

Les taches vasculaires, par la difformité qu'elles occasionnent et le danger d'un accroissement illimité, constituent en général une affection sérieuse. De plus, les nævi turgescents, toujours exposés aux conséquences d'un traumatisme, les angiomes caverneux étendus, par les douleurs lancinantes et névralgiques qui s'y manifestent, et par les complications inflammatoires et gangréneuses qui peuvent s'y produire, sont une incommodité et peuvent devenir un danger. Cependant ces dernières complications peuvent amener la suppuration, la rétraction et la disparition du nævus.

Le pronostic, touchant la signification et la terminaison du nævus, exige une grande prudence. Il est en général plus favorable dans le cas de nævus plat, en forme de tache, que dans celui de tumeur tubéreuse et turgescente. Toutefois aucun signe

(1) On trouve *très souvent*, même chez les hommes, une tache sanguine à la partie la plus élevée de la nuque, au niveau même de la bordure postéro-inférieure du cuir chevelu. Ceux qui examinent un grand nombre de sujets ayant la tête rasée seront à même de constater l'exactitude de notre observation. (*Note des Traducteurs.*)

ne permet de dire à l'avance si telle tache vasculaire restera stationnaire, ou disparaîtra spontanément, ou prendra au contraire le développement excessif que nous avons décrit plus haut. Mais comme ces diverses éventualités se manifestent déjà dès les premiers mois ou les premières années de la vie, il s'en suit que l'observation de la marche du nævus pourra faire porter le pronostic et régler le traitement. Dans le cas de nævi, qui semblent rester stationnaires, on peut attendre ; pour ceux, au contraire, qui tendent manifestement à se propager, il faut intervenir de bonne heure.

Les moyens thérapeutiques devront être choisis d'après le degré et l'étendue de l'angiome. Les télangiectasies seront détruites par les divers moyens dont nous nous sommes occupés à propos de l'acné rosée (v. page 29).

Les taches de feu planes, et même les petites tumeurs vasculaires, verruqueuses et pigmentées, pourront être extirpées à l'aide de l'instrument tranchant (1). Les autres moyens thérapeutiques dirigés contre les angiomes turgescents ont pour but la coagulation lente ou rapide du contenu des vaisseaux et la disparition consécutive de ces vaisseaux eux-mêmes ; telles sont la compression locale (2) et les applications froides, la ligature de quelques-uns des plus gros vaisseaux afférents, l'injection de perchlorure de fer, de chlorure de manganèse, de cantharidine, et d'autres substances semblables (qui, il est vrai, peuvent amener une escharification inflammatoire et une pyémie mortelle), enfin la galvano-acupuncture.

Pour les petits nævi fongueux, l'inoculation a souvent donné les meilleurs résultats, qu'elle agisse : soit en provoquant par inflammation la rétraction des tissus, soit en les détruisant par le processus de suppuration, soit par le fait d'une espèce de

(1) La *scarification linéaire* intervient ici comme moyen de premier ordre. Voy. BALMANNO SQUIRE, *On port-wine-mark and its obliteration without scar, fourth edit.* London, 1880. (*Note des Traducteurs.*)

(2) Hillairet recommande particulièrement, pour exercer cette compression, la tarlatane appliquée humide de plâtre liquide, et qui, par sa rétraction, produit un effet analogue à celui du collodion, mais n'ayant pas les inconvénients de ce dernier, qui donne lieu parfois à des phlyctènes et à des excoriations. (*Note des Traducteurs.*)

cautérisation. De même, la cautérisation à l'aide de la potasse et d'autres caustiques, parmi lesquels l'acide azotique fumant; l'application d'emplâtre stibié (tartre stibié, 0,75, empl. adhésif, 5, Krieg, Zeissl), le collodion au sublimé.

Dans le cas de tumeurs pédiculées, on peut recourir à la ligature du pédicule, à la ligature élastique (Dittel), et à l'excision; enfin pour les grandes tumeurs des membres, l'amputation devient nécessaire.

LYMPHANGIOME TUBÉREUX MULTIPLE

Je désignerai sous ce nom une production toute spéciale et que je n'ai observée qu'une seule fois. Elle était formée de plu-

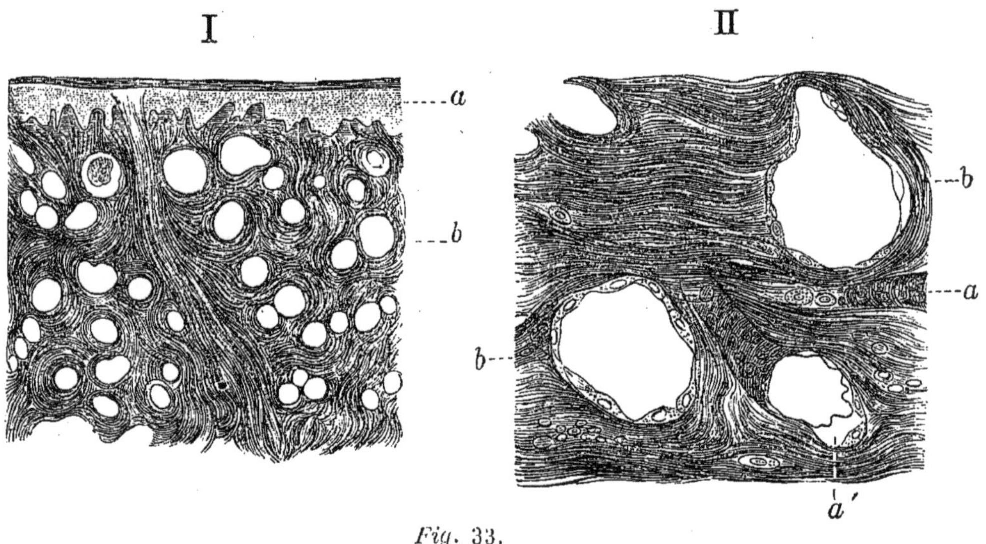

Fig. 33.

I

Coupe verticale d'une petite nodosité de lymphangiome tubéreux.

a, épiderme et couche papillaire, *b*, derme (percé comme un crible).

II

Une partie du précédent à un plus fort grossissement.

Coupe *a* longitudinale, *a'* oblique, *b* transversale de vaisseaux lymphatiques à parois épaissies, contenant des noyaux, et à revêtement endothélial.

sieurs centaines de petits tubercules à surface lisse, de la grosseur d'une lentille ou plus petits, les uns arrondis, d'autres allongés, ne déterminant aucune démangeaison, d'un brun rougeâtre, assez denses, siégeant dans la peau elle-même et que l'on ne pouvait déplacer qu'avec elle. Elles occupaient le tronc et la région du cou chez une femme de trente-deux ans qui les portait depuis son enfance, mais ne les avait vus se développer que dans les dernières années.

Cette formation avait la plus grande ressemblance avec des papules syphilitiques ; nulle part cependant elle ne présentait aucune trace de régression, de desquamation, ni de dépression.

Un de ces petits tubercules, que j'ai excisé pour l'examiner au microscope, présentait à la coupe un grand nombre de perforations rondes ou ovales, et des fentes allongées, nettement limitées (fig. 33, I) ; à un plus fort grossissement (fig. 33, II), on les reconnaissait pour de fins vaisseaux lymphatiques, considérablement dilatés, à parois épaissies et tapissées d'endothélium. D'où le nom de lymphangiome (tubéreux multiple) que Hebra, Biesiadecki et moi, lui avons donné. Ce qui le distingue des tumeurs lympathiques caverneuses de beaucoup d'auteurs (Billroth, Macrochilie), dans lesquelles les lymphatiques dilatés et de nouvelle formation se développent du tissu sous-cutané vers la peau, c'est que, dans notre cas, ces vaisseaux n'occupaient au contraire que les couches supérieures du derme (1).

(1) Les cas de cet ordre ont passé inaperçus jusqu'aux beaux travaux de Kaposi. Un nouvel exemple a été publié par A. Pospelow, de Moscou (voyez l'analyse détaillée dans les *Annales de dermatologie*, 2e série, t. I, 1880, p. 331). L'un de nous en a observé un exemple très remarquable, ayant son siège sur les deux mains, particulièrement à la face dorsale, chez une jeune fille strumeuse, mais il ne nous a pas été donné d'en faire l'examen histologique. (*Note des Traducteurs.*)

TRENTE-HUITIÈME LEÇON

Rhinosclérome. — Lupus érythémateux.

RHINOSCLÉROME (1)

Tel est le nom que Hebra et moi avons donné à une affection que nous avons décrite pour la première fois en 1870, et qui, depuis, a été souvent observée tant par nous que par d'autres auteurs ; en raison de sa tendance destructive, cette affection présente une grande importance pratique.

Comme le nom l'indique, l'affection atteint d'ordinaire le nez et les parties voisines, ainsi que la muqueuse attenante ; elle se présente sous forme de plaques, de bourrelets, de nodosités de la peau et de la muqueuse, et surtout de la cloison des ailes du nez, ainsi que de la partie avoisinante de la lèvre supérieure. Ces productions sont planes ou forment un léger relief, nettement limitées, isolées ou confluentes, douloureuses à la pression, très dures, élastiques ; on peut avec le doigt glisser sous le bord libre des plaques, et les détacher en quelque sorte des parties sous-jacentes ; elles sont complètement inhérentes à la peau, et ne peuvent par conséquent être déplacées qu'avec elle.

Leur surface présente la coloration normale de la peau, ou bien une couleur variant du rouge clair au rouge gris foncé ; elle est luisante, parcourue par quelques vaisseaux ; on n'y ren-

(2) Il n'existe encore aucune description française de l'affection décrite depuis l'année 1870 (*Wiener Med. Wochenschrift*, n° 1) par Hebra et Kaposi, sous le nom de rhinosclérome ; nous engageons donc vivement le lecteur à suivre avec grande attention l'exposé, magistral dans sa concision et dans sa clarté, qui en est ici donné par le professeur Kaposi.

Quant à la dénomination elle-même de rhinosclérome, nous la considérons comme provisoire ; le sclérome ou sclérosarcome n'est pas exclusif à la région nasale ; nous croyons, pour notre part, en avoir vu un cas non seulement étendu à d'autres points, mais généralisé. (*Note des Traducteurs.*)

contre ni poil, ni follicule; elle est recouverte comme une chéloïde ou une cicatrice hypertrophique, d'une couche épidermique lisse ou finement rugueuse, fissurée par places. La peau avoisinante n'est le siège d'aucune manifestation anormale, telles que : inflammation, gonflement, œdème, etc.

L'affection débute d'ordinaire par une aile du nez ou par la cloison nasale. Il se manifeste tout d'abord, et sans aucun symptôme inflammatoire, un épaississement et une induration de la cloison, ou bien d'une ou des deux ailes du nez. Après quelques mois, les ailes du nez semblent élargies, de sorte que le contour de l'organe paraît aplati comme un nez camus. Au toucher, le nez semble moulé dans du plâtre, tellement il est roide et immobile; et on n'arrive pas à en rapprocher les parois en les pressant entre les doigts. Par les progrès de cet épaississement, les parois se rapprochent, rétrécissent l'orifice des narines, et arrivent même à l'obstruer complètement. Pendant ce temps, l'induration gagne la lèvre supérieure ou le pourtour de l'ouverture buccale (cas de Billroth) qu'elle rétrécit considérablement; puis elle gagne les gencives et les alvéoles dentaires, sans toutefois pénétrer jusque dans leur intérieur. Plus fréquemment encore, elle atteint, en arrière, les cornets, obstruant ainsi la cavité nasale et intéressant le voile du palais.

Une fois seulement, nous avons vu, à côté d'un gonflement du temporal, se former une série de tumeurs dures sur la partie des joues qui recouvre le maxillaire supérieur; de sorte que le dos du nez était comme aplati et enfoncé dans les parties voisines.

Pendant les années que dure cette affection, on n'observe jamais d'ulcération ni aucune autre manifestation indiquant une métamorphose régressive de la néoformation; tout au plus peut-on y trouver des excoriations superficielles, rarement une diminution de consistance. Si l'on en excise une partie, on est étonné de voir avec quelle facilité le bistouri pénètre dans une masse aussi rigide; dans ce cas, on n'observe jamais de suppuration, ni de destruction de la portion restante, mais la surface de la plaie se recouvre aussitôt d'une croûte mince et l'épiderme s'y reforme en peu de temps. Par contre, le néoplasme se régénère rapidement aux endroits où on en a enlevé une partie et même à ceux où il a été extirpé en totalité.

La production ne gagne que tardivement, d'ordinaire, la muqueuse de la cavité buccale, des gencives, du voile du palais. Les gencives sont épaissies, les dents s'ébranlent et tombent, et les alvéoles s'atrophient. Au contraire, sur le voile du palais, l'arrière-cavité des fosses navales, les piliers du pharynx, elle peut apparaître de bonne heure, et même être primitive, avec ou sans manifestation du côté de la partie cutanée du nez.

Les piliers du voile du palais se présentent alors sous forme de brides luisantes, d'apparence cicatricielle, ayant encore au début la coloration des muqueuses, mais qui plus tard prennent un aspect blanchâtre, deviennent rigides, et arrivent à faire disparaître complètement, en se rétractant, le voile du palais, après avoir présenté les déformations bizarres et les adhérences à la paroi postérieure du pharynx, que l'on n'observe le plus souvent que dans la syphilis. A ces lésions s'ajoutent des érosions du voile du palais, de la dimension d'une lentille à celle d'une pièce de 20 centimes, mais toujours superficielles, ressemblant tout à fait aux ulcérations syphilitiques, mais ne déterminant aucune douleur, ne présentant ni inflammation, ni infiltration et ne creusant pas en profondeur.

Je ne saurais dire encore aujourd'hui comment se font les perforations complètes du voile que l'on observe parfois.

Dans quelques cas, nous avons vu la lésion se propager à l'épiglotte, à la muqueuse du larynx, avec immobilisation de l'épiglotte et sténose glottique; dans un cas, elle s'accompagnait d'aphonie, de suffocations et d'attaques épileptiformes.

Quant aux symptômes subjectifs, on ne remarque rien de particulier, à part la difformité du visage, la douleur à la pression, la gêne respiratoire tenant à l'occlusion de la cavité nasale, et les troubles fonctionnels dus au rétrécissement de l'orifice buccal, de l'ouverture laryngée. La maladie, malgré une durée de plusieurs années, n'a aucune influence sur l'état général. L'occlusion du canal nasal donne lieu comme complication à de la dacryocystite.

Quant au diagnostic, il faut dire que le rhinosclérome était toujours autrefois, et est encore aujourd'hui en raison de son siège au nez, confondu avec les gommes syphilitiques. Les lésions de la muqueuse pharyngée et palatine ne peuvent que confirmer l'erreur de diagnostic.

Mais si l'on tient compte de la dureté considérable du tissu, que Hebra a comparée avec raison avec celle de l'ivoire ; de l'absence complète de ramollissement et d'ulcération (1), du siège tout particulier et du développement spécial de l'affection, de sa résistance à l'incision et de l'inefficacité des médications antisyphilitiques locales ou générales, on arrivera à se convaincre du caractère tout spécial de l'affection et de ses différences avec la syphilis.

Je comprends plus facilement que l'on puisse confondre certaines formes de rhinosclérome avec une chéloïde, un rhinophyma, un épithéliome nodulaire (infiltré) ; toutefois, seulement dans le cas de développement limité du rhinosclérome. Une fois que celui-ci prend l'extension que nous avons indiquée plus haut, ses caractères deviennent de plus en plus tranchés.

Comme lésion anatomique, j'avais considéré d'abord l'infiltration épaisse de petites cellules, dans le chorion et les papilles, comme l'élément essentiel du rhinosclérome, et pensé qu'il fallait le rapprocher du sarcome à petites cellules. Geber et après lui Mikulicz ont considéré cette même lésion comme la manifestation d'une inflammation chronique, ayant trouvé dans les cas avancés une partie des cellules rondes transformées en cellules fusiformes et en tissu connectif qui se rétracte ensuite, tandis qu'une autre partie des cellules rondes se résorbe. Billroth, qui a rencontré, dans une portion rétractée, une véritable néoformation osseuse, est du même avis. Je préfère considérer le rhinosclérome, qui présente l'aspect clinique et la tendance ordinaire des néoformations à se propager et à détruire les tissus voisins, comme une néoformation véritable ; et je le rangerai

(1) Ce point n'est pas absolu. Nous avons publié dans le t. Ier, 2e série, 1880, p. 623, des *Annales de dermatologie*, anal. par Merklen, une observation insérée dans le *Wiener Mediz. Wochenschrift*. (1880, n° 22, p. 621) par Maximilien Zeissl, montrant que l'affection peut prendre une assez grande extension, se ramollir, s'ulcérer et devenir une cause de mort. (*Note des Traducteurs.*)

parmi les sarcomes, qui eux aussi peuvent s'organiser en tissu conjonctif, et même en tissu osseux; et qui, dans cette variété spéciale, ont également une tendance à affecter tout particulièrement certaines régions du corps (Rindfleisch).

Quant aux causes de cette affection extraordinaire, je ne puis dire qu'une chose, c'est qu'elle ne paraît pas être constitutionnelle. Plusieurs de mes collègues, dans une discussion verbale, et Mikulicz dans sa publication, ont émis l'opinion qu'elle pourrait bien être liée à la syphilis, peut-être à la syphilis héréditaire. Je ne connais aucune raison sérieuse pour admettre cette opinion, ni dans le développement, ni dans la marche du processus, ni dans les conditions individuelles des malades qui en sont atteints. Au contraire, le fait, constaté par tous les auteurs, que le rhinosclérome n'est modifié en aucune façon par un traitement antisyphilitique local ou général, plaide contre cette opinion. J'en ai jusqu'ici observé environ vingt-cinq cas, tant chez les hommes que chez les femmes, d'un âge moyen, entre quinze et quarante ans, chez des personnes de toute condition, habitant notre pays et chez lesquelles on ne pouvait trouver aucune trace de dyscrasie spécifique, de scrofulose, de tuberculose, etc. Aussi pendant toute la durée de l'affection l'état général n'est-il nullement altéré.

Fig. 34.

Coupe verticale de rhinosclérome (de l'aile du nez) à son début.

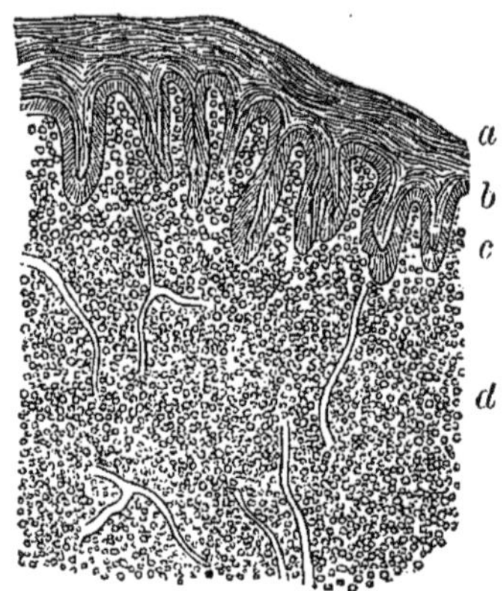

a, épiderme, *b*, réseau muqueux, *c*, papilles, *d*, chorion, les deux derniers présentent une infiltration uniforme et épaisse de cellules, et sont parsemés de quelques vaisseaux.

Le pronostic du rhinosclérome est grave; car la lésion tend toujours à s'étendre, du moins d'après les observations que l'on possède actuellement; il récidive même après des extirpations réitérées, et s'il ne détermine pas le marasme, il met la vie en danger par les troubles fonctionnels et les accès de suffocation que nous avons mentionnés.

Jusqu'ici on n'a encore trouvé aucun traitement curatif. Toute médication antisyphilitique, locale ou générale, s'est montrée inefficace.

La seule chose que l'on puisse entreprendre, c'est l'extirpation d'une portion ou de la totalité du mal, surtout là où il arrive à provoquer des troubles fonctionnels. Ainsi, dans le cas de rétrécissement de l'ouverture nasale, on cherchera à obtenir une dilatation à l'aide de laminaire, d'éponge préparée, etc; dans les cas plus avancés, on excisera des lambeaux, on aura recours à la potasse caustique; tous ces moyens devront être répétés de temps en temps, le néoplasme se reproduisant d'une façon rapide (1).

LUPUS ÉRYTHÉMATEUX

L'affection que Cazenave avait désignée sous ce nom, en 1851, avait déjà été décrite auparavant par Hebra, en 1845, sous le nom de « séborrhée congestive ». C'est aussi probablement la même lésion que Biett (1828) appelait « érythème centrifuge ou « lupus qui détruit en surface » (2), et Thomson-Parkes (1860) « lupus superficiel ».

(1) Le professeur O. Simon (de Breslau) a employé avec succès la pommade pyrogallique, au dixième, contre le rhinosclérome. De même, selon Schmiedicke (qui rapporte le fait in *Vierteljahresschrift für Dermat.*, etc., n°s 2 et 3), le pyrogallol serait le meilleur agent dont l'on puisse disposer pour enrayer le développement du rhinosclérome. (*Note des Traducteurs.*)

(2) Voici, selon nous, la série historique réelle :

Bateman avait *vu* le lupus érythémateux (voy. pl. XVIII de son *Atlas*), et il en faisait une variété localisée, l'*ichthyose simple*. Une de ses observations est relative à une jeune femme dont la lésion fut guérie par l'application d'un vésicatoire.

Rayer, *le premier*, déclara que c'était une erreur de ranger ces cas dans les ichthyoses, et il les rattacha à une altération des *follicules sébacés* (voy. *Traité théorique et pratique des maladies de la peau*, etc., 2e édit., t. II, 1835, p. 702). Lors donc que Hebra décrivait, en 1845, la *séborrhée congestive*, il ne faisait que développer la notion posée par Rayer : il ne la créait pas.

Bien plus, le fait ici capital, c'est-à-dire la notion d'une variété de *lupus* distincte du lupus de Willan, appartient tout à fait à Biett, qui l'enseignait à l'hôpital Saint-Louis en 1828, non pas, ainsi que cela semblerait résulter du texte courant, vaguement comme « érythème centrifuge ou lupus qui dé-

J'ai pu, à la suite d'observations récentes, étendre le tableau symptomatique de cette affection que Cazenave et Hebra croyaient avoir donné d'une façon complète (1869, 1872); et une série de recherches histologiques (de Neumann, Geddings, Geber, de moi-même, de Stroganow, Thin, Jamieson et d'autres auteurs) a jeté un certain jour sur le processus intime de la maladie.

Le début de l'affection est caractérisé par une ou plusieurs taches, de la dimension d'une tête d'épingle à celle d'une lentille, rouges, un peu surélevées, et dont chacune est déprimée au centre, ou luisante comme une cicatrice, ou recouverte d'une squame mince et très adhérente. Cette squame centrale, à bords rouges, élevés, est caractéristique et forme comme le premier stade du lupus érythémateux.

Elle est le point de départ de deux formes différentes de la maladie (1).

truit en surface », mais bien comme une *variété* du lupus *non exedens*, ce dernier comprenant aussi une variété tuberculeuse.

Voici les textes : 1° *Leçons cliniques de* Biett, in *Abrégé pratique des maladies de la peau*, de Cazenave et Schedel, 2e édit. Paris, 1833, chapitre du *Lupus*, p. 399.

« *Lupus qui détruit en surface.* — Le lupus étendu sur une surface plus ou moins large offre quelques variétés qui méritent d'être décrites. Ainsi, dans quelques cas bien rares, la maladie semble n'affecter que les couches les plus superficielles du derme. On observe cette variété à la face, aux joues en particulier. *Il ne se développe pas de tubercules,* il ne se forme pas de croûtes, mais *la peau prend une teinte rouge*; des exfoliations épidermiques ont lieu sur la surface malade; la peau s'amincit graduellement; *elle est lisse, luisante, rouge, et offre ensuite l'apparence d'une cicatrice qui se serait formée après une brûlure superficielle; la rougeur disparait sous la pression du doigt,* etc.

« Dans d'autres cas, il se développe sur la peau un ou plusieurs petits tubercules mous, d'un rouge obscur, etc. »

Quant à l'*érythème centrifuge*, qui constitue une des *formes* du lupus de Cazenave, Biett et Cazenave le décrivirent d'abord séparément ; mais dans la 4e édition de l'*Abrégé pratique des maladies de la peau*, 1847, p. 464, article *Lupus*, Cazenave, déclare expressément que l'érythème centrifuge se rapporte à la première variété du lupus rongeant en surface (de Biett).

Enfin c'est à Cazenave qu'est due la création très heureuse du terme de *lupus érythémateux* que Hebra (il faut le reconnaître à son honneur), accepta loyalement, et sans délai. C'est aujourd'hui la dénomination universellement adoptée. (*Note des Traducteurs.*)

(1) La distinction vraiment clinique faite ici par le professeur Kaposi se

I. Lupus érythémateux discoïde. Cette forme discoïde se développe dans l'espace de quelques mois, d'une ou de deux années, de la façon suivante. Le bord rouge surélevé s'étend en circonférence, tandis qu'au centre la peau se déprime, devient luisante comme une cicatrice, ou se recouvre d'écailles sèches, fortement adhérentes. De plus, les bords se recouvrent de nombreux points noirs, dus à des comédons, ou présentent de nombreuses ouvertures glandulaires, dilatées et béantes.

Il se forme ainsi des disques ayant la dimension d'une lentille, d'une pièce de 20 centimes, d'une pièce de 5 francs en argent, et même de la paume de la main. Cette forme de lupus érythémateux se présente surtout aux joues et sur le dos du nez, où la lésion figure une aile de papillon (Hebra), ou encore sur le lobule, les ailes du nez, les paupières, le pavillon de l'oreille, les lèvres, autour de l'orifice buccal, sur le cuir chevelu où elle détermine la chute des cheveux aux endroits qu'il atteint; on le voit aussi aux faces antérieure des doigts et inférieure des orteils, enfin sur tous les points du visage. Ces disques sont irrégulièrement disposés, isolés ou rangés en arcs de cercle, en lignes serpigineuses.

Chaque disque augmente jusqu'à occuper une surface donnée, puis persiste sans grand changement pendant des mois et des années, et enfin disparaît après la décoloration et l'affaissement de ses bords; toutefois il persiste une petite cicatrice déprimée au centre. Pendant ce temps, une nouvelle poussée se fait dans le voisinage, et ainsi, tant par suite de la longue durée

rapporte essentiellement au type érythémateux et au type mixte érythémato-acnéique. Nous l'avons depuis longtemps adopté, et l'un de nous en démontre soigneusement sans cesse le bien fondé dans son enseignement clinique, où il distingue dans le lupus de Cazenave trois variétés principales : 1° le *lupus érythémateux* discoïde, isolé, solitaire, disséminé à la face et dans le cuir chevelu; variété bénigne; 2° le *lupus érythémateux* agminé, ou agrégé, disposé par vastes îlots, occupant une grande partie de la face et du cuir chevelu; forme intense, pouvant s'accompagner de phénomènes thoraciques, d'arthropathies, etc.; 3° le *lupus érythémateux* généralisé, à la face et aux extrémités; formes graves, avec rein scrofuleux et albuminurie, etc.

Dans ces formes sévères apparaît et se manifeste, en caractères pour nous incontestables, la maladie constitutionnelle qui tient le lupus sous sa dépendance : la scrofule ou la scrofulo-tuberculose. (*Note des Traducteurs.*)

de chacun des disques, que par la production de disques nouveaux, l'affection peut durer quinze, vingt ans. A part quelques rares complications, telles que : adénite sous-maxillaire, gonflement de la parotide ou érysipèle, les malades se portent bien pendant toute la durée de l'affection, et il ne leur en reste que la difformité du visage et une alopécie persistante, localisée aux points de la barbe et du cuir chevelu qui ont été atteints.

II. Lupus érythémateux disséminé ou agrégé. Il provient aussi des taches primitives que nous avons décrites; ces disques caractéristiques se développent en grand nombre sur le visage, les joues et les autres points indiqués; l'extension de la maladie tient donc ici à une multiplication de ces efflorescences primaires et non plus à l'accroissement de chacune d'entre elles. Certaines de ces taches peuvent disparaître assez rapidement, tandis que les autres persistent pendant des mois, sans s'étendre en surface. Mais il s'en produit un grand nombre de nouvelles, disposées irrégulièrement et qui peuvent ainsi recouvrir des régions étendues de la peau (1).

(1) Le lupus érythémateux, un dans sa nature constitutionnelle (la scrofulo-tuberculose) comme dans ses lésions histologiques, n'a pas de localisation topographique ni anatomique exclusive, comme l'avait pensé, par exemple, à tort, Hebra, qui le localisait dans les follicules sébacés. Unité dans la maladie, dans la lésion; multiformité dans l'affection résultant surtout du siège anatomique, voilà pour nous les caractères essentiels du lupus érythémateux, considéré sous le rapport nosologique.

Nosographiquement la variété est telle, et les dissemblances sont si accentuées, qu'il n'est pas une des fractions de l'espèce qui n'ait été longtemps considérée comme une affection idiopathique : ichthyose simple locale (Bateman); érythème centrifuge (Biett); flux sébacé (Rayer); séborrhée congestive (Hebra); herpès crétacé (Devergie); acné atrophique (Chausit), etc., etc. C'est seulement d'une manière successive, et plus ou moins longtemps après la création de l'espèce par Cazenave, sous le nom de Lupus érythémateux, que les diverses variétés ont été ramenées à leur centre normal. Aujourd'hui encore, tous les dermatologistes ne reconnaissent pas l'annexion dans toute son étendue, et beaucoup de médecins n'ont qu'une notion assez vague (pour ne pas dire autrement) des réalités de la question.

Seconde espèce du genre lupus, le L. érythémateux comprend deux *formes* ou *types*, et une série nombreuse de *variétés* résultant non seulement des associations ou des combinaisons, en proportions variables, des formes élémentaires, mais encore du siège topographique, de l'acuité ou de la chronicité

Sous cette forme, l'éruption n'occupe plus seulement la face, le cuir chevelu, les lèvres, le pavillon des oreilles, les conduits auditifs, mais elle peut être répandue en grande propor-

de la marche, de l'étendue superficielle des parties atteintes, de la dissémination ou de la localisation des lésions, etc.

Les deux formes ou types sont : le *type érythémateux* et le *type acnéique.*

Le type érythémateux est quelquefois tout à fait pur, morphologiquement : au premier abord, la lésion est simplement érythémateuse, c'est-à-dire constituée par une hyperhémie dermique superficielle, disparaissant sous la pression du doigt, et accompagnée ou non de télangiectasies. De plus, sous cette forme et dans les premières périodes, les variétés de la localisation prédominante peuvent produire des altérations ambiguës qui *simulent* l'érythème pernio, l'eczéma, le psoriasis, véritables lupus *larvés* qui déconcertent, à coup sûr, tout médecin non versé dans ces études délicates. Dût-on nous accuser de multiplier les variétés d'une forme morbide, nous jugeons nécessaire, pour en assurer la vulgarisation, tout à fait nécessaire en pratique, de distinguer le L. couperosique, le L. pernio, le L. eczématoïde et le L. psoriasiforme.

Le type acnéique, ou mieux sébacé, ou folliculaire à l'état pur, existe sans manifestation hyperhémique, ou seulement avec une aréole érythémateuse plus ou moins accentuée, ou encore, à titre éphémère, sur les surfaces qui vont bientôt être recouvertes par la production épithéliale pathologique. Isolés ou confluents, on trouve ses éléments disposés sur la face, le pavillon de l'oreille, la nuque, les parties supérieures et latérales de la région cervicale (tous lieux d'élection du lupus érythémateux en général), sous forme de surfaces (petites ou grandes, arrondies ou irrégulières) d'un gris plâtreux, plus ou moins rugueuses, toujours sèches, recouvertes d'une production grisâtre extraordinairement adhérente, et montrant, à la loupe ou à l'œil nu, une ponctuation fine correspondant aux orifices glandulaires. Si l'on vient à soulever une portion de cette couche crétacée, on constate que son adhérence provient de ce que, de sa face profonde, partent des cylindres épithéliaux cornés qui occupent les conduits sébacés et prennent racine dans l'acinus. L'ichthyose de la face de Bateman, le flux sébacé de Rayer, l'érythème centrifuge de Biett, la séborrhée congestive de Hebra, et surtout l'herpès crétacé de Devergie et l'acné atrophique de Chausit, constituent essentiellement cette forme.

Divisés comme nous venons de le faire pour les besoins de la description (mais quelquefois aussi dans la réalité), ces deux types s'associent ordinairement à des degrés divers pour constituer les variétés mixtes ou communes de l'affection, dont on peut voir, dans les magnifiques collections du musée de l'hôpital Saint-Louis, par exemple, toutes les gradations et dégradations.

Alors même qu'il ne connaîtrait pas *de visu* toutes ces variétés, le médecin qui a bien conçu le type du lupus érythémateux dans les termes que nous venons de préciser, pourra toujours, par ces séries de caractères morphologiques, et avant même d'avoir recueilli tous les autres éléments de

tion sur le tronc, les membres supérieurs, la face antérieure et postérieure des doigts, les orteils; parfois même elle peut être généralisée. Ce développement peut se faire lentement et d'une manière presque insensible; quelquefois aussi on observe une éruption aiguë, fébrile, qui s'accompagne d'endolorissement et d'épanchement articulaires, de douleurs ostéocopes et de céphalalgie nocturnes. Dans un certain nombre de cas, nous avons vu un gonflement érysipélateux intense du visage, qui est resté localisé en ce point et que j'ai désigné sous le nom d'érysipèle persistant de la face, accompagné d'un état typhoïde, d'une température dépassant 40°, de coma, de stupeur, de sécheresse de la langue; dans la moitié de ces cas, l'issue a été fatale (1).

diagnostic qui seront exposés plus loin, reconnaître la nature de l'affection.

Ce n'est pas tout : entre le L. érythémateux tel que nous venons de l'esquisser et le L. tuberculeux tel que nous le verrons plus loin, il existe une sous-espèce, ou espèce mixte, L. érythémato-tuberculeux, dans laquelle la lésion cutanée participe morphologiquement des deux espèces principales. Nous reviendrons sur ce point lorsque l'histoire du lupus vulgaire sera exposée. (*Note des Traducteurs.*)

(1) L'érysipèle aigu, *grave*, accompagné de cardiopathie, d'albuminurie, etc., n'est pas très rare dans le lupus érythémateux, surtout dans les formes érythémato-sébacées; il peut survenir même spontanément, c'est-à-dire sans qu'il ait été pratiqué aucune opération, ni application au niveau de la surface lupeuse; cette particularité ne doit pas être ignorée du médecin, surtout dans les conditions nosocomiales.

L'érysipèle intercurrent s'observe encore dans le cours des lupus érythémateux de toutes formes, faisant momentanément croire à une *guérison* que nous n'avons jamais constatée comme définitive, ni absolue, quand les malades ont pu être suivis assez longtemps.

La *maladie* dont le lupus érythémateux n'est qu'une manifestation à la peau, dont il est une *affection*, peut, en outre, donner lieu à des déterminations plus profondes, au nombre desquelles les plus remarquables sont les arthropathies, et la néphrite parenchymateuse. Les arthropathies rentrent dans le *type* subaigu (voy. E. BESNIER, art. *Rhumatisme* du *Dict. encyclop. des Sc. méd.*); l'albuminurie (depuis longtemps signalée dans la scrofule) a été nettement précisée et décrite par Bazin (voy. *Leçons théor. et clin. s. la scrofule.*). Voici, d'après notre observation, les caractères de l'albuminurie des scrofuleux en général, et des lupeux en particulier :

1° Le précipité donné par la chaleur et par l'acide nitrique est extrêmement abondant, mais peu compact. Quand on a versé, à la manière de Gubler, l'acide le long du verre, il se forme un disque laiteux épais, et pres-

Nous avons également observé plusieurs fois, et sur plusieurs points de la peau, de petites phlyctènes hémorrhagiques ou contenant un liquide limpide, comme dans l'herpès iris; celles-ci, très multipliées, se desséchaient et formaient une croûte qui, en tombant, laissait voir les efflorescences caractéristiques, déprimées au centre, du lupus érythémateux.

Cette éruption aiguë est donc une variété spéciale du lupus érythémateux disséminé; elle n'accompagne la forme discoïde que rarement; et dans ce cas même elle se présente sous l'aspect de taches disséminées.

Les deux formes sont fréquemment combinées, soit dès le début, soit dans la suite de l'affection.

Dans trois cas de lupus érythémateux de la face, j'ai vu la muqueuse de la voûte palatine et des joues présenter une lésion analogue : c'étaient de grandes plaques, recouvertes d'excoriations punctiformes et lenticulaires, superficielles, rouges ou recouvertes d'un enduit grisâtre et de taches cicatricielles bleuâtres; cette affection s'est montrée aussi rebelle que celle qui siège à la peau.

La marche du lupus érythémateux est de longue durée, les taches et les disques persistent pendant des mois et des années, et l'affection se prolonge habituellement dix, quinze et vingt ans (1).

que toujours la partie inférieure présente une coloration rose, toujours d'augure favorable dans les albuminuries;

2° Cette albuminurie reste longtemps *latente;* alors même qu'elle s'accompagne d'anasarque (ce qui n'est pas constant), les sujets ne paraissent pas en être profondément incommodés, et peuvent longtemps encore rester valides ; enfin, elle subit de grandes oscillations, selon les phases de l'affection cutanée ou autre, et se modifie sous l'action du traitement; elle peut disparaître complètement si la lésion cutanée avec laquelle elle est en relation disparaît elle-même;

3° Les lésions trouvées à l'autopsie concordent absolument avec ces manifestations symptomatiques. On trouve bien la capsule adhérente, les reins anémiés, l'épithélium des tubuli en dégénérescence graisseuse, mais non ces lésions profondes et irrémissibles qui appartiennent à d'autres formes de néphrite chronique. La néphrite des scrofuleux appartient aux formes épithéliales; elle ne se confond pas avec la néphrite cachectique proprement dite. (*Note des Traducteurs*).

(1) Ceci s'entend du lupus localisé et non accompagné de localisations de

Elle se termine en laissant des cicatrices sur la peau ; ainsi après un lupus érythémateux disséminé, la face semble comme creusée par la petite vérole, les cheveux peuvent être tombés sur plusieurs points du cuir chevelu ; certaines taches aussi disparaissent sans laisser aucune trace.

D'après ce qui précède, on peut dire que le pronostic n'est pas défavorable, en ce sens que le lupus érythémateux ne menace pas directement l'existence et que, dans la plupart des cas, l'organisme n'est pas en souffrance. Cela est vrai surtout pour la forme discoïde. Par contre, dans la forme disséminée, en raison de la possibilité d'une éruption aiguë et généralisée et des manifestations cérébrales, qui l'accompagnent, le pronostic est grave, car dans huit de ces derniers cas, nous avons eu quatre morts (par pneumonie).

Le traitement lui-même est moins applicable à cette forme disséminée, car il y a à la fois beaucoup de points malades, et il s'en développe, çà et là, de nouveaux en grande quantité et à des endroits que l'on ne peut pas prévoir.

Quant à la marche ordinaire et au siège, en général, plus li-

la scrofule sur les viscères. Sous ce rapport, le lupus érythémateux doit être distingué en suraigu ou aigu, subaigu et chronique.

Le lupus érythémateux galopant, généralisé, peut évoluer avec une extrême rapidité, et se terminer d'une manière funeste dans le délai d'une année, à partir du moment où les accidents ont débuté à la peau. Tel est le cas de la malade dont l'un de nous a déposé les pièces, moulées par Baretta, dans le musée de l'hôpital Saint-Louis, sous les n°s 284 et 285, année 1873. Dans ces formes malignes, l'affection peut encore présenter des rémissions assez prononcées pour faire prendre le change ; mais les poussées nouvelles se manifestent, des stases circulatoires considérables apparaissent aux extrémités, qui sont dans un véritable état d'asphyxie locale ; des complications pulmonaires, cardiaques et rénales se manifestent et la mort survient rapidement.

Cette même forme morbide peut être observée, au contraire, avec une marche lente chronique, et se prolonger pendant d'assez longues périodes. Une des infirmières de l'hôpital Saint-Louis est dans cet état depuis plusieurs années, faisant son service malgré des congestions bronchiques fréquentes, ayant de l'œdème des membres inférieurs, et une albuminurie considérable. Elle n'a jamais voulu consentir à accepter un lit d'hôpital et à se considérer comme une malade.

Nous n'avons observé ces formes morbides que chez la femme adulte (vingt-cinq à trente-cinq ans.) (*Note des Traducteurs.*)

mité, c'est la forme discoïde qui est la plus favorable, mais elle laisse habituellement aussi des altérations cicatricielles de la peau plus intenses. La persistance, après guérison, de nombreuses télangiectasies dans l'intérieur et au pourtour des cicatrices, est aussi une conséquence fâcheuse de l'une et de l'autre variété du lupus érythémateux (1).

Les recherches anatomiques de Neumann, Geddings, Geber, Thin, Stroganow et les miennes, ont montré que la lésion fondamentale du lupus érythémateux est une inflammation de la peau amenant la dégénérescence et l'atrophie ; ce n'est donc pas sa nature intime, mais des raisons pratiques qui l'ont fait rapprocher du lupus (2). Ces recherches ont établi d'une façon incon-

(1) Le pronostic du L. érythémateux n'est pas un ; il est extrêmement variable, soit à titre local, soit à titre général.

A titre local, il a toujours une grande importance, à cause de son siège à la face qu'il défigure, et de la difficulté commune que l'on éprouve à le modifier rapidement. Il peut encore être grave, à titre local, par l'extrême intensité du processus et l'excessif développement de ses lésions.

Voyez, dans le musée de l'hôpital Saint-Louis, le moule entier du visage du nommé Desnoyers, que l'un de nous y a déposé, la défiguration y est générale et portée au plus haut degré. (Dans ce cas, qui avait été confié à nos soins (1877) par le Dr Créquy, l'insuccès de la médication a été absolu.)

Le pronostic est sérieux encore, pour nous, en ce qu'il indique toujours une tare constitutionnelle scrofuleuse, et parce que des localisations intercurrentes cutanées ou viscérales peuvent se manifester.

Il est absolument grave enfin dans toutes les formes généralisées, aiguës, galopantes. (*Note des Traducteurs.*)

(2) Voy. plus loin la note de la page 271-272; comparez, en outre, Vidal, *Leçons sur le lupus*, 1878. « Quelle que soit la variété de lupus (érythémateux ou vulgaire), c'est le même néoplasme qui, suivant le sujet, le terrain, le siège, produit des lésions en apparence si variables... Il est facile de voir que c'est autour des vaisseaux capillaires, et surtout par leur endothélium, comme dans toutes les néoplasies, que se fait la prolifération des cellules embryonnaires. Ces cellules sont petites, réfringentes, et se colorent facilement au picro-carminate ; elles ont en moyenne 8 μ, et leur noyau est de 5 μ.

... Dans le L. érythémateux, c'est à la superficie, autour des glandes, dans le réseau papillaire, que se retrouve la prolifération des cellules embryonnaires. Le contenu des cellules épidermiques de la couche intermédiaire du *stratum granulosum* se trouble, devient granuleux ; il y a exfoliation de la couche cornée. Les glandes sébacées sont congestionnées, elles sécrètent davantage ; elles sont d'abord remplies de cellules troubles, granuleuses, puis quand le lupus passe à l'état crétacé (L. acnéique), elles se

testable, que ce ne sont pas seulement les glandes sébacées et leur pourtour, mais aussi les glandes sudoripares (Kaposi, Thin, voir figure 8, *a b*), et tous les tissus, toutes les couches de la peau (Geber, Stroganow) jusqu'au tissu cellulaire sous-cutané, qui peuvent être le point de départ et le siège de la maladie.

Ainsi la lésion débute tantôt par les couches superficielles et par les vaisseaux entourant les glandes sébacées et leur conduit excréteur (taches rouges, surélevées); tantôt, elle commence dans la profondeur par le réseau vasculaire entourant les glandes sudoripares (comme dans le lupus érythémateux de la paume de la main) et le pannicule adipeux (nodosités dures, œdémateuses), pour gagner de là, successivement, toutes les couches, tous les éléments de la peau.

Dans les lésions récentes, on trouve autour des follicules et des glandes de la peau, des amas cellulaires à côté des autres éléments histologiques de l'inflammation : dilatation des vaisseaux, prolifération de leurs parois, œdème, infiltration cellulaire du tissu conjonctif, prolifération des corpuscules conjonctifs et des cellules d'infiltration, et cela soit dans la profondeur du chorion (tubercules), soit dans les couches superficielles (taches rouges) ; il en résulte une prolifération des cellules glandulaires (séborrhée), l'induration et la tuméfaction de la peau, la desquamation de l'épiderme. Si l'inflammation augmente, on trouve une exsudation de sérum et d'un liquide sanguinolent entre les couches épidermiques (formation de phlyctènes), et un épanchement de sang dans le chorion et le corps papillaire (hémorrhagie); souvent et en plusieurs endroits, il peut se faire dans ce stade une régression, une rémission des symptômes inflammatoires, une résorption de l'exsudat, et ainsi les taches peuvent disparaître sans laisser de traces. Mais, en règle générale, l'inflammation persiste et on observe une dégénérescence des tissus. Aussi trouve-t-on bientôt dans tous les îlots, à côté de légères tendances à former un tissu de granulation, une infiltration trouble, graisseuse, du réseau muqueux, ainsi que des cellules inflammatoires et du tissu conjonctif infiltré, suivie de

remplissent de cellules épidermiques desséchées et cornées. » (*Note des Traducteurs.*)

résorption et de rétraction. Les mêmes métamorphoses des éléments glandulaires et du tissu connectif qui les entoure, déterminent une destruction des follicules pileux, des glandes sébacées et sudoripares et des cellules graisseuses. Tandis que certains vaisseaux sanguins se rétractent, d'autres restent dilatés ; c'est ainsi que se produit, comme résultat final de la lésion, l'atrophie cicatricielle complète des régions de la peau qui ont été atteintes.

Le diagnostic du lupus érythémateux, bien que facilité par ses caractères spéciaux, peut cependant présenter quelques difficultés (1). La forme discoïde peut être confondue avec l'herpès tonsurant, ou avec une syphilide orbiculaire (2). Pour le premier, la rétraction cicatricielle du centre du disque est un signe distinctif certain ; pour la seconde, le diagnostic repose sur l'apparition, à la bordure du disque, de phénomènes inflammatoires (rougeur disparaissant sous la pression du doigt et infiltration œdémateuse), tandis que dans le syphilis, les bords de la lésion présentent une infiltration dure, luisante. Le lupus érythémateux disséminé peut, dans ses premières manifestations, ressembler à l'eczéma impétigineux, squameux, à l'herpès tonsurant maculeux ou même à l'herpès iris. Mais l'apparition de la dépression

(1) La difficulté n'est réelle que dans le cuir chevelu, où l'*état acnéique* pourrait être confondu avec le *granité trichophytique*, ou encore la *plaque érythémateuse alopécique*, avec un disque de *dermite faveuse* au niveau d'une portion récemment épilée. Mais en dehors de toutes les circonstances d'ordre différent et commémoratives qui peuvent ici faire rectifier le diagnostic, un examen attentif fait à la loupe permettra presque toujours, par les seuls caractères objectifs, d'arriver au diagnostic. (*Note des Traducteurs.*)

(2) Là est la difficulté principale, soit pour le lupus discoïde débutant, soit pour le lupus aigu ou lent des extrémités ; il faut véritablement une attention particulière, et, dans certains cas, une compétence spéciale, pour ne pas méconnaître, au moins objectivement tout d'abord, le lupus érythémateux qui n'a pas envahi les glandes sébacées, ou qui réside sur des régions qui en sont dépourvues, comme à la paume des mains ou à la plante des pieds.

De même pour les autres lupus larvés (voy. la note ci-dessus, p. 240) pouvant être confondus avec des engelures (L. pernio), ou le lupus squameux, pouvant être pris pour du psoriasis (L. psoriasiforme). Dans ce dernier cas, un examen attentif de la nature des squames, de la disposition des orifices sébacés, de l'état d'*infiltration* du tégument (abstraction soigneusement faite de la squame), permet d'arriver au diagnostic précis. (*Note des Traducteurs.*)

centrale cicatricielle des efflorescences dissipera toute espèce de doute. Avec le lupus vulgaire, je crois qu'il n'y a pas de confusion possible.

Quant aux causes du lupus érythémateux, nous en connaissons la plus grande partie. Il n'y a pas de doute que la séborrhée congestive, qu'elle soit spontanée ou consécutive à l'érysipèle, à la variole, aboutit au lupus érythémateux, et en représente par conséquent le stade le moins avancé.

Au reste, les conditions étiologiques probables sont toutes de même nature ; une partie cependant nous échappe complètement.

L'affection atteint le plus souvent des personnes dans l'âge adulte ; j'en ai cependant observé un cas chez un enfant de trois ans; jamais je ne l'ai vue chez des vieillards. Les deux tiers des cas appartiennent au sexe féminin. La forme d'éruption aiguë, confluente, est aussi de beaucoup plus fréquente chez les femmes que chez les hommes.

La chlorose, l'anémie, la dysménorrhée, la séborrhée du cuir chevelu, parfois aussi la stérilité, le catarrhe chronique des sommets du poumon et la tuberculose pulmonaire commençante, l'engorgement des glandes sous-maxillaires, en général les symptômes d'une altération des fonctions nutritives, s'observent souvent chez les femmes qui en sont atteintes. Au contraire, les hommes qui sont affectés de cette maladie présentent d'ordinaire l'apparence d'une bonne santé (1).

(1) Le lupus, dans toutes ses espèces, formes et variétés, est une lésion de la scrofule; l'histologie aura bientôt achevé de démontrer ce que, pour nous, la clinique a depuis longtemps montré. Qu'est-ce que « la chlorose, l'anémie, la dysménorrhée, la séborrhée, la stérilité, le catarrhe chronique du sommet des poumons et la tuberculose commençante », si ce ne sont les manifestations diverses de la même cause constitutionnelle? Pourquoi donner à une lésion spécifique une banalité de conditions causales illimitée, ou supposer qu'elle apparaisse sans raison aucune? Pourquoi, enfin, déqualifier une lésion histologiquement spécifique, par cette raison que *quelques-uns* des individus qui la présentent paraissent être vigoureux et non rèvêtus du cachet de la scrofule? N'y a-t-il pas une série diverse de lésions pouvant évoluer dans le tégument sans que l'économie générale en porte de cachet classique, et ne voit-on jamais le cancer de la peau chez des sujets qui ne portent, en aucune manière, le cachet du cancer? Qui voudrait déqualifier une lésion histologiquement ou objectivement syphilitique, parce que le sujet atteint ne présenterait pas d'état général concordant? C'est la lésion

Avant de passer au traitement de cette affection intéressante et, comme je l'ai montré, parfois sérieuse, je tiens à faire remarquer qu'il importe de mettre une certaine prudence à prédire la durée et le succès du traitement, car il faut s'attendre à toutes sortes de surprises. Il arrive souvent, en effet, qu'un lupus érythémateux disséminé, et datant déjà de plusieurs années, guérisse complètement en quelques semaines, tandis qu'un seul petit disque continue à augmenter malgré le traitement, que de nouvelles taches se développent et que la maladie arrive à durer plusieurs années. De plus, on ne doit pas oublier de dire au malade que, si spontanément ou par l'effet du traitement, de nombreuses taches peuvent disparaître sans laisser de cicatrice, il restera sur la plupart des régions atteintes des cicatrices superficielles et des télangiectasies (1).

Parmi les moyens et les méthodes de traitement qui peuvent être mis en pratique, il faut choisir ceux qui n'occasionnent pas plus de difformités et de lésions de la peau que la maladie elle-même (2). On emploiera donc, en premier lieu, les topiques

qui détermine le classement et non l'aspect général. Au demeurant, que l'on fasse une enquête approfondie sur l'état de ces sujets atteints florissants de santé; qu'on interroge leurs antécédents, qu'on suive autour d'eux l'hérédité, ou la collatéralité, et l'on verra combien le nombre en deviendra restreint.

Ces remarques, il est important de ne pas le négliger, sont applicables à toutes les lésions de la scrofule, même les plus graves (la phthisie), qui coïncident parfois avec une santé générale en apparence florissante, aussi longtemps que ces lésions restent superficielles, ou peu étendues, et que les sujets sont d'ailleurs dans de bonnes conditions nutritives.

La scrofule cutanée est au nombre des déterminations les plus bénignes de la maladie scrofuleuse; lorsqu'elle apparaît chez un adulte, d'ailleurs en bon état, la santé générale peut n'en subir qu'une atteinte peu considérable; la fréquence et la gravité plus grande de l'affection, chez les femmes, sont absolument dans le plan morbide régulier de la scrofule. (*Note des Traducteurs.*)

(1) Sages remarques que l'on ne saurait trop méditer. Rien n'est plus décevant que la thérapeutique du lupus érythémateux, même en présence de progrès récents incontestables. Guérisons spontanées, succès faciles avec les moyens les plus simples et les plus divers, récidives communes, insuccès fréquents, selon même que l'on a recours aux méthodes les plus actives, voilà ce à quoi le praticien doit s'attendre dans le traitement du lupus érythémateux. (*Note des Traducteurs.*)

(2) Ce précepte n'est pas assez suivi par tous les médecins; c'est cepen-

légers, agissant d'une façon superficielle; on n'aura recours à des moyens plus énergiques, que si les premiers n'ont pas agi, et on reviendra à ceux-ci dès que l'on aura obtenu un peu d'amélioration, c'est-à-dire dès que l'on verra la décoloration et l'affaissement du bord des disques.

Ce seront d'abord des lotions avec l'esprit de savon de potasse, que, du reste, on devra employer pendant toute la durée du traitement, concurremment avec d'autres médications, et qui peuvent parfois, à eux seuls, aboutir au résultat voulu. Le savon mou de potasse a une action plus énergique, on l'étend sur de la flanelle, que l'on applique sur les disques de lupus fortement infiltrés. Enfin, on a recours à la cautérisation avec une solution concentrée de potasse, 1 sur 2 d'eau distillée, ou avec l'ammoniaque, l'acide acétique; l'acide chlorhydrique sera appliqué en dernier lieu.

Lorsque l'on a réussi par l'un de ces topiques (que l'on a appliqués avec un pinceau dur sur les bords du lupus), à aviver les bords d'où il suinte alors un peu de sérum et de sang, on voit qu'au bout de peu de jours ils tendent à pâlir, à s'affaisser, et alors on peut compléter la guérison à l'aide de simples lotions au savon.

Des applications méthodiques de pâtes sulfureuses, de goudron, d'iodure de soufre, de mélanges de soufre, d'esprit de goudron et de savon, de teinture d'iode, de glycérine iodée, d'après les formules et les méthodes indiquées à propos de l'acné (voir p. 23 et 30), déterminent chaque fois une réaction inflammatoire et une tuméfaction qui disparaissent au bout de quelques jours, et amènent souvent une amélioration si notable, que l'on n'a plus qu'à employer les lotions savonneuses simples pour arriver à une guérison complète.

Je n'ai pas observé grand résultat à la suite de cautérisations

dant un devoir auquel il n'est pas permis de se soustraire, de mettre en balance la cicatrice spontanée qui arrivera certainement tôt ou tard, et la cicatrice médicale ou chirurgicale; et cela d'autant mieux que les applications caustiques faites sur les surfaces lupo-érythémateuses dépassent souvent de beaucoup le résultat prévu, si l'on a calculé d'après l'action du même agent employé sur la peau saine. (*Note des Traducteurs.*)

à l'acide phénique et à l'acide salicylique, ni après l'emploi de l'onguent de Rochard, de la pommade au précipité blanc ; quant aux cautérisations à l'aide d'acide sulfurique ou nitrique, de chlorure de zinc, d'acide chromique, d'une manière générale il ne faut pas les employer. Par contre, nous avons obtenu de remarquables résultats à la suite d'applications d'emplâtre mercuriel sous lequel nous avons vu disparaître en peu de jours ou de semaines, non seulement le lupus érythémateux discoïde, mais encore le lupus disséminé, et s'améliorer rapidement les lésions douloureuses des doigts.

La pommade à la chrysarobine et à l'acide pyrogallique (Tome I, p. 511 et suiv.) se montre aussi très efficace, tandis que l'enveloppement dans du caoutchouc (gants), semble n'agir que par le ramollissement qu'il détermine.

Le raclage à l'aide de la curette, et la méthode de Volkmann, qui consiste à piquer chaque point malade, ont été souvent efficaces, surtout dans les cas d'infiltration profonde et d'ectasie vasculaire. Quand il survient une poussée aiguë avec symptômes d'inflammation, de gonflement douloureux, de formation de nodosités dans la profondeur, j'ai obtenu souvent une régression spontanée de la plupart des taches par l'application de vessies remplies de glace. On pourrait recommander dans le même but les douches froides et les bains froids.

A côté de tous ces moyens, il faudra employer également des pommades anodines, du cérat, etc., surtout à la suite des cautérisations.

Au sujet du grand nombre de moyens préconisés contre cette affection, il y a cette remarque à faire : tous peuvent, pour le moment présent, réussir ou échouer; et, pour un même cas, des remèdes qui, quelques mois auparavant, s'étaient montrés inefficaces, peuvent, après un nouvel essai, donner d'excellents résultats ; il faut donc essayer les uns et les autres, et revenir à ceux que l'on aura déjà employés précédemment (1).

(1) En somme, tous les irritants substitutifs peuvent être employés d'abord, les caustiques superficiels et légers ensuite : *jamais les caustiques profonds.*

Parmi les irritants substitutifs les plus simples, il faut mettre au premier

Quant aux médicaments internes, il faut prescrire ceux qui peuvent agir sur l'état général dans le cas de chlorose, d'anémie : tels que le fer, l'huile de foie de morue, un régime fortifiant, le séjour dans les montagnes pendant l'été, des cures lactées, thermales, les bains froids, et ainsi de suite (1).

rang le vésicatoire volant vulgaire, dont les résultats sont souvent très remarquables. Si ces moyens sont insuffisants, la méthode de Balmanno Squire, dont nous parlerons tout à l'heure, peut être employée avec avantage, mais non avec le succès certain qui lui appartient dans le lupus vulgaire.

A la seule énumération des agents nombreux qui peuvent être employés avec avantage ou qui sont prônés, le praticien avisé aura déjà vu amplement qu'il s'agit d'une affection contre laquelle la thérapeutique *réglée* est, en réalité, mal armée, et qu'il ne pourra jamais avoir trop de prudence dans l'énoncé de ses promesses de guérison.

(1) Le lecteur remarquera, nous aimons à le croire, que la médication générale proposée n'est pas autre que celle que nous prescrivons nous-mêmes, qui sommes convaincus de la nature scrofuleuse de la lésion. Nous retenons l'argument au point de vue de la discussion générale, mais nous nous déclarons amplement satisfaits en pensant que, si nous différons avec l'auteur de manière de voir sur la théorie de l'affection, nous sommes unis au point de vue thérapeutique : cela est l'essentiel.

Il y a cependant ici une lacune que nous devons combler : il n'est pas fait mention, dans le texte courant, de l'emploi de l'*iode* à l'*intérieur*, et de l'emploi des médicaments internes destinés, *non pas* à agir à titre banal sur l'état général des sujets, mais bien à enrayer le développement du lupus et à le *guérir* à la manière dont l'iodure de potassium, par exemple, guérit les lésions syphilitiques.

Or, si aucun fait ne permet de concevoir une espérance positive à cet égard quand il s'agit du lupus vulgaire, il n'en est plus de même à l'égard du lupus érythémateux.

Il y a quelques années Mc Call Anderson apprit que le Dr Colligan (de Paisley) avait employé avec succès l'iodure d'amidon (iod. insol.) à l'intérieur, à la dose de trois cuillerées à café par jour, dans un cas de lupus érythémateux qui avait résisté à tous les moyens externes conseillés par lui-même. Le Dr Colligan avait été conduit à employer ce moyen par le souvenir des résultats qu'il avait vu obtenir dans d'autres affections à l'aide de ce médicament par son ancien maître le Dr André Buchanan. Un deuxième cas ayant été observé par lui, Mc Call Anderson mit en expérience le médicament dans un certain nombre de cas, à la dose de une à quatre cuillerées à café par jour, en trois ou quatre fois, dans de l'eau simple ou de l'eau de gruau.

Mc Call Anderson ne juge pas ce moyen infaillible, mais il le considère comme un appoint important à la thérapeutique de l'une des plus tenaces parmi les affections cutanées ; il recommande essentiellement de ne juger le médicament que sur des cas de lupus érythémateux bien différenciés du lupus vulgaire, et avec une préparation récemment faite. La dose suffisante

Nous n'avons aucun moyen d'empêcher les récidives ; heureusement, dans beaucoup de cas, la guérison, une fois obtenue, est durable.

TRENTE-NEUVIÈME LEÇON

Lupus vulgaire; symptomatologie, pronostic, étiologie, diagnostic.

LUPUS

Lupus vulgaire, dartre rongeante, esthiomène, telles sont les diverses dénominations que l'on a données à une maladie chronique, non contagieuse de la peau, des muqueuses avoisinantes, caractérisée par de petites nodosités rouges, rouge brun, sié-

lui paraît être celle de trois à quatre cuillerées à café par jour, dans un véhicule aqueux, jamais alcoolisé.

Postérieurement à l'époque où Colligan et Mc Call Anderson ont fait connaître pour la première fois leurs essais de traitement du lupus érythémateux par l'iodure d'amidon à l'intérieur, depuis un an environ, l'un de nous a soumis à l'emploi de *l'iodoforme,* plusieurs cas de lupus érythémateux soigneusement choisis parmi les plus remarquables et les plus rebelles. La dose quotidienne du médicament a varié de 50 centigrammes à 1gr, 10, en pilules de 5 ou de 10 centigrammes ; 10 ou 20 centigrammes sont bien tolérés par les enfants, en pilules de 5 centigrammes, prises surtout au moment des repas ; chez les adultes, 50 centigrammes sont toujours bien supportés ; plusieurs malades soigneux, et désirant se guérir prennent 60, 80 centigrammes, et même 1 gramme. Les inconvénients du médicament sont peu prononcés du côté des voies digestives, mais accentués du côté de la bouche, où l'élimination du médicament produit, non une stomatite, mais un peu de salivation et un goût désagréable.

De même que Mc Call Anderson le fait pour l'iodure d'amidon, nous ne proposons pas l'iodoforme comme un moyen infaillible contre le lupus érythémateux ; nous dirons seulement que nous avons vu, cette année même, guérir deux cas de lupus érythémateux au cours de ce traitement ; l'un avait son siège à la face, l'autre à la face et au dos des mains. Pour ce dernier, l'un de nous a eu la très vive satisfaction de pouvoir montrer le malade à la première de ses leçons cliniques de cette année, et de pouvoir faire constater la guérison avant la fin du troisième mois. (Voy. p. compl. : *Le lupus et son traitement* in *Annales de dermatologie et de syphiligraphie*, 2e série, t. I, 1880.) (*Note des Traducteurs.*)

geant profondément dans le chorion, et qui, après avoir traversé différents stades, amène l'ulcération ou l'atrophie cicatricielle de la peau.

Le mot « lupus » a passé de bonne heure du langage vulgaire dans la terminologie médicale, pour désigner les ulcères rongeants (*noli me tangere, tentigo prava, herpes esthiomenos*) qui tendent constamment à s'étendre sur les tissus voisins, et comme le disait Manardus : *Quasi lupus famelicus proximas sibi carnes exedit.*

Puis vint une époque où l'on ne comprit plus sous le nom de lupus, que les ulcères de la jambe, de sorte que Sennert, en 1610, pouvait écrire : *Lupum vero appellant, si in tibiis et cruribus sit*; *in reliquis vero corporis partibus, et si ejusdem sit pravitatis, lupum absolute nominari non censent!* Environ cent ans après, Jean Dolée fit remarquer que beaucoup d'auteurs appellent lupus les ulcères rongeants du nez. Mais ce n'est que depuis la fin du siècle dernier, depuis Willan-Bateman, que l'on comprend sous ce nom certaines productions tuberculeuses siégeant au visage, et qui peuvent aussi aboutir à l'ulcération. Depuis cette époque, le nom a été conservé, à part quelques divergences, à l'affection que nous allons étudier ; sa symptomatologie a été éclairée par Rayer, Biett, Hebra et d'autres ; mais c'est depuis ces dernières années seulement que ses lésions histologiques ont fait l'objet d'études approfondies.

Le lupus débute par la formation de petites nodosités, de la grosseur d'un grain de mil ou d'une tête d'épingle, profondément enchâssées dans le chorion, d'une coloration rouge ou brunâtre, pâlissant un peu sous la pression du doigt, sans disparaître toutefois (lupus maculeux de quelques auteurs), et peu perceptibles au doigt, puisqu'elles ne font pas saillie à la surface de la peau. Ces petites nodosités se forment pendant toute la durée du lupus et peuvent en être considérées comme l'efflorescence primaire (1).

(1) Ces nodosités sont, au point de vue willanique, des *tubercules* au premier chef, c'est-à-dire des éléments dont le développement se fait en majorité ou en totalité dans l'épaisseur du derme (comme pour les parties végétales ainsi nommées), et non à sa superficie. Ce qui fait le *tubercule sémiologique*, ce n'est pas, comme sont disposés à le penser toujours les débutants, le volume

Chacune de ces nodosités suit une marche assez régulière, et, selon les caractères qu'elles revêtent, elles donnent lieu aux diverses formes de la maladie, lupus turgescent, exfoliant, ulcéreux, hypertrophique, végétant, toutes formes qui ne sont cependant que les diverses périodes de développement du même processus. Les nodosités ne s'accroissent que très lentement, mettant des semaines et des mois à s'étendre en surface, à proéminer et à devenir perceptibles et résistantes au toucher. En même temps, la confluence de plusieurs nodosités voisines détermine la formation de petites tumeurs plus étendues, plus volumineuses et pouvant avoir la dimension d'un pois, — lupus turgescent.

Puis ces nodosités et ces petites tumeurs, après avoir persisté pendant plusieurs semaines, tombent en régression; elles s'affaissent; leurs éléments se résorbent à la suite de modifications spéciales (métamorphose graisseuse), et l'épiderme, qui était tendu, luisant, se plisse, s'exfolie, — lupus exfoliatif.

Une fois la résorption complète, il reste à leur place une petite dépression cicatricielle. Dans d'autres cas, en même temps que l'exfoliation, il se fait dans ces productions vasculaires une suppuration superficielle, avec ulcération, — lupus ulcéreux. Cette dernière modification atteint d'ordinaire les petites tumeurs confluentes.

Les ulcérations du lupus sont arrondies, à bords aplatis, rouges, mous, à fond rouge, granuleux, saignant facilement; elles sont indolores ou très peu douloureuses, et laissent s'écouler lentement une sécrétion purulente qui se dessèche et forme des croûtes épaisses. Pendant qu'une partie de la tumeur suppure, qu'une autre se résorbe, des bourgeons charnus se développent, comblent la perte de substance, et en amènent la cicatrisation.

de la nodosité, mais son siège et son développement profond. C'est là la différence capitale entre la papule et le tubercule; assurément le mot de tubercule est appliqué ici à regret, puisqu'il a une autre signification clinique et histologique, mais il est impossible de le remplacer par aucun autre synonyme, et il n'y a vraiment pas lieu à ambiguïté (voy. t. Ier, p. 84, note 1.) (*Note des Traducteurs.*)

Toutefois cette néo-formation est souvent troublée par des hémorrhagies et des inflammations intercurrentes qui entraînent une nouvelle destruction de tissu, l'apparition de nouveaux tubercules qui se métamorphosent à leur tour. On voit alors les bourgeons charnus donner lieu à des productions épaisses, papillaires, glanduliformes, et parfois même à des excroissances, cornées, verruqueuses, persistantes, — lupus papillaire, verruqueux.

Dans toutes les circonstances, que la lésion soit récente, qu'elle récidive ou qu'elle continue à se développer, la marche du lupus est toujours la même ; les nodosités, une fois arrivées après des semaines et des mois à leur complet développement, s'exfolient ou s'ulcèrent et laissent une atrophie cicatricielle de la peau ou de la muqueuse.

D'autres variétés sont produites par la disposition des éléments : tant que les nodosités affectent un ordre irrégulier, — elles constituent le L. disséminé, discret ; si de nouvelles nodosités se développent à la périphérie des îlots anciens, comme cela peut arriver dès le début, ou comme cela arrive d'ordinaire lorsque le lupus augmente en étendue, et si les nodosités se rangent en arc de cercle, et se relient avec les voisines pour former des arcs plus étendus, on aura alors le L. serpigineux.

En s'étendant vers la profondeur, l'infiltration lupeuse peut atteindre le tissu conjonctif sous-cutané ou les cartilages des ailes du nez ou du pavillon de l'oreille. On a signalé aussi des cas de lupus perforant les aponévroses, les muscles, le périoste et les os ; je crois cependant qu'il ne s'agit là que d'une complication inflammatoire, avec formation de produits spéciaux analogues à ceux de la scrofulose (1).

(1) La lésion élémentaire du lupus vulgaire, ou lupus tuberculeux, se retrouve, plus ou moins nette, dans toutes les formes et variétés de l'espèce ; mais le volume des éléments lupeux, leur siège anatomique et topographique, leur disposition, leur évolution, leur degré de vascularisation, les lésions secondaires, accessoires, accidentelles, intercurrentes du substratum dermo-épidermique, déterminent des formes objectives et symptomatiques, nombreuses et variées, qui défient toute description complète d'ensemble. Il est donc nécessaire, pour mettre un peu d'ordre dans cette confusion, de fixer quelques types qui servent au moins de points de repère.

1° Types selon le volume, le siège anatomo-topographique, la disposition

O. Weber, Hebra, Esmarch, Lang, ainsi que d'autres auteurs, et moi-même, avons fait cette remarque intéressante, qu'il peut naître du lupus une forme très grave de

des foyers scrofulo-tuberculeux, ou formes. Deux principales : le lupus plan et le lupus élevé.

A. *Lupus plan.* — C'est le lupus maculeux de Neumann : profondément enchâssés dans le chorion, ou très peu volumineux, les foyers, jaune rougeâtre, ne font pas saillie au-dessus du niveau de la peau; lisse, vernissé ou exfolié, l'épiderme corné les laisse voir par transparence. Ce sont de petits disques érythémato-tuberculeux, uniques ou multiples; le type est le lupus discoïde du centre de la joue, si commun chez les jeunes sujets. C'est aussi le type de la bénignité, de la lenteur et de l'indolence du genre lupus; c'est la scrofulo-tuberculose de la peau à sa plus faible puissance.

B. *Lupus élevé*, lupus tuberculeux commun. Soit par leur situation élevée, soit par leur volume considérable relativement (depuis un grain de millet jusqu'à un très gros pois), les scrofulomes forment, isolés ou réunis, des saillies, des plaques, des nappes plus ou moins rugueuses, saillantes, régulières ou irrégulières, sur lesquelles la vue et le toucher perçoivent la saillie des éléments et la profondeur ou l'épaisseur de l'infiltration.

Très comparables aux tubercules syphilitiques, les tubercules lupeux déterminent dans cette forme des variétés très nombreuses, parmi lesquelles nous distinguons le L. tuberculeux disséminé ou *L. acnéiforme*, dont les éléments, disséminés un par un, à la manière des lésions de l'acné (l'un de nous a déposé, dans le musée de l'hôpital Saint-Louis, sous le n° 321, année 1874, un bel exemple de cette variété, qui est rare).

2° Le *L. tuberculeux agminé*, ou cohérent, ou en plaques, variété la plus commune, dans laquelle la réunion des tubercules, sur une zone dermique plus ou moins vascularisée ou œdématiée, détermine des plaques de formes diverses, uniques ou multiples. Ces plaques, de coloration variable selon le degré d'hyperhémie concomitante, laissent reconnaître soit au centre, soit à la périphérie, les éléments caractéristiques, et présentent fréquemment des corpuscules de milium. Si, au lieu de former des plaques plus ou moins irrégulières, les éléments affectent des dispositions figurées, on aura des sous-variétés, parmi lesquelles nous reconnaissons les suivantes : *L. marginé, excentrique, linéaire, en corymbes, circiné, serpigineux*, etc.

L'évolution des tubercules du lupus détermine les variétés suivantes : A. Le *L. exfoliant, squameux, psoriasiforme*, quand leur progrès et leur rétrocession déterminent des troubles marqués de la fonction épidermique. B. Le *L. ulcéreux superficiel*, quand leur régression s'opère avec assez d'activité pour amener la destruction, à leur niveau, du corps épidermique sus-papillaire. De nombreuses sous-variétés dérivent de l'aspect que prennent les surfaces découvertes qui suppurent, se recouvrent de croûtes enchâssées, se garnissent de bourgeons charnus granuleux, fongueux, saignants, végétants : A. *L. eczématiforme, impétigineux, fongueux, végétant, papillomateux, frambœsiaforme*, etc. — B. *L. ulcéreux profond, ulcérant, perforant, térébrant,*

carcinome, dont la trame histologique est fournie dans certaines circonstances par le lupus lui-même.

Sur la muqueuse du nez, des gencives, de la voûte palatine, du voile du palais, du pharynx, il est difficile de reconnaître les tubercules récents, formant de petites proéminences dures, du volume d'un grain de mil à celui d'une tête d'épingle, rouge brunâtre, recouvertes partiellement d'un épithélium grisâtre, en voie d'exfoliation, ou ulcérées et facilement saignantes. Plus tard, ils se réunissent en vastes plaques à surface granuleuse recouverte d'un épithélium grisâtre, ou parsemées de fissures profondes, douloureuses, ou présentant une surface rouge, saignante, finement granuleuse. Là aussi, ils aboutissent à une rétraction cicatricielle.

Le tableau symptomatique du développement et de la marche du lupus se complique encore, suivant les différences de localisation qu'il présente, et dont nous allons examiner les principales.

Le nez est le siège le plus fréquent du lupus; il y débute dans

vorax, *phagédénique*, dans lequel, soit par infiltration lupeuse, soit par trophopathie diffuse, les couches profondes du derme, jusqu'au squelette cartilagineux ou osseux, peuvent être atteintes.

Les degrés divers du trouble apporté à la circulation sanguine et lymphatique des parties envahies, et l'irritation trophique du substratum conjonctif, produisent des variétés qui relèvent à la fois du volume des éléments lupeux, de leur mode évolutif et des altérations périphériques : *L. œdémateux*, *hypertrophique*, *éléphantiasique* (face, vulve, membres inférieurs).

Enfin, la vascularité plus ou moins grande, la localisation vasculaire prédominante ou au contraire très modérée, donnent lieu à deux variétés cliniques ou symptomatiques très importantes : *L. aigu* et *L. chronique*. La première comprend ce que nous appelons le L. galopant de la face, érythémateux et tuberculeux au plus haut degré, dont le lieu d'élection est au centre du visage, qu'il tuméfie rapidement, qui atteint constamment, à un degré variable, la cavité buccale, en commençant par la face postérieure de la lèvre supérieure et la gencive correspondante. Cette forme, qui peut détruire, en une année, les ailes, la sous-cloison, la lèvre supérieure, et qui résiste aux anciens procédés de traitement, peut être guérie aujourd'hui avec une grande sécurité, comme nous le dirons tout à l'heure, à l'aide des scarifications linéaires. Nous la distinguons expressément du lupus vorax ou térébrant qui peut exister en tout lieu, tout à fait en dehors de cette extrême vascularité, et même être absolument chronique. (*Note des Traducteurs.*)

le tégument des ailes du nez par la formation de petites nodosités, puis s'étend petit à petit sur la face dorsale et jusqu'à la racine.

Au bout de quelques années, les ailes se rétractent, la partie cutanée se transforme en tissu cicatriciel, se ratatine, le nez devient plus petit, comme si on l'avait usé par le frottement; ou bien une partie, ou même toute la portion cutanée et cartilagineuse, est entièrement détruite par l'ulcération. Dans ce cas, le nez peut par moments paraître augmenté de volume, en raison de la couche épaisse de croûtes qui s'y forme. Mais quand celles-ci sont tombées, et que les excroissances végétantes ont disparu, on aperçoit la destruction d'une grande partie des ailes.

Le plus souvent, la muqueuse nasale n'est atteinte que par propagation du lupus cutané; mais fréquemment aussi la lésion y est primitive. Là il peut, pendant des années, déterminer des ulcérations et des croûtes et simuler l'eczéma chronique, jusqu'à ce qu'il se manifeste par la rétraction, la destruction, la perforation de la cloison, et sa propagation aux téguments voisins. Je n'ai jamais vu le lupus détruire la partie osseuse du nez ou le vomer.

Très souvent on trouve le lupus sur les autres parties de la face, les joues, les mâchoires, d'où il se propage au cou, où il revêt la forme du lupus serpigineux, sur les pavillons des oreilles, qui peuvent être complètement atrophiés ou détruits, sur le conduit auditif externe, les lèvres, les paupières. Dans ces cas, il se complique souvent d'engorgement chronique et de suppuration des glandes sous-maxillaires et parotidiennes, et réalise ainsi le cachet scrofuleux.

Rarement le lupus est primitif sur la conjonctive palpébrale ou bulbaire et sur la cornée (Neumann), d'ordinaire il n'y est qu'un prolongement de l'éruption des joues. La conjonctive est alors parsemée de petites granulations épaisses, sèches, brun rouge foncé, comme dans le trachome, et sur d'autres points, lisse, luisante, rétractée; la cornée est recouverte d'un dépôt rugueux, analogue au pannus, et entravant considérablement la vision.

Sur le front et sur le cuir chevelu, le lupus est rarement primitif ; d'ordinaire, il y arrive par propagation des foyers voisins.

Sur les muqueuses buccale, pharyngienne et laryngienne, le lupus est assez fréquemment produit par l'extension de la lésion des lèvres, parfois aussi il en est indépendant, et peut même y être primitif, plutôt encore que sur le reste du tégument. Dans ce cas, les gencives et la muqueuse de la voûte palatine se ramollissent, s'ulcèrent, deviennent saignantes, les dents tombent, l'épithélium de la langue est grisâtre, et le voile du palais s'ulcère ou se rétracte. Quand le lupus se localise sur l'épiglotte, les cordes vocales et le reste du revêtement laryngé, surtout vers la paroi postérieure, il détermine au début de l'enrouement; plus tard, avec l'atrophie, une destruction ulcéreuse des tissus, une inflammation chronique et la formation d'excroissances papillaires ; une périchondrite et une chondrite laryngées, lésions qui peuvent amener une laryngosténose, et une série de troubles fonctionnels passagers ou persistants.

J'ai vu, chez un jeune homme, le lupus siéger exclusivement sur le pénis et le scrotum.

Les membres supérieurs et inférieurs sont souvent le siège du lupus, surtout de la forme serpigineuse : il peut en occuper toute la longueur sur le côté de l'extension ou de la flexion, ou être localisé aux jointures, souvent aussi à la paume des mains et à la plante des pieds.

Au bout d'un certain nombre d'années, de quinze à vingt-cinq, par exemple, le lupus des extrémités amène, outre l'immobilisation et l'ankylose des articulations par suite de la rétraction cicatricielle de la peau (pseudo-ankylose), des modifications très compliquées des tissus, et des déformations des membres.

A la suite des phénomènes inflammatoires réitérés et croissants, de dermatite, de lymphangite, d'érysipèle, de phlébite, toutes lésions qui déterminent et accompagnent la néo-formation, l'ulcération et la suppuration des nodosités du lupus, il se forme le long des vaisseaux lymphatiques épaissis des tumeurs de la grosseur d'une noisette ou d'une noix, qui se ramollissent et s'abcèdent. Ou bien on voit survenir des périostites, la carie, la nécrose de certaines phalanges ou des os du métacarpe et du métatarse, et comme conséquence de ces lésions, la mutilation, la rétraction des doigts, et la déformation des mains, des jambes et des pieds que nous avons décrites à propos de l'éléphantiasis des Arabes, secondaire (p. 128). La main déformée est en même temps épaissie, tant dans la peau que dans les os, large, difforme, et ressemble, par l'écartement de ses doigts, à la patte de certains animaux.

Mais c'est aux membres inférieurs que les modifications sont les plus marquées. La jambe est épaissie, semblable à une échasse : la peau, ainsi que le tissu conjonctif sous-cutané, les parties molles et les os, représentent une masse rigide, sur laquelle on ne peut faire un pli; la surface du membre est rugueuse, çà et là luisante et tendue, sur d'autres points, recouverte de callosités épidermiques épaisses, d'excroissances verruqueuses ou d'autres aspérités. Le pied est irrégulièrement épaissi, élargi, sa face dorsale est tuméfiée en forme de bourrelet, les orteils élargis et soudés de manière à n'en former qu'un seul, ils sont reconnaissables seulement par les sillons qui les séparent. Dans cette peau ainsi modifiée, il peut se faire encore pendant de longues années de nouvelles poussées de tubercules bien reconnaissables; d'autres fois, la production cesse, il ne reste qu'une dégénérescence éléphantiasique, et pour reconnaître son origine il faut une grande expérience, si toutefois on ne trouve plus, sur d'autres points du corps, ou sur les extrémités supérieures, un lupus bien caractérisé.

De même qu'il peut être localisé à une des régions que nous venons de décrire, le lupus peut se montrer sur toutes, à la fois, chez le même sujet. Quoique ces cas ne soient pas très fréquents, cependant, nous en avons quelques exemples : telle une femme de quarante ans, observée à la Clinique depuis près de quatre ans. Chez elle, un lupus disséminé et serpigineux occupait à la fois le visage, le tronc depuis la nuque jusqu'aux fesses, les jambes et les avant-bras.

La marche du lupus est, d'après ce que l'on vient de voir, chronique et de longue durée, non seulement pour les efflorescences prises isolément, mais surtout pour la maladie dans son ensemble.

Le lupus débute pendant la première enfance, de trois à six ans. Dans les cas les plus favorables, le mal se produit sur un point bien limité, et sur une étendue peu considérable, de la grandeur d'une pièce d'un centime ou de cinquante centimes, persiste pendant quatre à dix ans, puis disparaît pour ne plus reparaître, en laissant une atrophie cicatricielle. Ou bien après nombre d'années, il se forme un nouveau foyer de lupus, ou une récidive produite sur la place de l'ancien. D'où il est facile de commettre l'erreur de croire que dans un pareil cas, le lupus arrive d'une façon primitive, par exemple à l'âge de quarante ans, tandis qu'il n'est, au contraire, qu'une récidive d'une première éruption.

Il est plus fréquent et moins favorable de voir une éruption de lupus, qui a débuté dans l'enfance, persister pendant quinze à vingt ans, avec des poussées successives sur une même région et s'étendre en surface jusqu'à un âge avancé. Mais les cas les plus fâcheux sont ceux où, dès le début, ou bien pendant les premières années, le lupus se présente à la fois sur plusieurs points du corps, par exemple, à la face et aux membres, ou bien en divers endroits du tronc. Dans ce cas, le lupus ne guérit pas pendant toute la vie, d'abord en raison de son étendue, et ensuite à cause de la difficulté que l'on éprouve à l'attaquer énergiquement sur un grand nombre de points à la fois. On a déjà beaucoup de peine à le maintenir dans des limites modérées.

De ces considérations résulte le pronostic à porter. Il est évident que celui-ci sera d'autant plus favorable, que le lupus sera isolé et moins étendu ; au contraire, un lupus existant dès le début sur plusieurs points, et notamment la forme serpigineuse, commanderont un pronostic plus sérieux, car les nouvelles poussées se faisant sur les bords des foyers anciens, ceux-ci ne feront que s'accroître rapidement. Alors même que le lupus est limité ou momentanément guéri, la crainte des récidives exigera un pronostic réservé.

Toutefois le lupus, même très étendu, n'a aucune influence fâcheuse sur l'état général ; des sujets atteints de lupus presque généralisé, peuvent présenter le meilleur aspect, être robustes et n'avoir aucun trouble fonctionnel ; des femmes ainsi atteintes peuvent mettre au monde des enfants sains et vigoureux.

Ceci nous mène à rechercher les causes du lupus. L'idée courante et encore généralement admise sur la genèse du lupus, est que celui-ci est lié à la scrofulose. Fuchs, par exemple, le compte parmi les scrofulides, Wilson l'appelle scrofulodermie, Plumbe, affection strumeuse, et les auteurs français le désignent sous le nom d'affection scrofuleuse, scrofulide tuberculeuse maligne. Il faut en conclure que l'on ne comprend sous le nom de « scrofulose » qu'une notion générale. Et, comme le dit Billroth, on désigne sous le nom de diathèse scrofuleuse un état dans lequel, après une légère irritation d'un point du corps, il survient une inflammation qui persiste lorsque l'irritation a cessé, qui aboutit souvent à la suppuration ou à la caséïfication, et ne garde que rarement la forme d'un processus hyperplasique. Si donc on considère comme l'expression de la scrofulose l'existence de ces inflammations, l'infiltration caséeuse des glandes, du tissu cellulaire sous-cutané, des articulations, et les autres manifestations qui s'y rapportent, la dégénérescence amyloïde du foie, de la rate, des reins, le gonflement de l'abdomen, l'insuffisance de la nutrition, les tumeurs blanches ; si, à ces lésions, on ajoute les diverses affections des yeux, que l'on attribue également à la scrofule (kératite, conjonctivite pustuleuse), et les maladies de la peau (lichen des scrofuleux, acné des cachect.), on n'a plus aucune raison de relier le lupus à la scrofule. Les anatomo-pathologistes sont d'accord sur ce point (Virchow, Klebs); et de fait, sur plusieurs centaines de malades atteints de lupus que nous avons observés, il en est très peu qui aient présenté ces diverses lésions, et chez des centaines de scrofuleux, nous n'avons jamais trouvé de lupus (1).

(1) Notre observation ne s'accorde pas avec celle de l'auteur sur ce point ; lorsque nous avons examiné attentivement les sujets atteints de lupus vulgaire, nous avons trouvé chez eux, dans une proportion considérable, soit les traces manifestes et indélébiles des diverses altérations auxquelles l'auteur concède la qualité de scrofuleuses, soit une série d'autres qui, pour être moins absolues, n'en sont pas moins pour nous significatives ; telles que : hyperhémie passive permanente avec algidité des extrémités, engelures

Il en est de même pour la tuberculose, bien que, comme nous le verrons, on ait cherché (Friedländer) à démontrer histologiquement que le lupus est une espèce de tuberculose de la peau (1).

Il est important de faire remarquer que beaucoup d'auteurs sont disposés à rattacher le lupus à la syphilis héréditaire, ainsi Veiel, Wilson, Hebra lui-même, dans une certaine mesure ; un pareil rapport toutefois n'a jamais été démontré. Au contraire, toutes les recherches touchant l'hérédité du lupus montrent qu'il n'a aucune relation avec la syphilis des parents, ni avec la syphilis en général. Des enfants issus de parents syphilitiques peuvent présenter une affection héréditaire, mais celle-ci se présentera toujours sous forme de syphilis, jamais de lupus ; l'analogie du lupus et de la syphilis ulcéreuse explique la confusion et montre que ce sont là des erreurs de diagnostic. C'est même une rareté de trouver le lupus chez plusieurs enfants d'une même famille, et aucune observation ne prouve l'hérédité ni la contagiosité du lupus. Divers auteurs, au reste, Hebra, Michaelis, ont vu, ainsi que moi, le lupus et la syphilis coexister

prolongées, bronchites catarrhales fréquentes, coryza chronique, disproportion manifeste du tronc et des membres, hypertrophie amygdalienne considérable, etc., sans parler de l'aspect des sujets et des conditions d'antécédents, d'hérédité ou de collatéralité.

Mais, ajoute l'auteur, « chez des centaines de scrofuleux nous n'avons jamais trouvé le lupus ». Nous ne le contestons pas ; sans vouloir établir un antagonisme entre les manifestations de la scrofule à la peau et sur les autres systèmes, est-il nécessaire de rappeler que le scrofuloderme est la forme la plus bénigne des localisations de la maladie scrofuleuse, de même que les syphilodermes constituent les manifestations les plus bénignes de la syphilis constitutionnelle, les carcinodermes les déterminations les moins graves de la carcinose, et est-il quelque chose de plus simple que de concevoir pourquoi le cachet de la scrofule est moins accentué chez de tels sujets que chez d'autres?

Au demeurant, c'est là un différent que l'histologie pathologique est bien près, nous le croyons, de confirmer dans la direction de notre opinion formelle, que tout lupus est un scrofuloderme, que la lésion du lupus est le scrofulotubercule, et que, par conséquent, tout sujet atteint de lupus est un scrofuleux au même titre que tout individu portant un syphilome est un syphilitique, quelque florissante que soit sa santé ou celle de ses enfants (ce qui n'est pas chose rare). (*Note des Traducteurs.*)

(1) Voyez la note 1 de la page 271. (*N. d. T.*)

chez le même malade. Ainsi un sujet atteint de lupus depuis de longues années fut infecté et présenta les signes d'une syphilis récente (roséole et plaques muqueuses), ce que l'on ne saurait comprendre, si le lupus était, lui-même, syphilitique. Étiologiquement, il n'y a donc aucune raison de créer une nouvelle forme de lupus, lupus syphilitique, et comme nous le verrons, cela ne pourrait se soutenir même au point de vue symptomatique (1).

Eu égard aux causes générales, on peut dire que le lupus comprend six pour cent des cas de maladies de la peau, qu'il est un peu plus fréquent chez les femmes que chez les hommes et que, vingt fois sur cent, il siège aux extrémités. Quant à l'âge, nous avons dit déjà qu'à part de rares exceptions, l'affection apparaît dès l'enfance, rarement avant la troisième année, et au plus tard à l'époque de la puberté ; très rarement à un âge plus avancé ; et on l'observe soit persistant, soit sous forme de récidive jusqu'à l'âge de soixante-dix ans.

Au reste, le lupus s'observe en même nombre, avec la même intensité et dans les mêmes formes à la ville comme à la campagne, chez les riches comme chez les pauvres (2). L'âge, la profession, le genre de nourriture, n'ont aucune influence sur les recrudescences du lupus. Toutefois la marche de l'affection se modifie plus ou moins favorablement selon que le malade peut ou non se traiter d'une façon convenable.

Le signe le plus important pour le diagnostic (3) se trouve dans

(1) Nous sommes, sur ce point, absolument d'accord avec l'auteur, sous cette réserve expresse que les parents syphilitiques, en état cachectique, sont essentiellement aptes à procréer des enfants prédisposés à la scrofule, non pas spécifiquement, mais à titre de condition dépressive profonde du système nutritif. (*Note des Traducteurs.*)

(2) Nous ne partageons pas cette manière de voir, au sujet du *nombre;* le lupus est incontestablement plus fréquent dans la classe pauvre, malheureuse, exactement comme la scrofule, dont il est partie intégrante. Mais nous reconnaissons que l'on peut rencontrer le lupus (comme la scrofule), dans les couches sociales les plus élevées, avec la même intensité et la même forme que dans les étages malheureux de la société. (*Note des Traducteurs.*)

(3) Le diagnostic des formes *simples et communes* du lupus vulgaire est des plus faciles : affection débutant dans l'enfance ou dans la jeunesse, dont l'évolution locale, extrêmement lente, se compte par années et non par mois, indolente, caractérisée par des tubercules petits, peu saillants, peu consis-

le caractère même des tubercules, qui sont comme infiltrés dans la peau et ne disparaissent pas sous la pression du doigt. Chaque fois donc que l'on sera en présence d'une forme compliquée de la maladie, avec nodosités confluentes, ou ulcérations recouvertes ou non de croûtes, on devra rechercher ces efflorescences primaires, que l'on trouvera d'ordinaire dans le voisinage d'un foyer diffus. La difficulté la plus grande se trouve dans le diagnostic du lupus avec la syphilis tuberculeuse, serpigineuse et ulcéreuse.

Je recommanderai aussi de se rappeler, outre le caractère des nodosités récentes, les différences de nature que j'ai déjà montrées entre les ulcérations de la syphilis et celles du lupus, leur indolence, la mollesse de leurs bords, la formation abondante de granulations, leur peu de sensibilité, et je ferai remarquer que les tubercules du lupus ne s'étendant pas du centre vers la périphérie aussi régulièrement que les nodosités syphilitiques, ne produisent, par conséquent, jamais d'ulcérations réniformes. Si parfois le diagnostic ne peut pas être établi immédiatement d'une façon certaine, il sera possible après quelque temps d'observation. En effet, au bout de quelques semaines, il se fera sûrement une nouvelle poussée de nodosités ; et on pourra toujours s'assurer, ce qui sera un point important, que le traitement antisyphilitique local ou général, et surtout l'emplâtre mercuriel, qui agit d'une façon si remarquable contre les ulcérations syphilitiques, n'ont aucune action sur le lupus.

Il ne faut pas oublier non plus que le lupus marche d'une façon beaucoup plus lente que la syphilis, et que les désordres, que le lupus met plusieurs années à produire, sont faits en peu de semaines par la syphilis ulcéreuse. Dans le lupus du

tants, d'un rouge jaunâtre, avec une certaine transparence, présentant presque toujours, en un point de sa surface, un ou plusieurs grains de milium (que l'on ne trouve guère dans les syphilides), et offrant quelque partie cicatricielle. Dans les cas où une surface considérable de la lésion est détruite ou altérée par une cause quelconque, on retrouve à sa périphérie les éléments caractéristiques, ou en un autre point du corps ; on les retrouve à peu près toujours en un point quelconque des cicatrices anciennes, à travers lesquelles émergent presque perpétuellement de petits îlots jaunâtres (foyers repullulants). (*Note des Traducteurs.*)

nez la partie malade se rétracte plutôt qu'elle ne se détruit, tandis que dans la syphilis elle semble comme détachée avec une pince du reste des parties saines; enfin, on ne trouve pas dans le lupus de destruction des os, du vomer, de la voûte palatine. De même, lorsque dans un épaississement éléphantiasique de la jambe, comme celui que j'ai décrit, on trouve de petits tubercules, il faudra songer au lupus; car le lupus seul présente, pendant de longues années, cette forme de nodosités avant d'aboutir à l'éléphantiasis, tandis qu'une syphilide tuberculeuse persiste tout au plus quelques mois ou peu d'années; du reste, les formes de syphilis qui aboutissent à l'éléphantiasis sont, d'après mes observations, de nature gommeuse, et donnent par conséquent des ulcérations qui ont un caractère spécial. Enfin, il faut se rappeler aussi que quelle qu'ait été la durée de l'affection, le lupus récidive toujours sous forme de petites nodosités enchâssées, caractéristiques.

En prenant en considération tous ces points, on arrivera à établir le diagnostic entre le lupus et la syphilis, même dans les cas difficiles, et on n'aura pas besoin dans les cas embarrassants de recourir au diagnostic de « lupus syphilitique (1) ».

(1) Le lupus est une affection propre, une affection scrofuleuse, et dans aucun de ces cas il ne peut recevoir la qualification de syphilitique; alors même qu'il existe chez un syphilitique, il conserve son individualité, sa résistance à tout traitement interne, et sa facilité de curation par les moyens externes.

Dans presque tous les cas, le jugement thérapeutique peut trancher définitivement la question; et, sauf les cas où le lupus vulgaire (ce qui est relativement trés rare) débute dans l'âge adulte, il n'y a vraiment pas de difficulté réelle. Dans les faits ambigus, la présence des grains de milium, la marche lente du processus, qui évolue par années et non par mois, la facilité enfin toute spéciale avec laquelle le tubercule lupeux se laisse pénétrer et dilacérer par l'aiguille à scarification (signe sur lequel a particulièrement insisté Vidal), constituent des moyens de diagnostic vraiment suffisants.

Est-ce à dire qu'il ne se rencontre pas encore des cas frustes, complexes, obscurcis par différentes circonstances qui rendent le diagnostic extemporané, hésitant ou erroné ? Assurément non ; et le lupus ne fait pas exception sous ce rapport; aucune affection du cadre dermatologique n'échappe à cette éventualité.

Les difficultés sont plus grandes pour le lupus *isolé* de la cloison des fosses

Il y a également une forme de la lèpre tuberculeuse qui peut présenter de grandes analogies avec le lupus.

Je n'ai pas besoin de dire ici que le lupus érythémateux a un aspect tout différent de celui du lupus vulgaire.

QUARANTIÈME LEÇON

Lupus (*suite*). — Anatomie pathologique, traitement du lupus. Scrofulose et tuberculose de la peau.

L'anatomie pathologique du lupus a fait, surtout pendant les vingt dernières années, le sujet d'un grand nombre de travaux histologiques d'une grande valeur. Ils reflètent tous, aussi fidèlement que les travaux contemporains sur l'inflammation, les idées de leur époque sur la néoformation et l'histogenèse des tissus pathologiques ; ils traitent presque toutes les questions qui ont trait à l'histologie du lupus, à son siège, à son point de départ, à son caractère, à sa signification, aux rapports que présentent les néoformations du lupus avec d'autres ; et bien que tous ces points y aient été étudiés à fond, ils n'ont jamais pu en donner une solution complète, eu égard même à l'époque à laquelle ils ont été écrits.

Pour pouvoir porter sur les points importants et compliqués qui nous occupent un jugement exact, il faut examiner des nodosités jeunes et siégeant encore dans la profondeur du tissu. Sur

nasales ou du pharynx, bien qu'elles aient été considérablement diminuées par les travaux récents dont nous ne pouvons malheureusement pas ici poursuivre l'exposé ; mais, en réalité, le lupus isolé de ces régions est rare ; le diagnostic peut être posé extemporanément par élimination, au moins, et, en tous cas, le jugement thérapeutique reste souverain pour différencier les syphilides pharyngées et nasales du lupus des mêmes régions. Quant au diagnostic entre la scrofulo-tuberculose du pharynx (lupus) et la tuberculose vraie, il est également très avancé par les études récentes (voyez notamment G. Homolle, *Des scrofulides graves de la muqueuse bucco-pharyngée*, thèse de Paris, 1875 ; — et Henri Barth, *De la tuberculose du pharynx*. Paris, 1880). (*Note des Traducteurs.*)

une coupe microscopique d'une portion de peau atteinte (fig. 35), on trouve déjà, en examinant à la loupe, des masses de tissu plus ou moins grosses, arrondies (en forme de nid), enfoncées

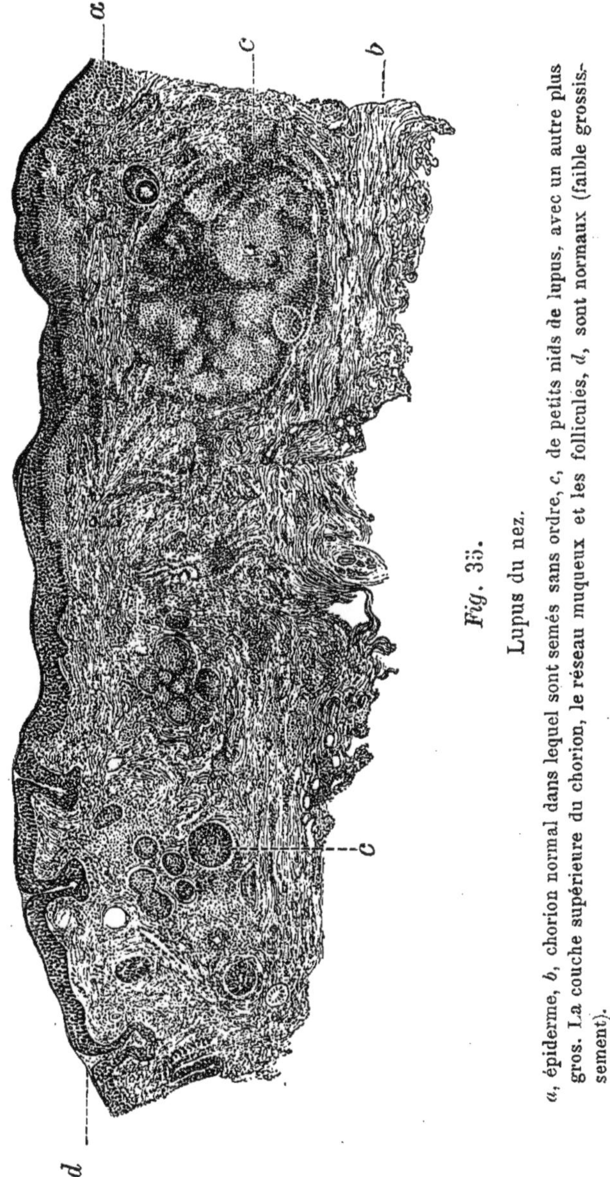

Fig. 35.

Lupus du nez.

a, épiderme, *b*, chorion normal dans lequel sont semés sans ordre, *c*, de petits nids de lupus, avec un autre plus gros. La couche supérieure du chorion, le réseau muqueux et les follicules, *d*, sont normaux (faible grossissement).

dans le chorion : ce sont les tubercules du lupus. Ils sont disposés sans ordre et à diverses profondeurs dans le chorion lui-même, tandis que ses couches supérieures, la couche papillaire et le réseau muqueux, paraissent à l'état normal.

Ainsi tombe l'opinion émise, par Berger, Pohl et O. Weber, que les tubercules du lupus se forment dans le réseau muqueux, et celle de quelques autres auteurs qui pensent que le siège primordial de la nodosité jeune est dans les couches superficielles du derme. Le réseau muqueux et les couches superficielles du

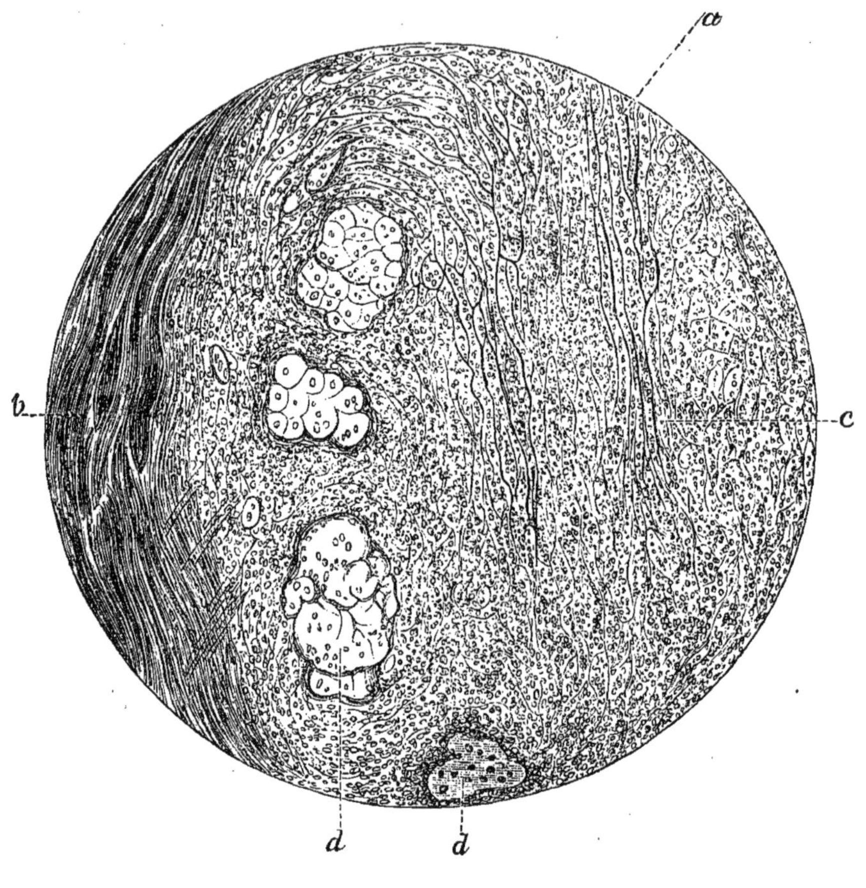

Fig. 36.

Nodosité microscopique de lupus vue à un fort grossissement.

b, chorion sain qui l'entoure, *a*, réticulum avec dépôts cellulaires, *c*, *d*, cellules géantes.

chorion sont intacts. Les foyers de lupus contrastent par leur coloration jaune rougeâtre et leur exacte délimitation avec le tissu dermique environnant; cela est d'autant plus apparent qu'on a eu soin de colorer la coupe à l'aide du carmin, qui imprègne mieux le chorion que les tubercules.

Vu à un plus fort grossissement, le foyer (fig. 36), est le plus souvent très exactement limité, le tissu connectif sain l'entoure de faisceaux épais, et on voit que le lupus présente une trame plus fine, dont Virchow et Auspitz ont démontré l'analogie avec le tissu de granulation. Elle consiste en un réticulum, qui, issu d'un gros faisceau fibreux divisé en rameaux plus fins, est parcouru par de nombreux vaisseaux sanguins, et dont les larges mailles contiennent des cellules pourvues d'un noyau très réfringent et facile à colorer, tandis que les mailles plus étroites renferment avec ces mêmes cellules, d'autres plus petites et une grande quantité de noyaux à contours bien marqués. En agitant la préparation dans l'eau, on fait facilement tomber les éléments figurés, de sorte qu'il ne reste plus que le réticulum avec ses cellules polaires; sur plusieurs points d'une coupe, il se peut que le foyer tombe en entier, en laissant à sa place une cavité arrondie (fig. 37, *c'*).

Le lupus ne présente toutefois une constitution aussi simple que quand il est jeune. Un développement plus avancé ou la régression amènent des changements très compliqués, non seulement dans le tissu du lupus lui-même, mais encore dans la plupart des éléments de la peau. A l'époque où l'on pensait que le lupus dérivait du tissu connectif, soit des couches supérieures du chorion (Virchow, Billroth), soit de celui qui entoure les follicules pileux ou les glandes sébacées (Veiel, Rindfleisch), on avait songé déjà qu'il devait être en rapport avec les vaisseaux sanguins.

La tendance des travaux histologiques récents est également de faire jouer aux vaisseaux le rôle principal dans la genèse des tissus pathologiques. D'après mes dernières études sur le lupus, ainsi que celles de Lang, Klebs, Stilling, Jarisch, il semble que les vaisseaux sanguins et lymphatiques forment, par suite de la prolifération de leur paroi protoplasmatique et des éléments de la gaîne adventice, la trame et les vaisseaux du foyer de lupus, ainsi qu'une partie de ses cellules; à celles-ci se joignent les cellules provenant de la prolifération des corpuscules conjonctifs et les éléments dus à l'inflammation du stroma de la peau.

La nodosité jeune est donc formée d'un tissu riche en sucs et en vaisseaux et proliférant d'une façon très active. Après une durée variable, commence la régression, qui se manifeste d'abord par ce fait, que la vascularisation disparaît au centre de la nodosité et que les éléments figurés tombent en nécrobiose. Quelques-uns se gonflent, grossissent; c'est ce qui les a fait confondre avec des cellules épithéliales; mais la plupart se troublent, ne se colorent plus par le carmin, s'émiettent et forment de petits amas de granulations. Sur plusieurs points, on trouve des masses étendues, à formes irrégulières, homogènes ou finement granuleuses, analogues à des masses de protoplasma, et contenant un grand nombre, de 5 à 20, ou plus, de noyaux allongés, brillants (fig. 36, *a*). C'est là ce que Billroth, Virchow, avaient déjà décrit, et ce que, depuis Schüppel, on désigne sous le nom de cellules géantes. Celles-ci avaient été considérées comme exclusives au tubercule, aussi Friedländer avait-il pensé pouvoir considérer le lupus comme une tuberculose de la peau. Depuis cette époque, on n'a pas encore pu s'entendre sur la signification histogénique des cellules géantes : les uns les considérent comme des cellules devenues énormes, soit spontanément, soit par suite de la fusion d'un grand nombre de cellules; d'autres les regardent comme formées par la coupe transversale d'un vaisseau lymphatique rempli de plasma ou d'endothélium en voie de prolifération; d'autres, enfin, n'y voient que le produit de la fusion d'un certain nombre de cellules dégénérées. Ce qui est certain, c'est que ces cellules géantes ne se trouvent pas seulement dans le tubercule, mais dans toute sorte de tissus, dans les gommes, les sarcomes et même dans le tissu de granulation. Leur présence dans la nodosité du lupus n'autorise donc plus à considérer celle-ci comme du tubercule, d'autant moins que, dans ces derniers temps, on a trouvé, d'une façon évidente, des tubercules de la peau (1).

(1) L'anatomie pathologique du lupus tuberculeux, qui a servi de type dans presque toutes les descriptions de cette affection cutanée, peut se réduire à quelques lignes. Le lupus est une néoplasie qui débute par le tissu connectif du derme, et dans laquelle on doit considérer deux éléments distincts : 1° *le nodule lupeux*; 2° *l'inflammation dermique internodulaire.*

A. Au sein d'une inflammation diffuse occupant les espaces interfascicu-

La masse principale de la nodosité ne peut pas s'organiser ; mais par une série de métamorphoses régressives de ses éléments, elle arrive à la résorption ; parfois (quand elle est

laires du derme, et dont les éléments (cellules migratrices) se rassemblent dans les fentes, les trajets et les vaisseaux lymphatiques canaliculés de la peau, par la voie desquels elle se propage au loin (Renaut), on voit apparaître des îlots en forme de nodules, isolés ou réunis en groupe ; ces îlots sont les nodules ou *granulations* du lupus.

B. Ils sont de deux ordres : les uns présentent à leur centre une cellule ou figure géante de Schüppel, autour de laquelle sont rangées des cellules granuleuses, ne se colorant pas par le picro-carminate d'ammoniaque, et affectant une disposition épithélioïde (Koster). A la marge de ce nodule caséeux existe une zone occupée par de nombreuses cellules migratrices, que le carmin teint en rouge vif ; ce qui montre qu'elles sont bien vivantes (Renaut). Si l'on traite la préparation par le pinceau, l'on voit que le centre caséeux s'enlève d'un bloc ou qu'il laisse paraître un réticulum granuleux et informe. La périphérie, occupée par les cellules migratrices vivantes, montre, après l'action du pinceau, une charpente de tissu réticulé vrai : avec travées disposées en mailles, cellules fixes et plates, reposant sur les nœuds des travées, vaisseaux sanguins dont la paroi donne naissance aux faisceaux délicats du réticulum. Ceci montre la large part que prend le tissu réticulé vrai à la constitution des granulations lupeuses (Colomiatti, Chandelux et Larroque). Le tissu réticulé n'est d'ailleurs ici, comme sur la plupart des points où on le rencontre, qu'une édification des cellules lymphatiques réunies en îlots embryonnaires individualisés, et dont la tendance évolutive est lente. Quand les vaisseaux de ces îlots de tissu réticulé s'oblitèrent, leur moule fibrineux donne lieu à une figure géante de Schüppel. Les cellules migratrices de la périphérie seules continuent à vivre ; les centrales, placées dans le territoire commandé par un vaisseau oblitéré, meurent, et auparavant se gonflent, deviennent granuleuses, et prennent l'apparence épithélioïde du milieu de l'îlot caséifié. Certains points de la périphérie du nodule primitif peuvent voir s'oblitérer à leur tour leurs vaisseaux sanguins nourriciers, et se transformer, par suite, en îlots caséeux. Ainsi se forment les nodules composés ; ainsi la lésion s'accroît par la périphérie de chaque nodule.

Sur d'autres points, la zone périnodulaire vivante, après avoir édifié du tissu réticulé, continue à évoluer, parce que ses vaisseaux demeurent indéfiniment perméables. Ainsi se forment, autour des nodules jaunes à leur centre, des colliers de tissu fibreux qui, progressivement, pénètrent le nodule dégénéré, le fragmentent et le font disparaître en s'y substituant. La granulation lupeuse dégénérée fait place alors à une *granulation fibreuse de guérison*, analogue aux granulations fibreuses de Bayle du poumon tuberculeux (Renaut).

Incessamment, en outre, au sein de la dermite internodulaire (ou intercalaire) se forment de nouveaux nodules embryonnaires, qui passent par toutes les phases ci-dessus décrites et subissent, soit la caséification, soit

superficielle), elle peut être éliminée, et le tissu enflammé qui l'entourait se cicatrise et se rétracte. Je crois cependant (et Lang est de cet avis), qu'une partie du tissu lupeux avec ses vaisseaux et ses cellules, s'organise en tissu connectif jeune, qui plus tard se rétracte ; par là, ce me semble, le lupus se distingue essentiellement des nodosités de la lèpre et de la syphilis.

Pendant que certaines nodosités suivent cette marche, d'autres s'étendent en surface et en profondeur ; la néoformation se continuant le long des vaisseaux du chorion et du corps papillaire, jusqu'à la couche de tissu adipeux, elle arrive ainsi à se réunir avec des prolongements issus de masses voisines. Pendant que le tissu connectif interstitiel s'infiltre par inflammation, la disposition primitive en foyers séparés, rappellant une structure alvéolaire (fig. 35), disparaît, et il en résulte une infiltration cellulaire irrégulière, diffuse, de toutes les couches de la peau. Au bout d'un certaintemps, celle-ci peut disparaître complètement, en déterminant une rétraction cicatricielle de la peau et de ses glandes. Cette infiltration inflammatoire entraînera toutefois également une hypertrophie du tissu connectif, qui, dans le cas de lupus étendu, et persistant pendant de longues années, peut, de même que toute autre dermatite chronique, surtout si elle se développe sur les extrémités, donner lieu à ce que nous avons

l'évolution fibreuse. Comme on l'observe constamment dans un même foyer de tuberculose chronique, une même plaque de lupus présente de la sorte des lésions d'évolution et d'âge différents, juxtaposées au sein d'une inflammation commune qui les relie.

L'entière analogie de constitution histologique existant entre les granulations lupeuses et les nodules tuberculeux évoluant au sein du tissu fibreux, c'est-à-dire ceux de la peau, de la phthisie chronique fibreuse, de la tuberculisation prostatique, etc., dans lesquels même on trouve une zone d'accroissement périnodulaire, formée de tissu réticulé vrai (Renaut et Champeil), ont naturellement porté MM. Chandelux et Larroque à admettre, avec Friedländer, que le lupus est, au point de vue anatomique du moins, une néoplasie du groupe *tubercule;* il y a du reste de hautes et nombreuses raisons cliniques pour faire rentrer cette affection dans le groupe spécial des tuberculisations locales, c'est-à-dire de celles qui ne se généralisent pas fatalement, et dont l'anatomie pathologique offre, même en dehors des organes génitaux obéissant à la loi de Louis, de nombreux et incontestables exemples. (*Note des Traducteurs.*)

déjà décrit sous le nom d'éléphantiasis des Arabes, glabre et papillaire. Sur une peau ainsi hypertrophiée et dégénérée, et dans laquelle le lupus peut encore persister et se reproduire, il s'élève

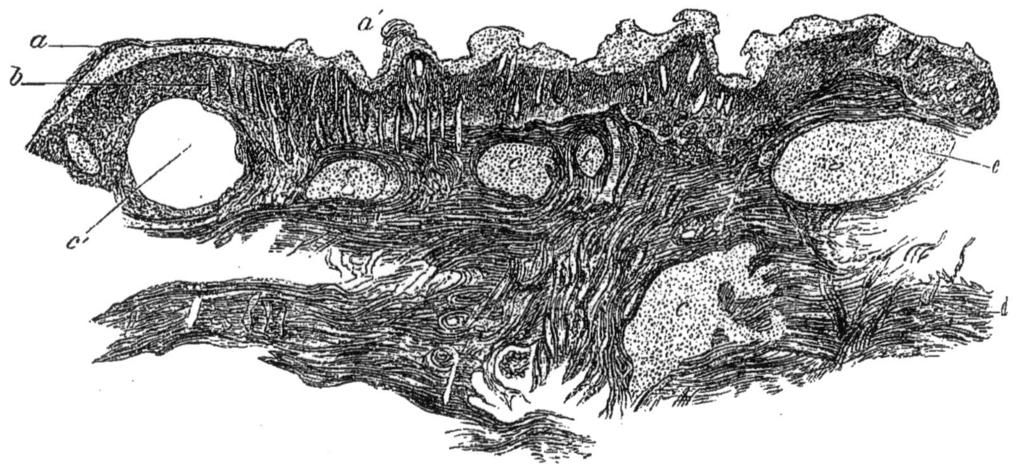

Fig. 37.

Coupe verticale d'une portion de la peau d'une jambe atteinte de lupus papillaire et verruqueux (faible grossissement.)

a, épiderme, formant en *a'* des éminences cornées. — *b*, réseau muqueux très développé, avec papilles grossies 10 fois. — *d*, tissu connectif sclérosé et hypertrophié du chorion éléphantiasique, avec, *c*, plusieurs foyers de lupus dont un, *c'*, est vide (tombé pendant la préparation).

par places de grandes papilles hypertrophiques, recouvertes d'une couche muqueuse épaissie et d'un amas considérable de cellules cornées, — lupus verruqueux (ou corné, Lang, fig. 37).

Quant aux autres parties constituantes de la peau, ce sont les éléments épithéliaux qui subissent les premières modifications. Lorsque l'infiltration lupeuse a débuté par la superficie, ou a atteint la couche papillaire, les cellules de la couche muqueuse prolifèrent, se troublent, se creusent de vacuoles, se détachent; la limite entre les papilles et cette couche muqueuse s'efface par l'envahissement de la prolifération lupeuse dans cette dernière, puis une fois que cette couche a été détruite par suppuration ou desquamation, la nodosité lupeuse est mise à nu (ulcération).

De même les cellules de revêtement des glandes sébacées

et sudoripares, ainsi que des follicules pileux, s'hypertrophient, tombent en dégénérescence, se troublent, se gonflent, se kératinisent prématurément, de plus les follicules s'oblitèrent après la dégénérescence de la papille, l'ébranlement et la chute des poils. Les acini des glandes sébacées, après la rétraction de leur conduit excréteur, restent souvent remplis d'une masse épidermique disposée comme les écailles d'un oignon, et ressemblent ainsi à des corpuscules de milium, soit simples, soit groupés en grappe sur un pédicule cicatriciel commun.

Il est important de citer encore une autre espèce d'hyperplasie épithéliale, qui a été décrite par Busch, Lang, par d'autres et par moi ; elle consiste dans le développement du réseau muqueux sous forme de cônes épithéliaux simples ou ramifiés qui s'avancent dans le chorion (fig. 38), et qui, rencontrant des prolongements analogues formés par les cellules des glandes sudoripares et des gaînes de la racine des poils, forment une trame réticulée pénétrant le chorion dans toutes les directions, et exclusivement formée d'éléments épithéliaux. C'est là, comme je l'ai montré, la trame histologique sur laquelle se développe le cancer épithélial au milieu d'un lupus encore existant ou éteint. La réunion du cancroïde et du lupus qu'ont observée Devergie, Bardeleben, O. Weber, Hebra, Wenck, Thiersch, Volkmann, Lang et moi (1), a paru être rapidement fatale pour la plupart des sujets ainsi atteints; c'est seulement dans la minorité des cas que l'on a pu observer une amélioration passagère ou obtenir la guérison.

Passons maintenant au traitement du lupus.

En fait de médicaments internes, nous n'en connaissons aucun qui puisse déterminer la régression d'un lupus existant, ou empêcher une récidive. Ainsi l'arsenic, comme les médicaments antisyphilitiques, le mercure, l'iode, la décoction de Zittmann; et les différents remèdes employés d'après l'idée de l'origine scrofuleuse du lupus, l'huile de foie de morue, le fer, l'iodure de fer, l'huile animale de Dippell, les amers, le chlorate de chaux,

(1) Bien que cette dégénérescence secondaire ne soit pas très commune, il n'est pas un dermatologiste qui ne l'ait observée et constatée. (*Note des Traducteurs.*)

le chlorate de baryte, l'antimoine, etc., se sont montrés inefficaces. Mais nous nous servons de ces derniers médicaments et d'autres analogues, pour relever la nutrition générale des malades atteints de lupus, si ils sont scrofuleux, anémiques, mal nourris. Le lupus lui-même ne peut être guéri que par des moyens locaux (1).

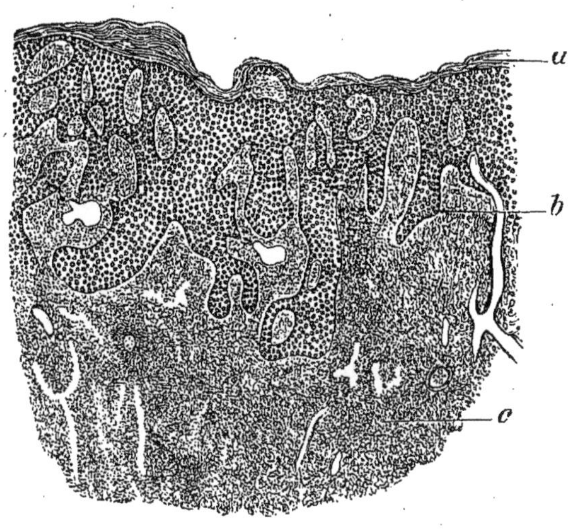

Fig. 38.

Coupe d'un lupus des fesses.

a, épiderme. — *c*, chorion présentant une infiltration lupeuse diffuse et traversée par des cônes épithéliaux *b*, simples ou ramifiés.

Ceux-ci sont de deux sortes : 1° les uns sont de simples adjuvants du traitement; 2° les autres sont destinés à détruire directement les nodosités du lupus.

Parmi les premiers se rangent les graisses, huiles, pom-

(1) Ceci n'est exact que pour le lupus tuberculeux, l'est moins pour les variétés érythémato-tuberculeuses peu élevées, et ne l'est plus complètement pour le lupus érythémateux (voy. plus haut la note 1 de la page 251).

L'un de nous a institué des recherches de thérapeutique interne du lupus dans toutes ses formes, à l'aide de l'iodoforme. Plusieurs des malades en cours d'expérience publique sont en ce moment dans ses salles à l'hôpital Saint-Louis. Les résultats obtenus sont très *encourageants*, et si nous n'avons encore guéri aucun cas de lupus érythémato-tuberculeux ni tuberculeux par l'iodoforme à haute dose à l'intérieur, nous croyons pouvoir affirmer que l'usage prolongé de ce médicament constitue un appoint important à la thérapeutique du lupus *dans toutes ses formes*.

On ne doit pas, à notre sens, considérer comme sans appel toutes les déclarations d'impuissance faites à l'égard de la thérapeutique interne appliquée au lupus. Tout en vulgarisant avec la plus vive sollicitude les moyens de traitement externe les plus perfectionnés, nous nous gardons également de nier la *possibilité* de la guérison par des agents internes, et nous engageons, au contraire, vivement tous ceux que ces questions intéressent à chercher sans relâche. (*Note des Traducteurs.*)

mades, emplâtres, les enveloppements de caoutchouc, qui sont destinés à ramollir les croûtes et à recouvrir les plaies en suppuration, ou même à agir directement sur les foyers lupeux. Suivant les cas, on y aura recours pendant toute la durée du traitement, tantôt sous une forme, tantôt sous une autre ; ainsi, par exemple, on appliquera avec avantage des compresses imbibées d'huile de morue sur le lupus turgescent recouvert de croûtes. Après huit à quinze jours, non seulement les croûtes sont ramollies et tombent, mais les tubercules eux-mêmes sont macérés et disposés à une désagrégation rapide.

C'est de la même façon qu'agissent les applications de savon mou de potasse, sans préjudice de leur action légèrement caustique.

Du reste, on peut obtenir encore une macération suffisante par l'onguent simple, l'huile d'olive, l'emplâtre de savon et autres moyens analogues. Certains auteurs ont avancé que l'emplâtre mercuriel peut faire disparaître très rapidement les nodosités lupeuses ; je ne puis pas confirmer cette assertion ; l'emplâtre mercuriel n'agit que par macération, comme tous les autres emplâtres anodins.

La guérison du lupus ne s'obtient que par le traitement mécanique ou à l'aide des caustiques.

Le traitement mécanique du lupus a pris, depuis les publications de Volkmann, une extension bien méritée. Le tissu lupeux est si mou et si friable, qu'il peut être facilement enlevé par le grattage à l'aide de la curette, ainsi que la partie de la peau qui en est infiltrée. La curette ne pourrait que difficilement endommager les parties voisines, car le tissu sain ne se laisse pas pénétrer par la curette, et indique ainsi la limite des points sur lesquels il faut agir.

Cette méthode est surtout applicable dans le cas de grosses nodosités confluentes, ou de tissu mou, à infiltration diffuse, ou ulcéré. L'hémorrhagie assez intense déterminée par le raclage, est arrêtée par le tamponnement ou un bandage compressif, et cela d'autant plus sûrement que les foyers de lupus ont été enlevés d'une façon plus complète. Après deux ou trois jours, le dépôt grisâtre formé par des couches de tissu déchirées, mais encore adhérentes, se détache, et il s'établit une bonne granulation (1).

Au traitement mécanique appartient encore la méthode de scarifications punctiformes à l'aide d'un bistouri pointu ou de l'instrument de Veiel constitué par une série de lancettes, ou, ce qui est préférable encore, la lancette à scarifier de Hebra (voir p. 30, fig. 26). A l'aide de ce procédé, non seulement le tissu du lupus est lacéré jusqu'à mortification, mais une grande partie des vaisseaux qui le nourrissent et qui fournissent à son développement sont sectionnés (2).

(1) Le raclage, ou la rugination de la plaque de lupus à l'aide de la curette de Volkmann, peut être appliqué selon les indications suivantes: 1° rugination du derme muqueux des cavités nasale, buccale, pharygienne, dans lesquelles les scarifications linéaires, dont nous allons parler dans un instant, ne sont pas toujours aisément applicables pour diverses raisons (le lupus des cavités nasales et de la cloison des cavités nasales est très aisément traité par la curette; l'hémorrhagie est facilement arrêtée par un tamponnement à la ouate convenablement et simplement pratiqué); rugination du derme cutané recouvert de fongosités, de végétations, de condylomes papillomateux;

2° Rugination du derme infiltré de tubercules lupeux dans des points du corps habituellement recouverts, et où il n'est pas indispensable d'obtenir une cicatrisation aussi correcte qu'à la face; en ayant soin d'anesthésier localement la plaque, avec l'éther, le bromure d'éthyle ou les mélanges réfrigérants, l'opération peut être faite sans douleur et rapidement exécutée, à l'aide de curettes bien aiguisées et appropriées en forme et en dimension au cas particulier;

3° Rugination du derme et curage des foyers lupeux dans les formes étendues à divers points du corps, et trop vastes pour être soumises au procédé de Balmanno Squire.

A la face, et dans toutes les parties découvertes, la rugination ne peut être pratiquée sans inconvénient que par une main exercée; dans tous ces points, la scarification linéaire est infiniment préférable, à cause de son innocuité absolue, de ses résultats plus sûrs, plus parfaits à tous égards, par les raisons que nous exposerons tout à l'heure.

L'innocuité du raclage est absolue; nous n'avons jamais observé d'accident consécutif, même dans le milieu nosocomial, où nous avons pratiqué et fait pratiquer la rugination du derme par centaines de fois. L'hémorrhagie est presque nulle quand la surface à ruginer a été convenablement réfrigérée; l'opération est à peu près terminée quand les vaisseaux redeviennent perméables au sang, et la moindre compression à la ouate, à l'amadou ou à l'éponge, empêche toute déperdition sanguine réelle. (*Note des Traducteurs.*)

(2) Le traitement du lupus par les scarifications ponctuées ou par des

La méthode des scarifications punctiformes peut être employée aussi bien dans le cas d'infiltration diffuse, que contre

piqûres multiples a été tenté en même temps de divers côtés et en différents pays depuis une vingtaine d'années; son véritable instigateur est Volkmann, pratiquant des scarifications ponctuées simples sans cautérisation après le raclage, pour atteindre les foyers lupeux implantés au-dessous de la surface dermique ruginée.

Balmanno Squire perfectionna rapidement les curettes et modifia de la manière la plus heureuse le procédé de Volkmann, en remplaçant la scarification *ponctuée* par la scarification *linéaire*. Enfin notre collègue Émile Vidal (à l'hôpital Saint-Louis dès la fin de 1874), ayant appris directement de Balmanno Squire le procédé de scarification linéaire, le perfectionna rapidement, et montra l'inutilité, au moins dans certains cas, des associations caustiques. C'est en réalité la méthode de Balmanno Squire perfectionnée par Vidal (et, nous croyons pouvoir le dire, aussi par l'un de nous), qui constitue actuellement le traitement capital du lupus tuberculeux dans la majorité de ses formes, qui est devenue aujourd'hui usuelle à l'hôpital Saint-Louis.

Par la section multipliée des capillaires, la scarification linéaire anémie rapidement la plaque de lupus; d'autre part, la phlegmasie localisée qui suit le petit traumatisme favorise la destruction du néoplasme.

Après l'opération de Balmanno Squire, la réparation des parties hachées se fait très rapidement; Émile Vidal, après Kaposi et Ed. Lang, en a précisé histologiquement le mécanisme dans les termes qui suivent : « Les cellules lupiques les plus avancées, celles qui sont en voie de segmentation, aussi bien que les cellules géantes, subissent la dégénérescence granulo-graisseuse, et sont détruites durant la phase d'inflammation, tandis qu'une partie des cellules les plus jeunes, les cellules embryonnaires, celles qui se présentent sous la forme de noyaux, entraînées dans le processus cicatriciel, se modifient et concourent à la formation du tissu conjonctif. » (1880, *Lect. à l'Acad. de médecine.*)

Cette observation anatomique délicate explique d'une manière satisfaisante ce résultat remarquable sur lequel Balmanno Squire a justement appelé l'attention, à savoir : 1° qu'à partir du moment où le traitement par les scarifications linéaires est institué, les *progrès* de la lésion sont enrayés; 2° que la réparation, la restauration de l'organe malade, se font dans une étendue et dans des proportions qui ne semblaient pas réalisables d'après l'état de dégradation pathologique apparent. C'est ainsi, par exemple, qu'une extrémité nasale qui semble détruite profondément par une masse fongueuse de granulations, peut être réparée par l'aiguille, presque *ad integrum*, aussi longtemps que le squelette cartilagineux n'a pas été détruit.

Voici maintenant l'exposé sommaire du traitement du lupus par les scarifications linéaires tel que nous le pratiquons et que nous l'enseignons.

1° *Instruments.* — L'instrumentation de la méthode est des plus simples : Quelques aiguilles courtes, de un à deux centimètres, les unes tranchantes au

Suite de la note des Traducteurs.

sommet seulement, les autres dans toute leur étendue, solidement montées sur un manche analogue à celui des aiguilles à cataracte, voilà ce qui est nécessaire, voilà seulement ce dont il faut se servir. En raison de la délicatesse de ces instruments, dont la trempe et le tranchant doivent être de première qualité, et être maintenus en bon état, il faut en avoir toujours de récemment aiguisés, ce qui, en définitive, peut être aujourd'hui obtenu à peu de frais, et pourrait devenir plus aisé encore. Nous proscrivons absolument du traitement du lupus l'emploi du scarificateur de la conjonctive, que nous avons vu, entre des mains inexpérimentées, dépasser de beaucoup le but à atteindre.

Les aiguilles tranchantes servant à hacher, ou plutôt à hachurer, c'est-à-dire à couvrir de hachures incisées le tissu pathologique, exactement comme si, avec une plume à écrire, on voulait l'ombrer régulièrement à la manière des dessinateurs, on comprend aisément qu'il faille une certaine pratique pour arriver à exécuter très convenablement, à une profondeur déterminée, et à intervalles égaux, ces petites incisions multiples sur une surface saignante. Il était donc naturellement indiqué de mettre, entre les mains peu exercées, des instruments qui permissent de satisfaire aux indications nécessaires, et qui fussent limités dans leur action en profondeur. Cela a été réalisé aussi heureusement que possible par le scarificateur à lames multiples et à ailettes de Balmanno Squire. Ces instruments trouvent encore leur application, même entre des mains expérimentées, quand il s'agit de scarifier de très grandes plaques de lupus, ou encore pour *dégrossir*, si l'on peut s'exprimer ainsi, des plaques de lupus saillantes, très congestionnées, qu'il y a lieu d'attaquer vivement et rapidement, après anesthésie locale préalable. Mais en dehors de ces indications précises et restreintes que nous formulons, le scarificateur à lames fixes ne réalise que très imparfaitement ce que fait, au contraire, avec une grande perfection, une main quelque peu exercée, armée d'une aiguille tranchante, maniée avec souplesse entre les doigts, exactement comme une plume à écrire.

2° *Procédé opératoire.* — Le procédé d'exécution lui-même est beaucoup plus aisé à démontrer pratiquement que théoriquement; il consiste à hacher dans tous les sens, méthodiquement et régulièrement, l'îlot de peau lupeux; plus les hachures seront rapprochées et faites régulièrement, plus on aura de chances, en couvrant la partie malade de hachures losangiques à la manière de l'ombre d'un dessin à la plume, d'atteindre exactement la superficie de toute la plaque. La profondeur à laquelle doit pénétrer l'aiguille est déterminée par le degré de résistance rencontré, lequel, très faible pour le tissu pathologique, devient, au contraire, très appréciable pour les parties saines du derme qu'il faut atteindre sans les dépasser et que l'on entend très distinctement crépiter sous la pointe de l'aiguille. En cette opération comme dans toutes les autres, il faut comprendre d'abord, mais aussi voir agir, et avoir agi soi-même; il n'est personne qui ne puisse acquérir avec rapidité, en pratiquant, le degré d'habileté indispensable; on devra s'attacher soigneusement, après avoir bien fixé et immobilisé sur un appui

Suite de la note des Traducteurs.

quelconque le bord externe et la paume de la main, comme on le fait pour écrire, à manier l'aiguille comme une plume, *avec les doigts*, et non avec les mouvements étendus du bras et de l'épaule, auxquels se complaisent les débutants.

En observant attentivement la surface scarifiée, soit immédiatement après l'opération, soit dans les jours qui suivent, on se rend aisément compte du procédé physiologique de la réparation. En effet, l'aiguille tranchante, convenablement menée, laisse intacts, au milieu du tissu pathologique, des sommets de papilles ou des vallons interpapillaires conservant des rudiments de la couche génératrice de l'épiderme, véritables greffes épidermiques autochtones qui, débarrassées du tissu de granulation exubérant qui les enserrait, évoluent régulièrement et produisent des restaurations véritablement extraordinaires pour celui qui n'aurait pas pénétré leur mécanisme. De là découle pour nous, dans l'application des scarifications linéaires, l'obligation de mener toujours l'aiguille perpendiculairement au tissu scarifié, et non obliquement en fauchant; la raison de ce précepte n'a pas besoin d'être plus longuement expliquée.

La scarification linéaire est une opération médiocrement douloureuse quand elle est bien exécutée, avec de bonnes aiguilles; mais il y a de grandes variétés dans la sensibilité des sujets; les hommes se font remarquer par une pusillanimité très commune, les femmes et les jeunes enfants supportent moins mal l'opération; mais il faut, parfois, au moins pour la première séance, anesthésier la région à l'aide de l'appareil de Richardson, ou des mélanges réfrigérants, ou bien faire une scarification courte et imparfaite; une fois l'accoutumance établie, on suppléera à l'imperfection de la première intervention. Toujours assez difficile à la face, l'anesthésie localisée a pour inconvénient, en toute région, d'altérer la consistance et l'aspect des parties malades au moment où il est le plus nécessaire de les voir dans leur état réel; d'autre part, la douleur est en réalité si tolérable ordinairement, que, comme l'a très bien dit Vidal, on arrive bientôt à y renoncer d'un commun accord avec le malade. Quant à l'anesthésie généralisée, nous n'avons jamais cru nécessaire de l'exécuter, et nous ne la considérons légitime que dans des conditions exceptionnelles. Sur le tronc et sur les membres, l'anesthésie localisée reprend des droits plus étendus, et quelques-uns des inconvénients qui s'attachent à elle sur la face n'existent plus ailleurs.

La scarification linéaire donne lieu à un écoulement sanguin en nappe immédiatement assez abondant, mais qui cesse rapidement par la *compression avec l'éponge*, moyen auquel nous nous sommes définitivement arrêtés.

Au moment de commencer la scarification, nous faisons mettre à notre portée un assez grand nombre de petits fragments d'éponge fine. Aussitôt une surface de quelques centimètres scarifiée, et avant qu'aucun écoulement de sang ait pu dépasser le petit morceau d'épongo que nous plaçons à côté de la plaque, l'opérateur, ou un aide, couvre la partie scarifiée avec un autre petit fragment d'éponge qu'il maintient ou que nous maintenons

Suite de la note des Traducteurs.

avec la main gauche, et ainsi de suite. De cette sorte, nos séances de scarification, même les plus étendues, se font sans que les parties voisines soient atteintes par le sang ; au bout de quelques instants de compression, tout écoulement a cessé, le fragment ou les fragments d'éponge peuvent être levés, et la surface scarifiée peut être examinée aisément à l'œil nu et à la loupe. Indépendamment de la netteté satisfaisante des scarifications ainsi pratiquées, nous trouvons encore, à procéder ainsi, cet avantage très appréciable chez des malades généralement anémiques, de réduire aux plus petites proportions les déperditions sanguines. Dans aucun cas, il n'est nécessaire d'avoir recours à un autre procédé d'hémostase.

La scarification terminée, nous abstergeons soigneusement, avec de petites éponges humides, mais bien pressées, la surface scarifiée ; nous l'asséchons même attentivement quelquefois avec du papier de soie ; puis le pansement se fait extemporanément sur toutes les surfaces planes avec de la ouate, si la surface scarifiée est étendue, ou avec de l'emplâtre Vigo. Ainsi pansés, les malades vont au dehors sans aucun inconvénient, et sans précaution à prendre autrement que contre l'air froid, dans la mauvaise saison. Chez des sujets particulièrement sensibles, nous faisons un pansement simple, soit avec un linge troué imbibé de liniment oléo-calcaire, soit avec un cataplasme de fécule.

Les soins consécutifs varient selon les cas et les sujets ; au bout de huit jours en général, la cicatrisation est complète, et une nouvelle séance peut être faite.

L'innocuité de la scarification linéaire est extrêmement remarquable (a-t-elle été assez remarquée ?) ; nous ne comptons plus aujourd'hui le nombre de nos scarifications, ni le nombre des séances opératoires, qui doit dépasser un millier ; or, jamais nous n'avons observé, bien que la presque totalité ait eu l'hôpital pour théâtre, la moindre complication de quelque importance ; à peine un peu de dermite érythémateuse périphérique, *jamais d'érysipèle*, bien que nous n'ayons jamais recours aux « antiseptiques », et qu'il y ait eu quelquefois des cas d'érysipèle dans les lits voisins.

3° *Durée du traitement par les scarifications linéaires.* — Combien faut-il de séances de scarifications pour la guérison d'une plaque de lupus ? Cela dépend de l'étendue de cette plaque, de la tolérance de l'opéré et de la manière dont l'opération est exécutée.

Plus la scarification aura été soigneusement exécutée, minutieusement pratiquée, plus le tissu morbide aura été dilacéré dans tous les points, plus le résultat sera rapide, et moins seront multipliées les séances nécessaires.

En toute circonstance, ce dont le médecin doit être bien informé, et ce dont le malade doit être dûment averti, c'est que, si le lupus est ancien, ou étendu, non seulement il faudra toute une série de séances pour obtenir une belle cicatrice décolorée, lisse, souple, et égale de teinte, mais encore qu'il faudra, *dans les années suivantes* (peut-être dans les mois suivants), des séances de perfectionnement pour reprendre avec l'aiguille la destruction des foyers scrofulo-tuberculeux qui émergent, ou qui se reproduisent sou-

des nodosités éparses, difficiles à extraire par le raclage avec la curette (1).

On peut aussi, comme l'a recommandé Auspitz, tremper avant chaque piqûre la lancette dans une solution caustique faible, par exemple, dans une solution légère d'iode, d'acide

vent avec une grande ténacité. Sans tenir un compte suffisant de cette ténacité dans la repullulation des foyers lupeux de la profondeur à la surface, on a reproché déjà à la scarification linéaire de ne mettre pas à l'abri des récidives; ce reproche peut être fait également à tous les procédés qui ne détruisent pas les parties saines en même temps que les parties altérées. Or, de ces procédés (les seuls acceptables au point de vue de la cicatrice à obtenir), la scarification linéaire est encore le meilleur, à tous égards : les opérations complémentaires sont peu importantes, et avec une surveillance exercée pendant quelques années, la guérison définitive peut être affirmée, sans que l'on ait produit aucune cicatrice vicieuse, ce qui est, en somme, en beaucoup de cas, le point essentiel à réaliser.

4° *Indications du traitement par les scarifications linéaires.* — Un dernier point. Quelles sont les indications précises des scarifications linéaires dans le traitement du lupus? Quelles sont les formes auxquelles elles conviennent?

Au premier rang, avant tout, doit être attaqué sans délai par les scarifications linéaires méthodiques et sévèrement exécutées, le lupus galopant de la face, le lupus ulcéreux, le lupus vorax, congestif et hypertrophique. Ici le succès est rapide, certain, merveilleux. Nous nous faisons un devoir de dire hautement que cette indication a été posée par Émile Vidal; lorsque, sur son avis, l'un de nous a traité par les scarifications le premier cas de ce genre, sa foi était très chancelante, ce qui n'a pas empêché le résultat d'être très beau.

Il est une forme plus rare de lupus qui ronge en profondeur plus qu'en surface, dont la marche, rapide aussi, n'est pas la même que celle de la forme précédente; nous l'avons observée à la paupière, à l'aile du nez, aux commissures de la bouche, à la paroi de la cavité buccale; plusieurs de ces cas malheureux nous ont laissé de pénibles souvenirs.

La scarification linéaire aurait-elle été et serait-elle plus heureuse? Nous ne le pensons pas. Nous reconnaissons d'ailleurs qu'une nouvelle étude des faits auxquels nous venons de faire allusion est nécessaire, et qu'il reste dans notre esprit quelque doute sur la légitimité de leur annexion au lupus.

Mais le terrain commun, le pain quotidien de la scarification linéaire, c'est le lupus de Willan; c'est lui qui fournit, en réalité, les plus fréquentes occasions d'appliquer la méthode de Balmanno Squire. (*Note des Traducteurs.*)

(1) L'acupuncture caustique (procédé de Dubini), ou les ponctions avec applications caustiques, constituent une méthode intermédiaire et mixte qui peut trouver son application dans quelques cas particuliers, mais qui est de-

phénique, de chlorure de zinc, et porter ainsi le caustique jusqu'au milieu des petites nodosités lupeuses (1).

A côté du traitement mécanique, les caustiques jouent un grand rôle (2).

Le caustique le plus pratique, le plus utile, le plus éprouvé, est le crayon de nitrate d'argent. Il a assez de résistance pour pénétrer dans chaque tubercule, et joint ainsi l'action mécanique à l'effet caustique ; de plus, il a l'avantage de ne pas pouvoir nuire, ne pénétrant pas dans le tissu sain.

Avec lui, on pourra aussi bien détruire les grosses nodosités

meurée inférieure aux précédentes. Nous avons acquis sur ce point une expérience personnelle étendue, qui nous permet de nous prononcer en connaissance de cause; la douleur vive et persistante, l'infidélité des résultats, la nature de la cicatrice obtenue, tout nous fait préférer la méthode de scarifications linéaires, à l'aide de laquelle on produit des restaurations de tissu qu'aucun autre procédé ne pourrait donner aussi parfaites. Un seul point pourrait rester discutable dans cet ordre d'idées : c'est la proportion des *récidives* dans la série des diverses méthodes et procédés; nous pensons que l'avenir l'établira au bénéfice de la scarification linéaire bien exécutée; mais nous reconnaissons que c'est là un point que l'avenir seul peut résoudre, et non encore le présent. (*Note des Traducteurs.*)

(1) Voyez l'historique détaillé de l'acupuncture et des scarifications caustiques, dans le remarquable mémoire du professeur AUSPITZ : *Sur le traitement mécanique des maladies de la peau*, traduit *in extenso* dans les *Annales de Dermatologie*, 1re série, 1877, t. IX, p. 149 et suiv.

Voyez, en outre, Ed. SCHIFF : *Zur Behandlung des Lupus*, in *Vierteljahresschrift für Dermatologie und Syphilis*, 1880, nos 2 et 3. Anal. *in Annales de Dermat.*, 2e série, t. II, no 2, 1881. L'auteur fait la ponction avec une aiguille tubulée munie d'une pipette; c'est une véritable injection caustique intradermique. Le liquide employé est la glycérine iodée : 1 sur 20. C'est assurément le meilleur perfectionnement apporté à cette méthode, et l'une des meilleures applications des injections caustiques à effet local du professeur Luton. (*Note des Traducteurs.*)

(2) Le rôle des agents caustiques dans le traitement du lupus est très *amoindri* depuis l'introduction du traitement par les scarifications linéaires. Bien que certains caustiques attaquent surtout les tissus malades, ils attaquent aussi le tissu sain, inévitablement à un degré variable, et les résultats obtenus, à leur aide, n'ont jamais la perfection de ceux que réalise la scarification linéaire. Nous ajouterons plus : les caustiques ne trouvent d'application *sûre* qu'entre les mains de dermatologistes expérimentés qui peuvent les manier avec précision; le procédé à vulgariser et à mettre dans la pratique courante est la scarification linéaire, laquelle réalise tout ce que fait le caustique, tout en étant moins douloureuse, et en donnant des cicatrices infiniment plus belles. (*Note des Traducteurs.*)

du lupus turgescent que les infiltrations superficielles, et cela aussi facilement qu'avec la curette. Non seulement on arrive ainsi à détruire mécaniquement les vaisseaux des bords et du fond de la plaque, mais encore à les oblitérer par thrombose ; ce mode de traitement remplit donc toutes les conditions désirables pour la guérison ; d'autant plus que dans le procédé qui consiste à enlever le lupus à l'aide de la curette, il faut souvent cautériser en outre le fond mis à nu par l'opération. Le crayon reste donc le moyen par excellence pour le traitement du lupus.

Le nitrate d'argent en solution concentrée (nitrate d'argent, eau distillée, ãã 10 gr.) ne doit pas être employé dans le cas de lupus intact, car cette solution ne traverse pas l'épiderme; elle ne peut servir que dans le lupus déjà ulcéré, en partie détruit ou désagrégé, pour des granulations molles, ou pour des nodosités jeunes récidivées. Dans le dernier cas, on peut d'abord avoir recours à une solution de potasse caustique, 5 gr. pour eau distillée 10 gr., avec laquelle on badigeonne à l'aide d'un pinceau de charpie la surface cutanée dont on a préalablement enlevé la graisse par un lavage à l'eau de savon. Par ce moyen, l'épiderme qui recouvre les tubercules se détache et les laisse à nu sous forme de plaies rouges, ponctuées. On enlève alors avec une petite éponge la potasse en excès, on essuie et on y applique la solution de nitrate d'argent, qui attaque directement les nodosités ainsi mises à découvert (1).

Le chlorure de zinc devient rapidement déliquescent à l'air, et peut être employé pur ou dissous dans l'alcool ou dans l'eau. D'après les indications de Bruns et de Köbner, on peut le fondre en crayons avec du nitrate de potasse et du chlorure de potassium, d'après la formule suivante : Chlorure de zinc 1, nitrate de potasse de 0,5 à 0,1, chlorure de potassium de 0,5 à 0,1. Les crayons doivent être entourés d'une feuille d'étain, car ils sont très hygrométriques et fondent à l'air. Ils ne sont

(1) Sous la réserve d'une argyrie locale permanente (voy. la note 2 de la page 85), ce procédé est un des meilleurs pour les cas de lupus érythémato-tuberculeux superficiels ; mais la récidive à échéance variable est à peu près inévitable si les foyers lupeux ont quelque profondeur. (*Note des Traducteurs.*)

pas aussi résistants que les crayons de nitrate d'argent, se brisent et fondent pendant la cautérisation. De plus, avec le chlorure de zinc, le sang ne se coagule pas, mais forme une nappe rouge clair sur la surface opérée. La douleur qu'il occasionne n'est guère moindre que celle produite par le nitrate d'argent, et la cicatrisation ne se fait pas d'une façon plus favorable. Aussi m'est-il impossible de lui reconnaître les avantages spéciaux qu'on lui a attribués.

Il en est de même de la méthode de Veiel, qui consiste à appliquer un crayon caustique composé d'une pâte préparée avec du chlorure de zinc et de la farine, et dont on fait des crayons caustiques par dessication.

La pâte de Canquoin s'obtient en mélangeant une partie de chlorure de zinc déliquescent avec trois parties d'amidon. Étendue sur un linge et appliquée, elle cautérise la peau saine et malade (1); on ne doit l'employer que sur le tronc et les membres.

J'en dirai autant de la pâte modifiée de Landolfi. Celle-ci était composée originairement de 3 parties de chlorure de zinc, pour 5 de chlorure de brome et 1 de chlorure d'antimoine, mélangées à de la poudre de réglisse pour faire une pâte. Mais i faut la rejeter en raison des vapeurs de brome qu'elle dégage, d'autant plus que sa manipulation peut offrir pour le médecin des accidents subits de spasme laryngé, de toux convulsive, d'hémoptysie, de conjonctivite, d'épistaxis. Il est préférable d'employer la pâte sans chlorure de brome. On prescrit alors, dans des flacons séparés : chlorure de zinc 10 gr., beurre d'antimoine 10 gr., acide muriatique concentré pur 5 gr.; et un peu de poudre de réglisse.

On verse le chlorure de zinc dans une capsule avec un peu d'acide chlorhydrique, jusqu'à ce que le chlorure de zinc soit complètement liquéfié, puis le beurre d'antimoine, on mélange le tout et on en fait une pâte en ajoutant de la poudre de

(1) L'action est surtout prononcée sur le néoplasme, mais il est exact que les parties saines ne sont pas épargnées complètement, ce qui rend la proposition de l'auteur parfaitement justifiée. (*N. d. Tr.*)

réglisse. Cette pâte est ensuite étendue sur de la toile dans une épaisseur d'un ou deux millimètres. On en découpe des bandelettes de la longueur et de la largeur de la surface que l'on veut cautériser; une fois appliquées et fixées, elles sont laissées en place pendant vingt-quatre heures. Après cinq ou six heures, il survient des douleurs assez vives et d'une certaine durée. Au lever du pansement, on trouve une eschare jaune brunâtre qui tombe au bout de peu de jours et laisse une plaie bourgeonnante. Comme cette pâte cautérise la peau saine et la peau altérée, on ne peut l'employer que là où la conservation de la peau saine n'a que peu d'importance, par exemple, sur les bords d'un lupus serpigineux, au tronc, aux membres; jamais on ne doit l'appliquer à la face; en outre, agissant profondément, elle détermine des cicatrices très saillantes (1).

La pâte arsenicale, d'après la formule du frère Côme, modifiée par Hebra, est préférable. Elle est composée de la manière suivante : arsenic blanc, 1,0; cinabre, 3,0; onguent émollient 24,0.

La pâte est étendue sur de la toile, en épaisseur variable, et appliquée sur les régions atteintes; au bout de vingt-quatre heures on enlève le pansement et on renouvelle l'application. Dès le second jour surviennent des douleurs; le troisième jour on renouvelle encore l'application, et il survient, en règle générale, pendant plusieurs jours, des douleurs persistantes et un gonflement des parties voisines. Quand on enlève la pâte, les douleurs cessent; on observe alors cet effet remarquable, que les nodosités lupeuses sont seules brunâtres, nécrosées, escha-

(1) Le chlorure de zinc est un des meilleurs agents que possède la méthode caustique, mais il réclame une habitude particulière; il est extrêmement douloureux; enfin les cicatrices qui suivent son action sont bien rarement souples, très souvent chéloïdiennes. Nous le proscrivons aujourd'hui absolument du traitement du lupus de la face; il produit des *destructions déplorables,* là où l'aiguille de Balmanno Squire aurait rétabli presque entièrement l'état normal. Son usage se restreint à quelques indications spéciales très limitées, et, encore une fois, entre des mains qui soient habituées à le manier.

On peut aussi l'utiliser sur les surfaces lupeuses des cavités muqueuses avec grand profit, mais là encore il réclame de grandes précautions et une expérience particulière. (*Note des Traducteurs.*)

rifiées, tandis que les surfaces intermédiaires (peau ou cicatrices), restent complètement intactes.

C'est là un grand avantage pour le traitement du lupus de la face; car, après la chute des eschares, il ne reste que de petites plaies, qui, en raison de leur peu d'étendue, se cicatrisent en quelques jours; de plus, on n'a détruit inutilement aucune portion de peau saine. Dans le cas de lupus ulcéré, l'effet est produit au bout de deux jours; dans celui de lupus turgescent seulement au bout de quatre jours.

Nous n'avons jamais observé de symptômes d'intoxication par absorption de l'arsenic, bien que nous ayons employé cette pâte dans plusieurs centaines de cas et parfois à diverses reprises chez un seul et même malade. Cependant on ne devra jamais cautériser en même temps une surface plus grande que la paume de la main.

Nous avons vu un cas d'intoxication, suivie de mort, avec une pâte composée de parties égales d'arsenic, d'opium et de créosote. Cette préparation ne détermine aucune douleur, mais après ce résultat malheureux, nous n'oserions plus la conseiller (1).

La poudre de Dupuytren, formée de 0,1 d'acide arsénieux pour 8,0 de calomel, est appliquée, dans une épaisseur d'un millimètre, sur les ulcérations du lupus; elle n'a qu'une action caustique faible

La potasse caustique fondue carbonise le lupus et le tissu sain d'une façon très énergique, et ne peut être employée que pour certaines régions, ou s'il s'agit de détruire de grandes infiltrations lupeuses.

Il en est de même de la pâte de Vienne, elle carbonise également les tissus sains. On prend de la potasse caustique pulvérisée 5 gr., et de la chaux vive en poudre 5 gr., que l'on renferme dans des flacons séparés. Pour faire usage de ce caustique, on mé-

(1) En présence des résultats que donne la scarification linéaire, nous sommes peu disposés à accepter le caustique arsenical sous quelque forme que ce soit; à titre général, c'est un agent à proscrire en raison des phénomènes d'empoisonnement qui pourraient toujours se produire entre les mains des moins expérimentés, puisqu'ils ont pu se produire quelquefois entre les mains les plus expérimentées. (*Note des Traducteurs.*)

lange la chaux et la potasse dans une capsule, en y ajoutant un peu d'alcool pour faire une pâte épaisse; la région à cautériser est nettement délimitée par des bandelettes de diachylon; dans l'espace ainsi circonscrit, on étend avec une spatule la pâte fraîchement préparée, et on recouvre le tout de charpie. Après quelques minutes surviennent de fortes douleurs. On laisse la pâte appliquée pendant dix minutes, cela suffit pour la cautérisation complète de la peau saine. On enlève la charpie, et la pâte sous un gros filet d'eau ; ou bien on plonge dans l'eau toute la partie. On trouve alors une eschare noire, qui tombe au bout de quatre à huit jours, suivant les cas; aussi est-il contre-indiqué d'employer cette pâte pour la face.

L'acide phénique ne donne qu'une cautérisation très superficielle avec eschare blanche, il attaque aussi la peau saine, détermine de violentes douleurs et son action est très irrégulière (1).

L'acide pyrogallique, 5, pour onguent simple, 50 (Jarisch), étendu sur de la toile, cautérise au bout de quelques jours, mais à son action on peut reprocher la même irrégularité.

D'autres moyens recommandés, tels que le proto-iodure et le deuto-iodure de mercure en pommade, ou la pommade à l'iodure de soufre, ou bien encore l'onguent citrin, ont une action très précaire.

Par contre, la galvano-caustie que Hebra a employée autrefois contre le lupus, et le cautère de Paquelin, dont je me sers maintenant, sont très utiles, soit que l'on veuille, avec un fil de platine rougi, piquer chaque nodosité, ou avec le cautère en porcelaine, cautériser de vastes infiltrations, ou encore avec l'anse rougie, enlever de grosses tumeurs, par exemple, du lobule de l'oreille. Les douleurs que l'on détermine sont peu intenses (2).

(1) Tous ces agents : pâte de Vienne, acide phénique, acide pyrogallique, caustiques mercuriels, sont également à rejeter. (*Note des Traducteurs.*)

(2) Malgré l'autorité du professeur Kaposi, malgré l'opinion favorable émise par nos savants confrères de l'Antiquaille de Lyon, nous déclarons encore que tous ces agents ont perdu beaucoup de leur importance en présence de la scarification linéaire, et nous en rejetons absolument l'emploi pour toutes les parties découvertes. (*Note des Traducteurs.*)

L'excision complète de la portion de peau atteinte et son remplacement par une opération d'autoplastie, aura rarement quelque valeur, car une surface parsemée de cicatrices défigure encore moins que le lambeau à l'aide duquel on veut le remplacer, et encore n'est-on pas sûr que celui-ci adhérera, et ne sera pas également atteint de lupus. On sait que des lambeaux de peau transplantés du bras sur le nez, ont plus tard été affectés de lupus (1).

Des badigeonnages méthodiques à la glycérine iodée, à la teinture d'iode, l'application d'emplâtre mercuriel, seront des adjuvants du traitement sur les endroits ulcérés ou cautérisés. Ils pourront ramollir des cicatrices dures, proéminentes, diminuer l'hyperhémie. Il en est de même des bandages de diverses sortes, des cautérisations légères que l'on emploiera pour faciliter la guérison des plaies ; il faut surtout mettre le plus grand soin à obtenir une cicatrice mince, plate, principalement à la face (2).

On traitera le lupus de la conjonctive et de la cornée à l'aide de la curette ou du crayon de nitrate d'argent (3).

On comprend que toutes ces méthodes, tous ces moyens de-

(1) Cela ne saurait être considéré comme la règle ; nous n'avons pas observé cette infiltration lupeuse des lambeaux transplantés en pleine surface de lupus. L'anaplastie est parfois indispensable dans le lupus de la face, pour prévenir la fonte de l'œil complètement découvert par la destruction de la paupière inférieure. On a pu voir, dans le service de l'un de nous à l'hôpital Saint-Louis, durant toute cette année, la malade sur laquelle Paul Berger a exécuté une des plus remarquables opérations d'anaplastie ; l'œil et la vision ont été complètement conservés du côté où a été pratiquée l'anaplastie, l'autre œil était déjà perdu. (*Note des Traducteurs.*)

(2) Les pulvérisations tièdes d'eau simple ou médicamenteuse, les pansements avec la poudre d'iodoforme, porphyrisée soigneusement, constituent d'excellents adjuvants ; il y a le plus grand intérêt à régulariser jusqu'à cicatrisation complète les plaies thérapeutiques à l'aide du nitrate d'argent ; l'emplâtre de Vigo constitue le meilleur pansement pour la plupart des cas. (*Note des Traducteurs.*)

(3) C'est encore la scarification qui représente ici le meilleur procédé. (*Note des Traducteurs.*)

vront être employés l'un après l'autre, dans chaque cas de lupus, surtout quand on a affaire à un lupus étendu. On ne peut pas cautériser, racler, piquer chaque jour ni partout à la fois; il faudra donc cautériser un point, pendant qu'on en ramollira un autre, combattre ici un érysipèle, là veiller au bourgeonnement, ou bien porter spécialement son attention sur l'état général. En somme, il faut traiter le lupus avec prudence et en connaissance de cause, et ne pas oublier que, pour obtenir un résultat, il faut savoir appliquer le remède avec toute l'énergie voulue, au bon moment et à la bonne place (1).

Nous n'avons aucun moyen qui puisse empêcher les récidives (2).

Il est évident qu'il faudra traiter en même temps, suivant les règles de l'art, les complications qui peuvent survenir, telles que la carie, la nécrose, l'érysipèle, la lymphangite.

Disons encore quelques mots de la scrofulose et de la tuberculose de la peau (3), lésions qui, si elles sont anatomiquement voisines du lupus, ne lui sont absolument pas identiques et qui en

(1) Cela veut dire que, pour traiter convenablement le lupus, il faut avoir appris à le faire de ceux qui le peuvent enseigner, sous peine de faire les frais de son éducation personnelle aux dépens des patients. (*Note des Traducteurs.*)

(2) L'emploi d'une médication anti-scrofuleuse énergique, l'huile de morue en quantité suffisante, etc., l'iodoforme à dose élevée et prolongée d'une part, de l'autre, la grande attention apportée à la perfection du traitement mécanique local, la surveillance prolongée des malades, voilà qui empêchera, sinon toutes les récidives, au moins un grand nombre d'entre elles. (*Note des Traducteurs.*)

(3) L'association des mots scrofulose et tuberculose n'est pas ici justifiée; la scrofulose de la peau proprement dite est le lupus; les autres altérations déterminées *à la peau* par la scrofule émanent de l'hypoderme ou des parties sous-cutanées (gommes scrofuleuses) des ganglions lymphatiques, du périoste ou des os (écrouelles, ulcères, décollements, fistules, etc.). Il n'y a donc pas lieu de juxtaposer la scrofulose de la peau à ces lésions extra-cutanées; encore moins est-il opportun de les rapprocher de la tuberculisation propre de la peau, laquelle est une affection tout à fait distincte, à la fois des scrofuloses dermiques ou extra-dermiques, attestation incontestable de la réalité qui distingue la tuberculose de la scrofulose. (*Note des Traducteurs.*)

diffèrent complètement au point de vue clinique. Pour la scrofulose, je puis renvoyer aux ouvrages classiques de chirurgie et d'anatomie pathologique, ainsi qu'à ce que j'ai dit à propos de l'étiologie du lupus ; et à ce que je dirai plus loin au chapitre des ulcères. Il s'agit là le plus souvent d'inflammation et d'hyperplasie des ganglions lymphatiques, avec péri-lymphangite, inflammation se propageant jusqu'à la peau, et dont les produits n'ont que peu de tendance à s'organiser, mais passent facilement à la dégénérescence caséeuse et déterminent la formation de ces ulcérations bien connues, superficielles, se creusant sous les parties voisines et présentant des bords lâches, décollés.

Quant à la tuberculose de la peau, non pas celle qui est le résultat de la propagation de foyers situés dans la profondeur, mais celle qui s'y développe primitivement, elle a été signalée par Wagner, O. Weber, et nous en avons des observations de Pantlen, Bizzozero, Baumgarten, Griffini, Hall et autres. Cependant la plupart de ces observations ont trait à des produits d'inflammation et d'ulcération survenus dans une peau éléphantiasique, ou dans des foyers lupeux, et regardés par ces auteurs comme de vrais tubercules, en raison des cellules géantes qu'ils y ont découvertes. Un cas de tuberculose véritable de la peau a été observé par Chiari (ulcération tuberculeuse de la lèvre inférieure) et un autre par Chiari et Jarisch. Ce dernier cas se rapporte à un homme, âgé de quarante-deux ans, qui est entré à la clinique dermatologique de notre ville, présentant une ulcération arciforme entourant l'oreille gauche, dont le fond était recouvert de granulations jaune rougeâtre, assez compactes et les bords déchiquetés ; puis se montrèrent sur le voile du palais de nombreuses granulations miliaires, qui se ramollirent rapidement ; le malade mourut au bout de quelques semaines. Outre la tuberculisation des poumons, Chiari trouva à l'autopsie, sur les bords de l'ulcération cutanée ainsi que dans le tissu sous-cutané (et sous-muqueux), de petites nodosités isolées ou réunies en groupes, en général de 3 millimètres de grosseur, arrondies, commençant à leur centre à subir la dégénérescence caséeuse et dont les caractères histologiques étaient sans contredit ceux du tubercule (1).

NEUVIÈME CLASSE

NÉOPLASIES MALIGNES

QUARANTE ET UNIÈME LEÇON

LÈPRE

Les termes de lepra Arabum, elephantiasis Graecorum, leprosy (angl.), spedalskhed (norv.), Aussatz (all.), lèpre, désignent une maladie envahissant tout l'organisme, à pronostic funeste ; de nos jours, elle ne se montre plus endémiquement que

(1) La tuberculose de la peau est rare en dehors du voisinage médiat ou immédiat des orifices muqueux (région ano-fessière, lèvre inférieure et supérieure, gland) où elle se présente sous la forme d'ulcérations irrégulières, douloureuses, à marche assez lente, susceptibles de cicatrisation, présentant un fond plat, granuleux, et des bords sur lesquels on reconnaît des granulations analogues à celles que présentent les mêmes ulcérations sur les muqueuses et dont l'examen histologique démontre la nature tuberculeuse. Ces ulcérations sont presque toujours confondues avec des ulcérations syphilitiques par le fait d'un examen incomplet, et parce que les ulcérations tuberculeuses n'entrent pas encore généralement dans les suppositions communes du diagnostic différentiel des ulcérations. Ce diagnostic est cependant aujourd'hui réalisable, ne serait-ce que par exclusion ; le musée de l'hôpital Saint-Louis contient plusieurs exemples d'ulcérations tuberculeuses de la peau diagnostiquées pendant la vie (Hillairet, Martineau, Féréol, etc.). La plupart des sujets atteints sont notoirement phthisiques et ont simultanément des lésions tuberculeuses des muqueuses (voy. SPILLMANN, *De la tuberculisation du tube digestif*. Thèse d'agrégation, 1878). L'un de nous a communiqué à l'auteur de ce travail remarquable, qui en a donné le dessin, un cas d'ulcération tuberculeuse ano-fessière chez une femme qui présentait, en même temps, de la tuberculose pulmonaire et des ulcérations tuberculeuses des fosses nasales.

Quant à la tuberculisation dermique proprement dite, sous forme de foyers tuberculeux disséminés constituant de petites tumeurs nodulaires, elle représente la forme la plus rare, celle dont le diagnostic est le plus ambigu jusqu'à examen biopsique. (*Note des Traducteurs.*)

dans certaines contrées, mais pendant des siècles elle a régné comme un véritable fléau de l'humanité, et elle a atteint, du ve au xive siècle, mais surtout au temps des croisades, des milliers de sujets de tout âge, de toute profession, dans l'Europe centrale et sur les bords méditerranéens de l'Asie et de l'Afrique. En Allemagne, en Angleterre, en France, il s'est élevé au viiie siècle des milliers de léproseries pour les individus affectés de la lèpre, on édicta des lois pour leur défendre le mariage et les relations sociales, et, considérant le mal comme contagieux, on jugea nécessaire de les reléguer loin de toute société et sous la garde d'infirmiers volontaires (ordre de Saint-Lazare), dans des lazarets isolés (exponere, aussetzen, d'où « Aussatz », lèpre).

C'est seulement au début du xve siècle que diminua le nombre des lépreux ; et à la fin du siècle, quand apparut une affection contagieuse réputée nouvelle, la syphilis, la lèpre sembla complètement éteinte. C'est ce qui a donné lieu à l'idée, encore en partie admise aujourd'hui (F.-A. Simon), que la syphilis procèderait de la lèpre. Il est certain que la notion de cette dernière maladie, notion déjà très répandue à cette époque, se perdit à peu près jusqu'à notre siècle. Ce n'était pas seulement le manque de malades qui empêchait le monde médical d'étudier la lèpre, devenue presque un mythe, mais surtout la confusion qui, aux siècles précédents, s'était introduite dans la nomenclature de la maladie.

Les Grecs, tant qu'ils ne connurent le mal que de réputation, l'avaient appelé φοινικὴ νόσοσ, σατυριάσισ, λεοντιάσισ, et plus tard ἐλεφαντιάσισ. Chez les Arabes, on le désignait sous le nom d'al-judzam, que les traducteurs arabes de l'école de Salerne (xie siècle) rendirent par lèpre (lèpre des Arabes), dont ils admettaient quatre espèces : L. éléphantine, léonine, alopécie et tyria; de sorte que la lèpre des Arabes signifiait éléphantiasis des Grecs, lèpre ; tandis que l'éléphantiasis des Arabes signifiait la pachydermie (Tome Ier, pag. 489) ; et que la lèpre des Grecs était au contraire le psoriasis (pag. 125). A côté de ces dénominations, chez les Grecs le vitiligo (alphos, melas, leuke) ; chez les Arabes, albarras (blanche et noire) et morphée, paraissent avoir servi à désigner certaines formes spéciales de la lèpre ; le dernier terme a été repris récemment (par E. Wilson), pour indiquer une sorte de lèpre à évolution locale.

On commença à connaître la lêpre, moins à la suite des recherches historiques et littéraires qui furent entreprises sur la question (Hensler), qu'après les études faites directement sur la maladie et publiées par deux médecins scandinaves, Boeck à Christiania et Danielssen à Stockholm (1842 et 1848).

Depuis ce temps, Hebra, Virchow, Köbner, Bergmann, et un grand nombre d'auteurs des différentes régions où se montre la lèpre, ainsi que des pathologistes de l'Europe, et dont le mérite n'est pas moindre, bien que je ne cite pas leurs noms, ont fait paraître des mémoires précieux sur la pathologie et l'anatomie de cette affection. Il a été d'autant plus facile de s'orienter dans la question, qu'un grand nombre d'affections, considérées comme des maladies endémiques spéciales, le radesyge, de Norvège; la falcadina, le scarliavo de l'Istrie; le siwwens d'Écosse, ne sont en majeure partie que l'expression commune de toutes sortes de maladies chroniques et incurables, notamment de la syphilis ulcéreuse et héréditaire, mais diffèrent complètement de la lèpre; quelques-unes, la Krimskaja (ou maladie taurique) de la Crimée, n'y correspondent qu'à titre partiel.

Nous savons que la lèpre se présente aujourd'hui d'une façon endémique sur le littoral et dans les îles des mers Méditerranée, Noire et Caspienne, en Norvège, en Livonie, sur les côtes de l'Afrique et dans les îles avoisinantes; dans quelques pays de l'intérieur, en Asie Mineure, en Syrie, en Palestine (sur le Liban); sur le littoral et dans les îles de la mer des Indes et de la mer de Chine, dans les îles de l'Archipel australien, dans quelques États de l'Amérique du Nord, dans l'Amérique centrale et l'Amérique méridionale, et surtout en Islande. On trouve aussi sporadiquement, et sous une forme spéciale (forme maculeuse), la lèpre dans la partie sud-est du continent européen, dans la Moldavie, la Valachie, la Turquie, le sud de la Russie, et récemment Schwimmer en a signalé un cas en Hongrie. Partout où elle se montre, elle revêt le même caractère et présente la même signification fâcheuse. Aussi a-t-on abandonné les diverses dénominations géographiques autrefois en usage, telles que rosa esturiensis, mal de Crimée, ou les désignations spéciales à certaines régions, telles que Spedalskhed (Norvège), Morphæa (Italie), Malo mortuo, Ngerengere, Melaatscheid (Hollande) ; et l'on a adopté et gardé le nom d'éléphantiasis des Grecs, ou lèpre des Arabes, ou simplement lèpre (1).

La lèpre est une affection constitutionnelle, à marche chronique, qui détermine sur la peau (et les muqueuses) l'apparition de taches et changements de coloration jaunes, rouges ou brun foncé, des infiltrations superficielles, diffuses, tuberculeuses, aboutissant à la desquamation ou à l'ulcération, plus rarement des phlyctènes, ainsi que des hyperesthésies, des anesthésies, et toutes sortes de lésions viscérales. A part de rares exceptions, la lèpre conduit directement ou indirectement à la mort, par une cachexie propre.

Les divers symptômes que l'on a observés se montrent souvent tous à la fois chez le même individu ; mais, en règle générale, ils apparaissent dans un certain ordre, avec une certaine suite, ce qui a permis de diviser la lèpre en plusieurs types, — qui appartiennent cependant toujours au même processus. Ainsi d'après Robinson, Boeck et Danielssen, il y aurait deux types : la lèpre tubéreuse et la lèpre anesthésique ; d'après Armauer Hansen, deux autres : la L. tubéreuse et la L. maculeuse.

D'après mon observation personnelle, j'ai pensé qu'il fallait distinguer trois formes de lèpre: 1° la forme noueuse ou tuber-

(1) Nous n'admettons pas que l'on propose encore cette multiplicité de dénominations. Il est absolument impossible que les médecins, qui ne font pas profession de dermatologie, aient toujours présentes à l'esprit les acceptions vraies des mots lèpre des Grecs, lèpre des Arabes, éléphantiasis des Grecs, éléphantiasis des Arabes, correspondant à trois affections qui ont aujourd'hui leur nom particulier.

La seule dénomination qui doive aujourd'hui être tolérée pour désigner l'*éléphantiasis des Grecs* ou *lèpre des Arabes* est le terme de lèpre.

Le mot *éléphantiasis*, sans qualificatif, doit être exclusivement appliqué à la maladie désignée autrefois par le terme d'éléphantiasis des Arabes.

Pour tous les auteurs antérieurs à l'époque actuelle, aucun de ces termes n'a eu de signification assez exclusivement précise, pour qu'on doive jamais l'accepter qu'après avoir vérifié quelle est la signification exacte qui leur a été donnée par chaque auteur en particulier. (*Note des Traducteurs.*)

culeuse; 2° la forme tachetée ou maculeuse ; 3° la forme anesthésique (1).

La maladie, quel que soit le type qu'elle doive revêtir, est précédée de manifestations prodromiques qui ne diffèrent pas beaucoup de celles qui se rencontrent au début d'autres affections graves : abattement, anorexie, insomnie, dégoût, symptômes fébriles modérés, diarrhée, chez certaines personnes, bulles de pemphigus, en petit nombre, apparaissant une chaque jour, ou seulement quelques-unes en plusieurs jours.

Les phénomènes prodromiques, qui ne manquent complètement que dans des cas rares, peuvent durer des semaines, des mois et même plusieurs années, après quoi débutent les vrais symptômes de la lèpre. Toutefois on ne peut pas, d'après les prodromes, préjuger le type que va revêtir l'affection, si elle prendra la forme tuberculeuse, maculeuse ou anesthésique.

1° La lèpre tuberculeuse (*lepra tuberosa*) débute par la formation de taches arrondies ou irrégulières, de l'étendue de l'ongle, d'une pièce de 5 francs en argent ou de la paume de la main, d'abord rouges, pâlissant sous la pression du doigt, puis brun grisâtre, couleur sépia ou bronze. La peau y est lisse, luisante, comme recouverte d'une couche huileuse, ou bronzée et épaissie (infiltrée), plane ou un peu proéminente et douloureuse à la pression. Ces taches sont répandues d'une façon irrégulière sur le tronc, les membres, le visage, les mains et les pieds, la paume des mains et la plante des pieds.

(1) La variété dans l'uniformité est si extrême dans la lèpre, que les types conventionnels ne sauraient être suffisants ; d'autre part, dans la longue et lente évolution de la maladie, le type est si souvent déformé, que la description classique n'en peut pas suivre toutes les dégradations. Il faut aussi annoncer, dès à présent, que les trois formes qui viennent d'être proposées ne sont basées que sur des *prédominances*, et qu'elles ne s'excluent en aucune manière l'une l'autre ; il faut déclarer que leurs dénominations mêmes sont toutes relatives.

Pour l'une d'elles, bien plus, la lèpre dite anesthésique, la dénomination est défectueuse, puisque, d'une part, l'anesthésie appartient à toutes les formes de lèpre, et que, d'autre part, l'anesthésie elle-même n'est que le phénomène ultime de la maladie dans la variété dite anesthésique. Le terme de lèpre dysesthésique serait préférable. (*Note des Traducteurs.*)

Pendant des semaines et des mois, on n'observe que ces taches et ces infiltrations superficielles ; elles peuvent changer plusieurs fois de forme et d'étendue, devenir confluentes en certains points ou s'effacer en d'autres, ou, par la disparition de leur centre et l'extension de leurs bords, prendre une forme annulaire.

Après des mois, parfois même après deux à trois ans seulement, il se montre en divers points du corps des nodosités. Celles-ci ont la grosseur d'un grain de plomb, d'un pois, d'une fève, ou même d'une noisette; ells sont planes ou hémisphériques, rouge brun sale, luisantes, leur consistance est rénitente ou molle, recouvertes d'un épiderme brillant, parfois en desquamation modérée, disséminées ou très confluentes par places, et forment alors des plaques irrégulières, inégalement bosselées, plus rarement des cercles réguliers.

Leur siège de prédilection est la face. Là, elles forment au-dessus des sourcils et parallèlement à ceux-ci, des bourrelets disposés en séries très rapprochées les unes des autres, bosselées, recouvrant les yeux; au nez ainsi qu'aux joues et au menton, elles se réunissent en amas épais, irréguliers, rappelant le lupus turgescent ou l'acné rosée. Les lèvres présentent un épaississement diffus, ou sont infiltrées de tubercules, elles sont bouffies, déjetées en dehors ; la lèvre inférieure est pendante, ce qui donne au visage une expression farouche, ou, au contraire, stupide. Les agglomérats de tubercules lépreux qui occupent le front sont parcourus par des sillons profonds, et resserrés vers la glabelle (1), ils donnent au regard une expression de morosité ou de stupeur. Les paupières sont souvent abaissées ou renversées par les tubercules ; les lobules des oreilles pendent sous forme de tumeurs épaisses, informes, d'aspect gélatineux, transparent.

Au tronc et aux extrémités, les nodosités présentent des dispositions diverses ; en beaucoup de points, on les sent sous forme de tumeurs allant jusqu'au tissu cellulaire sous-cutané. A la paume des mains et à la plante des pieds, nous avons

(1) Glabelle, de *glabella*, espace glabre intersourcillier. (*N. des Tr.*)

trouvé une fois de nombreux petits tubercules, qui ressemblaient à s'y méprendre à ceux de la syphilis ou du lupus. Les mains et les pieds sont épaissis par des infiltrations planes et tuberculeuses, et par l'œdème qui les accompagne, et deviennent si douloureux, que la marche et le travail manuel sont rendus très difficiles.

Sur la conjonctive palpébrale et sur la cornée il se forme de petites papules athéromateuses, des rétractions, — pannus charnu ou lépreux —, et la cornée s'ulcère consécutivement à l'ectropion ou à la lagophthalmie.

L'évolution de chaque tubercule est essentiellement lente, bien que leur développement puisse se faire d'une façon assez rapide; c'est après plusieurs mois seulement qu'ils subissent des métamorphoses régressives. Beaucoup sont résorbés en totalité et laissent à leur place des dépressions atrophiques présentant une pigmentation foncée ; d'autres disparaissent seulement dans leur partie centrale, et s'étendant à la périphérie, prennent la forme annulaire; d'autres, enfin, se désagrègent, probablement à la suite de causes mécaniques, coups, compression, surtout aux coudes, aux genoux, aux pieds, et donnent lieu aux ulcères lépreux. Ceux-ci sont superficiels, indolents, sécrètent une matière mal liée, se cicatrisent et se reproduisent à plusieurs reprises. Rarement ils pénètrent profondément, en connexion avec des nécroses en masses. Dans ces cas, notamment aux membres inférieurs, il se produit souvent des complications inflammatoires, de la lymphangite, de l'érysipèle, la suppuration et l'ouverture des articulations, surtout des articulations tibiotarsiennes et médiotarsiennes, ainsi que de celles des phalanges, des doigts et des orteils ; dans ces circonstances, quelques parties osseuses se détachent, des membres entiers tombent, et il se produit des mutilations de différente nature, — *lèpre mutilante.*

La membrane de Schneider, mais surtout les muqueuses de la bouche, du pharynx, de l'épiglotte et du larynx, se recouvrent de nombreux tubercules; la langue s'épaissit et se crevasse, le goût pourtant est conservé ; l'épiglotte se rétracte, la voix s'éteint, et l'haleine prend une odeur fade particulière. Tôt ou tard on observe de l'anesthésie sur différents points du corps.

Les manifestations morbides que nous venons d'indiquer se développent dans quelques cas avec fièvre et d'une façon aiguë, et arrivent en peu de mois à un degré qui, dans d'autres circonstances, n'a été atteint qu'après nombre d'années. Pendant la durée et l'augmentation persistante de la fièvre et des éruptions, des lésions viscérales s'ajoutent aux premières manifestations : symptômes cérébraux, diarrhée, pneumonie, pleurésie, et les malades succombent. Le plus souvent, toutefois, l'ensemble des symptômes énoncés suit une marche chronique, entrecoupée par des exacerbations aiguës, et surtout par des poussées fébriles, coïncidant avec une régression rapide de la plupart des nodosités ou avec l'apparition de nodosités nouvelles, ou encore avec la régression des anciennes, de telle sorte que les phénomènes fébriles présentent le caractère de processus métastatiques.

L'état général est notablement altéré par ces complications; tandis que pendant la période apyrétique, le physique et le moral se maintiennent à l'état normal, à moins que des affections locales de la peau, notamment des lésions inflammatoires, ne viennent le troubler. Toutefois, après huit à dix ans en moyenne, la mort arrive par suite de marasme ou par le fait d'une complication viscérale. Très souvent c'est une éruption aiguë, fébrile, durant plusieurs semaines ou plusieurs mois, qui amène la terminaison fatale. Dans d'autres cas, il se produit des plaques d'anesthésie et des bulles de pemphigus (lèpre mixte); l'affection revêt alors le type de la lèpre anesthésique, et persiste ainsi jusqu'à la mort.

2° La lèpre maculeuse (*lepra maculosa*) est caractérisée par l'apparition, avec ou sans prodromes, de taches ayant l'aspect que nous avons déjà décrit, comme des colorations rouges ou présentant les différentes nuances du brun, luisantes, et s'accompagnant ou non d'infiltration; ou bien présentant une pigmentation foncée, punctiforme, rayée ou diffuse, mêlée à des points, à des taches, des raies blanches sans pigment; ce qui donne à la peau un aspect tacheté.

Plusieurs auteurs (E. Wilson) distinguent, parmi toutes ces

formes, une variété qu'ils désignent sous le nom de morphée (rouge, blanche, lardacée, atrophique, noire), dans laquelle existent des taches de diverses dimensions entourées d'un liséré rouge dont le centre est blanc, brillant et dur, comme lardacé, ou bien atrophique et pigmenté, enfin des formes du vitiligo qui se manifestent sous l'aspect de pigmentations sépia étendues.

La lèpre maculeuse se transforme souvent en tuberculeuse, et fréquemment aussi s'accompagne des symptômes de la lèpre anesthésique.

3° La lèpre anesthésique (*lepra anesthetica*) se reconnaît, comme son nom l'indique, à l'apparition de plaques d'anesthésie sur la peau. Celles-ci peuvent se montrer sur les points qui sont le siège de tubercules ou de taches ; ou bien on voit survenir d'abord, avec ou sans autres manifestations de la lèpre, des bulles de pemphigus, — pemphigus lépreux, — qui, après leur guérison, laissent des surfaces blanches, luisantes, anesthésiées, ou après la chute de l'épiderme, des ulcérations superficielles ou profondes. Dans d'autres cas, l'anesthésie se montre sur des points de la peau qui semblent tout à fait normaux, et c'est seulement en explorant la sensibilité à la piqûre d'une épingle, qu'on arrive à découvrir ces régions. L'anesthésie est souvent précédée, pendant plusieurs mois, de rougeur et d'hyperesthésie. Parfois l'épiderme se ride au-dessus des points anesthésiés, ce qui donne l'apparence de la peau sénile et contraste avec les parties saines voisines, où la peau est tendue ; en outre une zone hyperhémiée et hyperesthésiée sépare souvent les parties lépreuses des régions saines.

Les points anesthésiés ne correspondent ni par le siège, ni par l'étendue, à la région innervée par un nerf cutané ; ils sont disposés avec la plus grande irrégularité, et l'on trouve souvent au milieu d'une surface anesthésiée, une tache irrégulière où la sensibilité est conservée. Dans les premiers temps, l'anesthésie est mobile, disparaît en un point, pour se présenter en un autre, et ce n'est que là où elle est devenue stable que la peau s'atrophie, se ride et présente une pigmentation foncée. L'anesthésie est alors complète ; on peut enfoncer une épingle jusqu'à la tête à travers la peau et les muscles sans éveiller la moindre sensibilité (1); fréquemment les malades se brûlent sans s'en apercevoir.

Souvent on trouve certains nerfs sous-cutanés, par exemple le nerf cubital entre l'olécrâne et le condyle interne de l'humérus, ou bien tout le plexus cervical, le nerf brachial, tuméfiés et très douloureux à la pression.

La muqueuse de la cavité buccale et du pharynx ne subit pas, dans cette forme, de modifications bien tranchées; toutefois les malades se plaignent souvent de sécheresse de la bouche et de soif vive. Avec l'étendue et l'intensité du mal s'accroissent d'une part les hyperesthésies, de l'autre, les altérations qui les accompagnent et l'atrophie des tissus. Il survient des fourmillements aux extrémités, de l'hyperesthésie de tous les troncs nerveux; les malades ne peuvent pas rester assis ou couchés longtemps à la même place; on est forcé de les faire manger, car ils ne peuvent saisir aucun objet, ni marcher, ni se tenir debout sans ressentir les douleurs les plus vives, et parfois des contractures cloniques. Après un temps assez long, ces symptômes d'hyperesthésie s'amendent; ce n'est pas là toutefois un signe d'amélioration, mais un symptôme de l'anesthésie générale, qui s'étend à de plus grands départements nerveux. A l'anesthésie succède l'atrophie de la peau et des tissus sous-jacents, des muscles surtout, ce qui donne à la peau un aspect flétri, comme celle des vieillards. La physionomie offre une expression de décrépitude : expression d'inertie, de stupeur, par suite des rides qui font cesser tout jeu de la physionomie; la paralysie de l'orbiculaire des paupières entraîne la chute de la paupière inférieure, les larmes coulent sur les joues, il y a de la xérophthalmie; la lèvre inférieure devient pendante et laisse incessamment couler la salive. De plus, en raison de la différence d'action des divers groupes musculaires, dont les uns fonctionnent encore, tandis que les autres sont altérés ou paralysés, on observe diverses déformations à la face ou aux membres. Là, notam-

(1) ... et sans amener, même par la pression, l'issue de la plus petite gouttelette sanguine. (*Note des Traducteurs.*)

ment aux mains, les fléchisseurs l'emportent sur les extenseurs, les doigts sont maintenus en demi-flexion, au contraire la paume de la main fait une saillie convexe, tandis que la face dorsale est excavée et paraît creusée à la place des muscles interosseux atrophiés. En même temps les extrémités des doigts sont renflées en massue, les ongles amincis les recouvrent, et la main au niveau de l'articulation du poignet est fléchie en dedans. Les cheveux et les poils deviennent peu à peu secs, minces et tombent. Enfin il survient des ulcérations ; ou bien les tissus amincis sont détruits par une inflammation latente, et, par suite de la disparition progressive de la peau, les aponévroses, les tendons, les articulations elles-mêmes, sont mis à nu. Un doigt, une phalange, toute une main ou un pied peuvent alors tomber spontanément, — lèpre mutilante. — Çà et là, on observe aussi la gangrène momifiante ou la gangrène humide. On ne peut expliquer cette disparition des tissus que par des altérations des nerfs trophiques, — bien que l'existence de ceux-ci n'ait pas encore été démontrée anatomiquement ; on trouve en effet les mêmes altérations trophiques dans des points où il ne peut pas être question de tension, de compression, comme au-dessus des articulations ; perforations de la cloison du nez, iridocyclite, décoloration de l'iris par exemple.

Quant aux fonctions génésiques, quelques auteurs ont pensé qu'elles étaient, chez les lépreux, considérablement accrues (satyriasis) ; il n'en est rien ; elles ne sont toutefois pas toujours suspendues, alors même que le tégument des parties génitales est déjà anesthésié.

En même temps que progressent les phénomènes de paralysie dans la sphère des nerfs sensitifs, et l'atrophie des tissus, on observe une diminution dans la production de chaleur animale, une parésie de l'activité cardiaque, avec ralentissement du pouls, et une dépression des facultés intellectuelles. Les malades, dans un état de stupeur profonde, sont assis ou couchés pendant des jours entiers sans s'occuper de ce qui se passe autour d'eux ; on est obligé de les faire manger, de les coucher, de les porter. Peu à peu les autres fonctions, les sécrétions et les excrétions, s'altèrent à leur tour. La mort survient dans le marasme, après un accès de tétanos, ou à la suite d'une complication, telle que diarrhée, pneumonie, pleurésie, pyémie, etc.

La lèpre anesthésique et mutilante est la forme qui tend à terminer la maladie, dans les cas même où elle aurait revêtu, au début, la forme tubéreuse ou maculeuse (A. Hansen), pourvu que les malades arrivent à vivre jusque-là. Tandis, en effet, que la forme tuberculeuse peut se terminer par la mort au bout de huit à dix ans, sous l'influence d'une exacerbation aiguë, la forme anesthésique n'aboutit à une terminaison fatale qu'après dix-huit à dix-neuf ans en moyenne.

Parmi les complications intéressantes que l'on observe sur la peau, et qui peuvent altérer le tableau symptomatique de la lèpre, il faut citer : le favus, l'eczéma généralisé, la syphilis, le molluscum fibreux, l'éléphantiasis des Arabes, mais surtout la gale, dans la forme du moins que nous étudierons sous le nom de gale norvégienne ou de Boeck. Dans cette variété, en effet, en raison de la présence des acares pendant de longues années, souvent quarante à cinquante ans, on observe des dépôts calleux, épais de 1 à 2 millimètres; les acares n'habitent plus des sillons couverts, mais comme dans la gale des troupeaux, se logent, en raison de leur grand nombre, dans des cavités creusées irrégulièrement, et on trouve en quantité énorme leurs œufs, leurs larves et leurs débris dans des callosités épidermiques, sèches et sordides (1).

Le pronostic de la lèpre, dans toutes ses formes, est toujours très grave, car dans tous les cas, et quelle que soit la variété que la maladie ait revêtue au début, elle amène la mort après un délai de quelques années, soit par suite de marasme de nature trophique ou nerveuse, soit par quelque complication intercurrente. Il n'en est pas de même toutefois de ces formes qui sont comme un reste de l'ancienne lèpre épidémique, et que l'on observe sous l'aspect de morphée circonscrite dans des pays actuellement exempts de la lèpre. Ces formes toutes locales peuvent guérir spontanément, et alors même qu'elles persistent, elles n'arrivent jamais à infecter l'organisme tout entier (2).

(1) Voir plus loin les notes du chapitre de la gale. (*N. d. T.*)

(2) Ce dernier point est contestable, et n'est pas conforme à notre obser-

Quant au diagnostic de cette affection à formes si variées, il ne présente, même pour le médecin peu expérimenté, de difficultés sérieuses que lorsque la lésion n'est pas encore étendue ; un cas type de lèpre tuberculeuse a un aspect si caractéristique, qu'il ne laisse aucun doute pour le diagnostic (1). Au début des formes maculeuse et tuberculeuse, on peut confondre la lèpre avec la syphilis, en raison de l'analogie des affections de la peau communes aux deux maladies : notamment quand une nodosité lépreuse existe par hasard sur le prépuce, laquelle peut en imposer pour une sclérose chancreuse. Mais une fois que les taches brunes se sont étendues jusqu'à avoir la dimension de la paume de la main ou même davantage, ce qui n'a jamais lieu dans la syphilis ; et surtout quand on constate, au bout de peu de semaines, l'inefficacité complète du traitement antisyphilitique, le diagnostic ne laisse plus de doute.

La lèpre tuberculeuse qui se présente à la face sous forme de nodosités peut être prise pour de l'acné rosée, comme celle qui a son siège dans la même région et sur d'autres parties du corps peut être confondue avec le lupus et le sarcome pigmentaire.

La forme maculeuse doit être différenciée des anomalies pigmentaires d'autre nature, surtout du vitiligo. La forme anesthésique de la lèpre est la plus facile à diagnostiquer.

En général, pour le diagnostic de la lèpre, il faudra prendre en grande considération le lieu de résidence antérieure du malade ; s'il est originaire d'un pays où la lèpre est endémique,

vation assez étendue sur la lèpre ; les cas de ce genre que nous avons vus, ou qui nous ont été montrés, appartenaient à la sclérodermie, non à la lèpre. Nous ne connaissons pas la lèpre partielle ou locale. (*Note des Traducteurs.*)

(1) Encore faut-il que ce médecin en ait vu un premier cas, ou qu'il en ait examiné quelque représentation exacte ; ici, comme dans un grand nombre d'affections cutanées, il faut *avoir vu* de ses yeux, et c'est en cela que notre musée de l'hôpital Saint-Louis présente un si merveilleux champ d'études. En fait, dans les pays où la lèpre ne s'observe qu'à titre accidentel, si vous présentez à une réunion de médecins, d'ailleurs très instruits, un malade atteint d'érythème, de macules, de bulles, et même de paralysies et de mutilations lépreuses, c'est la minorité seulement qui sera en mesure de se prononcer sûrement. (*Note des Traducteurs.*)

ou s'il y a longtemps habité, son affection sera probablement la lèpre, si toutefois elle en présente les symptômes ; au contraire, on acceptera à peine la possibilité de la lèpre chez des personnes qui n'ont jamais séjourné dans ces contrées (1).

L'étude de la nature et de l'étiologie d'une affection qui anéantit d'une façon si fâcheuse et si irrémédiable l'existence matérielle et intellectuelle des individus qui en sont atteints, présente un véritable intérêt. L'anatomie pathologique de la lésion peut nous fournir quelques données sur le processus essentiel de la maladie ; et nous les trouvons dans les travaux de Danielssen et Boeck, de G. Simon et Virchow, et après eux dans les recherches d'observateurs plus récents, Köbner, Bergmann, Neumann, Hansen, Thoma, Dehio, Monastirski, Kozlowski, Saruf, etc. (2).

Avec Virchow, tous les observateurs reconnaissent dans les tubercules de la lèpre un tissu de granulation, très semblable à celui du lupus, mais avec cette différence qu'il n'est pas, comme dans le lupus, réuni en foyers séparés et que les éléments qui le constituent ont une durée beaucoup plus longue ; on peut donc dire que parmi les formations granuleuses assez analogues de la syphilis, du lupus et de la lèpre, ce sont celles de la lèpre qui ont la marche la plus lente, bien qu'elles aboutissent également, comme celles des deux autres affections, à la régression et à la résorption, ou bien à la désagrégation. Ici aussi le tissu nouveau se développe dans le derme lui-même, tantôt plus superficiellement, tantôt plus profondément,

(1) Pour être exposé complètement, le diagnostic différentiel de la lèpre réclamerait des développements plus étendus que ceux que comporte un ouvrage élémentaire ; les difficultés en sont souvent plus grandes et surtout autres que cela ne semble résulter de la lecture du texte courant. La sclérodermie, par exemple, qui n'y est pas rappelée, est, nous l'avons déjà dit, encore aujourd'hui confondue dans quelques variétés localisées avec une lèpre supposée locale ; on la peut aussi confondre avec la lèpre dans certaines variétés déformantes et mutilantes que quelques auteurs veulent encore rattacher systématiquement à la lèpre. (*Note des Traducteurs.*)

(2) ..... Hillairet, Ranvier, Grancher, etc., pour les auteurs français omis (voyez surtout Paul Lamblin, élève d'Hillairet, *Étude sur la lèpre tuberculeuse*. Paris, 1871). (*Note des Traducteurs.*)

autour de quelques vaisseaux et de leurs parois, surtout dans le voisinage des glandes et des follicules très vasculaires, et s'étend le long des vaisseaux jusque dans le réseau muqueux et entre les pannicules adipeux, vers la superficie et dans la profon-

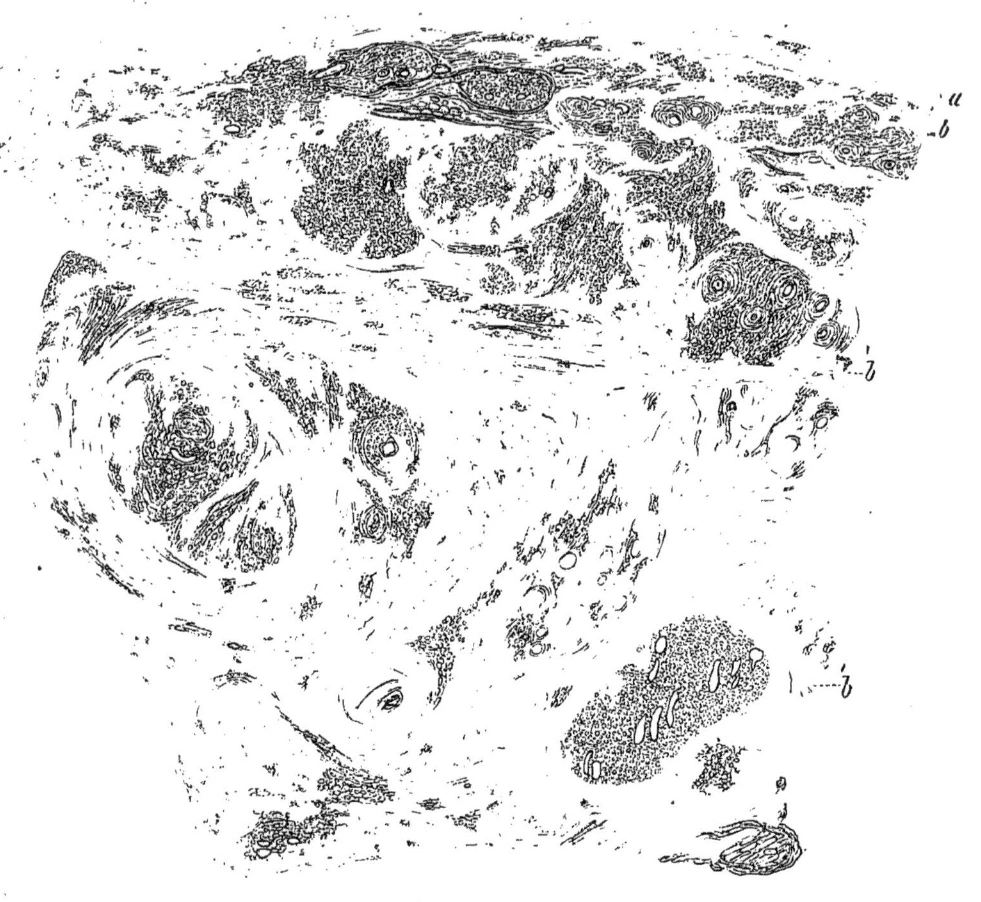

Fig. 39.

Coupe d'une nodosité lépreuse du bras (faible grossissement).

a épiderme fortement pigmenté. — *b* papilles et chorion avec infiltration cellulaire régulière à laquelle des traînées en forme d'arc de tissu conjonctif *b'* donnent un aspect alvéolaire.

deur; il se fait ainsi une infiltration cellulaire diffuse de toute la peau. Cependant on voit (fig. 39) que des bandes de tissu conjonctif divisent cette infiltration en foyers plus ou moins étendus (correspondant sans doute à des centres vasculaires).

Ces traînées interstitielles de tissu connectif sont normales par places, ailleurs parsemées, comme dans l'inflammation, de dé-

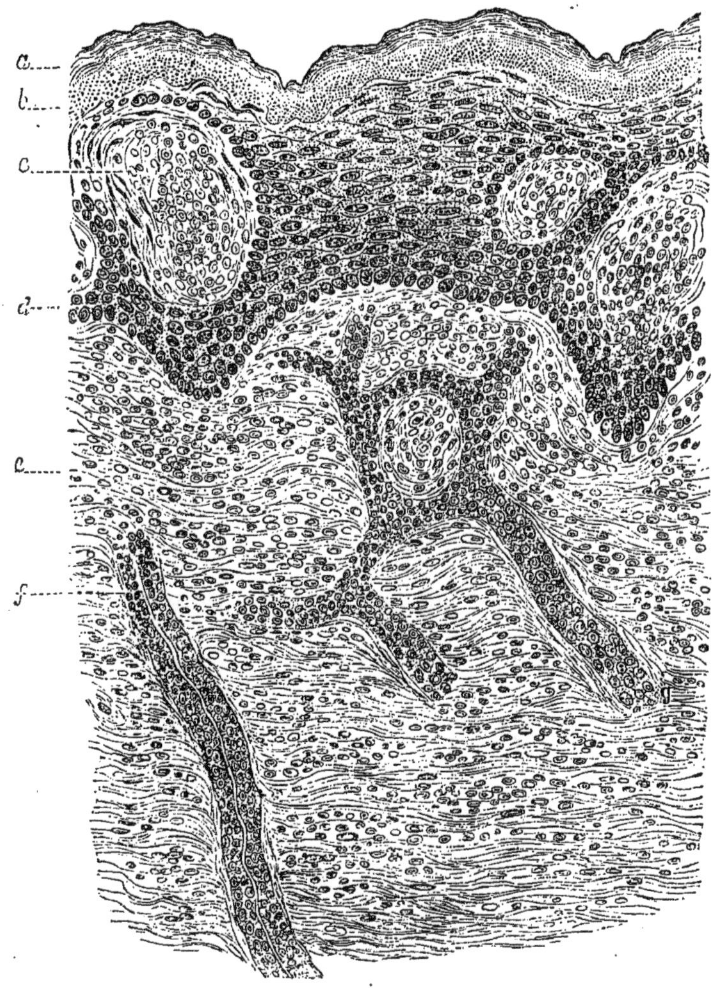

Fig. 40.

Coupe d'une nodosité lépreuse (fort grossissement).

a couche cornée. — *b* couche épidermique des cellules à noyaux. — *d* couche muqueuse proliférée. — *c* papille (coupée obliquement) et chorion *e* avec infiltration cellulaire uniforme. — *g* vaisseau sanguin avec prolifération des cellules de ses parois. — *f* vaisseau lymphatique (canal excréteur d'une glande sudoripare ?) avec prolifération endothéliale.

pôts cellulaires. On a décrit à plusieurs reprises la végétation et l'infiltration des parois vasculaires et la prolifération de l'endothélium (fig. 40), ainsi que la végétation en forme de prolongements et de réseau des cônes de la couche muqueuse et des cellules de revêtement des glandes. Ces dernières manifestations, ainsi que la destruction ultérieure des glandes, des follicules, les hémorrhagies accidentelles, les métamorphoses régressives des éléments de la nodosité lépreuse (dégénérescence graisseuse, tuméfaction des cellules de l'infiltrat, formation de cellules géantes), ne diffèrent en rien de ce que nous avons décrit au long pour le lupus ; nous ne ferons donc que les mentionner ici. En même temps que la pauvreté vasculaire du tubercule lépreux comparée à celle du tubercule lupeux fait comprendre la lenteur de son développement et son impuissance à arriver à un degré supérieur d'organisation, l'oblitération de ses rares vaisseaux par prolifération endothéliale en explique la métamorphose régressive et l'atrophie finales.

Une découverte très intéressante est celle qui a été faite par Virchow et après lui par d'autres auteurs, d'une lésion nerveuse dans la lèpre; il y aurait une véritable lèpre des nerfs. On trouve, en effet, un processus inflammatoire chronique qui s'étend en petits foyers microscopiques sur le tissu conjonctif de la gaîne externe des nerfs, puis sur le névrilème et plus tard sur les cloisons qui séparent les divers faisceaux nerveux, et qui est en rapport avec une infiltration cellulaire correspondant à ces foyers inflammatoires. Celle-ci peut se résorber par places, ou bien, dans son cours ultérieur et après une longue durée, elle amène la dégénérescence graisseuse ou l'atrophie complète des fibres nerveuses primitives.

Ces lésions ne sont pas spéciales à la lèpre, mais elles expliquent l'apparition de l'hyperesthésie et de l'anesthésie, et montrent que ces troubles de la sensibilité, au début du moins, sont variables et fugaces, tant que les produits inflammatoires formés dans les troncs nerveux peuvent être résorbés. Elles démontrent aussi la persistance de l'anesthésie une fois que les fibres nerveuses primitives ont subi des métamorphoses irréparables ; enfin, elles permettent d'expliquer la disposition irrégulière des plaques d'anesthésie ; les dépôts inflammatoires peuvent, en effet, détruire les fonctions de quelques fibres primitives seulement, alors que d'autres appartenant au même territoire nerveux ont gardé leur intégrité.

Quant aux autres lésions anatomiques, surtout à celles des organes internes, du poumon, de l'intestin, des testicules, des diverses glandes, du foie, de la rate, des reins, il semble, bien qu'on en ait douté et qu'il faille admettre des complications accidentelles, telles que la tuberculose, il semble, dis-je, d'après les travaux récents de A. Hansen et Monastirski, qu'il faille les rapporter à des altérations analogues (foyers d'infiltration cellulaire dans la trame conjonctive, avec atrophie consécutive du tissu parenchymateux) (1).

Divers auteurs, des sociétés savantes, des commissions nommées à cet effet, ont cherché à découvrir les causes éloignées ou prochaines de la lèpre : — jusqu'ici toutes ces recherches ont été infructueuses.

Nous savons que la lèpre est une maladie endémique, et je vous ai esquissé déjà la situation géographique des lieux où elle se présente et se développe. De ce que la lèpre reste confinée dans des contrées assez restreintes, on a voulu en conclure que sa cause résidait dans des conditions climato-telluriques, dans la constitution physique des terrains, ou dans un agent résultant de ces conditions et analogue à la malaria. Mais cette idée s'accorde difficilement avec le fait expérimental

(1) Voyez S. Tschiriew, de Saint-Pétersbourg, *Lésions de la moelle épinière et de la peau dans un cas de lèpre anesthésique* (Travail du laboratoire d'histologie du Collège de France), in *Archives de Physiologie*, IIe série, t. VI, p. 614, 1879.

Charcot, rappelant ce travail dans une de ses dernières leçons de la Salpêtrière, ajoute que les lésions médullaires constatées, alors même qu'elles seraient positivement établies, ne rendraient que très imparfaitement compte des phénomènes complexes que l'on observe.

L'observation du malade présenté par Charcot, intéressante à beaucoup de titres, l'est surtout au point de vue du retour passager de la sensibilité sous l'influence des agents æsthésiogènes (aimants, électricité, statique) et de certains faits d'électrologie. On la trouvera, publiée par Gilbert Ballet, interne de Charcot, dans le *Progrès médical*, 25 décembre 1880, p. 1049.

Comparez, en outre, sur l'anatomie pathologique de la lèpre, la description et les planches du mémoire de Paul Lamblin, *loc. cit.* (*Note des Traducteurs.*)

que la lèpre se montre dans des contrées essentiellement différentes au point de vue climato-tellurique, par exemple, en Islande et à Bergen, en Égypte et au Cap, dans les régions du nord où les nuits sont longues et glaciales, et sous le ciel toujours bleu et les rayons brûlants du soleil des tropiques, sur les hauteurs du Liban, loin de la mer, et dans les marais de la Crimée (1).

L'hypothèse suivant laquelle la cause de la lèpre résiderait dans de mauvaises conditions alimentaires, dans la nourriture exclusive par le poisson, les graisses, les viandes salées et conservées, n'est pas mieux fondée, car dans les contrées où la lèpre est endémique, à Rio-de-Janeiro par exemple, on la trouve chez des personnes qui vivent au milieu du luxe de la grande ville et appartiennent aux meilleures classes de la société (2).

Récemment on a, de nouveau, mis en avant la contagion

(1) Existe-t-il des cas de *lèpre nostras*, c'est-à-dire la lèpre peut-elle se développer spontanément, à Paris par exemple? Nous ne le pensons pas, et l'observation de notre savant ami Émile Vidal ne nous a pas convaincus, surtout dépourvue du contrôle de l'examen histologique (voyez *Lèpre nostras tuberculeuse, tachetée et anesthésique*, in *Bulletins et Mémoires de la Société médicale des hôpitaux de Paris*, année 1875, 2e série, t. XII, p. 153; voyez aussi Brousse, *Sur un cas de lèpre tuberculeuse sporadique*, in *Gazette hebdomadaire des sciences médicales de Montpellier*, année 1869, n° 1, p. 9).

Nous ne sommes pas ébranlés davantage dans notre conviction par l'observation si curieuse de ce malade que l'un de nous a montré cette année même dans ses cliniques à l'hôpital Saint-Louis, et qui présentait le plus incontestable cas de lèpre typique que l'on pût rencontrer.

Or, ce malade était un maçon, habitant Boulogne-sur-Seine depuis vingt ans; *mais* il était originaire d'Italie (des environs de Plaisance). Nous n'avons pu cependant, bien que de savants confrères italiens aient été interrogés sur ce point, arriver à aucun résultat précis sur l'origine possible de la maladie.

Nous considérons ces faits comme soustraits à l'interprétation étiologique, par la longue durée de l'incubation de la maladie et par l'éloignement des circonstances dans lesquelles elle a pu se produire; nous considérons surtout que, dans l'état incomplet de nos connaissances sur ce point, le jugement doit être suspendu. (*Note des Traducteurs.*)

(2) Les conditions locales ou individuelles ne sont assurément pas suffisantes pour créer la lèpre, mais il ne saurait être contesté qu'elles sont plus ou moins favorables à son développement, et qu'il doit, par conséquent, en être tenu compte à titre relatif. (*N. des Tr.*)

(Landré) (1), comme au temps de son apparition, où les syphilitiques, capables eux-mêmes de transmettre leur mal, se refusaient à cohabiter avec les lépreux. Sans doute, on observe dans ce sens des cas remarquables. Ainsi nous avons vu un homme, né à Turin, et qui avait passé quelques années en Égypte, y contracter la lèpre tubéreuse ; sa femme, qui n'y vint que quelques années plus tard, fut atteinte également de lèpre maculeuse et anesthésique (2).

Comme dans un grand nombre de maladies infectieuses ou regardées comme telles, on a découvert récemment dans la lèpre des bactéries et des micrococcus (Carter, Hansen, Klebs, Eklund, Neisser) ; toutefois leur relation avec la maladie qui nous occupe reste encore à démontrer (3).

L'opinion qui obtint le plus d'adhérents, est celle qui consi-

(1) Lisez Drognat-Landré ; voici, après le nom exact, l'indication bibliographique : *De la contagion, seule cause de propagation de la lèpre*. Paris, 1869.

(2) La contagion de la lèpre, autrefois admise comme une vérité d'évidence, puis niée systématiquement, est redevenue aujourd'hui une question à l'étude de laquelle on ne saurait se soustraire. Quel est, a dit l'un de nous, dans une étude critique sur ce sujet (*Gazette hebdomadaire*, 1880), le medecin qui oserait aujourd'hui s'inoculer la lèpre ? Et comment comprendre l'importation de la lèpre d'une nation dans une autre au cours des siècles, si ce n'est par contagion ? Voyez sur ce point, pour les faits modernes, l'ouvrage publié à Paris, en 1879, sous le titre suivant : *La lèpre est contagieuse*, par un missionnaire attaché aux léproseries.

Les *conditions* de la transmission qui ne sont pas connues, la longue incubation de la maladie, la durée indéterminée de sa période latente, sont vraisemblablement au nombre des causes de l'obscurité qui règne sur ce point.

Aussi longtemps que cette question ne sera pas scientifiquement résolue par la négative, nous pensons que des mesures de préservation générale ou individuelle sont légitimes, et que c'est par elles seules que la lèpre peut être extirpée ou localisée. (*Note des Traducteurs.*)

(3) Les recherches de Armaüer Hansen présentent le plus grand intérêt, et il est nécessaire de les poursuivre avec activité, car elles ont vraisemblablement ouvert la voie véritable.

L'un de nous a examiné, à plusieurs reprises, le sang du lépreux de Boulogne-sur-Seine, auquel il est fait allusion dans la note 1 de la page 311 ; les préparations exécutées par Balzer dans notre laboratoire, avec toutes les précautions requises pour ces recherches, ont montré constamment : 1° l'intégrité des globules rouges et des globules blancs ; 2° des granulations claires, à contour net, très nombreuses, mobiles (à mouvements rapides) ; 3° de petits bâtonnets en haltère, très nombreux, mobiles ; 4° des bâtonnets réguliers, réfringents, immobiles ; 5° des granulations claires, à contour

dérait la lèpre comme une maladie héréditaire. Cette opinion se généralisa, surtout à la suite des recherches généalogiques publiées par Danielssen et Boeck, montrant que, dans certaines familles, la maladie se transmettait de génération en génération, et que des rejetons transportés, dès leur plus tendre enfance, dans des pays exempts de la lèpre, en étaient atteints vers l'âge de vingt à trente ans.

D'autre part, dans les contrées avoisinant Bergen, où avaient porté les recherches de Danielssen et Boeck, on a dressé des tables généalogiques qui prouvent le contraire (Bidenkap, Hjort, etc.). L'hypothèse de l'hérédité ne s'accorde pas avec ce fait que beaucoup de personnes, et j'en connais plusieurs, dont les ascendants n'avaient jamais habité de contrées à lèpre, nées elles-mêmes dans des pays exempts de cette maladie, dans le centre de l'Europe, par exemple, sont allées résider dans des localités où l'affection est endémique, et en ont été atteintes après un séjour de deux ou plusieurs années (1).

très marqué, immobiles. Tous ces éléments se retrouvaient, et en plus grand nombre, dans le produit du raclage des tubercules lépreux.

En ce moment même, Hillairet et son élève distingué, Gaucher, poursuivent des études sur la culture de la bactérie lépreuse, et sur l'inoculation de la maladie au porc, animal qui, selon plusieurs observateurs, pourrait servir de terrain d'expérimentation, s'il est vrai qu'il peut réellement contracter la lèpre? (*Note des Traducteurs.*)

(1) L'hérédité de la lèpre, effectivement contestable (et que personnellement nous ne croyons pas réelle, ou au moins que nous ne trouvons pas démontrée), n'est, en aucune manière, incompatible avec son développement acquis. La maladie pourrait être héréditaire (ou mieux transmissible par les parents *immédiats*), comme la syphilis, et être comme elle acquise par contage.

La rapidité des communications, due à la navigation à vapeur, ramène maintenant parmi nous, en assez grand nombre, des sujets qui ont contracté la lèpre aux pays où elle règne, et il ne se passe pas d'année qu'il n'en soit vu plusieurs exemples dans notre hôpital Saint-Louis.

A notre sens, l'argument véritable qu'il faudrait produire pour la démonstration de l'hérédité serait l'observation d'un cas de lèpre développé chez un enfant né à Paris, par exemple, d'une mère lépreuse, immédiatement séparé d'elle, et définitivement. Si cet enfant, restant à Paris, et à l'abri de tout contact lépreux, devient plus tard lépreux, l'hérédité de la maladie sera démontrée. Un semblable fait a-t-il été produit? Non. Il faut donc suspendre le jugement. Que l'hérédité lépreuse soit une condition prédisposante, nous l'admettons volontiers, mais rien de plus. (*Note des Traducteurs.*)

Rien de définitif n'est donc connu sur les causes de la lèpre, et les hypothèses sont encore permises. Pour ma part, je crois que la cause prochaine de la lèpre réside dans des conditions physiques et géographiques. On comprend ainsi que la maladie atteigne des personnes qui immigrent dans les pays où elle est endémique, et que d'autres, issues de familles lépreuses, la voient s'éteindre, quand elles vont habiter des contrées où la lèpre est inconnue. Je crois toutefois que des parents lépreux peuvent transmettre une prédisposition héréditaire à leurs enfants et à leurs descendants, comme on l'observe pour d'autres dyscrasies, le carcinome et la tuberculose, par exemple (1).

Quant au traitement de cette terrible affection, nous sommes tout à fait impuissants.

Tout ce que l'on a dit sur les remèdes spécifiques, végétaux ou minéraux, ou sur les remèdes secrets vantés notamment dans les pays à lèpre et sous les tropiques, tels que : l'Assacu Madar, l'Hydrocotyle asiatique, la hura du Brésil, l'huile de Gurjun (du Balsamum Dipterocarpi), l'huile de Chaulmoogra (du Gynocardia odorata) et autres, est tout à fait erroné (2). Il n'y a rien de positif, si ce n'est quelques règles générales à l'usage des sujets menacés ou atteints de la lèpre ; recommander, autant que possible, la résidence dans des pays exempts de lèpre ;

(1) Ces cas ne sont pas comparables, les uns avec les autres, pas plus qu'ils ne le seraient avec la syphilis. Le carcinome et la tuberculose peuvent se développer spontanément (au moins nous le supposons); la lèpre, comme la syphilis, réclame *certainement* des conditions *extérieures* à l'individu. De plus, nous considérons qu'il y a quelque exagération à dire que les tuberculeux ou les cancéreux ne transmettent à leurs enfants que la prédisposition au cancer ou à la tuberculose ; ce n'est pas la prédisposition à la maladie seulement, pas plus que la prédisposition à la ressemblance physique ou morale, mais bien la maladie ou la ressemblance qui sont transmises substantiellement, selon un mode dont nous ne connaissons assurément pas la matérialité, si l'on peut ainsi dire, mais que le terme de prédisposition ne représente pas d'une manière assez positive.

Ni pour la maladie, ni pour la ressemblance, la transmission n'est fatale; elle l'est moins pour la première que pour la seconde, mais pour celle-là même elle l'est souvent assez pour que rien ne puisse empêcher sa réalisation à son jour et à son heure. (*Note des Traducteurs.*)

(2) Voyez, comme complément, R. Larès-Baralt, *du Hoang-nan, et de son emploi contre la lèpre*. Thèse de Paris, 1880. (*Note des Traducteurs.*)

soutenir la nutrition générale; séjour dans un pays de montagnes; nourriture fortifiante; bains, douches, cures thermales; enfin diriger le traitement des lésions locales, tubercules, ulcérations, manifestations inflammatoires, suivant les règles ordinaires de la chirurgie; combattre les hyperesthésies par les parégoriques, et les anesthésies par l'électricité (1).

Dans les cas peu avancés, surtout dans la lèpre tuberculeuse chez les jeunes sujets, le séjour dans des contrées exemptes de lèpre peut ralentir le processus pendant plusieurs années, et même produire une guérison apparente ; il peut même, dans les cas avancés de la forme anesthésique ou tuberculeuse, sinon arrêter la marche fatale de la maladie, du moins la ralentir d'une façon notable.

Quant aux formes circonscrites ou localisées de morphée, elles guérissent spontanément, ou bien elles ont une marche lente et n'infectent jamais l'organisme (2). Nous nous occuperons donc d'autant moins de leur traitement, que nous ne connaissons aucun médicament qui ait sur elles une influence directe.

QUARANTE-DEUXIÈME LEÇON

Carcinome. — Notions générales; ses diverses formes. — Épithéliome, cancer fibroïde, cancer mélanique. — Sarcome.

CARCINOME

Les mots carcinome, cancer, ne désignent plus de nos jours

(1) Cela n'est que trop vrai; aucun médicament curatif. L'acide phénique à haute dose, que nous avons employé en dernier lieu, n'a eu aucun résultat particulièrement favorable. Le bromure de potassium à dose suffisante nous a toujours paru le meilleur sédatif des troubles nerveux. Cependant, malgré l'absence de moyens curatifs proprement dits, le rôle du médecin n'en est pas moins considérable et bienfaisant, au cours de cette longue et lugubre scène pathologique. (*Note des Traducteurs.*)

(2) Nous avons déjà dit que la réalité de la nature lépreuse de ces altérations était à démontrer, et que la lèpre indéfiniment locale ou à guérison spontanée n'était pas pour nous de la lèpre, jusqu'à démonstration nouvelle. (*Note des Traducteurs.*)

une notion pathologique aussi limitée que le mot lupus; il peut donc être utile de nous orienter d'abord. Autrefois, on désignait sous le nom de cancer, une tumeur se présentant d'abord comme une nodosité dure (κακόηθες des Grecs, squirrhe des chirurg.), qui se transformait plus tard en une véritable nodosité cancéreuse (καρκίνωμα, cancer latent), formant ensuite une tumeur fongueuse (θύμιον), qui arrivait à l'ulcération (*cancer ouvert*) et déterminait par elle-même ou en se généralisant un état de marasme (cachexie cancéreuse) aboutissant à la mort. Avec le progrès de l'époque anatomique des études médicales, on chercha à donner à la description clinique du cancer une base anatomique positive. Quelques observateurs, comme Lebert, Hannover, crurent avoir trouvé dans la cellule cancéreuse, la caractéristique de ces tumeurs. Mais on vit bientôt que les « cellules cancéreuses », ne pouvaient pas être différenciées de certaines productions physiologiques équivoques, comme les épithéliums en prolifération. Rokitansky fit un pas en arrière, quand, après avoir établi le schème anatomique du cancer, il pensa que la malignité, c'est-à-dire le caractère clinique, était tout aussi important et tout aussi nécessaire pour caractériser une tumeur cancéreuse. Dans cette tumeur, il montra que ce qui constituait le cancer était une infiltration formée de noyaux et de cellules proliférant et se détruisant rapidement, la masse cancéreuse, contenue dans un stroma de tissu conjonctif, qu'on désigne sous le nom de trame cancéreuse. Suivant la constitution spéciale ou la prédominance de l'une ou de l'autre de ces deux parties constituantes, il distingua les cancers en cancer fibreux, colloïde, villeux, mélanique, épithélial, etc.

Rokitansky et Schuh avaient, de bonne heure, rangé l'épithéliome parmi les cancers, sans doute en raison du caractère malin que revêt parfois cliniquement cette variété de tumeur.

D'autres, au contraire, ayant observé que, le plus souvent, l'épithéliome prend les caractères d'une affection locale, du moins pendant un certain temps, n'ont pas voulu réunir cette production aux cancers, et l'ont appelé, pour l'en distinguer, pseudocancer ou cancroïde (Lebert) ou épithéliome (Hannover).

Dans ces derniers temps, on négligea de nouveau presque

complètement le caractère clinique, pour demander à la structure seule la signification d'une tumeur. Sous l'influence des travaux de Virchow on distingua, parmi les tumeurs malignes, que l'on considérait toutes comme des carcinomes, la grande classe des sarcomes ; on ne comprit plus alors sous le nom de carcinome que celles qui présentaient une structure alvéolaire et un contenu cellulaire épithélial. Le cancer épithélial, que l'on était autrefois tenté de rayer de la liste des cancers, devint, ainsi, le cancer par excellence.

Bientôt l'attention se concentra sur l'histogenèse de ces énormes productions épithéliales. Virchow et Förster ne voulaient considérer comme cancers que les tumeurs épithéliales dont les éléments pouvaient provenir d'une prolifération des corpuscules du tissu conjonctif, et étaient indépendants de l'épithélium préexistant du réseau muqueux et des glandes.

Thiersch, au contraire, fit dériver le cancer d'un épithélium préformé. Il étendit à la production des tissus pathologiques la théorie du développement de Remak et de His, d'après laquelle les tissus physiologiques dérivent tous des trois feuillets blastodermiques ; d'où cette conséquence que la production épithéliale pathologique ne peut provenir que de l'épithélium.

Bien que la plupart des pathologistes et des anatomistes se fussent rangés immédiatement à cet avis, du moins dans ses points importants, toutefois, à la suite du travail de Tiersch, on en revint à étudier à nouveau le véritable caractère du cancer. Pour Thiersch, ce qui prime la morphologie et l'histogenèse du carcinome, c'est la prolifération épithéliale, c'est-à-dire, l'infiltrat cellulaire. Le second facteur, suivant Rokitansky tout aussi important, le réseau qui englobe cet infiltrat, était tout à fait négligé. Anatomiquement parlant, pour Thiersch, le cancer ne différait pas de beaucoup de productions bénignes dues à une prolifération épithéliale, molluscum verruqueux (épithéliome molluscum, Virchow), et de beaucoup d'adénomes.

Bientôt Billroth admit que l'infiltration dans le tissu connectif, par conséquent l'existence d'un stroma cancéreux, était, conformément à l'avis de Rokitansky, un élément nécessaire pour caractériser le cancer. Billroth revint même en partie aux idées des anciens chirurgiens, qui faisaient venir le cancer du squirrhe et du cancer latent, et admit un cancer du tissu connectif tout à fait indépendant de l'épithélium. Ce fut également l'avis de O. Weber, Klebs, Rindfleisch, lequel admit même toute une série de tumeurs cancéreuses. En ce qui concerne l'histologie du cancer, on en revint donc très vite aux opinions formulées à la première époque de Rokitansky, et on admit une série de combinaisons que, dans la terminologie moderne, on désigne sous les noms de sarco-carcinome, fibro-sarco-carcinome, adéno-carcinome, etc. Par conséquent on n'admet plus le caractère purement épithélioïde de la masse cancéreuse, bien que s'il manquait complètement dans une production pathologique, on ne fût désormais plus autorisé à la considérer comme un cancer.

Sur un second point on revint aux idées de Rokitansky, en soutenant que la structure histologique seule ne saurait suffire à caractériser le cancer. Thiersch déjà, malgré son exclusivisme histologique, dut avouer que le mot cancer répondait moins à une idée anatomique qu'à une idée clinique. C'était donner, avec Rokitansky, le rôle principal à la malignité de la tumeur (1).

(1) Comparez E. LANCEREAUX, *Traité d'anatomie pathologique*. Paris, 1879; Alfred HEURTAUX, art. CANCER et CANCROÏDE du *Nouveau Dictionnaire de médecine;* A. LABOULBÈNE, *Nouveaux Éléments d'anatomie pathologique*. Paris, 1874; CORNIL et RANVIER, *Manuel d'histologie pathologique,* t. Ier. Paris, 1881.

Le terme de cancer ne présente plus aujourd'hui qu'une valeur assez vague; il a été complètement ruiné par les révolutions multipliées de l'anatomie pathologique et par l'impossibilité de lui donner une caractéristique anatomique fixe. Sa signification *clinique* ancienne est la seule qui survive et la seule qui importe encore actuellement au praticien. Dans la peau, le cancer primitif est rare, et le plus ordinairement les épithéliomes qui y végètent ne méritent jamais la dénomination de cancer. Le terme de cancer épithélial, appliqué à l'épithéliome en général, est donc absolument à rejeter.

Pour la peau, nous distinguons, avec Cornil et Ranvier, trois ordres distincts de lésions, espèces distinctes du genre autrefois désigné sous le nom de cancer :

L'épithéliome, le sarcome, le carcinome : le premier très commun, les deux autres absolument rares.

Nos lecteurs nous sauront grand gré, maintenant, de laisser quelques instants la parole au professeur Renaut, qui a bien voulu nous donner pour ces notes les lignes qui suivent :

« Le terme général de *cancer* doit être considéré comme n'ayant aucune

On peut donc, comme je l'ai déjà fait en 1872, définir le cancer, une néoformation qui présente, au point de vue clinique, un caractère malin, et qui consiste en une masse cellulaire épithélioïde,

signification en dehors du point de vue clinique. *Une tumeur est un cancer quand, après s'être produite sur un point de l'économie, elle se généralise par infection métastatique dans les organes et les tissus.* Le carcinome du sein, la plupart des sarcomes, certaines formes de lymphadénomes, sont des cancers. Leur évolution, leur symptomatologie et leur prognose sont à peu près identiques, bien que ces néoplasmes appartiennent à des espèces anatomiques toutes différentes.

« Les tumeurs anatomiquement nommées *épithéliomes* sont extrêmement nombreuses et constituent une classe à part. Leurs éléments typiques satisfont à la définition des épithéliums, c'est-à-dire qu'ils consistent en masses dont les cellules sont soudées entre elles par un ciment et dans lesquelles ne pénètrent pas les vaisseaux (sanguins et lymphatiques). Mais le plus ordinairement, ces masses de cellules soudées et non vascularisées, au lieu d'être disposées en couches de revêtement sur des surfaces, pénètrent les tissus sous forme de bourgeons ou de nappes, ou enfin d'îlots, et les détruisent en s'y substituant.

« Parmi les épithéliomes, il en est qui ressortissent plus particulièrement à la dermatologie : ce sont ceux qui prennent leur origine dans l'épithélium de l'ectoderme. Dans les points où ce dernier présente le type malpighien, naissent les épithéliomes lobulés à globes épidermiques. Ces tumeurs peuvent se produire partout où existe un revêtement épithélial du type malpighien (peau, langue, portion vaginale du col de l'utérus par exemple) ; elles se peuvent propager aux ganglions voisins, mais il n'est pas ordinaire de les voir affecter la diffusion métastatique. Le terme de *cancroïdes*, qui leur a été appliqué, est donc justifié par l'idée clinique qui les sépare du groupe des cancers proprement dits, qui se généralisent fatalement.

« Dans les portions glandulaires de l'ectoderme, ou dans celles revêtues d'épithélium cilié ou caliciforme (fosses nasales, muqueuse interne du col utérin, etc.) naissent de préférence l'épithéliome tubulé, ou encore l'épithéliome muquoïde (Malassez). Ces dernières formes paraissent avoir, dans certains cas, une tendance à la généralisation ; elles se rapprochent donc davantage que les cancroïdes du groupe clinique des cancers.

« Quant à la question de savoir exactement quelles relations existent entre le carcinome alvéolaire, type des cancers cliniques, et les épithéliomes, cette question est épineuse et mériterait de longs développements. On peut dire actuellement, cependant, que l'origine du carcinome vrai alvéolaire doit être cherchée vraisemblablement dans des altérations formatives particulières à certains épithéliums *glandulaires* (de la mamelle, du foie, etc.), de telle sorte que les épithéliomes et les carcinomes seraient, dans cet ordre d'idées, des productions de l'*ectoderme* et de l'*entoderme*, et que les sarcomes et les lymphadénomes seraient des néoplasmes particulièrement originaires du feuillet moyen ou *mésoderme*. » (*Note des Traducteurs.*)

proliférante, alvéolaire, disposée en traînées et en boyaux, déposée dans un stroma de tissu conjonctif avec infiltration inflammatoire.

Je comprends par là le cancer épithélial, bien qu'à mon avis, il y ait d'autres formes de cancer; pour celles-là, cette définition ne convient pas, mais jusqu'ici nous n'en pouvons pas donner qui les comprenne toutes.

Parmi ces variétés de cancer, il en est qui attaquent le tégument d'une façon primitive, d'autres n'y arrivent que consécutivement. Celles qui sont surtout importantes en dermatologie sont l'épithéliome, le cancer fibroïde et le cancer mélanique.

CANCER ÉPITHÉLIAL

Le *cancer épithélial, épithéliome, cancroïde, cancer cutané, cancer des ramoneurs, cancer cellulaire plat, ulcus rodens,* se rencontre fréquemment dans la pratique dermatologique. D'après son siège, on peut le distinguer en cancer de la peau et cancer des muqueuses; d'après son aspect extérieur et son mode d'extension, en cancer : 1° superficiel; 2° profond ou tubéreux; 3° papillomateux.

L'épithéliome superficiel du tégument se développe le plus souvent sur une peau primitivement saine, sous forme d'une ou de plusieurs granulations très dures, grosses comme une tête d'épingle, luisantes, rouge pâle ou brillantes comme de la cire, réunies de façon à former une tumeur linéaire ou plus souvent irrégulière, verruqueuse. De bonne heure, elles s'excorient ou se crevassent spontanément ou à la suite de grattage, et se recouvrent d'une croûte formée de sang et de sérosité. Plusieurs années peuvent se passer sans qu'il se produise de changement essentiel dans ces éléments, puis, après cinq à dix ans, le foyer augmente un peu plus rapidement par suite du développement de nouvelles granulations autour des précédentes. Ces granulations sont caractéristiques de l'épithéliome à toutes ses périodes. On peut facilement les énucléer à l'aide d'un instrument mousse; elles apparaissent sous forme de petits grains semblables à des corpuscules de milium, blancs, nacrés, brillants, lisses, s'écrasant facilement sous le doigt ; à l'examen microscopique, on les voit formées de cellules épithélioïdes, disposées sans ordre ou entourant une masse centrale, de grosseur et de forme différentes (noyaux arrondis, fusiformes, avec prolongements, cellules plates contenant un ou plusieurs noyaux et des cellules filles). On les a désignées sous les noms de corpuscules du cancroïde, globes cancroïdaux, globes nacrés, cellules inflammatoires de Gluge, alvéoles de Rokitansky, foyers de génération cellulaire à feuillets concentriques de Virchow, globes épidermiques de Lebert, etc.

Ces granulations continuant à se développer, il arrive qu'à la fin une surface ulcérée se trouve à nu, c'est l'ulcère cancéreux plat (*ulcus rodens*). Il se présente sous l'aspect d'une perte de substance superficielle, arrondie, triangulaire ou polygonale, à bords taillés à pic, dont le fond brun ou rougeâtre, finement granuleux, crevassé et inégal, sécrète une humeur visqueuse qui, en se desséchant, le recouvre comme d'un vernis. Le fond et les bords sont indurés, peu mobiles ; les bords sont lisses ou recouverts de granulations dures, luisantes comme de petites vésicules (granulations cancroïdales).

Souvent, au centre de cet ulcère il se fait une exfoliation complète de l'épithéliome, par suite de la formation d'une cicatrice à la base, de sorte qu'il en résulte une cicatrice plate, et l'ulcère cancéreux se réduit à un sillon étroit entourant cette cicatrice. Parfois, dans cette variété, le bord ainsi que la cicatrice centrale contiennent un dépôt de pigment ardoisé (cancer des ramoneurs, Pott, Cooper), sans cependant que l'affection prenne pour cela le caractère malin du carcinome mélanique. Enfin, l'éruption des granulations sur les bords de l'ulcère peut cesser et le cancer guérir spontanément au bout de quinze à vingt ans. Mais d'ordinaire, un nouveau foyer se produit sur les points avoisinants.

Souvent l'épithéliome superficiel débute par une excoriation sur un point de la peau recouvert d'exfoliations sébacées, avec des prolongements pénétrant dans l'intérieur des follicules, sur une verrue sénile (v. page 96), ou sur une verrue papillaire.

Pendant les dix à vingt ans que dure l'épithéliome plat, il ne détermine aucune altération de l'état général, aucun gonflement ganglionnaire ; et il n'a d'autre effet que la destruction de la peau et des cartilages sous-jacents, et la rétraction cicatricielle des parties atteintes.

Souvent, cependant, il se convertit dans sa marche ultérieure en épithéliome tubéreux ou profond; celui-ci est également souvent primitif. Il débute sous forme de nodosités très dures et un peu transparentes, dont la grosseur varie de celle d'un grain de plomb à celle d'un pois, serrées les unes contre les autres, disséminées dans toute l'épaisseur de la peau, atteignant le tissu cellulaire sous-cutané, ou même partant de là, plates, ou un peu proéminentes. Au bout de quelques mois ou de plusieurs années, ces nodosités forment une tumeur dure, de la grosseur d'une noix ou même davantage, globuleuse ou étalée. Sa surface est luisante, cireuse ou rosée, parcourue par de petits vaisseaux, inégale, proéminente, et le centre, à la suite d'une rétraction spontanée, est déprimé en forme d'ombilic; ses bords à pic, lisses ou garnis de granulations cancroïdales, ou renversés, se confondent peu à peu avec les parties saines. La tumeur se continue plus tard par des prolongements durs, comme coulés dans les couches profondes de la peau, s'étendant au loin, reconnaissables seulement au toucher, et formant çà et là, dans le voisinage de la tumeur centrale, des nodosités qui en paraissent isolées. Après une durée variable, il se produit une ulcération qui peut débuter sous la forme de l'ulcère superficiel que nous avons décrit plus haut, pour gagner peu à peu vers la profondeur, ou bien il se fait un ramollissement rapide des parties profondes, au-dessus duquel la peau prend une teinte rouge bleu, s'amincit, disparaît et laisse à nu un ulcère cancéreux profond. Celui-ci est cratériforme, irrégulier, entouré de bords taillés à pic, renversés, gaufrés, indurés, et laissant échapper à la pression des masses caséeuses semblables à des comédons (cônes épithéliaux du cancroïde). L'ulcère sécrète une sérosité visqueuse, de temps à autre un liquide putride, en raison de la décomposition rapide des tissus; et, par suite de la propagation de l'infiltrat cancéreux aux tissus sous-jacents, détermine, dans l'espace de plusieurs mois ou de plusieurs années, la destruction de ceux-ci, des cartilages, des muscles, des os.

Bien que, sur certains points, la production puisse être éliminée par suite d'une nécrose en masse, et que ses bords puissent fournir à un développement de granulations de bonne nature; bien que la cicatrisation puisse même avoir lieu, le processus gagne dans d'autres directions, prend parfois en certains points le caractère du carcinome médullaire ou du carcinome villeux (encéphaloïde), et, dans un intervalle de quelques mois jusqu'à deux ou trois ans, amène, en même temps que l'engorgement des ganglions voisins, le marasme et la mort.

C'est l'épithéliome papillomateux (papillome malin), qui aboutit le plus rapidement à cette terminaison fatale. Il se présente sous la forme d'une tumeur dure, de hauteur de plusieurs centimètres, large ou adhérente par un pédicule comme un champignon. La surface est plane, légèrement ombiliquée à son centre, et limitée par des bords renversés. D'abord rouge ou ardoisée, luisante, sèche comme du parchemin, elle s'exfolie plus tard, s'excorie, se crevasse, et se désagrège peu à peu pour se transformer en un ulcère sanieux, d'abord superficiel, puis creusant en profondeur, comme ceux dont nous avons parlé plus haut. Si le papillome malin se développe sur une région de la peau peu infiltrée (sur un épithéliome superficiel), sa marche peut encore être favorable, mais, par contre, il devient rapidement funeste, quand il se manifeste sur un cancer infiltré.

Les trois types d'épithéliome peuvent se développer et persister souvent isolément ; souvent aussi on les trouve réunis ou combinés sur le même individu.

Le siège le plus fréquent du cancer cutané sous toutes ses formes est la face, principalement les paupières et les parties avoisinantes, ainsi que la peau qui recouvre les parties osseuses ou cartilagineuses du nez, puis la lèvre supérieure et inférieure, le front, et les parties latérales des joues, etc. L'affection persiste souvent pendant des années sur le même point, ou bien plusieurs sont atteints à la fois, ou encore il s'y fait des récidives, ou bien elle se propage aux parties environnantes. Ainsi les paupières, les tempes, la face dorsale du nez peuvent, pendant plusieurs années, être le siège d'un épithéliome plat, qui, tandis que son centre se cicatrise, peut envahir ensuite les joues, le pavillon des oreilles, la lèvre supérieure. Une autre fois, un cancer de la paupière gagnera la conjonctive, ou bien se développant sous cette membrane, il s'étendra à la cavité orbitaire sans toucher le globe de l'œil; toutefois, par suite d'un ectropion cicatriciel, il se manifestera du xérosis de la cornée. Au front, l'épithéliome se présentera sous forme de nodosité, s'étendra sur les os ainsi que sur la partie cartilagineuse du nez, qu'il déchiquète, ronge, ratatine, se propagera sur le vomer, le maxillaire supérieur, le bord alvéolaire de la mâchoire, tandis que les points intercalaires tomberont en gangrène. A la lèvre, on trouve souvent au début un cancer plat, papillomateux, qui gagne par infiltration la muqueuse buccale ; une fois l'os atteint, la dégénérescence s'étend rapidement en surface et en profondeur, perfore la voûte palatine, détruit les dents et le rebord alvéolaire du maxillaire supérieur, ouvre l'antre d'Highmore, le sinus frontal, passe dans la fosse ptérygoïdienne, perfore les os du crâne et arrive à la surface du cerveau. Pendant ce temps, il prend par places le type du carcinome médullaire, forme des ulcères sanieux étendus, détermine des gangrènes en isolant des portions de tissus, produit une prolifération fongueuse des parties avoisinantes, la fièvre hectique et la mort.

Les parties génitales sont rarement le siège de l'épithéliome ; sur le gland, au pourtour du méat urinaire ou sur le prépuce, on le voit débuter sous forme de cancroïde superficiel; après un temps relativement court, il infiltre les parties, se complique d'un gonflement dur des vaisseaux lymphatiques du dos de la verge, du corps caverneux, des ganglions inguinaux, et amène la mort au bout de deux à trois ans. L'affection est plus rare encore sur les grandes lèvres de la femme, mais elle y présente la même marche que chez l'homme. Souvent un cancer plat des parties génitales se cicatrisant au centre et s'étendant à la périphérie, donne lieu, après un certain nombre d'années, à une ulcération cancéreuse, serpigineuse, entourant sous forme de sillon une vaste aréole cicatricielle, et s'étendant sur le pénil et la face interne des cuisses.

On observe beaucoup plus rarement le cancer épithélial primitif de l'ombilic, du mamelon, de toute autre région du tronc; plus fréquemment, on le trouve aux membres inférieurs, où il se développe des granulations exubérantes (dans l'éléphantiasis des Arabes et dans le lupus).

Sur la muqueuse de la bouche et des cavités nasales, de la conjonctive, du vagin et du rectum, le cancer épithélial peut être primitif ou secondaire, et dans ce cas, il y arrive par extension d'une tumeur analogue des parties voisines de la peau. Du nez, il peut s'étendre au palais, au pharynx, au larynx; il faudra s'en occuper en même temps que de l'épithéliome de la peau. Dans la pratique dermatologique, surtout pour le diagnostic différentiel d'avec une lésion syphilitique, il sera souvent question de l'épithéliome primitif de la portion vaginale du col où il se montre souvent sous forme de condylome acuminé, ou d'excoriation finement granuleuse, et beaucoup plus souvent encore du cancroïde de la langue et de la muqueuse buccale. Sur la langue, il se présente d'abord sous forme d'une ulcération superficielle, en général de la dimension d'une lentille ou d'une fève, rouge, granuleuse, parfois parsemée de petits points blancs, douloureuse à la pression ou même spontanément, ou bien encore sous l'aspect d'une rhagade, du bord ou du dos de la langue, à base molle; ce n'est qu'à une période plus avancée qu'il se développera au-dessous de cette ulcération une infiltration indurée, noueuse; dans d'autres cas, au contraire, cette induration précède l'ulcération superficielle. Des douleurs lancinantes, s'irradiant vers les oreilles, et un engorgement des ganglions sous-maxillaires se montrent au bout d'un à trois ans, et comportent un pronostic fâcheux.

Sur la muqueuse buccale, l'épithéliome est plus rare, d'ordinaire superficiel, il peut se présenter sous forme de fongus à bords renversés.

D'après ce que j'ai dit du cancer en général, l'anatomie pathologique de l'épithéliome, malgré des travaux importants, n'est encore qu'à l'état schématique, et les conclusions auxquelles on est arrivé sur ce point ne sont sans doute que temporaires. Anatomiquement, l'épithéliome est caractérisé par une inflammation particulière de la peau (infiltrée de cellules lymphatiques prolifé-rantes, parcourue par des vaisseaux dilatés, baignée de lymphe séreuse s'accumulant dans les mailles élargies du tissu); le derme est parcouru par des trabécules formant un réseau de cellules épidermiques proliférantes et de globes cancroïdaux, qui, partant des cônes muqueux, s'enfoncent comme un doigt de gant dans la profondeur, sont reliés par un stroma ramifié avec les réseaux voisins, et forment un réseau épithélial (fig. 41).

Une question importante au point de vue de l'histogenèse, de l'étiologie anatomique de l'épithéliome, est celle de savoir quelle est l'origine de ces cônes épithéliaux proliférants. Virchow

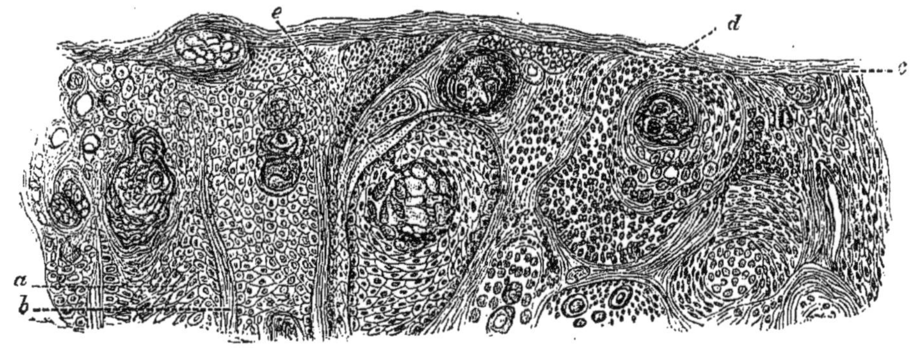

Fig. 41.

Épitheliome. — Coupe verticale.

a d cônes du corps muqueux s'enfonçant fortement dans la profondeur; entre eux se trouvent des papilles amincies *b*; dans ces dernières, en *e d* et sur d'autres points, globes cancroïdaux. — *c* couche cornée mince.

les fait provenir d'une prolifération des corpuscules du tissu conjonctif; Thiersch, Recklinghausen, Waldeyer, etc., se basant sur des recherches microscopiques et des considérations théoriques, les croient dus à un développement des cônes muqueux et de l'épithélium des glandes; pour Köster, elles sont un produit de prolifération des cellules endothéliales des vaisseaux lymphatiques. Chacune de ces opinions est si exclusive, que, en dehors de la base anatomique sur laquelle elles s'appuient, elles n'admettent pas la possibilité du cancer épithélial. Je crois que pour le cancer superficiel, l'opinion de Thiersch est indubitable. Sur les bords de l'épithéliome, on peut, sur une coupe, suivre un allongement successif des cônes muqueux dans le derme; sur leurs bords apparaissent des bourgeonnements; dans leur intérieur, il se forme des globes cancroïdaux, et en même temps il se fait une prolifération des cellules de revêtement des glandes, — celle-ci peut même apparaître la première dans l'épithéliome tubéreux. C'est plus tard seulement que se manifeste parallèlement une infiltration inflammatoire du chorion, et il est dans l'évolution du cancer des phases durant lesquelles il est difficile de décider, d'après l'examen histologique, si l'on a affaire à une végétation épithéliale bénigne et atypique comme celle dont j'ai parlé à propos du lupus (pag. 276, fig 38), à une verrue papillaire à végétation vivace, ou déjà à un cancer. On n'arrive à caractériser nettement le cancroïde que quand on voit augmenter l'infiltration inflammatoire et se développer outre mesure les bourgeons épithéliaux. Le ramollissement inflammatoire des tissus, la dilatation des espaces lymphatiques, la division du tissu suivant un schème indiqué par les vaisseaux (Rindfleisch), favorisent la pénétration des bourgeons épithéliaux, tandis que la formation d'un tissu de cicatrice, comme dans le carcinome exfoliant, peut opposer une digue à ce développement et permettre la guérison spontanée, locale, du cancer. Mais il est démontré par une série de travaux (Gussenbauer), qu'outre les cellules épithéliales et endothéliales, soit primitivement, soit pendant le développement du cancer, tous les autres éléments figurés, corpuscules du tissu conjonctif, éléments des parois vasculaires, cellules musculaires et lymphatiques, peuvent contribuer à la production et à la prolifération des éléments épithélioïdes, c'est-à-dire des cellules cancéreuses, et amener ainsi l'accroissement du cancroïde.

Les manifestations plus éloignées de la destruction des tissus, la suppuration, la décomposition putride, sont seulement consécutives à la métamorphose régressive que subissent les éléments épithélioïdes impropres à une organisation plus élevée, par suite de la dégénérescence graisseuse, muqueuse (Billroth), colloïde; indépendamment des nécroses en masse, dues à l'élimination et à la destruction de grandes portions de tissus, des os surtout, séparées des parties voisines dont elles tirent leurs éléments de nutrition (1).

(1) Voyez l'exposé complet de l'anatomie pathologique générale de l'épithéliome, *in* Cornil et Ranvier, *loc. sup. cit.*, p. 304 et suiv. (*N. des Trad.*)

L'étiologie du cancer en général est encore très obscure ; les causes de l'épithéliome nous sont au contraire sous beaucoup de rapports assez connues. On n'en peut pas démontrer l'hérédité (1). L'âge avancé en général et surtout dans certaines circonstances anatomiques spéciales, est au contraire une cause prédisposante importante, bien que nous ayons vu l'épithéliome chez des personnes de vingt à quarante ans et une fois chez une petite fille de dix ans. Les hommes fournissent au cancer de la peau un plus grand contingent que les femmes (100 pour 30, Winiwarter).

Certaines dispositions histologiques de la peau, locales, congénitales ou acquises, donnent incontestablement lieu au développement de l'épithéliome, en déterminant ou favorisant une altération des rapports nutritifs entre les papilles et le stroma conjonctif d'une part, le réseau muqueux et le pigment d'autre part. Je mentionnerai comme telles : les verrues pigmentaires, papillaires et sébacées (2), qui, spontanément ou par suite d'irritations répétées (contact du jus de tabac sur les lèvres, irrita-

(1) Nous ne croyons pas la prédisposition héréditaire contestable; nous l'avons assez souvent rencontrée pour ne conserver aucun doute sur sa réalité; la fréquence seule du rapport est à établir sur des statistiques précises. (*N. des Trad.*)

(2) Le rôle joué dans le développement de l'épithéliome par les éléments glandulaires de la peau, glandes sudoripares, follicules sébacés, présente un grand intérêt, mais la difficulté de son étude n'a pas encore permis d'en tracer l'histoire positive. L'importance pratique est cependant considérable, et il y aurait utilité manifeste au point de vue du pronostic et du traitement à distinguer les trois variétés suivantes, que nous rangeons par ordre de gravité croissante, et pour la description desquelles nous avons déjà recueilli de nombreuses observations, mais insuffisantes ou incomplètes encore sur plusieurs points : 1° épithéliome sébacé, 2° épithéliome sudoripare, 3° épithéliome dermique ou interstitiel. Voyez, sur ce sujet, FUHRER, d'Iéna, *Deutsche Klinik*, 1851; VERNEUIL, *Observations pour servir à l'histoire des tumeurs de la peau; Archives générales de médecine*, 1854; JOURDAN, *Essai sur l'adénome sudoripare*. Thèse de Paris, 1872; Paul GAMBIER, *idem*, Thèse de Paris, 1878. Voyez surtout L. HENRIET, *De l'épithélioma sudoripare, à propos d'une leçon clinique de M. Verneuil; Tribune médicale*, année 1879; VERNEUIL, *Leçon sur l'adénome sudoripare, Gazette des hôpitaux*, 26 juin 1879; P. AUDOUARD, *De l'acné sébacée partielle et de sa transformation en cancroïde*, Thèse de Paris, 1878; Émile VIDAL, *De l'épithélioma de la peau; Gazette des hôpitaux*, 1879. (*Note des Traducteurs.*)

tions mécaniques fréquentes) deviennent d'abord le siège d'une prolifération épithéliale; puis des bourgeons épithéliomateux envahissent le chorion ramolli par inflammation ou devenu moins résistant par suite d'atrophie sénile, et opèrent la transformation en cancer épithélial. Il en est de même pour les plaies bourgeonnantes, quand, par suite de troubles locaux ou mécaniques de la nutrition, la régénération normale de l'épiderme est ralentie ou empêchée (ulcères des extrémités, lupus); il se forme alors des cônes épithéliaux atypiques et ensuite des globes cancroïdaux. De même enfin les plaques épithéliales grisâtres de la muqueuse de la langue, des lèvres et des joues, désignées sous le nom de psoriasis buccal (leucoplakia buccalis, Schwimmer) (1)

(1) Tous les points de la peau ou des muqueuses qui sont le siège d'une irritation prolongée peuvent devenir le lieu d'élection d'un épithéliome. Une cicatrice (*Bullet. de thérap.*, 30 janv. 1877), un vésicatoire ou un cautère à demeure, un lupus ulcéré, voire même une syphilide, peuvent servir de point de départ à l'irritation épithéliale. De même une plaque de psoriasis, par exemple (Tillaux, *Société de chirurgie*; Cartaz, *Bull. Soc. anat.*, 1877), bien que cela soit infiniment rare, eu égard à la fréquence du psoriasis; l'eczéma chronique des doigts, l'intertrigo chronique, sont plus souvent le lieu d'origine d'épithéliomes qui, dans la région ano-génitale, peuvent végéter avec une exubérance extraordinaire.

Dans la bouche, toutes les causes d'irritation se trouvent réunies, et il n'y a rien d'extraordinaire à ce que l'épithéliome y succède fréquemment à diverses lésions chroniques. Assurément les stomatites épithéliales chroniques et les glossites de même nature, que l'on désigne improprement en France sous le nom de psoriasis buccal, sont un terrain tout préparé pour le développement ultérieur de l'épithéliome interstitiel, et elles n'en sont alors, à vrai dire, que le premier stade. Mais ce stade est d'une extrême longueur, et si le malade atteint de ces stomatites, que nous appelons stomatites épithéliales chroniques superficielles, en plaques, lisses, chagrinées, et même papilliformes, s'astreint à une hygiène locale appropriée et absolument sévère, la pénétration épithéliale parenchymateuse peut ne jamais se produire. Elle se réalise au contraire fréquemment, et presque inévitablement, dans le cas inverse.

La dénomination de psoriasis buccal, donnée par Bazin à la forme typique de la stomatite épithéliale chronique, a introduit dans l'esprit des médecins une confusion regrettable; elle s'est malheureusement généralisée depuis la publication de la thèse remarquable de Debove, *le Psoriasis buccal*. Paris, 1873.

On n'omettra pas de consulter sur ce sujet le mémoire considérable de Charles Mauriac sur le *Psoriasis de la langue et de la muqueuse buccale* (*Union médicale*, 1873-1874), dans lequel l'auteur développe son remarquable talent d'observateur et de critique. (*Note des Traducteurs.*)

considérées comme liées à la syphilis et qui se transforment souvent en un épithéliome.

Le diagnostic des formes avancées du cancroïde repose sur les caractères précédemment indiqués. Il est plus difficile au début, quand l'épithéliome siège aux parties génitales, où il peut être confondu avec un chancre (1) et ne se révèle que par des douleurs lancinantes précoces et par l'engorgement ganglionnaire. Sur la muqueuse de la bouche et de la langue, tant que l'induration caractéristique de la base ne l'a pas fait reconnaître, on peut le confondre avec une gomme syphilitique ou une ulcération tuberculeuse de la langue, surtout si l'on observe en même temps des manifestations syphilitiques. Dans ces cas, il faut avant toute autre intervention essayer la médication antisyphilitique.

Le pronostic de l'épithéliome de la peau est plus favorable que celui de toutes les autres formes de cancer cutané (voir la statistique de Winiwarter) ; il est surtout favorable dans le cas de

(1) La confusion d'un épithéliome ulcéré avec un chancre est peu probable ; l'âge habituel des sujets, la lenteur du développement du cancroïde, l'adénopathie aiguë du chancre vénérien, l'adénopathie spéciale du chancre syphilitique, en voilà plus qu'il n'en faut pour éviter l'erreur. Mais la confusion est beaucoup plus nécessaire à indiquer comme pouvant être faite avec une syphilide ulcéreuse développée aux organes génitaux, chez un sujet âgé ; nous affirmons qu'en certains cas le diagnostic peut rester ambigu jusqu'à l'épreuve thérapeutique.

Certaines formes, se rapprochant de l'épithéliome bénin de Tiersch, par leur superficialité, leur guérison centrale, leur progrès accusé simplement par une portion de cercle induré légèrement et excorié, peuvent aussi être confondues avec une syphilide circinée par un médecin qui n'est pas particulièrement versé dans les études dermatologiques. Le professeur Kaposi se rappellera peut-être en avoir vu, dans les salles de l'un de nous, à l'hôpital Saint-Louis, en 1878, un magnifique exemple, qu'il a diagnostiqué du premier coup d'œil.

Des ulcérations diverses, simples, scrofuleuses (lupus), tuberculeuses, peuvent simuler un épithéliome ulcéré ; mais il est bien rare que l'on ne trouve pas sur les bords d'un épithéliome ulcéré depuis assez longtemps l'*ourlet* épithélial, c'est-à-dire une bordure fine, légèrement saillante, bien différente du *bourrelet* volumineux qui borde l'ulcère carcinomateux, et remarquable toujours par son excessive dureté. Cette dureté, que l'on retrouve sur le fond de l'ulcère épithélial et sur ses bourgeons, constitue un de ses meilleurs signes diagnostiques ; elle manque absolument dans toutes les formes de lupus ulcéré qui peuvent être comparées à un épithéliome. (*Note des Traducteurs.*)

cancroïde superficiel qui, pendant de longues années ou même pendant toute sa durée, épargne les tissus profonds, peut guérir spontanément et n'amène jamais l'engorgement ganglionnaire, ni le marasme (1). Il est plus grave pour le cancroïde tubéreux, qui a une action destructive locale plus intense et amène, au bout d'un certain nombre d'années, l'infection ganglionnaire, le marasme et la mort. Mais la terminaison fatale est surtout hâtée lorsqu'en un de ses points, il prend les caractères du carcinome médullaire. C'est pour cela que l'épithéliome papillomateux est le plus à craindre. Mais on peut dire de l'épithéliome en général et même des premiers stades de ces deux dernières formes, que son pronostic est favorable, en raison du succès d'un traitement approprié. En effet, après l'extirpation, l'épithéliome peut ne pas récidiver; ou, si, comme c'est le cas le plus fréquent, il récidive sur place ou dans un point éloigné, il est en général si peu étendu, que l'on en vient chaque fois facilement à bout. Dans les cas même où il s'est fait une infiltration et une suppuration étendues des tissus, un traitement approprié peut limiter l'affection ou la détruire localement ; on obtient ainsi une amélioration de l'état général déjà altéré, et l'on peut

(1) Le pronostic de l'épithéliome varie selon sa forme, sa localisation anatomique, son siège topographique, l'âge des malades.

La forme et la localisation anatomique, qui sont vraisemblablement connexes, modifient profondément le pronostic. Quelle différence entre l'adénome sébacé, qui reste de longues années dans l'atmosphère de la glande, et l'épithéliome interstitiel, qui forme les *tumeurs* épithéliales proprement dites, dans la marche, la durée, les complications et le mode de terminaison! Le siège topographique a une importance considérable : aussi longtemps que l'épithéliome reste vraiment cutané, il est toujours relativement bénin, si on ne le traite pas d'une façon intempestive, et si on ne le laisse pas atteindre un grand développement en surface. Mais, alors même qu'il émane de la peau, atteint-il une surface muqueuse quelle qu'elle soit, la gravité est, à l'instant, accrue au maximum, l'adénopathie est imminente, et l'extirpation extrêmement large, urgente. Quelle différence encore, à tous les degrés, entre un épithéliome de la face et un épithéliome du pénis, par exemple! Dans le premier cas, la temporisation est possible; dans le second, l'extirpation est immédiatement urgente sur la base la plus étendue, etc.

L'âge mérite aussi grande considération; c'est dans l'âge adulte, de quarante à cinquante-cinq ans, que la marche se précipite et que les formes térébrantes sont les plus ordinaires, etc. (*Note des Traducteurs.*)

retarder pendant des mois et des années la terminaison fatale.

Le traitement du cancer épithélial par les moyens internes et particulièrement par tous les médicaments et les arcanes préconisés de tout temps comme « anticancéreux », a toujours été impuissant (1). On ne réussit que par l'élimination directe du cancroïde. Nous avons pour cela les moyens et les méthodes que nous avons mentionnés contre le lupus, et je renvoie à ce chapitre pour les prescriptions et les indications spéciales (p. 277 et suiv.). Un cancroïde tubéreux ou verruqueux superficiel ou peu profond peut être facilement raclé avec la curette, ou détruit à l'aide du crayon de nitrate d'argent, de chlorure de zinc, de potasse, ou cautérisé par l'application de pâte de Vienne ou de Canquoin, de pâte arsenicale, de pommade à l'acide pyrogallique au dixième. Ces deux dernières préparations, que l'on étend sur du linge et que l'on doit maintenir continuellement pendant trois à six jours suivant les cas, ont l'avantage de ne détruire que le tissu malade, et de plus, la pommade à l'acide pyrogallique ne détermine aucune douleur et doit être spécialement recommandée contre l'épithéliome. Un cancroïde tubéreux profond, de la lèvre et d'autres régions, sera plus facilement extirpé à l'aide du bistouri. Les caustiques trouveront de nouveau leur application dans les cas de carcinome très avancé et à suppuration sanieuse, pour arrêter sur des points déjà atteints ou

(1) C'est là, en effet, l'opinion dominante, l'opinion chirurgicale surtout, si l'on peut ainsi dire ; toutefois, si nous reconnaissons la vérité générale de cette proposition, nous la croyons trop absolue. Elle doit être remplacée par les suivantes : dans l'état actuel de la science, il n'existe pas de médication interne efficace contre l'épithéliome en général, lequel est, dans la grande majorité des cas, justiciable de la chirurgie ; toutefois l'action favorable (locale ou générale) de quelques substances médicamenteuses ne saurait être contestée. Les résultats obtenus à l'aide du chlorate de potasse, par exemple, par un observateur aussi éminent et aussi sévère que M. Bergeron, ne peuvent être ainsi passés sous silence, et nous les rappelons d'autant mieux que nous croyons nous-mêmes en avoir constaté de très positifs. — Voy. Bergeron, *Acad. de méd.*, 1863 ; Leblanc fils, *ibid.*, *id.* ; et pour l'historique de la question : D. Euthyboule, *Étude sur le traitement du cancroïde par le chlorate de potasse* (*Thèse de Paris*, 1877). — Voy. aussi Luton, *Action de l'eucalyptus*, in *Bullet. de la Soc. méd. de Reims*, p. 24, 1877. (*Note des Traducteurs.*)

ur d'autres qui sont menacés, l'extension du néoplasme, la fonte des tissus et toutes les conséquences plus ou moins graves qui en résultent. A côté des caustiques déjà cités, je mentionnerai encore la créosote, liquide ou mélangée avec de la poudre de réglisse et de l'opium, ou l'arsenic sous forme de pâte; ainsi créosote 20, arsenic blanc 0,30, opium pur 0,15; cette pâte ne doit être appliquée que sur une surface assez restreinte.

Les nodosités qui réapparaissent doivent être détruites dès leur apparition, et si l'on agit avec attention et énergie, on peut ainsi facilement, même chez les individus qui présentent une grande tendance aux récidives, non seulement empêcher des difformités fâcheuses, mais encore prévenir le marasme cancéreux et la mort (1).

(1) Le traitement de l'épithéliome est très complexe et réclame, de la part du médecin, une expérience pratique réelle; là encore il faut avoir vu faire, si l'on veut agir avec précision.

Dans beaucoup de cas, l'intervention du médecin, opérée à temps, peut enrayer le développement de l'affection à peu de frais; à la face, nombre de lésions graves peuvent être prévenues par la destruction, en temps opportun, des proliférations acnéiques partielles qui précèdent souvent, de si longtemps, le développement du cancroïde, et que trop de médecins (en réalité peu sûrs de ce qu'il faut faire et de ce qu'on peut risquer) acceptent aisément être des *noli me tangere*, encouragés, d'autre part, par la commune pusillanimité.

A cette période, un raclage superficiel, l'emploi du savon mou de potasse, de l'emplâtre de Vigo, puis le désencombrement des follicules sébacés soigneusement entretenu à l'aide de lotions savonneuses (prophylaxie suffisante dans un grand nombre de cas), peuvent enrayer la prolifération pathologique. Si ces pratiques amènent quelque irritation, l'emploi suffisamment prolongé de cataplasmes de fécule frais suffit pour remettre les choses en l'état.

Dans les cas de glossite ou de stomatite épithéliale chronique (psoriasis buccal, plaques linguales et buccales, plaques des fumeurs, leucoplakia), l'abstention de cautérisations intempestives, et surtout du nitrate d'argent dont tant de médecins abusent, l'abstention du mercure et de l'iodure de potassium, toujours inutiles et nuisibles, suffisent pour arrêter la lésion à la période constatée. Si le malade veut d'ailleurs s'abstenir de tabac, d'aliments à température très basse ou très élevée, faire mettre sa dentition en bon état, surveiller les dentiers artificiels, le succès est tout à fait assuré. Enfin, dans quelques cas, nous avons obtenu une véritable amélioration à l'aide du chlorate de potasse ou de l'iodoforme, à l'intérieur.

Sur la peau, les lésions ayant atteint un degré plus avancé, et déjà ulcérées, si l'épithéliome est petit en surface, peu profond, le raclage suivi d'une cautérisation suffisante réussit encore dans un grand nombre de cas. Peu

Le *cancer du tissu conjonctif*, qui atteint le tégument, peut se présenter sous trois formes :

Le carcinome lenticulaire prend naissance sur un sein rempli d'une masse cancéreuse, ou survient sous forme de récidive après l'extirpation du cancer primitif (1). Il se développe sur une peau en partie infiltrée et présentant une dureté ligneuse, en partie encore souple, sous forme de nodosités de la grosseur d'une lentille ou plus, dures, luisantes et s'excoriant rapidement. Suivant la remarque de Billroth, dans cette variété l'infiltration pénètre rapidement dans toute l'épaisseur de la peau, s'accompagne d'hyperhémie et d'induration, analogue à une lymphangite chronique du derme, de telle sorte que le thorax semble comme entouré d'une cuirasse. Le carcinome lenticulaire est formé d'un stroma fibreux, dense (cancer fibroïde, Rokitansky), contenant dans ses mailles étroites un petit nombre de cellules.

Le carcinome tubéreux se présente chez des personnes âgées, à la face, aux mains et sur d'autres points du corps, sous forme de petites tumeurs de la grosseur d'un pois, d'une noix, d'un œuf de poule, qui bientôt se ramollissent, déterminent une ulcération profonde, et s'accompagnent de productions semblables dans les organes internes.

importe l'agent caustique, si le médecin qui l'emploie sait le manier et le doser; le chlorure de zinc serait assurément le meilleur et le plus sûr des caustiques à employer après avoir ruginé l'épithéliome, si les cicatrices qu'il laisse n'étaient pas souvent dures, rétractées, bridées ou chéloïdiennes. Si la lésion, même légère, a son siège sur la paupière, le nez, le voisinage immédiat des orifices, le médecin qui n'a pas sur ce point d'expérience véritable doit se récuser, il n'est pas en mesure d'assurer le résultat définitif de son intervention, et de mettre le malade à l'abri de destructions inutiles, ou de cicatrices vicieuses. Dans les régions particulières que j'indique, la décortication à l'aide du bistouri, suivie, s'il y a lieu, d'anaplastie, est en général préférable.

Sur les muqueuses, sur la langue, et pour les cas où la lésion a pris de vastes proportions, c'est à la chirurgie proprement dite qu'il appartient d'intervenir, et nous n'avons pas à nous en préoccuper ici. (*Note des Traducteurs.*)

(1) Le cancer en cuirasse n'est pas toujours secondaire à une lésion sous-cutanée; il peut débuter par la peau. — Voy. Cornil et E. Besnier, in *Bullet. de la Soc. méd. des hôp.*, 2e sem., t. XV, p. 158, 1878. (*Note des Traducteurs.*)

Le carcinome mélanique ou pigmentaire débute sur des régions limitées de la peau, au dos du pied ou de la main, à un doigt, à un orteil, à une grande lèvre, par des nodosités de la grosseur d'un grain de plomb ou d'une fève, de couleur ardoisée ou bleu noirâtre, de consistance mi-partie dure et molle, comparable à celle d'une baie. Une partie de ces nodosités se développent en tumeur ayant la forme d'un champignon, et s'ulcèrent rapidement. Puis se montrent, disposés d'une façon très irrégulière, ou formant des bandes ou des traînées le long des vaisseaux lymphatiques, un nombre considérable de points, de nodosités gris noirâtre, confluentes par places et constituant une infiltration diffuse, à surface inégale; puis les ganglions s'engorgent, et l'on voit survenir le marasme et la mort. Les organes internes sont parsemés de nodosités analogues, mais encore plus hémorrhagiques. Elles sont formées par un stroma à larges mailles, riche en vaisseaux, alvéolaire par places, contenant des foyers séparés ou des masses irrégulières de petites et de grandes cellules épithéliales ou fusiformes en voie de prolifération, et une grande quantité de pigment provenant d'hémorrhagies ou transsudé directement hors des vaisseaux (Rindfleisch).

SARCOME CUTANÉ

Le sarcome cutané survient rarement, et constitue ordinairement la métastase d'un sarcome des ganglions lymphatiques ou d'organes profonds. Il revêt parfois la forme du sarcome pigmentaire, se développe sur un nævus et, comme les sarcomes en général, a une grande tendance à s'étendre et à se généraliser.

J'ai décrit, il y a quelques années, une forme typique, spéciale à la peau, le sarcome pigmentaire multiple idiopathique ; j'en ai vu jusqu'à présent dix cas, tous chez des hommes, et, depuis, Tanturri et Wiggelsworth en ont aussi trouvé plusieurs exemples. Il débute en même temps aux deux pieds et aux deux mains, à la plante et à la paume, sur le dos; puis il s'étend sur les jambes, les cuisses et les bras, et au bout de deux à trois ans atteint la face et le tronc. Il débute sous forme de nodosités de la grosseur d'un grain de plomb, d'un pois, d'une fève, brun rougeâtre ou rouge bleuâtre, arrondies, dures, discrètes, et disposées irrégulièrement ou confluentes sur une surface de l'étendue d'une pièce de 50 centimes à celle de la paume de la main. Les pieds et les mains sont épaissis, déformés, douloureux spontanément et à la pression ; les doigts épaissis sont fusiformes, écartés les uns des autres ; la rigidité de la peau rend la marche et le travail manuel presque impossibles. Après une durée de quelques mois, les nodosités les plus anciennes s'affaissent et l'épiderme se ride, ou bien elles disparaissent complètement en laissant à leur suite des dépressions cicatricelles fortement pigmentées. Les plaques constituées par des groupes de nodosités s'atrophient également au centre, et forment ainsi plus tard une dépression cicatricielle, pigmentée, centrale, entourée d'un bourrelet déchiqueté, induré, rouge brun, recouvert de squames dures et sèches. D'autres nodosités se ramollissent, mais elles ne s'ulcèrent jamais. Après un intervalle de deux à cinq ans, des nodosités de la grosseur d'une fève, d'une noix, se montrent également aux paupières, au nez, aux joues, aux lèvres et sur divers points du tronc. Celles-ci sont en partie d'un rouge bleu sombre, se gonflent comme une éponge, se détruisent à leur surface et mettent à nu un tissu gorgé de sang. A ce moment, surviennent de la fièvre, une diarrhée sanguinolente, des hémoptysies, le marasme et la mort. A l'autopsie, on trouve en grande quantité les mêmes tumeurs hémorrhagiques couleur de chair, dans le poumon, le foie, la rate, le tissu du cœur, l'intestin, le colon descendant, où elles sont serrées les unes contre les autres, et en désagrégation nécrotique.

Le diagnostic de cette forme est difficile ; car tant que l'affection est limitée aux mains et aux pieds, on peut facilement la confondre avec une syphilide papuleuse (psoriasis plantaire et palmaire), plus tard avec des gommes, avec le lupus et la lèpre.

Le pronostic est grave ; car, même dans les cas où l'on a observé les premières nodosités, ni l'extirpation, ni aucune autre médication locale ou générale, n'ont pu empêcher le développement ultérieur et une terminaison fatale. Toutefois, la marche est ici beaucoup plus lente que dans les autres formes de sarcome ; elle peut durer trois à cinq années (1).

J'ai observé une autre forme de sarcomatose cutanée, à marche rapide et funeste chez un homme et deux femmes. Le premier cas (appartenant à la clinique de cette ville), a été décrit par Geber, sous le nom de « tumeur inflammatoire fongueuse » de la peau, et un cas analogue a été observé par Duhring. Il survint sur différents points du corps, principalement sur le tronc et les membres, des taches rouges de la dimension d'une lentille à celle d'une pièce de 50 centimes, avec infiltration superficielle et un peu proéminente. Les unes disparurent au bout de quelque temps, les autres s'étendirent pendant plusieurs semaines, au point de former des foyers de l'étendue de la paume de la main et même plus grands. Sur la peau ainsi infiltrée, l'épiderme se détacha, ou après sa chute, il se produisit une sécrétion de sérosité visqueuse. Sur plusieurs points, l'infiltration diffuse disparut au centre en laissant une tache déprimée, pigmentée, qui semblait entourée d'un anneau rouge brun ; sur d'autres, il s'éleva des proliférations ayant la forme de champignons; sur d'autres encore, comme au pli de l'aine, il se développa des tumeurs inégales, verruqueuses, à surface suintante, semblables à des tumeurs en grappes. Chez l'une des femmes qui passa quelques jours à la clinique, l'affection avait eu pour point de départ la peau du sein gauche, et, à cet endroit, il s'établit plus tard une ulcération sanieuse ; chez l'autre femme (que j'ai observée avec Billroth), la première tumeur fongueuse s'était développée sur le genou droit. Dans les trois cas, il ne s'écoula pas plus de deux à trois ans, entre le début de l'affection et la mort survenue dans le marasme le plus complet. Je n'hésite pas, d'après les symptômes cliniques

(1) Voy., *France médicale*, 1880, et *Annales de dermatologie*, 2e série, t. I, p. 559, une observation intéressante d'Ozenne. On avait reconnu, durant la vie (et on a constaté, après la mort), l'absence de mélanose oculo-orbitaire ; ce caractère *négatif* acquiert une grande valeur diagnostique pour distinguer le *mélano-sarco-dermatome*, du *carcinome mélanique de la peau*, la première de ces altérations ne donnant pas lieu (Cornil et Trasbot) à une production secondaire du côté de l'œil ni de l'orbite. (*Note des Traducteurs.*)

et l'examen histologique, à ranger cette forme parmi les sarcomes malins de la peau (1).

DIXIÈME CLASSE (2)

ULCÈRES CUTANÉS

QUARANTE-TROISIÈME LEÇON

Notions générales sur les ulcères, symptomatologie générale, division. — Ulcères idiopatiques inflammatoires, simples et contagieux, ulcère de la jambe; chancre. — Ulcères inflammatoires secondaires, ulcères scrofuleux. — Ulcères se développant sur des néoplasmes.

L'ulcère cutané (*ulcus cutaneum*) est une perte de substance du chorion, qui se trouve ainsi médiatement ou immédiatement mis à nu, sécrétant en général une sérosité différente du pus de bonne nature, et qui, pour cette raison, n'arrive pas à la gué-

(1) Voy. les notes des pages 143 et suiv., relatives aux lymphadénomes. Plusieurs tumeurs de la peau, cliniquement carcinomateuses, doivent être reportées aux lymphadénomes, ou aux granulomes, ou à des affections mixtes. Tous ces points sont en cours d'étude et trop peu avancés pour être exposés élémentairement. (*Note des Traducteurs.*)

(2) La dixième « classe » du système de Hebra-Kaposi renferme : 1° les « ulcères cutanés »; 2° la « syphilis et les syphilides ». Nous n'avons pas besoin de faire remarquer ce que cela a de défectueux à tous les points de vue, et cela ne nous oblige pas à sortir de l'abstention que nous nous sommes imposée au sujet de la discussion des classifications.

A la quarante-troisième leçon, qui contient les ulcères, nous n'ajouterons presque aucune note ni addition; ce chapitre est en effet hors de rang. L'ulcère cutané le plus simple ne constitue jamais, en réalité, qu'une lésion secondaire à un état morbide local ou général, auquel elle doit être reportée dans la pathologie spéciale.

La fin de la quarante-troisième leçon et la suivante comprennent un aperçu sur la syphilis et sur les syphilides; nous aurons soin de signaler les dissidences qui séparent, sur ce sujet, l'école de Vienne de l'école de Paris et de l'école de Lyon, et de rendre à la réalité certains points qui ne nous paraissent pas avoir été mis sous leur véritable jour. (*Note des Traducteurs.*)

rison, ou du moins n'y arrive que tardivement, en raison de la destruction moléculaire continuelle des tissus qui l'entourent.

D'après cette définition, un abcès n'est pas un ulcère, car là il y a une nécrose en masse des tissus; ceux-ci une fois éliminés, il tend à la guérison; de même, on ne comptera pas parmi les ulcères une plaie en voie de granulation et de suppuration franche, ni les pertes de substance qui, comme dans l'eczéma, le pemphigus, n'atteignent que l'épiderme et non le tissu connectif de la peau.

D'après son origine, l'ulcère n'est pas une affection primitive. Dans tous les points de la peau où l'ulcère se produit, il faut qu'il y ait eu auparavant une manifestation inflammatoire ou néoplasique, qui entraîne avec elle la destruction moléculaire continuelle des tissus et la formation de l'ulcère, ou qui, tendant d'ordinaire à la guérison, est entravée ici par des influences locales ou générales. A celles-ci appartiennent le lupus, l'infiltration scrofuleuse, la lèpre, le carcinome, le sarcome, les gommes syphilitiques, qui, par leur nature, sont prédestinées à l'ulcération. Parmi les causes locales, qui déterminent l'ulcération, soit en augmentant le processus inflammatoire, soit en empêchant la cicatrisation normale, il faut citer : les troubles locaux de circulation, les varices, la pression mécanique, les tiraillements, les contusions, le grattage, les actions chimiques qui détruisent le tissu nouvellement formé, les emplâtres et les onguents, le contact sur les bourgeons charnus des fèces, de la salive, de l'urine, la carie et la nécrose des os. Comme causes éloignées des ulcérations, il importe de signaler les lésions cardiaques, certains états dyscrasiques, l'anémie, le marasme, quelle qu'en soit la cause, qui déterminent une infiltration de la peau, disposée à la désagrégation, ou retardent la guérison des plaies par anémie, ou défaut de plasticité du sang.

Si l'on arrive à détruire spontanément, ou grâce aux ressources de l'art, les infiltrats inflammatoires ou néoplasiques dont la désagrégation détermine l'ulcération, ou si l'on peut écarter les causes qui troublent continuellement la formation des granulations, celle-ci arrivera peu à peu à une cicatrisation complète, comme pour toute autre plaie normale dès le début. Il n'y a donc entre l'ulcère et une plaie de bonne nature qu'une différence relative et non essentielle, l'un pouvant prendre les caractères de l'autre et réciproquement.

Nous n'avons donc aucune raison de considérer l'ulcère comme un produit ontologique, étranger à l'organisme, comme on l'a fait autrefois, et comme malheureusement on tend encore parfois à le faire de nos jours (1). Nous ne saurions comprendre comment un ulcère de la jambe peut être une sorte de sécrétion supplémentaire dans le cas de suppression de la menstruation ou d'un flux hémorrhoïdaire; car dans chaque cas, nous pouvons expliquer d'une manière tout à fait satisfaisante le développement et la durée de l'ulcère par des conditions locales et mécaniques, varices, dermatite, grattage, œdème par obstacle à la circulation, hémorrhagie, tandis que nous ne saurions trouver une relation physiologique entre l'ulcère et la menstruation ou les hémorrhoïdes. Nous ne pouvons comprendre comment des pathologistes éclairés peuvent croire qu'ils neutralisent, par l'établissement d'un exutoire au bras, les suites soi-disant fâcheuses de la guérison d'un ulcère de la jambe, comme si celui-ci, poussé çà et là, comme une navette, pouvait être porté par l'organisme de la jambe au bras : c'est là une supposition tout à fait antiphysiologique.

Aucun processus inflammatoire ou suppuratif n'est nécessaire à la santé. Toute perte de substance, quelle qu'en soit d'ailleurs l'origine, est une perte pour l'organisme, et, quand elle s'accompagne, pendant des mois et des années, d'une sécrétion abondante, d'une déperdition constante de sucs, elle a des conséquences fâcheuses pour tout le monde, mais encore plus fâcheuses quand elle atteint un individu affaibli par d'autres causes, sans compter que toute plaie douloureuse ou suppurante détermine des troubles dans les rapports sociaux et dans l'exercice de la profession de celui qui la porte. Aussi, n'hésiterons-nous jamais et considérerons-nous comme un devoir d'employer tous les moyens pour guérir les ulcères, et cela le plus rapidement et le plus sûrement possible; nous sommes persuadés que le

(1) Voy. la note (1) de la page suivante. (*Note des Traducteurs.*)

malade ne fera qu'y gagner, et nous ne craignons pas de déterminer ces métastases sur les viscères que personne n'a encore produites et qui sont scientifiquement impossibles (1).

(1) C'est toujours pour nous la même erreur que le professeur Kaposi, après Hebra, propage et défend avec une ardeur et avec un talent dignes d'une meilleure cause. Tous les deux supposent toujours les médecins imbus des anciennes doctrines humorales, et semblent croire que celui qui applique un vésicatoire sur un point de la peau se propose de faire sortir par cette voie les « humeurs » pathologiques fixées en un point malade voisin ou éloigné. S'agit-il de la suppression d'un ulcère? Les deux auteurs paraissent persuadés que les praticiens qui considèrent cette suppression comme dangereuse, craignent de voir les mêmes « humeurs », ne trouvant pas issue au dehors, se disperser ailleurs, et y produire un état pathologique. Or, c'est là, si l'on veut bien nous permettre de faire un emprunt au vocabulaire politique, agiter sans nécessité le spectre humoral, car les idées que l'auteur combat sont absolument tombées dans l'oubli, et il n'y a pas lieu de les évoquer.

Voici, en fait, toute la question : 1° *Un ulcère provoqué est-il, en réalité, oui ou non, sans action sur une lésion préexistante d'un organe rapproché ou éloigné, ou sur un trouble fonctionnel?* Il ne s'agit pas ici, en ce moment, qu'on veuille bien le remarquer, d'*interprétation*, mais de constatation *de fait*. Hebra et le professeur Kaposi disent non; nous répondons oui, et nous avons l'assurance d'avoir avec nous la majorité des observateurs.

On voudra bien remarquer que nous ne descendons pas dans le détail, et que nous ne recherchons pas le degré de cette action, son caractère favorable ou défavorable ; nous contestons seulement à l'auteur le bien fondé de sa proposition, quand il affirme que jamais un vésicatoire ni une cautérisation, un cautère ou un ulcère n'ont d'action sur un état pathologique préexistant.

2° *Un ulcère subsistant depuis un temps plus ou moins long peut-il toujours, et dans tous les cas, être supprimé, sans inconvénient pour un état morbide existant en un autre point de l'économie?*

Hebra et Kaposi déclarent absolument que oui, et considèrent en quelque pitié les médecins qui pensent autrement; nous ne partageons pas leur sentiment. Que l'application d'un cautère ou d'un vésicatoire soit sans action dans un grand nombre de cas, ou que leur suppression soit inoffensive dans beaucoup de circonstances, personne ne le conteste, et la pratique commune de tous les médecins éclairés le démontre surabondamment.

Mais affirmer que cette règle est absolue, enseigner aux jeunes médecins qu'ils *doivent* systématiquement, *chez tous les malades*, supprimer au plus vite les ulcères anciennement existants, sans se préoccuper d'ailleurs de l'état organopathique de ces malades, voilà ce qui ne saurait être accepté. Nombre de praticiens éminents, dépourvus de toute servilité doctrinale, continuent à affirmer que la suppression de ces vieux ulcères, de ces vieux eczémas suintants des jambes (il faut ici préciser, et sortir des généralités),

Comme les ulcères ne diffèrent que par l'espèce et non par l'essence de leurs causes, ils présentent tous un certain nombre de symptômes communs.

On distingue, pour tout ulcère, des phénomènes objectifs, l'état du fond et des bords, la forme, l'étendue, le mode d'accroissement, la nature de la sécrétion, et, de plus, un certain nombre de manifestations subjectives concomitantes.

Le fond de l'ulcère est, en général, jaune grisâtre, lisse ou inégal, recouvert d'une sécrétion visqueuse, infiltré de pus, en raison de la destruction moléculaire qui s'y fait. Les bords sont taillés à pic ou se confondent peu à peu avec les parties voisines, réguliers ou déchiquetés, d'autrefois plus ou moins décollés, sinueux, mobiles ou adhérents, mous ou infiltrés par un exsudat inflammatoire, facilement saignants, comme peut l'être parfois aussi le fond, ou recouverts d'une sécrétion grisâtre. Le pourtour de l'ulcère, des bords et du fond, est enflammé, tuméfié, ou ne présente que peu de modifications ; il peut être presque normal ou œdématié, induré, dense, calleux, ou encore infiltré par un néoplasme spécifique (lupus, carcinome, syphilis). Quant à la forme, un ulcère de petite étendue est habituellement

peut être suivie, à bref délai, d'accidents viscéraux (du côte du rein ou des poumons, par exemple chez les goutteux), et que la reproduction des mêmes ulcères, des mêmes eczémas suintants met parfois fin à ces accidents. Cela doit suffire pour rendre le praticien circonspect, et nous suffit à nous pour dire aux jeunes médecins : En ce point comme sur les autres, ne faites rien de servile et ne jurez jamais en aveugles, sur la parole de qui que ce soit. Avant de supprimer un ulcère ancien, voyez d'abord quel est l'état du malade, examinez s'il présente une lésion viscérale pouvant compromettre son existence; s'il en est ainsi, restez sur la réserve, agissez selon votre conscience, prenez l'avis de vos anciens, s'il y a lieu, mais gardez-vous de toute décision autoritaire et systématique.

Si nous sortons maintenant un instant du domaine de l'observation pure, nous trouvons les mêmes raisons de conseiller la réserve dans le jugement de ces matières difficiles et obscures; la théorie des réflexes et des actions trophiques, la connaissance des phénomènes si imprévus que l'on voit se produire à distance par l'ébranlement du système nerveux, à l'aide d'agents extérieurs, aimant, électricité, etc., permettent d'entrevoir, pour un avenir prochain, l'explication de plus d'une chose jusque-là obscure ou hypothétique. Le moment n'est donc pas à la discussion des doctrines, aux mots, il est tout entier à l'observation des choses, aux faits. (*Note des Traducteurs.*)

circulaire ou arrondi ; plus étendu, il a une forme irrégulière, sinueuse, il est profond ou cratériforme, anfractueux ou lisse, il peut avoir l'apparence d'une érosion, ou la dimension d'une pièce de 50 centimes, de 5 francs en argent, ou s'étendre à la moitié ou à la totalité de tout un membre.

La sécrétion de l'ulcère diffère en général, quant à sa constitution, du pus bon et louable. Elle est abondante ou rare, mal liée, analogue à du petit-lait, pauvre en éléments figurés ou d'un aspect plus transparent, visqueuse, collante, ou hémorrhagique, et, selon le cas, soit inodore, soit d'une odeur infecte.Elle se dessèche en croûtes de coloration et d'épaisseur variables, qui, dans les cas où elles ont une certaine étendue, sont scutiformes et semblables aux croûtes du rupia, ou quand la sécrétion est peu abondante, ne font que recouvrir l'ulcère d'une couche gommeuse. On a attribué à la sécrétion des ulcères une composition spéciale, et on a signalé l'augmentation des sels, surtout du phosphate ou de l'urate de soude, dans le cas d'ulcères arthritiques; on y a en outre observé parfois une coloration bleue que certains auteurs expliquent par la présence de vibrions bleus; que d'autres, comme Girard et Fordos, attribuent à l'existence de la pyocyanine et de la pyoxanthose.

On a signalé aussi une odeur spéciale du pus des ulcères.

Quant aux manifestations subjectives, certains ulcères sont indolents, d'autres très douloureux, d'où la distinction en ulcères asthéniques et ulcères irritables.

Dans la marche de l'ulcère, on distingue le stade de destruction, qui peut durer des semaines, des mois, des années, et pendant lequel il garde son caractère primitif, et le stade de réparation, dans lequel il entre une fois que l'on est parvenu à écarter ses causes prochaines, prenant alors l'aspect d'une plaie normale. Certains ulcères ont une marche typique, bien déterminée; d'autres ont une marche et une durée atypiques, indéfinies. Les ulcères phlegmoneux, diphthéritiques, pseudomembraneux, sont des variétés qui s'écartent du type ordinaire; les ulcères serpigineux, réniformes, indiquent un mode spécial d'accroissement par destruction des tissus ambiants.

La terminaison locale de tout ulcère est, à part quelques exceptions, la transformation en une plaie simple, granuleuse, et la guérison par cicatrisation (voir page 20).

Tout cela, ainsi que le pronostic et l'influence de l'ulcère sur les points atteints et sur l'organisme tout entier, dépendent de l'altération anatomique qui lui a donné naissance; c'est d'après elle seulement que l'on peut établir une division rationnelle des ulcères. Nous diviserons donc les ulcères cutanés en deux groupes : 1° ulcères dus à l'inflammation, ulcères inflammatoires, 2° ulcères survenus sur des néoplasmes.

Les ulcères inflammatoires peuvent être divisés encore en ulcères contagieux et non contagieux, et chacune de ces deux classes en ulcères idiopathiques et symptomatiques, suivant les caractères de l'inflammation qui leur a donné naissance.

L'ulcère inflammatoire, idiopathique, non contagieux, peut survenir à la suite de toute inflammation idiopathique de la peau, telle que dermatite aiguë ou chronique, abcès, excoriations, eczéma, pustules vaccinales. Il en est ainsi lorsque, par le grattage, des compressions, des tiraillements, la rétention de pus au-dessous des croûtes, des emplâtres irritants, des stases sanguines, des varicosités, etc., on détermine une destruction hémorrhagique ou en général un trouble quelconque des bourgeons charnus.

De tous ces ulcères, le plus fréquent est l'ulcère de la jambe, *ulcus cruris;* on trouve dans son mode de développement et dans sa marche presque toutes les conditions qui donnent lieu à l'ulcère en général. On sait qu'on le rencontre le plus souvent chez les sujets atteints de varices, surtout chez les femmes après plusieurs grossesses, ou chez des personnes des deux sexes obligées par leur profession à se tenir durant toute l'année debout plusieurs heures par jour.

Les premiers symptômes qui se manifestent chez ces personnes sont, outre un certain degré d'œdème et des douleurs dans le talon et la plante des pieds, des démangeaisons dans la jambe qui forcent le malade à se gratter, et sont suivies d'excoriations.

Ces petites excoriations superficielles donnent lieu à des pertes de substance d'abord tout à fait planes, puis plus profondes, qui prennent d'autant plus vite le caractère des ulcères, que les hémorrhagies, l'œdème, les tiraillements, les lésions mécaniques par compression ou par violence extérieure, la lymphangite ou la dermatite concomitantes dues à la rétention du pus sous les croûtes, y sont plus fréquents, et que la formation de granulations destinées à réparer la perte de substance y est plus troublée. Puis surviennent la callosité des bords de l'ulcère, déterminée par des inflammations répétées, la tendance fréquente à la néoformation de tissu connectif (cicatriciel), la grande extension que prennent ces bords, la constriction des vaisseaux afférents par les cicatrices mêmes, et la persistance des causes initiales, toutes circonstances qui font de l'ulcère de la jambe, une fois constitué et assez étendu, une affection qui dure pendant des années, très douloureuse et fort pénible, sinon incurable.

L'ulcère de la jambe siège le plus souvent au tiers moyen ou inférieur, d'un seul ou des deux côtés, surtout à la face antérieure ; il occupe une partie plus ou moins grande, rarement la totalité du pourtour de la jambe. Les petits ulcères sont ronds, ovales ; les grands ont une forme irrégulière et ont, suivant leur âge, des bords calleux, déchiquetés, et se compliquent d'un épaississement éléphantiasique plus ou moins prononcé de tout le membre.

Cet ulcère simple, variqueux, *ulcus e varicibus*, se distingue de l'ulcère syphilitique par son siège superficiel, bien qu'il occupe en général une étendue assez vaste, par son indolence presque complète et par l'absence d'infiltration gommeuse circonscrite du voisinage, par son mode de début lié à une inflammation chronique du tissu où il se développe.

Si l'on se reporte ainsi au début de l'ulcère de la jambe, on voit nettement qu'il ne dépend que de troubles circulatoires ou nutritifs des tissus, et on abandonne les idées anciennes sur les propriétés de dérivation et de substitution de cet ulcère. On cherchera au contraire à le combattre et à le guérir le plus tôt possible. Les chances de guérir un ulcère varient nécessairement selon ses dimensions, son ancienneté, l'état des tissus qui l'entourent, etc.

Quant au traitement, on n'aura qu'à suivre les règles chirurgicales ordinaires. S'il y a des phénomènes inflammatoires, il faudra tout d'abord les combattre par la position horizontale ou élevée du membre et par l'application du froid. Puis on provoquera l'élimination des couches supérieures, qui ont subi une destruction moléculaire par l'application de gypse bitumineux pulvérisé qu'on obtient en triturant de l'huile de hêtre avec du gypse, ou de la poudre de charbon de tilleul, ou encore le pansement de Lister, etc. On surveillera attentivement la formation des granulations, soit en l'excitant avec une solution de potasse caustique, 0,1 pour 50,0 d'eau distillée, soit en modérant sa prolifération luxuriante par la cautérisation ou le raclage, ou par des pansements caustiques et astringents, tels qu'une solution d'acétate de cuivre, la pommade au précipité rouge, le nitrate d'argent, la poudre d'alun et autres moyens analogues.

Les bains continus sont extrêmement utiles, non seulement pour aider à la réparation de l'ulcère, mais encore pour diminuer les complications inflammatoires phlegmoneuses. Un bandage compressif méthodiquement appliqué, et allant des orteils jusqu'au-dessus du mollet, au moyen d'une bande de flanelle, et la compression faite directement sur la surface de l'ulcère à l'aide de l'emplâtre de savon domestique, permettent même au malade de marcher ; la compression empêche la dilatation et la déchirure des petites veines et des capillaires, et met obstacle aux hémorrhagies, à l'œdème et à l'exubérance des granulations.

Les ulcères dont les bords sont excessivement calleux sont très difficiles à guérir. On peut, à l'aide de bandes agglutinatives allant d'un bord à l'autre, rapprocher mécaniquement les bords et favoriser ainsi la cicatrisation de certains points de la plaie. Nussbaum, d'après des données anciennes, a proposé de faire des incisions profondes et parallèles aux bords calleux des ulcères ; ce qui permet de détruire les vaisseaux afférents, de prévenir ainsi les hémorrhagies et de rapprocher les bords de l'ulcère. Les greffes de Reverdin (page 208) trouveront aussi d'utiles applications.

Il va sans dire qu'il serait avant tout désirable de guérir la cause prochaine des ulcères de la jambe, les varices, ou d'empêcher leur développement.

C'est à cela que tendent les différentes opérations chirurgicales connues sous le nom de cure radicale des varices, entre autres l'incision et la ligature proposée par Schede et par d'autres, la méthode d'Englisch, qui consiste en injections sous-cutanées d'alcool destinées à enflammer et à oblitérer les veines variqueuses; tous ces procédés, outre les dangers de phlébite, de pyémie, d'embolie, qu'ils peuvent présenter, n'ont en tout cas qu'une valeur très relative, car ils ne peuvent jamais s'appliquer que sur quelques-unes des veines dilatées. Aussi ne reste-t-il que les méthodes purement palliatives, consistant à faire porter continuellement au malade un bandage de flanelle, un bas lacé, et à lui recommander autant que possible la position horizontale du membre.

Les ulcères inflammatoires symptomatiques non contagieux sont l'expression d'un état dyscrasique ou constitutionnel spécial; cet état pathologique amène directement l'inflammation et la destruction ulcéreuse des tissus, ou les produit indirectement, en mettant obstacle à la marche normale d'une inflammation et d'une suppuration survenues sous l'influence d'une cause quelconque.

A cette classe appartiennent les ulcères qui se manifestent dans le scorbut, la goutte, l'anémie, la cachexie, l'acné des cachectiques, la scrofulose, et quelques-uns de ceux que l'on peut observer dans le cours de la lèpre. Parmi ces ulcères, il en est dont l'aspect seul indique l'étiologie; ainsi les ulcères scorbutiques sont caractérisés par des hémorrhagies fréquentes, ceux de la goutte par des dépôts uriques, ceux de l'anémie, qu'on observe d'ailleurs rarement, par la pâleur des tissus, leur peu de réaction, la lenteur de la formation des bourgeons charnus, leur sécrétion séreuse peu abondante.

Les plus fréquents et les mieux connus de ces ulcères sont les ulcères scrofuleux, reconnaissables à leurs bords lâches, très décollés, facilement saignants, atoniques, à leurs bourgeons flasques, à leur sécrétion mal liée, à la lenteur de leur réparation, qui donne lieu à des cicatrices difformes, réticulées. Ils se développent le plus souvent sur la peau enflammée qui recouvre des ganglions scrofuleux en désagrégation caséeuse et suppurés (au cou principalement), ou au niveau de nodosités de la dimension d'une noisette ou d'une noix, indolentes, ramollies, caséeuses, situées, au nombre de deux ou de plusieurs, le long des vaisseaux lymphatiques et ayant une grande ressemblance avec des gommes syphilitiques. Les caractères de l'ulcère, qui plus tard deviennent évidents, permettent de les différencier les uns des autres. Au-dessus des os cariés, les ulcères sont creusés en entonnoir et entourés de proliférations fongueuses.

Dans le traitement des ulcères cutanés scrofuleux, il faut suivre les préceptes ordinaires du traitement des ulcères, et s'attacher à certaines dispositions locales, spéciales. Il faut améliorer la nutrition générale, prescrire le séjour en bon air, et un régime approprié; on obtiendra d'excellents effets de l'usage de l'huile de foie de morue.

L'ulcère que détermine la contagion syphilitique, le chancre (1), est le seul que nous trouvions à ranger au nombre des ulcères inflammatoires contagieux. Ce n'est pas ici le lieu de décrire les caractères spéciaux de l'ulcère chancreux; cela nécessiterait l'étude complète de la syphilis et nous écarterait de notre sujet. Je dirai seulement que, d'après la théorie des unicistes (2), le chancre peut provenir de produits syphilitiques de toutes sortes et appartient dans toutes ses formes au contage syphilitique; les dualistes français, au contraire, admettent que le chancre

(1) En clinique exacte, le mot de « *chancre* » n'a qu'une signification relative, sommaire, générale, mais non générique; les divers « *chancres* » ont leur individualité distincte, et ne sont nullement des *espèces* d'un même *genre*. Déclarer qu'une lésion est *un chancre* veut dire seulement qu'elle n'est ni banale, ni traumatique, ni spontanée, mais qu'elle est née du contact d'une altération semblable, syphilitique ou vénérienne; c'est lui donner une valeur relative, non absolue; cette valeur absolue, scientifique, pratique, ne lui peut être fournie que par un qualificatif de nature : chancre *syphilitique*; chancre *simple*. Ne pas s'astreindre à ces règles strictes, c'est perpétuer dans le langage dermatologique la plus regrettable confusion. (*Note des Traducteurs.*)

(2) Ceci est du domaine de l'histoire; il n'y a plus d'unicistes, il n'y a plus de « chancre », il n'y a que des chancres, deux au moins : le chancre simple et le chancre syphilitique, et il est de justice élémentaire de rappeler que cette distinction est due au médecin français Bassereau, en 1852. (*Note des Traducteurs.*)

mou (1) est produit par un contage spécial, le contage chancreux, tandis que le chancre induré reconnaît pour cause le virus syphilitique; enfin, les dualistes allemands pensent que le chancre (2) ne provient que du virus chancreux et n'a rien de commun avec la syphilis, par conséquent qu'il serait préférable de l'appeler ulcère vénérien contagieux (Sigmund).

Le chancre mou, simple, non infectant, est celui qui se montre le plus souvent (3); c'est une perte de substance cratériforme, taillée à l'emporte-pièce, dont les bords et le fond sont lardacés, enflammés, rouges, tuméfiés, qui suppure beaucoup et est absolument contagieux (4). Il dure de six à sept semaines et présente un stade de destruction et en même temps de contagion, et un stade de réparation, où il prend le caractère d'une plaie ordinaire et n'est plus contagieux.

Puis vient, comme forme typique d'ulcère, le chancre induré, infectant; celui-ci peut provenir d'un chancre mou (5) ou d'une

(1) La qualification de « mou » est mauvaise et abandonnée; le terme de chancre simple (chancrelle, de Diday) est absolument satisfaisant. (*Note des Traducteurs.*)

(2) Quel chancre? Et pourquoi se servir d'un terme qui prête à ambiguïté et qui rend la discussion impossible? (*Note des Traducteurs.*)

(3) Nullement; cela dépend et peut varier extrêmement : le chancre simple augmente, diminue, disparaît selon certaines conditions de police médicale ou d'état social; le chancre syphilitique est plus immuable, sa fréquence augmente certainement (nous parlons pour Paris et pour Lyon). Voir, sur ce sujet, les beaux travaux de Charles MAURIAC, et, particulièrement *Rareté actuelle du chancre simple*. Paris, 1876. A peu près complètement disparu avant l'Exposition universelle de 1878, le chancre simple y a été (on l'avait prévu et annoncé, Clerc et d'autres syphiligraphes) réimporté à nouveau, et s'est développé surtout dans les couches ouvrières, en raison de conditions particulières d'imperfection de police médicale. Dans une ville où cette police serait rigoureusement applicable, le chancre mou disparaîtrait sûrement; le chancre syphilitique est impérissable et déjoue toutes les mesures de police. Le premier ne naît, en effet, que du chancre mou; le second naît, *surtout*, de toute une série de lésions syphilitiques de la période secondaire, qui échappent à toute surveillance. (*Note des Traducteurs.*)

(4) Disons : contagieux et indéfiniment inoculable sur le sujet atteint (auto-inoculable). (*Note des Traducteurs.*)

(5) L'expression de « chancre mou » est ici inacceptable; le chancre syphilitique ne « *provient* » que d'une inoculation syphilitique; il peut *succéder*, sur place, à un chancre simple, soit que les deux virus aient été inoculés en

petite nodosité qui apparaît sur le point où s'est faite l'infection, après une incubation de plusieurs jours à deux ou trois semaines. Le chancre induré se présente en forme de dépression superficielle, comme creusée à l'évidoir; sa sécrétion est peu abondante, et il présente une dureté caractéristique, bien limitée, presque cartilagineuse de ses bords et de son fond. Il guérit au bout de quelques jours (1), n'est inoculable, en général (2), que sur des individus non syphilitiques, mais persiste sous forme d'induration plusieurs mois après sa guérison.

même temps (chancre mixte de Rollet), soit que le chancre simple ait été la plaie sur laquelle s'est inoculé ultérieurement le virus syphilitique.

L'accident primitif, celui qui se développe au lieu d'inoculation, porte le nom de *chancre*, parce qu'il s'ulcère dans l'immense majorité des cas; mais l'accident primitif n'est pas *d'abord* une ulcération, et par conséquent on ne peut, à aucun point de vue, dire avec l'auteur que le chancre syphilitique « peut provenir d'un chancre », alors même qu'on laisserait au terme de chancre toutes les applications imaginables.

La lésion initiale se produit autour des vaisseaux du point inoculé sous forme d'un petit infiltrat assez souvent constatable (chancre maculeux, papuleux, tubercule chancreux); l'extension des lésions vasculaires (sanguines ou lymphatiques), leur mode biotique, déterminent ultérieurement la forme, l'étendue et les phases des phénomènes de régression et de phlegmasie secondaire qui fixent la forme, l'étendue et l'évolution du chancre proprement dit. (*Note des Traducteurs.*)

(1) Cela n'est pas impossible, mais la règle est quelques *semaines*, parfois quelques mois, dans la marche naturelle, bien entendu. (*Note des Traduct.*)

(2) La règle, la loi, de la non-réinoculabilité du chancre syphilitique chez le sujet syphilitique n'est pas suffisamment exprimée par le terme de « *en général* ». Les exceptions à cette règle, à cette loi, cependant, quelque rares qu'elles demeurent, quelque contestables que soient plusieurs des faits sur lesquels elles reposent, laissent supposer que, chez certains sujets, à titre exceptionnel, la syphilisation complète est *retardée* plus ou moins longtemps après l'inoculation première, ou après le développement de l'accident primitif local. Voilà tout, et c'est déjà quelque chose de considérable, comme on le pressent.

On se gardera bien de considérer comme des réinoculations positives les lésions diverses, purement irritatives, que peut déterminer l'inoculation d'une matière septique quelconque; on se gardera surtout d'oublier qu'un chancre induré d'aspect vulgaire peut être un *chancre mixte* (chancre de Rollet), et que la lésion produite par l'inoculation du liquide pris à sa surface n'est qu'un chancre vénérien simple. Enfin, la connaissance du *chancre mixte* permet de comprendre comment la syphilis générale éclate parfois chez un individu dont l'accident primitif avait *l'aspect* d'un chancre simple. (*Note des Traducteurs.*)

Il y a encore d'autres formes de chancres de source syphilitique, le chancre ambustiforme, phagédénique, gangréneux, serpigineux (1).

La valeur nosologique de ces diverses formes de chancres est jugée différemment, selon les vues théoriques que l'on admet. Il nous suffit de dire ici que tous ces ulcères naissent aux lieu et place d'inoculation du virus spécifique, que ce sont par conséquent des ulcères idiopathiques spécifiques ou inflammatoires contagieux.

Leur marche est bien définie, et pour ce qui est de leur caractère d'ulcère, leur pronostic ne diffère guère de celui des ulcères en général. Mais comme ils peuvent ou non avoir dans leurs différents types, comme conséquence, l'infection syphilitique générale, le pronostic variera dans ce sens; nous ne nous y arrêterons pas. Nous dirons cependant ici, d'une manière générale, que les chancres mous n'entraînent que rarement la syphilis constitutionnelle, tandis que les chancres indurés l'entraînent au contraire presque fatalement (2). Quant aux autres formes de chancres, il est impossible, sur ce point, d'établir une règle de fréquence (3).

(1) Il ne faut pas confondre les *formes* du chancre syphilitique avec les *variétés* dans son évolution qui appartiennent aux complications. — Voyez pour ces formes et variétés les ouvrages de Ricord, Rollet, Fournier, Diday, Lancereaux, Jullien, etc., etc. (*Note des Traducteurs.*)

(2) Le chancre simple n'entraîne *jamais* la syphilis; il y a des chancres simples indurés, et des chancres syphilitiques qui le sont peu ou pas, ou qui ne le sont que passagèrement. Le terme de chancre mou est donc absolument mauvais, à ce point de vue. Il y a des chancres auto-inoculables qui s'entourent d'une base dure, et qui, histologiquement, sont des chancres simples et non des chancres syphilitiques. Lorsqu'un chancre jugé syphilitique, cliniquement induré ou histologiquement syphilitique, n'est pas suivi d'accidents syphilitiques secondaires appréciables ou appréciés, cela ne veut en aucune façon dire que le sujet n'est pas syphilisé. Scientifiquement, il faudrait l'épreuve de l'auto-inoculation; pratiquement, il suffit de savoir que nombre de sujets, qui n'ont pas eu d'accidents immédiats constatés ou constatables, n'en ont pas moins, à lointaine échéance, des accidents syphilitiques incontestables. (*Note des Traducteurs.*)

(3) Il n'y a que deux *espèces* de chancres : le chancre simple et le chancre syphilitique; les « autres *formes* » appartiennent à l'une ou à l'autre espèce, ou à l'espèce mixte, le chancre de Rollet. (*Note des Traducteurs.*)

En dehors de ces conséquences, le traitement du chancre (1) ne diffère pas de celui des autres ulcères ; on le dirigera suivant les principes généraux de la chirurgie, en recommandant, à côté des modes de pansement déjà connus, l'emplâtre mercuriel. C'est dans l'espoir d'arrêter par des moyens spéciaux l'infection imminente du sang, que l'on a recommandé le traitement abortif par la cautérisation ou l'excision (2).

Enfin on a recherché à plusieurs reprises dans la constitution anatomique du chancre, qui diffère à peine, dans ses plus fines nuances, de celle d'un ulcère inflammatoire simple, la raison de la virulence constatée cliniquement et de l'induration spéciale (3), sans jamais y parvenir d'une façon définitive.

(1) Le traitement du chancre simple et le traitement du chancre syphilitique diffèrent essentiellement : exclusivement local dans le premier, essentiellement général dans le second. Tout cela est indiqué dans les ouvrages de syphiligraphie, que le lecteur a entre les mains, en termes si précis, que nous n'avons pas besoin d'y insister ici. (*Note des Traducteurs.*)

(2) C'est là, en effet, une tentative bien légitime et que l'on ne doit pas condamner en principe ; il est malheureusement trop probable que, l'inoculation une fois faite, il se produit simultanément, ou à bref délai, un travail de germination locale et une pollution générale. Cependant un intervalle existe certainement entre les deux ordres de faits, et nous ne sommes pas d'avis de refuser à un patient cette ressource, quelque aléatoire qu'elle puisse être, si les conditions d'insertion du chancre s'y prêtent, et si son évolution n'est pas trop avancée. Nous n'y consentons à aucun titre si le chancre est entièrement développé et si l'infection ganglionnaire est manifeste. A la vérité, les tentatives faites en France ne semblent pas favorables (voy. LELOIR, *Annales de dermatologie*, 25 janvier 1881) ; les excisions que nous avons faites nous-mêmes, ou conseillées (à l'exception peut-être de l'une d'elles que notre savant ami le docteur Jullien a bien voulu exécuter sur notre demande, avec son habileté bien connue), n'ont pas empêché la syphilis d'évoluer ; mais nous devons dire qu'aucun accident n'a suivi les opérations exécutées. Notons encore que le professeur Gailleton a fait plusieurs excisions : dans un de ces cas, il ne s'était encore rien produit après cent jours (opération le cinquième jour) ; dans une autre, pratiquée le troisième jour, on n'a rien observé jusqu'à maintenant, cent vingtième jour. — Voyez sur ce sujet les belles recherches du professeur Auspitz. Voy. aussi Ch. MAURIAC, *Gazette des hôpitaux*, janvier 1881. (*Note des Traducteurs.*)

(3) Voyez CORNIL, *Leçons sur la syphilis*. Paris, 1879, p. 38 et suiv. — L'épaississement scléreux inflammatoire des tuniques (*adventices*), des vaisseaux artériels et veineux, est constant dans le chancre induré et le distingue à la fois des syphilides, des lésions inflammatoires communes, et du chancre simple. Voici, d'après cet histologiste éminent, l'opposition à établir entre les caractères anatomiques des deux chancres :

Quant au second groupe d'ulcères cutanés, à ceux qui résultent de néoplasmes, nous nous en sommes occupé en parlant du lupus, du carcinome, du sarcome, de la lèpre. Il faudrait y ajouter ceux qui proviennent d'un tubercule cutané, symptôme de syphilis constitutionnelle (syphilides ulcéreuses); nous en parlerons à propos des dermatoses syphilitiques.

QUARANTE-QUATRIÈME LEÇON

Caractère général des syphilides, leur division suivant leurs phénomènes morphologiques. — Formes spéciales, symptomatologie, diagnostic, leur rapport avec la syphilis constitutionnelle. — Traitement général et local.

SYPHILIS CUTANÉE. — SYPHILIDES

Nous désignons ainsi certaines affections cutanées qui apparaissent comme symptômes de la syphilis constitutionnelle, soit transmise par les parents, syphilis héréditaire, soit communiquée pendant la vie extra-utérine par un chancre ou par une autre manifestation primitive (1), syphilis par contact ou acquise.

CHANCRE SIMPLE

Cratère béant, résultant de la destruction rapide, complète, des couches superficielles et profondes de l'épiderme, et de la fonte suppurative progressive des couches papillaire et dermique; les papilles, le tissu conjonctif du derme et le tissu sous-dermique se transforment en un tissu de bourgeons charnus, dans lequel les vaisseaux ne sont nullement sclérosés, dans lequel la charpente fibreuse se dissocie et se détruit.

CHANCRE SYPHILITIQUE

Sclérose du tissu dermo-papillaire et épaississement des parois des vaisseaux; l'épithélium superficiel et le corps muqueux sont en partie conservés, même à la surface ulcérée ou érodée, et il reste presque constamment des plaques de cellules du corps muqueux; la sécrétion, peu abondante, contient un nombre relativement minime de cellules lymphatiques. (*Note des Traducteurs.*)

(1) La syphilis n'a qu'une seule manifestation *primitive*, et quand on dit accident *primitif*, cela est absolument synonyme de chancre syphilitique; tous les autres accidents prochains sont consécutifs ou *secondaires*. Comme l'accident *primitif*, les lésions secondaires sont contagieuses et inoculables; comme l'accident primitif également, elles reproduisent sur le sujet inoculé un accident primitif, ou chancre syphilitique, et non une lésion de l'ordre des secondaires. (*Note des Traducteurs.*)

Les syphilides ne constituent qu'une partie, qu'un groupe, — à la vérité naturel et distinct, — des affections cutanées en général ; aussi nous en occuperons-nous ici surtout au point de vue de leurs particularités cliniques, des caractères qui permettent de les diagnostiquer, des différences qui les séparent des dermatoses non syphilitiques, et du traitement spécial qu'il convient de leur appliquer. Quant à leurs rapports intimes avec la syphilis, c'est une question particulière à la syphiligraphie, et nous en parlerons seulement dans la mesure qui sera nécessaire et utile pour la clarté de notre sujet.

Les syphilides n'ont pas des propriétés morphologiques différentes de celles des dermatoses non syphilitiques ; elles se présentent sous forme de taches, de papules, de tubercules, de pustules, d'ulcères avec formation de squames et de croûtes.

Le caractère spécifique indéniable qu'on leur reconnaît en clinique, celui qui les différencie des dermatoses non syphilitiques, et qui leur donne leur cachet spécial « syphilitique », ne repose donc pas sur leurs caractères morphologiques, ni, comme on l'enseigne, sur d'autres propriétés physiques, telles que la coloration rouge brun foncé (cuivrée), leur siège habituel sur le côté de la flexion des articulations et au pourtour des orifices naturels, leur symétrie, leur disposition en cercles, en groupes, leur polymorphie, l'épaisseur des croûtes et des squames, l'absence de démangeaisons.

En effet, tous ces caractères, attribués exclusivement aux syphilides, appartiennent aussi à des exanthèmes non syphilitiques. Je rappellerai seulement la disposition annulaire du psoriasis, de certains eczémas, la coloration cuivrée de l'acné rosée et de l'acné disséminée, la disposition en groupes du lichen des scrofuleux, le développement du psoriasis non syphilitique à la paume de la main, etc., etc. (1).

(1) Cela n'empêche pas que la couleur, le siège, la symétrie, etc., ne soient d'excellents signes diagnostiques qui permettent, le plus ordinairement, de se prononcer sans hésiter, et du premier coup d'œil, et qui, dans tous les cas, entrent comme partie constituante de premier ordre dans la détermination diagnostique.

Il n'est guère de phénomène objectif qui ne soit passible des mêmes remar-

Un examen attentif prouve que le caractère spécial des syphilides résulte d'une série de phénomènes, qui constituent la marche anatomo-pathologique de chacune de ces efflorescences, et présentent trois particularités distinctives.

En premier lieu les productions syphilitiques de la peau représentent, dans tous les cas, des infiltrats (cellulaires) du corps papillaire et du chorion, bien limités, denses, homogènes, et ne variant que dans leurs dimensions. Une papule syphilitique de la grosseur d'une tête d'épingle est identique, par sa constitution intime et son expression extérieure, aux tubercules syphilitiques qui ont le volume d'une fève ou d'une noisette.

En second lieu, ces éléments cellulaires ne sont pas propres à une organisation durable (tissu conjonctif), mais rétrogradent et disparaissent soit par résorption, soit par suppuration.

Une troisième particularité spéciale aux infiltrations cutanées syphilitiques consiste dans la tendance constante qu'elles ont à s'agrandir d'un côté, tandis qu'elles disparaissent de l'autre. L'accroissement et la destruction sont toujours centrifuges, de telle sorte que les parties les plus périphériques du produit syphilitique sont relativement les plus jeunes et présentent tous les

ques restrictives, et qui soit à proprement parler absolument pathognomonique. C'est dans la réunion, le groupement, la combinaison des phénomènes objectifs, que le médecin trouve les éléments d'un jugement exact.

Une plaque de psoriasis en goutte, par exemple, peut assurément ressembler (au point d'induire en erreur le plus habile) à une syphilide papulo-squameuse; un psoriasis palmaire, à une syphilide desquamative ou exfoliante de la paume de la main (c'est de là qu'est née la dénomination nosologiquement inacceptable de psoriasis syphilitique). Mais dans les deux cas, sauf dans des circonstances tout à fait exceptionnelles, et même en dehors de toute enquête sur l'état du malade, on peut toujours distinguer l'exfoliation ou la desquamation du syphiloderme, de l'accumulation des squames psoriasiques. La syphilide est-elle un peu étendue, il est tout exceptionnel qu'elle desquame indéfiniment sur toute sa surface au grattage, comme s'il s'agissait d'un psoriasis; de plus, dans le syphiloderme on ne trouve pas cet amincissement de la couche cornée adhérente, qui est si remarquable dans le psoriasis, lequel laisse, par le moindre grattage, saigner les sommets papillaires. Dans presque tous les cas, enfin, il sera possible de distinguer, par l'intensité de l'infiltrat dermique, la syphilide de la plaque psoriasique laquelle, débarrassée de son surtout corné, n'a jamais la même épaisseur à égalité de surface, etc., etc. (*Note des Traducteurs.*)

caractères de l'infiltration récente, tandis que les parties les plus anciennes occupent le centre, et ce sont elles qui disparaissent tout d'abord.

Ces trois caractères fondamentaux constituent presque d'une manière physiologique et régulière ce cachet clinique spécial des syphilides et permettent, d'une façon presque absolue, leur diagnostic objectif (1). Ils expliquent la série de modifications qui ont fait admettre dans les syphilides tant de variétés, et leur donnent souvent un aspect extérieur si analogue à celui des exanthèmes cutanés non syphilitiques.

D'après ces attributs typiques, nous pouvons considérer la papule comme le prototype des syphilides. Ce type des productions syphilitiques est constitué par une infiltration cellulaire épaisse, bien limitée, du chorion et du corps papillaire. A part cela, il n'y a pas d'éléments figurés qui appartiennent en propre à la syphilis.

Si nous suivons les symptômes de la papule syphilitique depuis son apparition jusqu'à son effacement, nous aurons vu l'évolution de toutes les syphilides, en dehors des variations peu importantes que certaines circonstances particulières peuvent leur faire subir.

Sur une coupe verticale comprenant l'épiderme, le réseau muqueux, le corps papillaire et le chorion, nous voyons que l'infiltrat cellulaire qui constitue la papule occupe le chorion et les papilles, et est réellement et nettement limité sur ses côtés (2).

Nous pouvons tirer de ce fait les caractères cliniques de la papule; elle dépasse le niveau de la peau, elle est luisante, puisque son revêtement épidermique est tendu, elle ne disparaît pas sous la pression du doigt; elle paraît dense, par suite de l'épaisseur de l'infiltration, et brun rougeâtre, en raison de la présence du

(1) Infiltration, non-viabilité ou régression, progrès centrifuge ou serpigineux, voilà résumés ces trois caractères fondamentaux; ils ne sont pas plus exclusifs que les autres, et ils ont toujours besoin d'être *interprétés*. (*Note des Traducteurs.*)

(2) Comparez Cornil, *Leçons sur la syphilis*. Paris, 1879, page 172 et suiv. (*Note des Traducteurs.*)

pigment sanguin amené par la stagnation du sang dans les vaisseaux comprimés.

Quand une efflorescence cutanée ne présente pas tous ces signes, ce n'est pas une papule syphilitique, ou du moins elle n'est pas récente.

Après une durée plus ou moins longue, arrive la métamorphose régressive et la résorption des cellules. C'est la partie la plus ancienne, celle qui occupe le centre, qui disparaît d'abord.

A ce point, la partie infiltrée se déprime. Au-dessus l'épiderme, d'abord tendu et en partie proliféré, se plisse ; puis, à mesure que disparaît l'infiltration sous-jacente, il se divise en petites squames. Pendant ce temps, les parties périphériques de la papule conservent leur dureté, leur coloration rouge brun, leur aspect tendu, luisant. Nous avons ainsi constamment : au centre, une petite squame déprimée ou une fossette due à l'atrophie de la peau, et, au pourtour, une aréole d'infiltration rouge brun, dense, luisante.

Les formes compliquées de la maladie, le psoriasis (1) palmaire corné, par exemple, qui sont dues à la réunion d'une série de papules en voie d'évolution, seront reconnaissables par l'étude de la marche de chaque papule prise isolément, et pourront ainsi être distinguées des affections analogues non syphilitiques de la paume de la main, du psoriasis simple, de l'eczéma chronique, de la kératose idiopathique de la même région, etc.

Le psoriasis (2) syphilitique palmaire et plantaire diffus ne se développe jamais autrement que par la juxtaposition de papules isolées. Plus tard, elles se joignent par leur périphérie; puis apparaît, au centre de chaque papule, une petite squame, signe très caractéristique. Et même une fois que, par

(1) Nous rappelons que nous ne sanctionnons pas l'usage ici fait du terme de psoriasis, qui appartient à une affection générique de la peau, et non à des lésions syphilitiques qui sont plus ou moins psoriasiformes. Cette absence de sévérité dans la nomenclature se traduit en fait, et dans la pratique, par la confusion la plus absolue des choses et la plus regrettable. (*Note des Traducteurs.*)

(2) Les dénominations de syphilide squameuse, psoriasiforme, cornée, exfoliante, etc., doivent être appliquées à ces lésions, et non le terme de psoriasis. (*Note des Traducteurs.*)

suite de l'atrophie progressive des papules, un dépôt squameux uniforme s'est formé au-dessus d'elles, il reste toujours à leur périphérie un liséré d'infiltration rouge brun s'étendant de plus en plus.

Dans le psoriasis non syphilitique, l'eczéma chronique, la kératose non syphilitique de la paume de la main, l'épiderme corné épaissi se continue sans bord saillant qui le sépare de l'épiderme sain des parties voisines.

Au lieu d'arriver à la résorption par dégénérescence graisseuse, les infiltrats syphilitiques peuvent aussi se désagréger par suppuration. Si le liquide est peu abondant, il se dessèche et forme, avec les débris épidermiques, des croûtes d'un aspect sale, brun jaunâtre.

Celles-ci remplacent alors les squames dont nous avons parlé plus haut; quant au reste, la disposition est tout à fait identique. La croûte correspond toujours à la partie centrale, la plus ancienne de l'infiltrat, et est toujours limitée par la partie périphérique non encore désagrégée, qui la sépare de la peau saine environnante. L'aspect de la maladie reste le même, il tient à la disposition en lignes et en arcs de cercle de papules de ce genre en désagrégation. Au début, on voit toujours les croûtes distinctes qui répondent au centre des papules isolées; et même, quand la confluence est complète, on retrouve toujours le liséré d'infiltration périphérique.

Les mêmes conditions peuvent amener la formation de pustules et de bulles (herpès et pemphigus (1) syphilitiques), dont les croûtes présentent le même aspect caractéristique.

Les ulcères syphilitiques de la peau ont un aspect typique, qu'ils doivent uniquement à la constance des trois signes indiqués plus haut.

Il n'y a pas d'ulcère syphilitique qui ne soit précédé de nodule ; l'ulcère est une perte de substance du nodule lui-même. Comme celui-ci s'ulcère toujours d'abord au centre, il s'ensuit que l'ulcère est entouré de la masse périphérique du

(1) Ici encore on n'a affaire ni à de l'herpès ni à du pemphigus, mais à des syphilides bulleuses ou phlycténoïdes; l'herpès et le pemphigus (au sens *exact* de ces mots) ne sont jamais syphilitiques. (*Note des Traducteurs.*)

nodule, et comme celle-ci se détruit vers le centre, on comprend que le bord et le fond de l'ulcère sont recouverts d'une couche visqueuse, et en outre que le bord est taillé à pic, sinueux, un peu décollé et épaissi.

Une croûte se forme sur l'ulcère selon le mécanisme que nous avons mentionné ; puis la partie dans laquelle est creusé l'ulcère central se désagrège, et laisse écouler de la sérosité, qui soulève légèrement la croûte centrale, et produit plus tard une seconde croûte sous-jacente à la première, et la dépassant à sa périphérie. Tout autour de celle-ci, il s'est fait pendant ce temps une nouvelle zone d'infiltration, dans laquelle est alors creusé le second ulcère, et ainsi de suite ; c'est de cette façon qu'est constitué le rupia (1) syphilitique. Celui-ci présente donc, comme signes objectifs, une croûte centrale surélevée, entourée de cercles concentriques de croûtes imbriquées, lesquelles sont comme une série de toits superposés, dont chacun des supérieurs est plus petit que l'inférieur, le tout limité par un liséré d'infiltration. Après avoir enlevé la croûte, on trouve un ulcère caractéristique.

Dans le rupia non syphilitique, où les croûtes se forment soit par la destruction périphérique progressive des tissus, comme pour l'ulcère variqueux de la jambe, soit par suite d'une exsudation superficielle, s'accroissant de la même manière, ainsi que cela a lieu dans le cas d'excoriation ou de pemphigus circiné, ce

(1) La dénomination de rupia syphilitique est ici acceptable, parce qu'il n'y a pas d'affection idiopathique *propre* à laquelle cette dénomination soit applicable. Le terme de rupia désigne un processus *commun* à divers états pathologiques ; il est essentiellement constitué par le développement excentrique et successif de soulèvements épidermiques auxquels succèdent des séries correspondantes de lésions sous-épithéliales, et des zones successivement ajoutées de concrétions croûteuses.

Lorsque ces croûtes s'élèvent par le centre au-dessus du niveau, en même temps que les zones successives de la périphérie s'accumulent, la croûte prend un aspect conchyliforme qui donne le type classique du rupia ; mais cet aspect n'est jamais pathognomonique, et toute ulcération à processus excentrique et successif peut en créer de semblable. (Nous nous sommes déjà expliqués sur ce point. — Voyez la note 1 de la page 95, tome 1er.) D'autre part, selon le mode ulcératif de la lésion rupioïde, la croûte peut être plate, excavée, ou, au contraire, bombée et conique. (*Note des Traducteurs.*)

liséré périphérique d'infiltration manque; il constitue donc un signe important de la syphilis.

Quand l'ulcère syphilitique a dans sa marche ultérieure atteint une certaine étendue, l'infiltration périphérique spéciale ne se fait en général que sur les trois quarts ou une partie seulement de son pourtour. Il se peut donc que la partie de l'ulcère exemptée en quelque sorte de cette infiltration par des granulations qui partent du tissu sain avoisinant, guérisse et se cicatrise. De l'autre côté, au contraire, où s'est formée une nouvelle infiltration spécifique, les tissus se détruisent; ainsi se trouve constitué l'ulcère réniforme. D'un côté une cicatrice correspondant au hile, tout autour un infiltrat, et entre les deux un ulcère qui s'aplatit vers la cicatrice, tandis que du côté de l'infiltrat, il présente un bord lardacé, taillé à pic.

Qu'une série d'ulcères de ce genre se réunissent et se groupent l'un à côté de l'autre, nous aurons alors une affection constituée par des cicatrices centrales, autour desquelles sont adossés une série continue d'ulcères dont les bords convexes, taillés à pic, sont dirigés en dehors, parce que là encore ils touchent les infiltrats isolés situés en général vers la périphérie. C'est là l'ulcère serpigineux syphilitique.

Dans les formes cliniques les plus compliquées de la syphilis cutanée, se vérifie donc cette loi : que toute syphilide est constituée par une infiltration cellulaire bien limitée du chorion et du corps papillaire; qu'elle représente une papule ou un tubercule de diverses grandeurs, et que toutes les variations extérieures de la syphilide procèdent de la marche régulière de l'infiltration cellulaire, c'est-à-dire que les éléments figurés de l'infiltrat passent à la résorption ou à la suppuration, et que cette régression débute par les parties relativement les plus anciennes, les parties centrales, pour se terminer par les périphériques plus récentes.

Partout où nous ne retrouvons pas ces différents facteurs, nous n'avons pas eu affaire à une syphilide, ou bien celle-ci a cessé d'être, c'est-à-dire a déjà disparu. L'infiltrat ne manque que dans la roséole syphilitique, qui n'est qu'un premier degré de la papule ; dans la syphilide à petites pustules, dont le centre et occupés par un follicule, la petite étendue de la partie dense de l'efflorescence permet plus difficilement de démontrer l'infiltrat.

Après avoir tracé les caractères généraux des syphilides, la description des divers exanthèmes sera plus simple, car ils présentent tous les mêmes caractères fondamentaux et les mêmes signes différentiels d'avec les affections cutanées non syphilitiques.

D'après leur forme, on divise les exanthèmes syphilitiques en plusieurs variétés :

Roséole syphilitique (*syphilis cutanea maculosa, maculæ syphiliticæ*). Elle consiste en taches de l'étendue d'une lentille à celle de l'ongle, rondes, ovales, d'une coloration variant du rose pâle au rouge bleu, planes ou un peu proéminentes, pâlissant sous la pression du doigt, distinctes, mais sans limites bien marquées, plus colorées au centre qu'à la périphérie, parfois papuleuses, ne déterminant pas de démangeaisons et siégeant principalement au tronc et sur le côté de flexion des membres (1). Elles persistent avec leurs dimensions primitives, ne se réunissent pas à leurs voisines durant des jours, des semaines, deux ou trois mois, puis disparaissent sans desquamation et sans laisser d'autre trace qu'une pigmentation plus ou moins durable. La roséole non syphilitique s'en distingue par des changements brusques de forme et d'étendue ; l'herpès tonsurant maculeux par une desquamation abondante; le pityriasis versicolor par la possibilité d'enlever les taches par le grattage (ces deux derniers exanthèmes se reconnaissent encore à leur champignon).

La roséole syphilitique apparaît d'ordinaire comme premier symptôme manifeste de la syphilis constitutionnelle, six à douze semaines après l'infection, ou à titre de récidive pendant la première année, rarement pendant la deuxième ou la troi-

(1) On peut, — et l'on doit, — spécifier plus exactement encore le siège des premières en date des plaques roséoliques : c'est sur la partie antérieure du tronc, sur les flancs, et plus notamment encore de chaque côté, au-dessous d'une ligne transversale qui passerait par l'ombilic. (*Note des Traducteurs.*)

sième; et, dans ce cas, elle se présente sous l'aspect de taches étendues, très rarement annulaires, en forme de cercles rouges persistants, de la dimension d'une pièce de 50 centimes ou de 5 francs en argent (roséole syph. annulaire); jamais on ne l'observe à une époque plus tardive.

La roséole de la première période est parfois entremêlée de papules (syphilide maculo-papuleuse) ou de taches avec élevure papuleuse centrale (1).

Syphilide papuleuse (*syphilis cutanea papulosa*). Elle peut se manifester sous forme de grosses et de petites papules.

La syphilide à grosses papules, ou syphilide lenticulaire, consiste en papules du volume d'une lentille, ou plus encore, bien limitées, brun rouge, dures, un peu proéminentes, luisantes, s'accroissant et évoluant du centre vers la périphérie, formant des squames et des croûtes, et laissant à leur suite une dépression atrophique, d'abord pigmentée, puis blanche et luisante. Comme on trouve d'ordinaire en même temps ces efflorescences à tous les stades de développement et d'involution (polymorphie), le diagnostic de la syphilide lenticulaire est en général assez facile.

Elle constitue souvent, combinée à la roséole, la première éruption de la syphilis constitutionnelle; c'est la forme la plus

(1) La roséole syphilitique est le plus ordinairement du type érythémateux, ou plutôt érythémato-maculeux; quelquefois elle est, comme la rougeole, ou comme la roséole lépreuse, franchement saillante, et elle constitue alors ce que l'on appelle la roséole ortiée (Fournier), et ce que nous appelons préférablement roséole boutonneuse, confondue souvent à tort avec la syphilide papuleuse.

Deux autres types doivent encore être particulièrement fixés : 1° La roséole miliaire ou pilaire, qui affecte surtout la périphérie des orifices pilaires, soit d'une manière diffuse, en nappes, soit par plaques ne différant de la roséole commune que par la saillie des follicules pilaires;

2° La roséole annulaire, et même la roséole iris, ou circinée. Ces deux types, le dernier surtout, appartiennent aux roséoles dites de retour, à celles qui apparaissent après les six premiers mois de l'infection, jusqu'à la fin de la seconde année, et qui doivent plutôt être appelées roséoles tardives, leur apparition n'impliquant pas nécessairement une éruption antérieure. (*Note des Traducteurs.*)

fréquente des récidives pendant les cinq à dix premières années et même plus tard encore (1). Plus on est près de la première période, plus elle est généralisée ; dans les périodes tardives, elle est plutôt limitée à certaines régions, ce qui permet d'évaluer approximativement l'époque de l'infection.

Dans le cas d'éruption généralisée, l'exanthème est disséminé d'une façon assez régulière, mais cependant plus compacte et plus serrée en certains points ; au front (corona veneris), au sillon naso-labial, autour des orifices du nez et de la bouche, sur le côté de la flexion des articulations, au creux axillaire, au sillon mammaire, au pli de l'aine, aux parties génitales, à l'anus. Ces mêmes endroits, ainsi que le cuir chevelu, sont également le siège le plus fréquent des éruptions localisées des périodes tardives de la syphilis : dans ce cas, les papules sont souvent disposées en groupes ou en cercles ; leur diagnostic d'avec le lupus est basé surtout sur le phénomène de leur disparition régulière au centre et sur l'absence de nodosités profondes, — abstraction faite des autres symptômes, de leur marche et de leur aspect. Dans la syphilis, certaines papules tendent à s'accroître au delà de leur étendue ordinaire et à atteindre la dimension d'une pièce de 5 francs en argent et même davantage. Comme la disparition des parties centrales suit le même développement, on voit se former des anneaux, — syphilide papuleuse orbiculaire, — qu'il est souvent très difficile de distinguer de l'herpès tonsurant, de l'eczéma marginé et du psoriaris annulaire.

(1) Il faut savoir gré à l'auteur de se prononcer nettement sur un des points que les syphiligraphes laissent presque toujours dans un vague circonspect, la durée du temps pendant lequel les divers types éruptifs peuvent survenir après l'infection. Mais il ne faut pas prendre à la lettre la possibilité des récidives de la syphilide papuleuse proprement dite, telle qu'on la rencontre dans les deux premières années, au bout de dix années. Ce que l'on peut affirmer seulement, c'est que des lésions certainement syphilitiques, assez superficielles pour ne pas dépasser le type papuleux, peuvent se produire longtemps après que le malade est entré dans la période dite tertiaire, sans aucune limitation du nombre des années. Les éléments éruptifs, dans ce cas, ne sont jamais disséminés, alors même qu'ils sont généralisés (ce qui est rare, mais ce qui s'observe) ; toujours ils sont groupés en anneaux, en croissants, en corymbes. (*Note des Traducteurs.*)

Certaines formes de récidives de la syphilis sont remarquables par leur localisation spéciale; ce sont :

Les papules de la commissure des lèvres et des plis interdigitaux des orteils, qui se crevassent et engendrent des rhagades à bords lardacés, nets, caractéristiques, douloureuses.

Les papules de la paume des mains et de la plante des pieds, — psoriasis palmaire et plantaire (1), — se manifestent sous deux aspects, savoir : leurs formes primitives, combinées avec un exanthème généralisé, — elles résultent de papules disséminées et sont parfois disposées en arcs de cercle; — leurs formes tardives, qui apparaissent à titre de récidive et durent des années. C'est à la suite de la fonte diffuse des papules, d'une infiltration profonde, de la production de callosités épaisses et de rhagades que l'on voit survenir l'état désigné sous le nom de psoriasis corné (2). Nous avons indiqué déjà leurs caractères et leurs signes distinctifs d'avec les kératoses non syphilitiques (eczéma, psoriasis vulgaire, ichthyose).

Les condylomes larges, papules laiteuses, plaques muqueuses (3), sont des nodosités de la dimension d'une pièce de 1 centime à celle d'une pièce de 5 francs en argent, discoïdes, en plateau, proéminentes, indurées, recouvertes à leur surface d'un détritus grisâtre, sécrétant une sérosité visqueuse, et provenant de papules, dans les points où deux surfaces cutanées sont en contact. On les trouve surtout sur les grandes lèvres de la femme et leur pourtour, au pli de l'aine, au périnée, à l'anus, au scrotum et au pénis, dans le sillon mammaire et dans le creux axillaire. Leur sécrétion est très contagieuse.

Les condylomes larges ne sont pas seulement un symptôme de la syphilis constitutionnelle, et très souvent un indice de récidive, mais parfois aussi, comme le chancre ou l'induration, elles sont une affection primitive, puisque, comme les papules,

(1-2) Voy. les notes 1 et 2 de la page 357.

(3) Les plaques syphilitiques, ou condylomes plats, appelées improprement plaques muqueuses, constituent une des lésions les plus intéressantes de la syphilis secondaire, mais aussi des moins bien connues, à notre sens. C'est une étude descriptive à refaire en entier, et nous ne voulons pas l'introduire ici, où l'étude de la syphilis ne peut être faite que très accessoirement. Nous nous acquitterons de cette tâche ailleurs. (*Note des Traducteurs.*)

elles sont transmissibles sous la même forme (1). En trouvant donc une ou plusieurs plaques muqueuses, par exemple, à la commissure des lèvres ou à l'anus d'un nourrisson, ou encore au mamelon d'une nourrice, on ne peut pas décider immédiatement si elles sont la récidive d'une infection ancienne, ou le premier symptôme d'une syphilis contractée deux à trois semaines auparavant.

La syphilide à petites papules, lichen syphilitique, est constituée par des papules de la grosseur d'un grain de pavot à celle d'une tête d'épingle, dures, disposées presque toujours en groupes ou en arcs de cercle, recouvertes souvent de petites pustules, desquamant, et laissant à leur suite de légères dépressions atrophiques de la peau. Elle est rarement généralisée, quand elle constitue le premier exanthème ou une récidive précoce de la syphilis, et dans ce cas elle est souvent entremêlée de papules lenticulaires, ce qui en facilite beaucoup le diagnostic d'avec le lichen des scrofuleux (voy. t. Ier, page 527, texte courant et notes) et le lichen ruber. Comme forme de récidive, elle se localise le plus souvent aux articulations autour de la bouche et de l'orbite. La syphilide à petites papules généralisée est extrêmement rebelle, elle récidive souvent sous la même forme et se rencontre fréquemment chez les sujets cachectiques ou avec la cachexie syphilitique.

Syphilide pustuleuse. Elle présente les mêmes formes que la

(1) C'est là un point de discussion que nous ne voulons pas non plus traiter à fond. Nous voulons dire seulement que, pour nous comme pour la majorité des syphiligraphes, l'accident primitif est toujours un chancre, et jamais un condylome plat (alors même qu'un condylome plat aurait fourni le contage), c'est-à-dire une lésion unique (ou localisée si ses éléments sont multiples), ne disparaissant pas à volonté sous l'influence de moyens locaux, s'accompagnant d'adénopathie, etc. Le fait de la production du chancre par le contage syphilitique quelle qu'en soit la source (et cette source est dans la grande, dans l'immense majorité des cas le condylome plat), est incontestable. Il n'est pas moins incontestable que les condylomes peuvent apparaître fort peu de temps après le chancre, et se développer dans son atmosphère immédiate; cela est presque suffisant pour réfuter l'idée du condylome, — accident primitif, — et pour ne pas laisser s'accréditer une erreur qui serait regrettable au point de vue social, thérapeutique et médico-légal. (*Note des Traducteurs.*)

syphilide papuleuse, dont elle dérive par la fonte purulente de l'infiltrat; elle se manifeste par conséquent sous les deux mêmes types : à grosses et à petites pustules.

La syphilide à grosses pustules (variole, acné, impétigo syphilitique) est formée d'efflorescences de la grosseur d'un grain de plomb, d'un pois, ou d'une fève, contenant du pus, et entremêlées de papules non recouvertes de pustules. Les pustules sont planes, bordées par un liséré rouge brun, dur, luisant, proéminent, c'est-à-dire par les parties les plus jeunes de la papule qui en constitue la base. En se desséchant elles forment des croûtes, dont la chute laisse à nu la papule caractéristique, déprimée au centre.

La forme généralisée de syphilide à grosses pustules constitue souvent la première éruption, d'ordinaire accompagnée de fièvre, ou bien une récidive de la première période de la syphilis. On s'étonne de voir qu'elle est assez fréquemment confondue avec la variole, erreur qui n'est possible que si l'on méconnaît les caractères des pustules, leur mélange avec des papules, l'absence de petites papules (*Stippchen*) et de ce stade où l'éruption n'est constituée encore que par des vésicules contenant un liquide clair comme de l'eau, enfin la durée de l'éruption qui persiste plusieurs mois et diffère complètement de celle de la variole. Dans les récidives des périodes tardives de la syphilis, l'éruption est localisée à certaines régions et disposée en groupes ou en corymbes comme les formes papuleuses correspondantes ; quand elle siège au nez et au front, il est difficile de la distinguer de l'acné et du lupus ; au cuir chevelu, de l'eczéma impétigineux ; aux membres inférieurs, où leur base est souvent d'un brun livide, de l'acné des cachectiques.

Lorsque, par suite de leur accroissement périphérique et de leur transformation successive en pustules, les papules ont atteint la dimension d'une pièce de 50 centimes à celle d'une pièce de 5 francs en argent, il en résulte différentes formes qui ont des noms spéciaux. Quand elles présentent une grosse pustule centrale, c'est le pemphigus syphilitique (1) ; quand à une croûte centrale

(1) Voy. la note de la page 358. (*Note des Traducteurs.*)

viennent s'ajouter une série de zones formées de cercles de croûtes et de pustules, c'est le rupia syphilitique ; et après la guérison du centre, la syphilis annulaire pustuleuse. Dans toutes ces variétés, le développement de pustules sans vésicules préexistantes, l'aspect de l'ulcération, ou l'atrophie après la chute des croûtes et le liséré d'infiltration bien limité, permettent le diagnostic différentiel d'avec les autres processus analogues non syphilitiques : pemphigus vulgaire circiné et rupioïde, pustules d'eczéma et d'excoriation, herpès iris et herpès tonsurant vésiculeux.

La syphilide à petites pustules se présente, comme la syphilide à petites papules dont elle dérive, sous l'aspect de pustules disposées en groupes ou en arcs de cercle, du volume d'un grain de mil à celui d'une tête d'épingle et dans les mêmes conditions. Le diagnostic différentiel d'avec le lichen des scrofuleux n'est parfois possible qu'en présence d'autres manifestations éloignées et surtout de papules lenticulaires.

De même que le pronostic de la syphilide lenticulaire est en général plus favorable que celui du lichen syphilitique, de même celui de la syphilide à grosses pustules l'est plus que celui de la syphilide à petites pustules.

Syphilide tuberculeuse (*syphilis cutanea gummatosa*). Elle consiste en tubercules plus gros qui, d'après leur siège primitif et habituel, peuvent être divisés en tubercules gommeux, cutanés et sous-cutanés. A part de rares exceptions, elle constitue une éruption de la période tardive de la syphilis et reste en général limitée à certaines régions. Les tubercules cutanés ont le volume d'un pois, d'une fève ou plus encore, quelquefois discrets, le plus souvent disposés en groupes, — syphilide en corymbes, S. en grappe, — ou en cercles et en arcs de cercle, — S. serpigineuse. Ces formes ont la plus grande ressemblance avec le lupus serpigineux, dont elles diffèrent par les caractères positifs que nous avons mentionnés à plusieurs reprises et par l'absence de l'infiltration lupeuse dans l'aréole cicatricielle centrale.

Les tubercules sous-cutanés, gommes vraies, sont constitués au début par des nodosités grosses comme un pois, une noisette, ou plus volumineuses, arrondies, mobiles, puis, après leur pénétration dans le derme, fixes, ovales, élastiques, douloureuses à la pression. Les gommes, suivant leur dimension, disparaissent après des semaines ou des mois, par atrophie et résorption; celles qui sont sous-cutanées s'effacent par l'enfoncement de la partie centrale, et prennent ainsi la forme d'un biscuit.

Syphilide ulcéreuse. Elle est due à la fonte purulente des tubercules. Les ulcères syphilitiques se caractérisent par une grande sensibilité, par une forme et une constitution spéciales que nous avons indiquées plus haut.

Suivant la forme de l'infiltration, ils sont ronds, réniformes, serpigineux, ou ont l'aspect du rupia. Les ulcères qui dérivent des gommes sous-cutanées ont un caractère moins typique, parce que ces tubercules sont disposés d'une façon moins régulière que les tubercules cutanés.

En raison de la destruction rapide des tissus, les syphilides ulcéreuses ont la plus grande importance pratique, surtout quand elles s'attaquent à certaines parties, telles que le nez, les lèvres, la face en général. Là, comme au cuir chevelu, elles déterminent souvent la nécrose des cartilages et des os sous-jacents; aux mains et aux membres inférieurs, elles aboutissent, par suite de complications inflammatoires, à l'œdème chronique, à l'hypertrophie éléphantiasique, et à des mutilations. Quant au reste, le pronostic des syphilides ulcéreuses est le même que celui des autres syphilides (1).

(1) Les syphilides, quand elles sont vraiment *ulcéreuses* dans la période *secondaire* proprement dite, sont *anomales* et ont un pronostic immédiat évidemment plus défavorable, puisque la lésion, au lieu d'être *résolutive*, selon la règle, est ulcéreuse, et que, partant, elle laisse à sa suite une cicatrice indélébile. Il n'est pas nécessaire d'insister.

Ce pronostic, même à titre immédiat, est encore essentiellement défavorable quand la nécrobiose envahit rapidement les infiltrats syphilitiques sur de grandes surfaces et en des points nombreux, constituant les diverses variétés de syphilide maligne précoce, si bien décrites par Dubuc et Bazin. Nous avons réuni ces variétés dans un chapitre général (Leçons cliniques de l'un de nous), sous la dénomination de *syphilides secondaires anomales ou irrégulières*, lesquelles comprennent des formes légères, moyennes ou très graves (soit à titre général, soit à titre local, syphilides secondaires anomales malignes).

Reste une dernière question relativement à ce pronostic. Ces formes anomales indiquent-elles, *pour l'avenir*, un pronostic plus grave? Oui, dans beaucoup de cas, mais non absolument. (*Note des Traducteurs.*)

Syphilis cutanée végétante (en forme de framboise). Elle est formée par des bourgeons papillomateux, rouges, glanduliformes, verruqueux, qui se développent au-dessus de papules ou de tubercules excoriés ou ulcérés. Ils siègent le plus souvent au sillon naso-labial, à la commissure des lèvres, dans les plis cutanés des parties génitales et de la région inguinale, au sillon mammaire, rarement sur d'autres points du corps. Ces excroissances verruqueuses ont, dans ce cas, la même signification que les végétations qui se développent dans les autres processus inflammatoires non syphilitiques, l'éléphantiasis des Arabes, le sycosis, le lupus, et dont nous avons déjà parlé. On ne peut les considérer comme syphilitiques qu'autant que leur base est constituée par un infiltrat syphilitique (papule, gomme) ; une fois que celui-ci a disparu, le diagnostic n'est plus possible, car ces excroissances verruqueuses ne se comportent, ni cliniquement ni histologiquement, comme des lésions syphilitiques, mais bien comme des néoformations conjonctives.

Dans la syphilis héréditaire, on observe soit à la naissance, soit dans le courant des trois premières semaines de la vie extra-utérine (rarement plus tard), une syphilide qui ne se distingue pas essentiellement de celles de la syphilis acquise. C'est d'ordinaire un exanthème maculo-papuleux accompagné de rhagades à la commissure buccale, à l'anus, aux plis interdigitaux ; plus rarement une syphilide pustuleuse sous forme de grosses pustules, développées sur des papules planes, ulcérées, — pemphigus (1) syphilitique. Je signalerai comme spéciale et comme caractéristique de la syphilis héréditaire, une infiltration diffuse de la plante des pieds et de la paume des mains, dont la peau est d'un rouge brun uniforme, sèche, luisante, et présente çà et là des rhagades (2).

Au bout de quelques années, la syphilis héréditaire se mani-

(1) Voy. la note de la page 358.

(2) Voy. Ch. Madier-Champvermeil, élève de Gailleton, *des Syphilides palmaires et plantaires étudiées spécialement dans la syphilis héréditaire*. Thèse de Paris, 1874. (*Note des Traducteurs.*)

feste par des tubercules et par des ulcérations gommeuses, comme dans la période tardive de la syphilis acquise (1).

Le traitement des syphilides est en général celui de la syphilis constitutionnelle dont elles sont un symptôme. Tous les médicaments et toutes les méthodes de traitement qui agissent sur la maladie spécifique du sang, font disparaître également d'une façon rapide (2) les exanthèmes syphilitiques; et ils en empêchent d'autant mieux les récidives, qu'ils ont une action plus durable sur la maladie constitutionnelle.

Ces médicaments et ces modes de traitement sont connus, ce sont : le mercure qui arrive au sang sous différentes formes et de diverses manières, par la voie endermique (frictions avec l'onguent gris, bains de sublimé), par la voie hypodermique (injections sous-cutanées de sublimé, de calomel en suspension, d'albuminate de mercure (Bamberger), ou par les voies digestives (usage interne du sublimé, du protoiodure et du deutoiodure de mercure, du calomel et d'autres préparations mercurielles, les fumigations de cinabre). De plus, comme remèdes internes, l'iodure de potassium, l'iodure de sodium, l'iodoforme, les combinaisons d'iode et de mercure; enfin, la décoction de Zittmann, la tisane de Pollini, les préparations iodo-ferrugineuses. Je renverrai pour ces différentes médications et pour leurs indications spéciales, aux traités spéciaux de syphiligraphie; car leur action ne se borne pas aux affections cutanées spécifiques, mais s'étend aux manifestations morbides de tous les organes, de tous les appareils.

Je dirai cependant que souvent on a l'occasion et même le devoir de traiter localement une affection syphilitique de la peau, en dehors de l'effet curatif que l'on attend de la médication anti-

(1) Ces lésions-là, ainsi que l'ont démontré les syphiligraphes modernes, sont beaucoup plus précoces; et cette précocité même constitue un caractère différentiel important entre la syphilis héréditaire et la syphilis acquise. (*Note des Traducteurs.*)

(2) L'action du traitement antisyphilitique le plus énergique n'est pas *toujours* rapide; certaines syphilides persistent opiniâtrement pendant plusieurs mois. (*Note des Traducteurs.*)

syphilitique générale (1). Ainsi, dans le cas de syphilide ulcéreuse du nez ou d'un point quelconque de la face, on ne devra pas attendre les effets d'une médication générale qui, même dans les cas les plus heureux, tarderont assez pour laisser le processus destructif envahir des organes importants, tels que la cloison ou une aile du nez. Dans le cas de danger local pressant, il faut limiter le processus aux points atteints; on y arrive presque à coup sûr par des cautérisations au crayon de nitrate d'argent ou de potasse, menées jusque dans le tissu sain. Dans les cas moins urgents et là où on pourra l'appliquer facilement, on se servira d'emplâtre mercuriel qui adhère exactement; ce dernier moyen de traitement est, à tort, trop négligé, car il est le meilleur pour provoquer rapidement la résorption de certaines formes de syphilides. On l'emploiera surtout dans le traitement du psoriasis palmaire et plantaire chronique, des condylomes larges, des papules avec rhagades douloureuses, des paronyxis ulcéreux, du lichen syphilitique rebelle, des syphilides à gros tubercules et de quelques gommes, même quand celles-ci commencent déjà à se ramollir. Les ulcères guérissent aussi très rapidement par ce moyen, l'infiltration du fond et des bords de l'ulcère disparaissant sous l'influence de l'emplâtre hydrargyrique.

Le sublimé se recommande également comme médicament local à action rapide; dans le psoriasis palmaire et plantaire, sous forme de bains locaux (5 pour 500); en solution légèrement caustique (1,0 pour 50 d'alcool ou de collodion), ou sous forme de solution de Plenck (sublimé, alun, camphre, céruse, esprit-de-vin, vinaigre de vin āā 5,00) contre les plaques muqueuses (2).

(1) Judicieux et très juste précepte qu'il importait, en effet, de présenter sous forme précise, et même impérative, pour prévenir les fâcheuses conséquences qui pourraient résulter d'une confiance trop absolue dans l'emploi des spécifiques à l'intérieur. (*Note des Traducteurs.*)

(2) Sur les muqueuses, les condylomes syphilitiques doivent être réprimés avec le nitrate d'argent s'ils sont simples; avec le nitrate acide de mercure s'ils sont saillants et végétants. — Sur la peau des régions ano-génitales, le même traitement leur est applicable toutes les fois où les condylomes sont déjà très développés, et où l'on veut guérir vite (circonstance toujours importante, puisqu'il s'agit de détruire des éléments essentiellement

La teinture d'iode, la glycérine iodée, le collodion et les pommades à l'iodoforme ont une action résolutive très manifeste sur les gommes, moins prononcée sur les autres formes de syphilides; leur action sur les ulcères n'est pas non plus assez rapide pour que, dans les cas pressants, on ne cherche pas à agir par les moyens indiqués plus haut.

ONZIÈME CLASSE

NÉVROSES CUTANÉES

NÉVROSES DE LA MOTILITÉ, DE LA SENSIBILITÉ ET TROPHONÉVROSES

QUARANTE-CINQUIÈME LEÇON

Névroses de la peau, aperçu général. — Troubles de la motilité, de la sensibilité, troubles trophiques. — Prurit cutané, généralisé et local. — Prurit sénile.

Les névroses de la peau sont des affections caractérisées par une altération fonctionnelle des nerfs cutanés, sans modification concomitante de la structure de la peau. Nous excluons ainsi de la classe des névroses toutes les affections qui se manifestent par des troubles de nutrition de la peau, et qui relèvent d'une façon certaine ou probable d'une altération de cer-

contagieux); si les condylomes sont peu développés ou si le malade est hospitalisé pour un certain temps, les lavages répétès au savon mou de potasse, les soins minutieux de propreté, les lavages ou les fomentations avec la liqueur de Labarraque (Alf. Fournier), peuvent amener la guérison. — Sur la peau du tronc, des membres, de la nuque, les condylomes communs sont avantageusement traités par l'huile de cade, la teinture d'iode, le nitrate d'argent, l'emplâtre de Vigo. — Sur la face et dans la barbe, chez l'homme, où ils prennent quelquefois un développement extraordinaire (condylomes géants, papillomateux, etc.), et au niveau des fosses nasales, des conduits auditifs externes, il peut devenir nécessaire de les cautériser avec le nitrate acide de mercure; aucun moyen n'est supérieur à ce dernier (bien qu'il soit parfois très douloureux); aucun accident n'est à redouter quand le caustique est manié avec les précautions convenables. (*Note des Traducteurs.*)

tains départements nerveux, comme l'herpès zoster qui est lié à une maladie des ganglions; certaines taches pigmentaires ou verruqueuses qui se montrent sur le trajet des nerfs; l'acné rosée, l'érythème multiforme et noueux, qui se rattachent à des troubles vasomoteurs (*angionévroses*); certaines inflammations cutanées se manifestant par une rougeur diffuse (*glossy skin*); et l'apparition de bulles sur les territoires innervés par des troncs nerveux lésés ou irrités; l'alopécie, le grisonnement des cheveux, l'anidrose et l'hyperidrose, liées à une névralgie du nerf frontal, et d'autres troubles de nutrition, qui ont été considérés comme des trophonévroses de la peau, mais qui ne constituent pas de véritables entités morbides.

Nous pensons qu'il ne faut regarder comme de véritables névroses qu'un petit nombre d'affections cutanées, celles qui se manifestent exclusivement par des troubles fonctionnels des nerfs de la peau. D'après les trois fonctions des nerfs cutanés, nous pourrons distinguer : les névroses de la motilité, les névroses vasomotrices ou trophiques, les névroses de la sensibilité. Je laisserai de côté la question encore litigieuse de l'existence des nerfs trophiques.

Comme névrose de la motilité de la peau, nous citerons la chair de poule, *cutis anserina;* cet état si connu qui consiste dans l'érection des follicules pileux sous forme de petites papules dures, pointues, recouvertes de légères squames ou traversées par un poil, et que l'on observe au tronc et surtout aux membres du côté de l'extension. Cet état résulte de la contraction des fibres lisses des follicules.

Il ne faudrait cependant pas considérer comme névrose l'état connu sous le nom de lichen pilaire et qui est le degré le moins avancé de l'ichthyose; car on ne saurait admettre que les fibres des follicules restassent pendant des années en état de contraction. Nous ne considérons ici que la peau ansérine due à une contraction nerveuse des érecteurs des follicules. Celle-ci peut être la conséquence d'une irritation directe ou indirecte des nerfs cutanés; directe, par de brusques changements de température, par le passage du chaud au froid, toutes circonstances qui peuvent agir également sur d'autres muscles du corps et déterminer le frisson, le tremblement, des inspirations profondes et brusques ; c'est ce qu'on observe, par exemple, quand on passe sous une douche froide, quand on entre dans un bain chaud ; indirecte, par réflexe cérébral, dans le cas d'émotions morales, de frayeurs, d'impressions réelles ou fictives à la lecture ou à la vue de scènes de terreur. Logiquement, on devrait même considérer la peau ansérine comme un phénomène physiologique, puisque dans les circonstances indiquées ci-dessus, elle se produit chez tous les individus normalement constitués.

On peut ranger parmi les névroses trophiques de la peau, un grand nombre d'affections qui se manifestent par des troubles de nutrition dus à des anomalies du système nerveux, telles que l'éruption du zoster, les manifestations inflammatoires sur le trajet des nerfs lésés, les gangrènes dans les paralysies, etc.

Tous ces phénomènes, qui semblent dus à des altérations des nerfs vasomoteurs, ont été désignés, depuis Eulenbourg et Landois, sous le nom d'angionévroses. Nous avons déjà eu plusieurs fois l'occasion d'en parler et de dire que les divers processus ainsi désignés, zoster, acné rosée, érythème, scorbut et beaucoup d'autres, n'en sont pas mieux connus pour cela, et continuent à représenter des formes cliniques toutes différentes de celles que la pathologie leur attribue.

Les névroses de la sensibilité se manifestent par une exagération ou une diminution de la sensibilité, — hyperesthésies, anesthésies, — ou par une altération qualitative de la sensibilité, prurit, hyperalgésie, analgésie, diminution de la sensibilité au toucher ou à la pression, perversion du sens de la localisation comme on l'observe habituellement dans l'hystérie, phénomènes concomitants et symptomatiques des affections du système nerveux central et de quelques nerfs périphériques (1).

Parmi toutes ces névroses de la sensibilité, il est une dermopathie qui se caractérise par un complexus symptomatique bien déterminé, c'est le prurit cutané.

(1) L'état encore peu avancé de la névrologie cutanée justifie amplement les réserves exprimées par l'auteur, et explique le peu d'étendue que comporte cette classe des névroses cutanées. (*Note des Traducteurs.*)

PRURIT CUTANÉ (1)

Nous désignons ainsi (d'après Hebra), une affection chronique de la peau qui se caractérise par des démangeaisons survenues spontanément, c'est-à-dire sans éruption, sans causes extérieures, telles que des parasites, par exemple. Les démangeaisons dues à des troubles de nutrition de la peau, comme celles de l'eczéma, du prurigo, du lichen ruber, du psoriasis, ou à des épizoaires (poux), ne sont pas du prurit, dans le sens d'une maladie indépendante; elles ne sont qu'un symptôme concomitant, qu'un réflexe physiologique de ces diverses manifestations cutanées.

L'affection si pénible dont nous nous occupons peut être généralisée à toute la surface du corps, ou n'occuper que certaines régions.

Le prurit généralisé se manifeste par des démangeaisons vives, non continues, mais revenant par accès, plusieurs fois le jour et la nuit. Les accès peuvent être souvent provoqués par une température élevée, la chaleur du lit, des mouvements violents ou, au contraire, par un repos forcé, par exemple au théâtre, dans un salon. Les émotions morales ont une influence certaine sur les démangeaisons. La simple pensée, la crainte de les voir se produire, alors que, dans un lieu public, on est dans l'impossibilité de se gratter, suffisent souvent pour provoquer l'accès. Par contre, les distractions peuvent les empêcher ou les retarder.

La démangeaison débute en un point indéterminé, d'abord

(1) Nous avons reconnu déjà (voy. page 1, note 1) que Hebra avait rendu un réel service à la dermato-pathologie en apportant un ordre nécessaire dans la catégorie, avant lui confuse, des affections prurigineuses, qui étaient réunies sous la dénomination banale de prurigo ; mais nous avons émis le regret qu'au lieu d'appliquer un nom nouveau à l'affection constituée par lui, et dont, en réalité, la description de Willan (*p. mitis* et *p. formicans*) ne donne qu'une idée absolument incomplète et inexacte, il ait conservé une dénomination ancienne à une affection qui, en fait, n'est réellement décrite et comprise que depuis la description qu'il en a donnée.

sous forme d'un léger chatouillement auquel les malades peuvent résister pendant un certain temps ; mais la sensation devient de plus en plus forte, et ils commencent à la combattre par la pression ou un grattage modéré ; puis la démangeaison prend une intensité extrême, d'autant plus forte qu'on a essayé plus longtemps d'y résister.

Malgré la plus grande force de volonté, les malades ne peuvent plus la réprimer, et ils sont contraints de chercher un endroit où ils puissent, *à leur aise*, se gratter avec les ongles. Ce besoin est si impérieux, qu'il domine pour le moment toute autre considération. Le grattage avec les ongles ne leur suffit pas toujours, et ils se servent, pour calmer la sensibilité nerveuse, de corps rudes, de brosses dures. Le frottement et le grattage augmentent au début les démangeaisons, font naître de l'urticaire, et cependant les malades sont impuissants à s'en abstenir. C'est seulement quand la peau a été énergiquement labourée par les ongles et par les corps rugueux, çà et là hyperhémiée, déchirée, saignante, et que naît enfin une sensation de cuisson, que la démangeaison cesse et que les malades éprouvent, avec un affaissement corporel, un certain calme d'esprit.

Nous avons, en outre, fait remarquer que le mot de prurigo n'ayant aucune valeur à titre isolé (en dehors de la détermination arbitraire qui en a été faite par Hebra), pouvait au contraire être conservé, à la condition de lui adapter un qualificatif approprié et de ne l'appliquer qu'à des cas nettement déterminés, le prurigo proprement dit, le prurigo vrai, restant désigné sous le nom de prurigo de Hebra, ce qui supprime toute ambiguïté possible.

Des considérations de même ordre sont applicables ici, au moins dans notre nomenclature française, où le terme de *prurit* sert essentiellement à désigner en clinique un *symptôme* commun à plusieurs états pathologiques divers, et non une affection propre. Nous pensons toujours que le terme de *prurigo*, malgré sa banalité, est encore plus propre à désigner une affection déterminée que le mot de prurit, et nous le conservons au moins provisoirement. Il suffit de savoir, d'une part, que le terme de prurigo, appliqué à plusieurs affections, n'implique en aucune manière que ces affections sont les espèces d'un même genre nosologique, et, de l'autre, qu'il n'acquiert de valeur réelle que par l'adjonction de son qualificatif. Au demeurant, le lecteur est à présent suffisamment prévenu, et il sait surabondamment dans quel sens il doit comprendre au texte courant les mots de prurit et de prurigo. (*Note des Traducteurs.*)

Les nuits surtout sont pénibles : parfois le malade est pris d'un accès de prurit au moment où il se déshabille ; il s'endort néanmoins, mais peu de temps après un nouvel accès le réveille, et il est tourmenté pendant plusieurs heures par le prurit ; il saute hors du lit à différentes reprises, se gratte, s'applique des corps froids sur la peau, cherche par tous les moyens à se procurer du soulagement et, épuisé, n'arrive que vers le matin à goûter un peu de sommeil.

Sur la peau même, on ne trouve pas de lésions autres que celles qui ont été déterminées par le grattage, c'est-à-dire des raies, des taches disposées très irrégulièrement, plus ou moins foncées suivant leur ancienneté et leur succession, tandis que le reste de la peau est lisse et sudoral. D'autres fois, dans certains cas de prurit cutané, on observe une sécheresse générale du tégument, ou bien la perspiration est supprimée, à l'exception des surfaces de contact. Presque toujours il survient de l'urticaire pendant le grattage.

A la suite d'un état qui persiste ainsi des mois et des années, on comprend que, par l'insomnie ou quelquefois aussi à cause du prurit, les malades maigrissent, tombent dans une dépression plus ou moins profonde ou, au contraire, dans une exaltation morale qui, pendant un accès de démangeaison, peut les conduire jusqu'à l'aliénation mentale et au suicide.

Les causes du prurit généralisé sont dans certains cas assez bien connues. Le prurit sénile, que l'on observe chez quelques vieillards, tient sans doute à l'altération sénile ; leur peau est, en effet, très souvent fanée, sèche, ridée, pigmentée en brun. Mais il est des cas où la peau n'offre en rien l'aspect du marasme, et où la couche graisseuse est parfaitement conservée.

Le prurit sénile est incurable et dure jusqu'à la fin de la vie.

Le prurit cutané s'observe également chez des adultes de l'un et de l'autre sexe ; chez les hommes, il est lié d'ordinaire à une gastrite chronique, à des dyspepsies, à des douleurs stomacales ou hépatiques, à la constipation ; chez les femmes, il se rattache à des troubles sexuels, dysménorrhée, ménopause ; il est rare qu'on l'observe pendant chaque grossesse. De plus, on peut dans quelques cas trouver, comme cause du prurit, l'albuminurie, la maladie de Bright, le diabète sucré, la tuberculose, la carcinose stomacale et hépatique; dans beaucoup de cas même, le prurit précède pendant longtemps le développement de ces diverses affections (1). Il est facile de comprendre que les démangeaisons qui accompagnent l'ictère ne sont pas un vrai prurit, mais elles sont occasionnées mécaniquement par le dépôt dans la peau de la matière colorante de la bile (2).

Enfin les émotions morales dépressives, comme celles déterminées par des revers de fortune, la perte de parents ou de personnes aimées, occasionnent incontestablement le prurit cutané

(1) Le rapport qui unit le prurit aux divers états pathologiques qui viennent d'être indiqués n'est pas contestable, mais il n'est pas précisément, ni toujours, un rapport de subordination, puisque, l'auteur le déclare lui-même, le prurit peut précéder les affections dont on le déclarait tout à l'heure dériver.

En fait, la nature du rapport est variable; le plus souvent, le prurit et les divers états morbides indiqués sont deux phénomènes connexes, mais non hiérarchisés, procédant l'un et l'autre de la même source, la maladie constitutionnelle dont ils sont, à titre égal, des manifestations ou des localisations. Il n'est pas une seule des affections indiquées qui produise constamment le prurit. La maladie constitutionnelle à laquelle le prurit se rattache le plus souvent est l'arthritisme, compris au sens que nous lui attachons, et que nous avons déjà suffisamment précisé.

Dans d'autres circonstances, le prurit est un phénomène pathogénétique ou réflexe très analogue alors à l'urticaire, laquelle, on le sait, commune chez les sujets arthritiques, est provoquée chez eux par des ingestions diverses alimentaires ou médicamenteuses, ou naît sous l'action d'irritations de tissu, telles que celle du péritoine par le liquide hydatique. Dans ces divers cas, il ne cesse pas d'être un vrai prurit, un prurigo, réflexe ou pathogénétique (peu importe), si la cause réelle ou supposée ne produit pas d'altérations matérielles du tégument dont le prurit puisse être la conséquence manifeste. (*Note des Traducteurs.*)

(2) Voilà, immédiatement, l'occasion de corroborer les propositions émises par nous dans la note précédente. L'auteur ne reconnaît pas le prurigo des ictériques comme « un vrai prurit », par la raison qu'il est causé mécaniquement par le dépôt de la matière colorante de la bile dans la peau. Mais nous contestons absolument cette raison : nombre d'ictériques, dont le tégument reste coloré en vert foncé durant une série de mois, ne présentent pas de prurit, et il s'en faut que tous les sujets atteints d'ictère aigu aient du prurit. Si la démangeaison des ictériques est produite par l'infiltration, dans le derme, d'une matière excrémentitielle non éliminée par les voies biliaires, cette matière n'est pas le pigment, et il reste à démontrer la réalité, l'espèce de l'agent irritant, et son mode pathogénique. Tout aussi légitime-

généralisé. Il y a là une analogie complète avec les causes qui donnent lieu à l'urticaire chronique.

Quant au pronostic, il n'est absolument fâcheux que dans le prurit sénile : c'est le seul cas, en effet, où il dure toute la vie; dans tous les autres, le prurit peut disparaître spontanément quand les causes occasionnelles, somatiques ou psychiques, s'amendent ou guérissent. Mais par cela même, on voit qu'on ne peut rien dire de précis sur la durée probable de l'affection, laquelle peut persister pendant de longues années, ou même être complètement incurable.

Le diagnostic du prurit généralisé n'est pas toujours facile. Avant tout, il faut démontrer objectivement que les démangeaisons durent depuis plusieurs mois, ce que l'on reconnaîtra aux altérations de la peau, récentes ou anciennes, irrégulièrement disséminées sur le corps, que détermine le grattage.

On contrôlera le diagnostic par les anamnestiques. Puis il faut exclure toutes les autres affections chroniques qui s'accompagnent de démangeaisons, prurigo, gale, parasitisme (punaises, poux des vêtements). Dans ce dernier cas, les grandes excoriations et les pigmentations intenses se trouvent surtout au

ment on pourrait émettre l'idée qu'il s'agit d'un prurit réflexe à foyer hépatique.

Si tous les prurits, dont la cause matérielle pourrait être ainsi incriminée, devaient être retranchés du cadre du prurit, il n'en resterait bientôt plus aucune variété à admettre. L'auteur a-t-il rejeté le prurit anal parce qu'il était en rapport avec l'altération variqueuse du rectum? A-t-il rejeté le prurit sénile parce qu'il était peut-être lié à des altérations séniles de la peau, etc.?

Il n'y a pas à insister. Diverses affections, dont le prurit est le phénomène symptomatique essentiel, et qui sont rattachées à des conditions pathogéniques diverses, ont toutes ce caractère commun de ne pas présenter de lésion primitive appréciable à laquelle elles puissent être directement rapportées; cela nous suffit pour les réunir dans un groupe naturel, en ayant soin de les différencier les unes des autres, quand il y a lieu, par les qualificatifs appropriés.

Viendrait-on à préciser davantage la cause réelle de chacune de ces variétés, qu'elles n'en resteraient pas moins unies par leur caractère essentiel et commun, qui justifierait toujours la dénomination de prurigo, ou de prurit, peu importe; le qualificatif seul serait variable, et il suffira toujours à éviter la confusion. (*Note des Traducteurs.*)

cou et dans la région sacrée, car les poux habitent principalement les plis des vêtements. Le diagnostic d'avec l'urticaire chronique et le pemphigus prurigineux est plus difficile. L'erreur cependant serait sans grande importance, car en réalité ces affections paraissent être nosologiquement assez semblables au prurit cutané; du moins les rencontre-t-on fréquemment dans les mêmes conditions étiologiques.

Le prurit local est constitué par des accès de démangeaisons chroniques, limitées à certaines régions.

Le prurit des parties génitales chez les femmes est caractérisé par des démangeaisons localisées surtout à la vulve et au vagin, mais qui s'étendent aussi aux parties génitales externes, aux grandes lèvres et au clitoris, et poussent les malades à se gratter, à se frotter énergiquement, déterminant des lésions mécaniques consécutives. Au bout d'un certain temps, on y découvre, outre de la rougeur, un catarrhe vaginal, un épaississement eczémateux des grandes et des petites lèvres, l'hypertrophie du prépuce et du clitoris, des excoriations et des croûtes. Les malades qui en sont atteintes sont le plus souvent exaltées, présentent toutes les manifestations connues de l'hystérie, sont parfois nymphomaniaques, sans que le grattage poussé jusqu'à la masturbation, ou le coït même, puissent mettre un terme à l'accès de démangeaison.

Les causes de ce prurit peuvent être les mêmes que celles du prurit généralisé; souvent le prurit des parties génitales est un prodrome précoce de la carcinose utérine.

Le prurit des parties génitales chez l'homme siège surtout au scrotum et au périnée, au méat urinaire et sur la muqueuse uréthrale, et amène rapidement, par suite du grattage intense qu'il occasionne, l'eczéma du scrotum, qui rend alors le diagnostic extrêmement difficile.

Le prurit anal siège à l'anus et à son pourtour, ainsi qu'à la partie inférieure de la muqueuse rectale. Là aussi le grattage fréquent détermine l'eczéma, un catarrhe abondant du rectum, le gonflement et l'inflammation de la muqueuse. Cet état est souvent lié à la présence d'hémorrhoïdes et de bourrelets hémorrhoïdaux.

Le prurit de la paume des mains et de la plante des pieds avec ou sans hyperidrose est plus rare, mais non moins pénible.

Le prurit lingual, que je n'ai pas encore observé, est signalé par quelques auteurs.

J'ajouterai les démangeaisons décrites par Duhring, de Philadelphie, sous le nom de prurit hibernal, et que l'on observe même chez des personnes jeunes, pendant l'hiver, et qui se localisent aux membres. Je crois que ce n'est pas là une vraie névrose, mais que ces démangeaisons sont dues à la rudesse de l'épiderme, déterminée par la sécheresse de l'air froid, et liées à la chair de poule que l'on observe si fréquemment pendant les basses températures, au moment où l'on se déshabille (1).

Le traitement du prurit généralisé ou localisé doit s'attaquer surtout, autant du moins que possible, aux conditions étiologiques de l'affection. Dans le prurit lié à une affection hépatique

(1) Le *Pr. hiemalis*, Pr. d'hiver (Pr. de Duhring), ou Pr. du début de l'hiver, constitue une affection propre très bien différenciée et décrite par notre savant et habile confrère de Philadelphie (*Philadelp. Med. Times*, Jan. 10, 1874; et *A Pratical Treatise of Diseases of the Skin*, p. 521). A la perfection avec laquelle il en décrit les symptômes, on pourrait affirmer qu'il les a observés sur lui-même (les médecins n'en sont pas exempts). Le moment saisonnier précis où la maladie apparaît varie selon les années et les pays ; mais on peut, selon nous, le placer exactement à la période des *premiers froids intermittents*, au moment où la perspiration cutanée subit une diminution réelle qui n'est pas encore régulièrement compensée par l'augmentation de la sécrétion urinaire.

D'après notre observation encore, le début de l'affection coïncide avec le moment où les vêtements d'été sont remplacés par des vêtements plus chauds, et où l'on commence à allumer le feu des appartements et à couvrir davantage les jambes durant la nuit. Son siège de prédilection est aux membres inférieurs, avec prédominance, à la face interne, mais non exclusivement.

Le prurigo de Duhring a régulièrement un paroxysme vespéral et nocturne ; le moment cruel est la première heure du coucher.

C'est bien, au début, un prurigo sans lésion, un prurit au sens de Hebra ; le grattage, les irritations de toute sorte développent secondairement et progressivement de l'urticaire, de l'érythème, et enfin des altérations qui atteignent parfois le degré de l'eczéma, auquel arrive souvent le sujet non prévenu des dangers du grattage, ou non assez courageux pour ne pas se gratter, ou au moins pour ne le faire qu'avec modération.

L'action saisonnière est incontestable, mais nous attachons une importance plus grande que Duhring aux conditions adjuvantes (l'arthritisme) des sujets atteints ; le port de vêtements de flanelle, les premières approches de la cheminée ou des poêles, le régime alimentaire, etc., toutes circonstances

ou à une gastrite chronique, on conseillera, outre un régime approprié, une cure aux eaux de Carlsbad, de Marienbad, l'usage interne de la soude, de la magnésie, de la rhubarbe. Dans les cas de troubles des fonctions sexuelles, c'est sur elles qu'on dirigera son attention. Si une dépression morale est cause du prurit, on conseillera un voyage, le changement de résidence, l'usage des plaisirs intellectuels, etc.

Du reste, dans les cas incurables, comme le prurit sénile, et dans les formes plus favorables, il faudra employer contre les accès de prurit tout ce qui pourra atténuer les démangeaisons.

Il est à remarquer que le goudron, qui agit si bien dans d'autres affections accompagnées de démangeaisons, le prurigo, l'eczéma, n'a que peu d'influence sur le prurit généralisé ou localisé. Les moyens qui donnent à la peau une impression de froid auront une action, du moins passagère : ainsi les badigeonnages répétés de solutions éthérées ou alcoolisées, additionnées ou non d'acide phénique, d'acide salicylique, l'éther sulfurique ou pétroléique. Les bains chauds agissent plus rarement d'une manière favorable ; les douches froides, les enveloppements froids, les bains médicamenteux, de soufre, de soude, d'alun, de sublimé, sont plus souvent efficaces.

Contre le prurit vulvaire et vaginal, on emploiera ces mêmes bains de siège médicamenteux, avec des injections vaginales d'eau tiède ou froide; les solutions d'alun, de sulfate de zinc, de tanin ; l'application de tampons trempés dans ces solutions ou enduits de pommades opiacées; les suppositoires de beurre de

dont la modification, ou la suppression, améliorent considérablement le mal qu'elles aggravaient certainement.

Pour beaucoup de sujets, cette affection reste fruste, à peine ébauchée; pour d'autres (les arthritiques surtout), elle devient une cause réelle de trouble et d'insomnie ; chez les sujets malheureux, en outre, elle peut être le point de départ de déterminations eczémateuses positives, surtout si l'art pharmaceutique intervient à contre-temps, comme cela se voit si communément.

La durée de l'affection varie de quelques semaines à plusieurs mois; elle ne survit pas à l'hiver, et nous l'avons toujours vue disparaître avant la fin de la saison froide chez les sujets qui se sont soumis à une hygiène locale et générale appropriée.

cacao avec addition de laudanum, de belladone, de morphine ou de créosote. Beurre de cacao 1,50, laudanum de 0,02 à 0,04 centigr. (belladone de 0,02 à 0,04 centigr.), (morphine de 0,01 à 0,05 centigr.).

Les injections sous-cutanées de morphine, de chloral ; l'usage interne de ces médicaments, les inhalations de chloroforme, diminueront les démangeaisons et procureront du sommeil.

On agira de même contre le prurit anal, tout en traitant l'eczéma concomitant d'après les règles connues.

Dans le cas de prurit vulvaire, vaginal et anal, on retirera de bons effets d'applications réfrigérantes locales.

Les médicaments internes, agissant sur les centres nerveux eux-mêmes, la liqueur de Fowler, l'atropine (sulfate d'atropine 0,02, gomme adragante 1,50, glycérine et poudre de réglisse ââ q. s. pour 20 pilules, à prendre 2 pil. par jour, Schwimmer), le chlorhydrate de pilocarpine (en injections sous-cutanées de 0,01 centigr.), la quinine, ne nous ont donné aucun résultat ou n'ont exercé qu'une action très passagère. Il en est ainsi de l'usage interne de l'acide phénique (acide phénique 5, poudre et extrait de racine de gentiane ââ, q. s. pour 60 pilules, 10 pilules par jour) (1).

Duhring recommande les onctions avec la glycérine ou la vaseline, simple ou additionnée d'acide phénique ou de goudron. Notre observation ne concorde sur ce point que pour les premières périodes de l'affection, et il est rare que le médecin soit à ce moment consulté. Plus tard, nous engageons vivement le praticien à une grande prudence : La glycérine et la vaseline (blanche) soulagent beaucoup les uns, mais produisent chez les autres de vives cuissons et de l'érythème ; si on additionne ces substances de préparations actives, celles-ci doivent être employées avec grande réserve et avec surveillance. Il en est de même des bains, que l'auteur recommande de prendre modérément chauds et de faire suivre du coucher dans un lit frais. Cela réussit aux uns et irrite les autres. En tout cas, nous recommandons surtout de maintenir de la toile fine sur les parties malades, de se couvrir aussi peu que possible, de prendre, avec les précautions nécessaires, quelques bains tièdes simples ou amidonnés ; de poudrer la peau avec de l'oxyde de zinc ou du bismuth, non avec de l'amidon. Chez quelques sujets, les bains de vapeur à basse température réussissent à merveille. Tous les sujets atteints feront bien, en outre, de surveiller leur régime alimentaire. (*Note des Traducteurs*.)

(1) Dans tous les cas de prurit, il faut chercher les indications à la fois dans l'état général du sujet et dans la condition pathogénique supposée.

DOUZIÈME CLASSE

DERMATOSES PARASITAIRES

QUARANTE-SIXIÈME LEÇON

Parasites végétaux et animaux. — Généralités sur les champignons et sur leur classification botanique. — Leur action sur la peau. — Division des dermatomycoses. — Favus, pathologie, traitement.

Les affections parasitaires de la peau constituent la dernière classe du système de Hebra, et un groupe naturel d'affections qui ont toutes pour cause commune l'action sur la peau d'organismes parasitaires.

Les processus pathologiques que l'on observe dans ce groupe d'affections ne sont pas autres que l'hyperhémie, l'exsudation, l'inflammation, la desquamation, etc.; nous n'avons pas à nous y arrêter de nouveau. Mais leur siège, leur forme, leur marche, diffèrent suivant les conditions de vie et de développement des organismes parasitaires qui les déterminent. Aussi, et puisque ces organismes constituent un élément essentiel du complexus symptomatique des affections en question, est-il nécessaire d'étudier ces parasites en dehors de l'organisme humain et au point de vue de l'histoire naturelle pure.

On les divise en 1° parasites végétaux, et 2° parasites animaux.

Souvent la régularisation des fonctions troublées, le traitement de l'état général (arthritisme) ou des altérations hématiques (glycémie), suffira pour amener un amendement rapide.

Les causes externes, le parasitisme animal, etc., seront toujours recherchés avec un soin minutieux. Aucun agent médicamenteux, aucune médication n'est empiriquement applicable à une variété de prurit; c'est toujours dans les conditions propres du sujet, médicalement étudiées ou observées, que le médecin trouvera les indications les plus sûres et les plus utiles au patient. (*Note des Traducteurs.*)

Les parasites végétaux de la peau de l'homme appartiennent à la classe des champignons. Ils se distinguent des algues par l'absence de chlorophylle ; aussi, ne peuvent-ils pas s'assimiler des matières inorganiques, mais seulement recevoir des substances organiques déjà préparées.

Un groupe de ces champignons se trouve principalement sur les substances organiques mortes et tombées en décomposition ; on les appelle des champignons de pourriture, saprophytes (1).

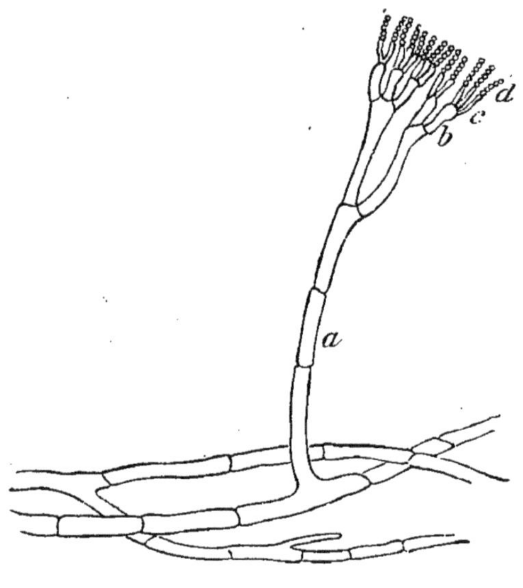

Fig. 42.

Penicillium crustaceum. — Fries.

a, hyphe. — *b*, basides. — *c*, stérigmates. — *d*, conidies fertiles.

Un second groupe végète sur les organismes vivants, animaux ou végétaux ; ce sont les parasites.

Au point de vue de leur structure, les champignons sont formés de cellules unies bout à bout, dépourvues de chlorophylle, de mycéliums (hyphes) (2) disposés en tubes, simples ou ramifiés, parfois séparés dans leur intérieur par des cloisons, souvent agrégés

(1) σαπρός, décomposé, pourri. (*Note des Traducteurs.*)

(2) ὕφος, tissu. (*Note des Traducteurs.*)

et entrelacés d'une manière inextricable, et formant la plus grande portion de la partie végétative du champignon, le thallus ou mycélium.

Outre cette partie végétative, il y a une partie fructifiante d'apparence très variable, et qui constitue l'élément le plus essentiel ponr distinguer entre elles les différentes espèces de champignons.

Un groupe de champignons est désigné sous le nom de moisissure (hyphomycètes) (1). Comme les champignons qui déterminent des affections cutanées appartiennent nosologiquement et morphologiquement à cette classe de moisissures, nous prendrons comme exemple de ce groupe le champignon habituel de la moisissure, le penicillium crustaceum (Fries).

Sur le mycélium horizontal, s'élève verticalement un filament fertile (*a*) qui se ramifie en basides (*b*) et stérigmates (*c*) (2) portant à leur extrémité un chapelet de cellules arrondies, — spores. Le tout constitue l'organe de fructification ; les spores sont le fruit, car, en tombant, elles peuvent germer, produire le mycélium et donner naissance à un nouveau champignon qui porte, à son tour, des organes reproducteurs. D'après la forme de l'organe qui porte les spores (3), on distingue le pénicillium dont les spores sont disposées en pinceau, le mucor qui les présente renfermées dans une capsule, l'aspergillus avec les sporanges globuleux accumulés, etc.

Outre cette prolifération par un semblable organe de fructification et par des spores, il y a un autre mode de reproduction par les gonidies (4) ; ce sont des cellules qui naissent sur la partie végétative des tubes du mycélium et s'en détachent. Ce dernier mode de propagation est le plus habituel pour toutes les moi-

(1) ὕφος, tissu ; μύκης, champignon. (*Note des Traducteurs.*)

(2) Le *baside* (s. m.) est un petit corps saillant à la surface du réceptacle (*stroma*), composé le plus souvent d'une seule cellule arrondie, ovoïde ou allongée, qui porte à son sommet une ou plusieurs pointes coniques (*spicules, stérigmates*), à l'extrémité desquelles se développe une sphère unique et libre, ou nue, c'est-à-dire non contenue dans un sporange ou thèque (Robin). (*Note des Traducteurs.*)

(3-4) Spores, de σπορά, graine. Gonidie ou conidie, de κόνις, poussière. (*Note des Traducteurs.*)

sissures : c'est seulement dans des conditions de végétation favorables qu'il se produit des organes spéciaux de fructification, permettant de différencier les espèces, et des spores par lesquelles l'espèce est continuée.

Les champignons des dermatomycoses de l'homme n'ont que du mycélium et des gonidies, jamais de vrais organes de reproduction ; aussi a-t-il été impossible de déterminer d'abord la place qui leur revient dans la classification des espèces qui se développent aussi bien à l'intérieur qu'à l'extérieur de la peau humaine.

Cela parut au premier abord peu important, mais, lorsqu'en 1839 Schönlein trouva un champignon dans le favus, plus tard, Malmsten, dans l'herpès tonsurant, Eichstedt dans le pityriasis versicolore, et dans d'autres affections dont la nature parasitaire n'a pas été démontrée jusqu'à présent, on admit sans discussion que le champignon qui se rencontre dans une affection cutanée déterminée, doit aussi représenter une espèce spéciale, et on le désigna sous un nom particulier, tel que : achorion de Schönlein (Remak), dans le favus ; trichophyton tonsurant (Malmsten), dans l'herpès tonsurant ; microsporon furfur (Ch. Robin), dans le pityriasis versicolor, etc.

Ces idées se modifièrent complètement, lorsqu'en 1850, Lowe chercha à démontrer que le champignon de l'herpès tonsurant n'était qu'une forme particulière de celui du favus produisant des spores, et que tous les deux dérivaient d'un champignon de moisissure unique, l'aspergillus. En 1854, Hebra publia l'observation suivante, qui vient à l'appui de l'opinion ci-dessus : quand on applique sur la peau de l'homme des compresses couvertes de moisissure, il se produit des cercles semblables à l'herpès tonsurant et, au centre, des godets de favus ; de plus, on observe parfois un mélange de véritable favus avec l'herpès tonsurant (1). En effet, d'après cela, il paraissait probable

(1) Le lecteur ne doit pas oublier qu'il s'agit ici de mycologie générale, et non de pathologie cutanée proprement dite. En mycologie, aucun fait indiscutable n'a établi scientifiquement la série des incarnations de l'aspergillus entre le favus et le trichophyton. D'autre part, sur l'homme nous ne voyons jamais le favus produire le trichophyton, ni sur le même sujet, ni sur des

(Hebra) que le champignon de ces deux affections provenait d'une moisissure unique qui pouvait, selon les conditions spéciales de végétation, déterminer ou le favus, ou l'herpès tonsurant, ou les deux à la fois; et que le champignon observé dans ces dermatoses représentait des formes (morphes) diverses, d'une même mucédinée, à des périodes différentes de végétation.

Cette opinion fut puissamment appuyée par la découverte du polymorphisme des champignons, faite par Tulasne (1851), et confirmée par des botanistes distingués (Kühn, de Bary, Hoffmann). Ainsi fut établi le nouveau fait que plusieurs espèces de champignons ont non seulement différentes sortes d'organes reproducteurs, mais que ceux-ci se développent d'après un ordre régulier, que chacun est une étape nécessaire vers le suivant, et qu'ainsi beaucoup de champignons, dont on avait fait, d'après la forme de leurs fruits, des espèces différentes, ne sont que des états divers d'un même champignon (de Bary).

On devait donc être tenté de rechercher les mêmes analogies entre les dermatophytes et les moisissures végétant en dehors de l'organisme humain; jusqu'ici cependant, on n'a pu encore les démontrer. Malgré quelques succès apparents, on n'a jamais réussi à produire, en semant des moisissures sur la peau, du favus ou du pityriasis versicolor; tout au plus, a-t-on obtenu des cercles analogues à l'herpès tonsurant ou des « scutules microscopiques » (Pick, Köbner). On n'est jamais arrivé non plus, en cultivant les champignons qui végètent sur la peau (Pick, Lowe, Hoffmann, Neumann, Grawitz, etc.), à les faire fructifier sous une forme déterminée et constante; les formes fructifiantes obtenues par la culture (penicillium, aspergillus, mucor, etc.), ont été considérées par les botanistes les plus autorisés comme

sujets différents, et nous voyons toujours le favus reproduire le favus, le trichophyton engendrer le trichophyton, directement et sans aucune transformation intermédiaire. Si donc le favus et le trichophyton sont des formes différentes d'une même mucédinée à des périodes diverses, ou selon des modes particuliers de lieu, de culture etc., ce que nous ne nions pas, la démonstration en est encore à donner. (*Note des Traducteurs.*)

produites par des germes étrangers introduits comme impuretés dans la culture (1).

On sait aussi que la disposition en pinceau de l'extrémité qui porte les spores ne suffit pas, elle-même, pour ranger un champignon dans l'espèce penicillium, car beaucoup de champignons peuvent présenter des gonidies sous forme de pinceau. De plus, d'après l'état actuel des connaissances mycologiques, il est probable que, pour les champignons, ce ne sont pas les spores,

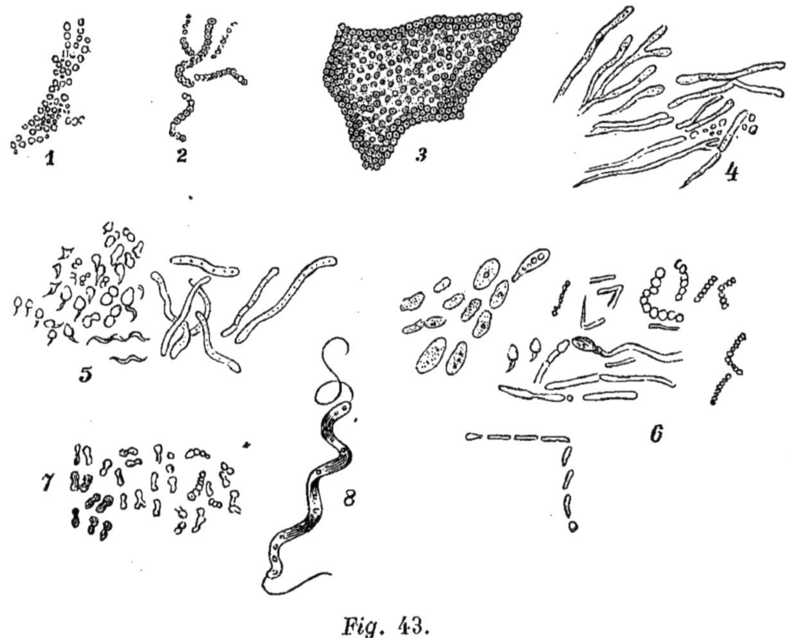

Fig. 43.

1, micrococcus. — 2, mycothrix. — 3, zooglea. — 4, leptothrix. — 5, vibrions. — 6. bactéries (coccobactéries, Billroth). — 7, bactéridies. — 8, spirille.

comme on l'a cru jusqu'à présent, qui constituent l'organe de reproduction caractérisant les espèces, mais qu'il y a, comme

(1) On n'omettra pas de remarquer combien cette « culture » cryptogamique est féconde en causes d'illusion, et de conclure qu'elle doit être laissée aux mycologistes consommés. Une seule partie de ces questions trouverait les médecins compétents, celle qui consisterait à transplanter un parasite déterminé, d'un animal à un autre, et à suivre ses transformations ; mais ici la conclusion est à l'avance connue : la transplantation reproduit d'une manière monotone et indéfinie la même germination. Pour aller plus loin, ou pour revenir en arrière dans la série des modalités végétatives di-

chez les phanérogames, une véritable fécondation, ainsi que Brefeld l'a montré pour le pénicillium.

Vers 1860, Hallier voulut étendre la théorie du polymorphisme aux champignons inférieurs (champignons-ferments et schyzomicètes) (1), et aux autres éléments que l'on commençait à considérer comme causes (contages) de beaucoup de processus infectieux, morve, diphthérie, choléra, etc. (fig. 43) ; mais loin d'en être simplifiées, les idées qui prirent alors cours n'en devinrent que plus compliquées. Tout champignon, selon Hallier, présente trois formes. Quand il se développe à l'air libre (aérophyte), il émet des organes de reproduction et constitue les moisissures (penicillium, aspergillus, etc.). A moitié plongé dans un liquide nutritif (semi-aérophyte), il forme des bourgeons cellulaires ramifiés (oïdium, moisissure articulée, ferment supérieur), dans les liquides en fermentation. Quand le champignon est tout à fait plongé dans le liquide et privé d'air (anaérophyte), les conidies se rompent et il en sort une foule de granulations (micrococcus) qui donnent, par segmentation, les schizomycètes ; — par simple prolifération dans un liquide fermentescible, le vrai ferment (ferment inférieur) ; — par leur disposition en chapelet, le leptothrix ; — par leur agglomération en une masse muqueuse, le zooglea (F. Cohn); — par leur développement en bâtonnets, les bactéries.

Non seulement Hallier prétendit arriver à reproduire par la culture, pour chaque espèce de champignons, cette série de formes en ligne ascendante et descendante, mais il détermina aussi,

verses (supposées) des parasites de l'homme, il faut que la transplantation et la culture soient faites sur un champ que le médecin n'est pas apte à cultiver, et c'est affaire aux botanistes. Assurément il y a dans ces études un grand intérêt, mais un intérêt d'avenir ou de science pure, et la pathologie cutanée n'a pas, provisoirement, à s'en préoccuper outre mesure. En cela, comme en ce qui concerne les sciences dites accessoires, le médecin doit solliciter les recherches, indiquer les directions dans lesquelles il lui paraît utile de les poursuivre, bénéficier des résultats acquis par les savants spéciaux et compétents; mais il doit aussi se mettre soigneusement en garde contre les illusions qui l'attendent quand il s'aventure hors de son domaine. (*Note des Traducteurs.*)

(1) Schyzomicètes, de σχίζειν, séparer, diviser. (*Note des Traducteurs.*)

pour chaque micrococcus, la moisissure fructifiante aérophytique qui s'y rapporte, c'est-à-dire l'espèce de champignon; de même pour les formes semi-aérophytiques (formes d'oïdium) du favus, de l'herpès tonsurant, du pityriasis versicolor, etc. Ce n'est pas le lieu ici de discuter quelle influence ces idées ont pu avoir sur la théorie des maladies infectieuses et leurs causes, mais il faut dire que, sous le rapport mycologique, elles sont rejetées comme non fondées par les botanistes les plus distingués. Elles ne concordent pas non plus avec les faits cliniques : Hallier, par exemple, était conduit à faire provenir le pityriasis versicolor et l'herpès tonsurant, deux affections si différentes en clinique, d'un même champignon, alors qu'au contraire le favus, qui est si rapproché de l'herpès tonsurant, en aurait un spécial. Les botanistes, enfin, ainsi que les pathologistes qui considèrent les schizomycètes comme des agents des maladies infectieuses, leur refusent toute relation avec les champignons supérieurs (de Bary, F. Cohn, Nägeli), ou bien ne prêtent aucune attention à cette relation (Billroth, Klebs, Fritsch), s'ils ne les considèrent même comme des espèces animales (Rindfleisch), ou comme des produits de décomposition de matière organique animale (Karsten) (1).

(1) Ce qui importe surtout au médecin, c'est de savoir si les divers champignons parasites relevés dans les diverses dermatomycoses, ont, ou non, une individualité qui se puisse démontrer, en dehors de la dermatomycose elle-même, à l'aide des caractères objectifs propres à chacun d'eux. Cette question, qui n'est nulle part posée ni résolue en termes précis, fait depuis plusieurs années l'objet des préoccupations et des études de l'un de nous, qui n'a cessé de chercher dans les caractères micrométriques, ou microchimiques, des signes distinctifs nets, précis, qui puissent devenir des moyens pratiques, simples et faciles, soit de constater la notion parasitaire d'un élément, soit de le différencier de ses congénères. Si l'on trouvait, par exemple, un réactif colorant d'une manière exclusive et élective les éléments cryptogamiques, qui ne voit combien d'erreurs et de discussions seraient aisément évitées; plusieurs fois nous avons cru toucher au but, mais il est encore en réalité à atteindre. La difficulté est grande, car nous avons provoqué de nombreuses recherches dans cette direction, qui a été également poursuivie par les plus habiles histologistes (entre autres par le professeur Renaut) toujours infructueusement.

Mais si la recherche d'un réactif général est restée sans résultat, il n'en est pas de même de l'étude comparative des réactions microchimiques con-

Nous n'avons donc pas besoin de nous occuper de certaines publications d'après lesquelles, — en dehors des affections infectieuses bien connues, variole, syphilis, etc., — on trouverait des micrococcus dans un certain nombre de maladies de la peau considérées jusqu'ici comme non contagieuses, l'eczéma, le prurigo, les verrues, etc. Il reste en effet à démontrer qu'ils existent, qu'ils sont de nature organique, que ce sont des champignons, qu'ils ont un rôle étiologique dans ces diverses maladies.

Il ressort de ces faits qu'au point de vue de la classification des champignons appartenant aux dermatomycoses non douteuses, nous ne sommes pas plus avancés qu'à l'époque de leur découverte; et qu'avec de Bary, nous sommes forcés de les diviser en autant d'espèces qu'il y a de formes morbides distinctes. Il en

statées dans les divers parasites, reprises à nouveau, et poursuivies depuis une année dans le laboratoire de l'un de nous à l'hôpital Saint-Louis, sur une échelle considérable; ces recherches, confiées à l'habileté bien connue de Balzer, ont donné, entre ses mains, des résultats encore imparfaits, mais suffisants pour imposer l'idée que les parasites des dermatomycoses diffèrent essentiellement les uns des autres dans leur composition, et qu'on doit peut-être attendre des diverses méthodes d'analyse chimique et microscopique une solution importante.

Nous avions cru d'abord trouver, dans l'étude micrométrique des éléments sporulaires, un caractère capable de les distinguer les uns des autres, et d'expliquer les différences si extrêmes du rôle joué par les divers parasites dans le degré, l'étendue, la marche, la forme, etc., des lésions produites. Mais en multipliant ces recherches, et en s'entourant de toutes les précautions nécessaires, notre collaborateur Balzer nous a montré que, dans chaque espèce de champignon, le volume des spores est susceptible de variations indéfinies. Les spores du favus peuvent compter parmi les plus volumineuses, mais dans la trichophytie, dans le pityriasis d'Eischtedt, elles peuvent atteindre des dimensions semblables.

Mais si ces moyens font défaut, il n'en est plus de même des caractères de siège, de forme, de disposition, etc., qui permettent, dans la grande majorité des cas, de porter un diagnostic rapide et précis. Quels que soient les liens de parenté qui unissent entre eux les divers champignons, il suffit ordinairement d'un seul examen extemporané pour distinguer les éléments du favus de ceux de la teigne tondante, du pityriasis versicolore, de la pelade, du pityriasis de Malassez, etc. Dans tous ces cas, d'autre part, les caractères cliniques sont également assez précis pour que, dans l'examen des malades nouveaux fait dans le laboratoire, on puisse annoncer sans difficulté la nature du parasite que l'examen histologique va montrer et démontrer immédiatement. (*Note des Traducteurs.*)

sera ainsi tant que nous n'aurons pas réussi à reproduire d'une manière non équivoque ces champignons par la culture, ou aussi longtemps que, semant des moisissures sur la peau, nous n'aurons pas pu donner naissance à du favus, de l'herpès tonsurant, du pityriasis versicolor (1.)

Le siège anatomique des dermatophytes est le tissu épidermique, épiderme, cheveux, ongles, entre les éléments duquel ils se propagent, en ne pénétrant que rarement dans les cellules épidermiques elles-mêmes.

L'action des champignons sur les couches cutanées dans lesquelles ils végètent est locale et mécanique. Ils écartent les unes des autres les cellules épidermiques, qui, détachées des couches sous-jacentes, se décomposent, et dont les produits de destruction servent à la nutrition des champignons. Ceux-ci ne peuvent se développer que s'ils sont au contact de l'air; ils absorbent l'azote des tissus. La question de savoir s'ils s'assimilent les éléments des tissus tombés en décomposition, ou si, comme un ferment, ils peuvent directement les décomposer, est encore plus indécise que celle de l'action directe ou indirecte du ferment sur la fermentation alcoolique. Leur action consécutive consiste à produire soit de l'hyperhémie (rougeur), soit de l'exsudation (vésicules, desquamation) et de la suppuration (pustules), soit plus rarement de l'inflammation et des abcès. Toutes ces influences sont mécaniques, peut-être aussi en partie chimiques, comme toutes les autres irritations mécaniques ou chimiques de la peau; jamais on n'observe d'action fâcheuse sur la constitution et les fonctions du corps de la part des dermatophytes; et théoriquement même on ne saurait l'admettre.

Les dermatomycoses sont en rapport, pour l'extension et la

(1) Il n'est pas vraisemblable qu'il existe des « moisissures » qui, « semées sur la peau » de l'homme, y produisent du favus, de la trichophytie, ou du pityriasis versicolor, à moins que celles-ci ne soient du favus, du trichophyton ou du microsporon furfur. Si ces parasites sont une forme terminale ou intermédiaire due au lieu de germination (les tissus animaux), il ne nous paraît pas que l'homme se trouve jamais dans les conditions particulières qui sont nécessaires à cette métamorphose de moisissures proprement dites; il n'en est peut-être pas de même de certains animaux. A en juger par les diversités des lésions qu'ils produisent, par la variété de leurs mœurs végé-

durée, avec la végétation du champignon; le plus souvent, elles ont une évolution chronique. Leur pronostic est favorable, car nous pouvons toujours diriger contre elles un traitement qui détruit le champignon, et qui, en raison du même siège anatomique de tous les dermatophytes, est le même pour toutes ces affections (1).

Comme causes générales de la naissance des dermatomycoses, il faut citer toutes les conditions extérieures qui favorisent la germination de la moisissure (2); puis la contagiosité déjà exprimée dans le parasitisme, qui est démontrée cliniquement et expérimentalement pour la plupart des dermatomycoses, et enfin certaines dispositions individuelles de la peau, qui favorisent le développement occasionnel des dermatophytes.

Le diagnostic des dermatomycoses se base sur la présence des symptômes cliniques les plus marqués. Scientifiquement, et à certains stades de la maladie, même pratiquement, il faut rechercher le champignon à l'aide du microscope; dans le favus, on peut le retirer directement des godets faviques et l'examiner au microscope. Dans les poils et les couches épidermiques, il ne devient nettement visible que quand celles-ci ont été dissociées ou dissoutes dans une solution de potasse (1 pour 30).

Faisant abstraction de tous les processus morbides dans lesquels on a affirmé, mais non prouvé, l'existence de champignons (comme récemment dans l'alopécie en aires (3) par Eichhorst et

tatives, par leur différenciation histologique que les progrès des recherches montrent de plus en plus manifeste, nous sommes de moins en moins disposés, en ce qui nous concerne, à transporter dans la pathologie les théories botaniques, aussi longtemps au moins qu'elles seront aussi peu solides dans leurs applications à la phytologie animale. (*Note des Traducteurs.*)

(1) Cela au sens général, bien entendu; car les variétés dans l'application sont nombreuses. (*Note des Traducteurs.*)

(2) Les conditions extérieures qui favorisent la germination des moisissures, en général, n'ont aucune relation directe avec la mycodermie humaine dans toutes les variétés classées; ces conditions ne peuvent être invoquées que pour quelques dermatophytes accessoires, éphémères, mais non pour les véritables parasites de la peau humaine.

La contagiosité, voilà la cause générale, ordinaire, commune, constante, pour toutes les formes capitales de dermatomycoses. (*Note des Traducteurs.*)

(3) L'existence d'un parasite est prouvée dans l'alopécie en aires (voy. no-

dans le psoriasis par Lang) (1), ou de ceux dans lesquels leur présence a été constatée d'une manière certaine (impétigo contagieux), mais sans avoir démontré de rapport étiologique entre le parasite végétal et la dermatose, je décrirai comme véritables dermatomycoses les affections de la peau qui sont occasionnées par un champignon parasite et cliniquement bien caractérisées. Ces maladies sont les trois suivantes : 1° le favus, avec le champignon ou achorion de Schönlein ; 2° l'herpès tonsurant, avec le trichophyton tonsurant de Malmsten, auquel appartiennent encore, comme formes spéciales, l'onychomycose, le sycosis parasitaire et l'eczéma marginé ; 3° le pityriasis versicolor, avec le microsporon furfur d'Eichstedt (2).

FAVUS

Le favus, *tinea favosa* (teigne faveuse), *porrigo lupinosa s. favosa*, est une maladie qui a été reconnue contagieuse dès l'antiquité et qui l'est encore aujourd'hui dans l'opinion populaire (d'où le nom « d'*Erbgrind* », teigne héréditaire). Cette affection a sa localisation habituelle sur le cuir chevelu, plus rarement sur les parties du corps dépourvues de poils, et dans la substance unguéale. Dans les deux premiers points que je viens de nommer, elle est caractérisée principalement par la formation de disques dont la dimension varie de celle d'une lentille à celle d'une pièce d'un centime, jaune soufre, ombiliqués et

tamment MALASSEZ, *Note sur le champignon de la pelade*, *Arch. de physiologie*, t. I, 1884, p. 203) ; ses rapports avec l'affection du poil sont seuls en discussion. (*Note des Traducteurs.*)

(1) Voy. t. Ier, p. 498, note 1. — Nous avons exposé les faits relatifs à ce sujet, et rapporté que sur un cas de psoriasis pris au hasard dans le service de l'un de nous, Balzer a démontré des spores petites et arrondies, des tubes courts et irréguliers, absolument semblables à ceux décrits par Lang dans son mémoire. (*Note des Traducteurs.*)

(2) Ce sont là sans doute les types essentiels ; mais il en existe d'autres que nous indiquerons plus loin, abstraction même de l'alopécie en aires, dont la place, pour être encore discutée, n'en est pas moins marquée à côté des précédentes. (*Note des Traducteurs.*)

traversés par un poil, scutules faviques, dont nous allons immédiatement étudier la nature.

Dans le favus du cuir chevelu, il est très facile de se rendre compte de la formation du godet favique. Il se développe sous la forme d'un petit point jaune sous-épidermique, et autour d'un poil ; il atteint, dans l'espace de quelques semaines, la dimension d'une lentille, et apparaît alors comme un disque jaune soufre, visible par transparence à travers l'épiderme, ombiliqué et traversé par un poil. Si l'on déchire à l'aide d'un instrument mousse l'enveloppe épidermique qui se trouve à la périphérie du disque, on peut soulever le favus, le corps favique, comme un tout, et si on le détache tout autour, on peut l'enlever en le tirant le long du poil qui le traverse. Il a l'aspect d'un corps jaune soufre, hémisphérique, dont la surface supérieure ombiliquée au centre se confond intimement avec l'épiderme, et dont la surface inférieure, hémisphérique, unie, humide, est dépourvue d'épiderme; enfin, il est facile de le briser avec les doigts. A la place du corps favique ainsi enlevé il reste une dépression cupuliforme à base rouge, humide, qui disparaît au bout de quelques minutes par le soulèvement des couches épidermiques qui ne sont plus comprimées.

La forme scutulaire ou urcéolaire constitue en même temps la forme primaire du favus. Au niveau de chaque orifice de follicule pileux il existe un espace infundibulaire préformé, dans l'étendue duquel les couches épidermiques supérieures adhèrent horizontalement au poil qui émerge, tandis que les couches épidermiques inférieures s'inclinent vers la profondeur du follicule.

C'est dans cet espace que s'accumulent le plus facilement les exsudats, et c'est précisement là où les champignons venus accidentellement, par inoculation, ou proliférant de la profondeur du follicule, se réunissent pour former un corps compact. Comme la couche épidermique supérieure est très adhérente à la cuticule du poil, elle ne peut pas être soulevée avec celui-ci par la masse parasitaire, par conséquent elle reste ici aplatie ou ombiliquée (1).

(1) Il nous a été facile d'étudier, maintes fois, tous les détails macroscopiques de l'évolution favique, et l'un de nous en a fait reproduire par Baretta

La prolifération parasitaire peut s'étendre vers la profondeur,

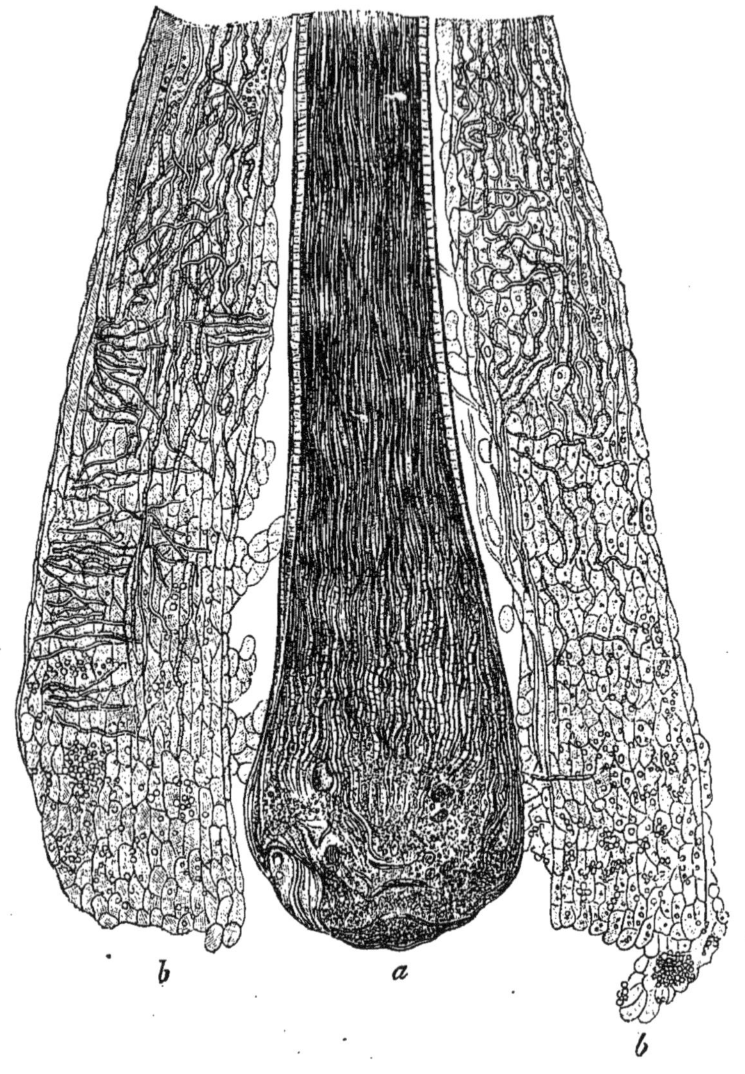

Fig. 44.

Favus.

a, bulbe pileux et cheveu. — *b*, gaines de la racine du cheveu traversées dans toute leur étendue par du mycélium et des gonidies.

dans la direction des cellules du réseau muqueux, molles, faci-

les diverses phases à tous les degrés, dans des pièces d'étude déposées au musée de l'hôpital Saint-Louis. On peut les examiner à la loupe, et constater tous les stades, depuis l'apparition d'une petite tache blanc jaunâtre à

lement compressibles, et c'est ainsi que le corps favique prend la forme hémisphérique.

Ainsi enchâssés entre les couches épidermiques, les godets

la base d'un poil, tout à fait semblable aux petits lacs purulents épidermiques qui suivent les épilations, par exemple. Ces points, piqués avec une aiguille, laissent échapper en plus ou moins grande quantité une matière puriforme qui a rendu longtemps bien plausible l'opinion des anciens, qui plaçaient le favus dans les pustules.

Pour relever facilement tous ces détails, le meilleur procédé consiste, après avoir fait épiler avec soin la tête entière d'un sujet atteint de favus, à la faire soigneusement raser, à la déblayer par le bonnet de caoutchouc, et à observer ensuite ce qui se passe. Dès la fin de la première semaine ou de la seconde, les premiers godets apparaissent sous la forme d'une petite masse jaunâtre, punctiforme, sous-épidermique, et centrée par un poil.

L'étude microscopique du favus (éléments parasitaires et altérations des poils; lésions de tissu) présente le plus vif intérêt. Dans la fin de cette note et dans quelques-unes des suivantes, nous donnerons plusieurs extraits d'une étude générale (simultanément clinique et histologique) des affections parasitaires et des parasites que l'un de nous poursuit dans son laboratoire, à l'hôpital Saint-Louis, en collaboration avec Balzer, qui a exécuté tous les travaux histologiques.

Dans les jours qui précèdent l'apparition du godet, l'examen microscopique démontre autour du poil des amas de spores, qui, peu à peu, s'accumulent dans la gaîne. Déjà les cellules de cette dernière sont visiblement irritées, et si l'on arrache le poil, on voit le follicule gonflé, ayant un aspect transparent et comme œdémateux (gonflement des cellules du corps muqueux, qui forment la gaîne).

Quand le scutulum est déjà formé et visible, et souvent même pendant sa formation, cette irritation peut atteindre un degré plus intense, et s'accompagner de l'apparition d'un plus ou moins grand nombre de leucocytes dans la gaîne du poil. Ces leucocytes sont parfois assez abondants pour constituer une véritable petite pustule, qui entoure le poil malade et qui est tantôt ramassée et saillante, tantôt étalée et aplatie, souvent sans qu'on aperçoive aucune trace de godet. Le microscope démontre la présence de leucocytes, et, de plus, des spores et des tubes désagrégés ou amassés autour du poil.

Lorsque le godet favique est développé, cette inflammation et cette suppuration se continuent à sa périphérie; tantôt il n'y a pas de signes extérieurs d'irritation, et cependant si, après avoir extrait le godet, on gratte légèrement sa surface profonde, on voit que le produit du grattage renferme toujours des leucocytes; tantôt il y a une aréole inflammatoire rouge autour du godet, et celui-ci est fréquemment séparé de la cavité qui le contient par un cercle de suppuration plus ou moins large.

Le plus ordinairement conique, le godet se trouve logé dans une cavité qui est moulée sur lui, et qui conserve sa forme quelque temps après son ablation; cette cavité est lisse, rouge, et elle se remplit assez rapidement

faviques restent parfois longtemps sans être enlevés par le grattage, le peigne, etc. Plusieurs scutules voisins peuvent, par leur croissance progressive, se rapprocher sans perdre encore leur type spécial. Au bout d'un certain temps, les enveloppes épidermiques sont brisées par places, soit par suite de la croissance des masses faviques, soit spontanément; elles peuvent encore être détachées, et dans ce cas les masses de favus sont mises à nu, se dessèchent, perdent leur coloration primitive, jaune soufre, et se présentent alors comme des amas inégaux, ayant parfois un centimètre d'épaisseur, blanc jaunâtre, ou semblables à du mortier, assez durs et secs, — *favus suberinus, turriformis.*

d'un liquide chargé de globules blancs; après l'arrachement du godet, elle paraît parfaitement détergée et nette; le plus souvent cependant, en la grattant avec une curette, on trouve encore des spores restées adhérentes à sa surface.

A son début, le scutulum favique est placé entre la couche cornée de l'épiderme et le corps muqueux, contenu dans l'infundibulum pilaire et limité, à sa partie supérieure, par la couche cornée adhérente au poil. Il s'accroît circulairement et en hauteur, dilate en le pénétrant plus profondément l'infundibulum pilaire auquel il donne la forme conique, et se déprime au centre quand il a pris un certain développement, Le professeur Kaposi attribue cette dépression ombilicale à ce que l'épiderme, adhérant au poil au centre du godet, ne se laisse pas aussi facilement soulever qu'à la périphérie. On peut ajouter encore que le scutulum, en se développant, tend à perdre sa forme conique pour prendre celle d'un disque d'égale épaisseur à la périphérie et au centre. Ce dernier paraît alors un peu déprimé, mais cela tient autant à la forme de l'infundibulum pilaire qu'à l'adhérence de la couche cornée de l'épiderme.

Lorsqu'on examine un cheveu malade avant la formation du godet, on voit que les spores et les tubes forment une gaîne autour de lui, à la partie supérieure du follicule pileux. Cette gaîne se développe dans le sens de la hauteur et surtout dans le sens de la largeur; ses éléments atteignent peu à peu l'infundibulum pilaire, en conservant toujours d'étroites connexions avec le cheveu; ils isolent ainsi celui-ci des cellules du corps muqueux qui l'enveloppent, et finissent par dilater de haut en bas toute la cavité du follicule pileux. Ils peuvent même pénétrer entre les cellules qui le constituent; mais cette pénétration n'est pas profonde; il semble que la matière favique se contente de la cavité artificielle qu'elle s'est créée et qu'elle élargit de plus en plus. Cependant, la pénétration est beaucoup plus accentuée du côté du poil et du bulbe pileux, où les tubes et les sporules progressent entre les cellules de la racine et dans les couches de l'enveloppe du poil.

Outre l'aspect caractéristique des masses faviques qui se trouvent dans les godets, ou mises à découvert, il faut encore noter, comme symptômes particuliers, que, dans la région atteinte, les cheveux paraissent ternes, comme poudreux, et qu'ils sont faciles à arracher (1). Le foyer favique prend une odeur de moisissure (2).

Ultérieurement, il se produit des altérations consécutives qui proviennent de ce que les éléments parasitaires du favus, partant du foyer folliculaire que j'ai décrit, prolifèrent entre les cellules de la gaîne de la racine du poil jusqu'à la base du follicule ; ils pé-

Le favus végète assez souvent de haut en bas ; on peut voir fréquemment sur les cheveux arrachés, même sans préparation spéciale, ses prolongements s'introduire entre les cellules de la gaîne et de la racine du poil; nous avons trouvé même parfois, au-dessous de cette dernière, des amas volumineux de spores constatés déjà par Bazin. Nous rechercherons plus loin jusqu'où peut aller cette pénétration au sujet de laquelle les observateurs ne s'accordent pas, le professeur Kaposi et les auteurs allemands, par exemple, pensant qu'elle ne va point jusqu'au derme, tandis que Malassez a figuré les tubes s'enfonçant jusqu'à une grande profondeur. (*Note des Traducteurs.*)

(1) L'état des cheveux est très important à constater pour le diagnostic de quelques cas dans lesquels les godets ne sont pas manifestes, et où la peau est simplement eczémateuse, impétigineuse, ou même squameuse. Les cheveux ont perdu leur brillant, ils sont ternes, gris de souris, ou rougeâtre fauve ; leur adhérence est toujours diminuée, et il est facile, aussi longtemps qu'ils ont conservé quelque solidité, de les arracher à la main par touffes entraînant leurs gaînes vitreuses. Plus tard ils deviennent le siège d'autres dégradations, sont tout à fait cadavérisés, atrophiés, déviés, etc., et parfois tellement fragiles, que nos épileurs, malgré leur habileté, en cassent un grand nombre, — circonstance fâcheuse, dont nous montrerons plus loin l'importance au point de vue du traitement. (*Note des Traducteurs.*)

(2) Hebra, et après lui Kaposi, voulant réagir contre l'abus (qu'ils avaient sans doute rencontré dans le rayon de leur observation) des signes diagnostiques osmiques, n'accordent pas, lorsque le cas échoit, leur valeur réelle à ces signes, dont l'utilité, relative si l'on veut, n'est pas toujours à dédaigner. En ce qui concerne l'odeur du favus en masse, elle est franchement comparable à l'odeur de souris (que tout le monde connaît), et qu'un peu d'habitude fait facilement distinguer de l'odeur fétide du pus et des croûtes altérés à la surface du cuir chevelu, et même discerner encore quand cette dernière existe simultanément. L'odeur de souris est donc un caractère qu'il n'y a pas toujours à négliger dans le diagnostic extemporané du favus, ni dans le diagnostic différentiel des affections du cuir chevelu. (*Note des Traducteurs.*)

nètrent de là dans le bulbe pileux et plus ou moins haut dans le poil lui-même, ils arrivent aussi latéralement par les gaînes de la racine dans le poil (fig. 44). Les champignons qui prolifèrent ici occasionnent au début le relâchement, plus tard la chute des cheveux et enfin l'atrophie des papilles pilifères, qui entraîne l'atrophie des papilles et par suite une calvitie définitive (1).

Il arrive en outre que les godets faviques déposés entre les couches épidermiques exercent pendant des mois et des années

(1) La cause directe des altérations du poil dans le favus a donné lieu à diverses interprétations; beaucoup d'auteurs (Lebert, Wedl, Ch. Robin, Gudden, etc.), ayant vainement cherché le parasite dans le bulbe, étaient disposés à considérer les amas faviques comme la condition essentielle de ces altérations.

Bazin avait reconnu l'existence des spores faviques dans les cheveux très altérés, principalement sur les bords, ce qui, disait-il, donnait à ces cheveux l'apparence de poils trichophytiques ; de même, Lailler enseigne que le développement du favus se fait primitivement et surtout aux dépens des follicules pileux et des poils.

Mieux qu'aucun autre, le professeur Kaposi a bien établi la pénétration du favus dans le poil, et le rôle du parasite dans l'atrophie des follicules, ainsi que dans les diverses altérations du poil. Dans l'épiderme corné qui recouvre le favus, et même dans celui des régions voisines, il est facile de voir les tubes du mycélium se propager entre les plans de cellules, s'enrouler autour d'elles en s'insinuant dans les fentes intercellulaires ; mais on ne les voit pas, sur nos préparations, s'étendre, comme l'a vu l'auteur, jusque dans le réseau.

La pénétration du favus dans le poil ne saurait plus être aujourd'hui mise en doute ; l'absence d'art technique suffisant en a seul, jusqu'ici, retardé la démonstration courante. Voici l'exposé des procédés employés par Balzer dans le laboratoire de l'un de nous à l'hôpital Saint-Louis, et un sommaire du résultat de ses observations.

Les cheveux, d'abord dégraissés dans l'éther, doivent séjourner un certain temps dans une solution à 40 p. 100 de soude ou de potasse caustique; ils sont ensuite traités par l'ammoniaque, et examinés dans la glycérine. Il est alors aisé de distinguer admirablement les tubes dans le poil; on les voit former, dans l'épaisseur de sa racine, entre les cellules pigmentées, des réseaux se continuant dans toute la longueur du poil sous forme de traînées brillantes dans lesquelles on reconnait facilement les sporules. Celles-ci sont plus abondantes dans les couches externes du poil qu'à son centre, où on les retrouve cependant d'une façon à peu près constante quand la préparation a été bien faite. L'action de la solution caustique doit être surveillée de près; il faut qu'elle ne s'exerce que sur la matière colorante du cheveu, et qu'elle n'amène pas la désagrégation complète de celui-ci. Il est difficile de dire d'une façon précise combien de temps le cheveu doit séjourner dans la solution; cela dépend de sa colora-

une pression sur les papilles situées au-dessous et provoquent leur disparition. C'est ainsi que la peau prend un aspect

tion, de son épaisseur, de la concentration du liquide, etc. ; à chaud, l'action est plus rapide, mais aussi plus irrégulière.

Le champignon est plus constant et plus abondant dans la racine du poil que dans sa portion libre ; les auteurs allemands, Hoffmann en particulier, ont pensé qu'il provenait toujours de la partie profonde, et qu'il ne traversait pas la cuticule entière du poil pour pénétrer dans son épaisseur. On voit facilement sur les préparations les réseaux tubulaires profonds en continuité avec les tubes qui dissocient les lamelles superficielles du cheveu. Il est difficile de juger si cette dissociation s'est produite de dehors en dedans ou de dedans en dehors ; ce que nous connaissons de l'évolution du favus doit nous faire adopter cette dernière opinion.

Après macération dans la solution caustique, le cheveu devient parfois tellement transparent, qu'on pourrait objecter, à la vue de certaines préparations, que les tubes n'existent pas en réalité dans son épaisseur, mais seulement à sa périphérie, et qu'on les aperçoit par transparence. Mais nous avons pu constater la présence du parasite végétal au centre de poils non traités par la soude ; nous l'avons vu dans les cheveux ternes, lanugineux et principalement dans les points où le poil avait été écrasé en partie ou dilacéré par la pince à épiler. On voyait en ces points les spores pénétrer dans le poil absolument comme dans la teigne tondante ; le même aspect s'observait à l'extrémité libre. Nous avons observé ainsi le parasite dans toute l'étendue des cheveux que nous avons étudiés ; quelques-uns d'entre eux présentaient cependant une longueur de plus de quatre centimètres. Enfin sur des poils dégraissés et simplement colorés par l'éosine, nous avons encore constaté que les contours des cellules épidermiques de revêtement du poil passaient manifestement au-dessus des traînées de spores les plus superficielles.

En résumé, les éléments du favus pénètrent dans le cheveu ; ils peuvent même proliférer jusqu'à une hauteur de plusieurs centimètres. Aucun doute à cet égard, puisque sur de fines coupes de cheveux réunies en faisceaux, nous avons pu constater la présence des spores, tantôt immédiatement au-dessous de la gaîne épidermique, tantôt en différents points de la surface de section.

Suivant Unna (*Mikologische Beiträge*, in *Vierteljahresschrift für Dermatologie und Syphilis*, n°s 2 et 3, 1880), dans les poils faviques, le bulbe pileux est toujours indemne de parasite. Il en est de même habituellement pour une partie un peu plus élevée de la substance compacte de l'écorce, à peu près au point à partir duquel la gaîne interne de la racine est kératinisée dans toutes ses couches, par conséquent là où existent les deux gaînes de Henle et de Huxley, et où, en même temps, le cheveu proprement dit (moelle, écorce et cuticule) acquiert son calibre définitif. Là, au fond du follicule pileux, à la limite inférieure du troisième quart, le dépôt parasitaire cesse d'ordinaire assez rapidement, et, qu'on observe à un grossissement plus ou moins fort, le point d'arrêt est également net.

Mais dans beaucoup de cheveux, cette limite se trouve déjà plus haut,

chauve, atrophique, cicatriciel, brillant, n'ayant plus ni follicules, ni cheveux, dans ce cas, il reste tout au plus quelques folli-

jusque dans la dépression infundibuliforme du follicule pileux. Si, même à un faible grossissement, on voit si nettement la limite entre la portion saine et la portion malade du cheveu, cela tient aux modifications que la prolifération du champignon détermine dans la substance cornée. Les chaînes de gonidies enchevêtrent dans tous les sens les cellules cornées; il en résulte que non seulement le contour extérieur et lisse du cheveu disparaît, mais encore que dans toute son épaisseur, il apparaît désagrégé et dissocié. La gaîne interne de la racine présente le même aspect dans la partie kératinisée, et on rencontre rarement cet état jusqu'à la limite de la kératinisation. En général, la tige du cheveu, avec sa cuticule, ainsi que la gaîne interne et sa cuticule, sont modifiées à la même profondeur dans le follicule pileux; aussi est-il impossible de savoir si le champignon a pénétré séparément dans les deux, ou si la gaîne de la racine a infecté le cheveu, ou bien si c'est le contraire qui a eu lieu. Certaines préparations prouvent que ces trois cas peuvent se rencontrer. On trouve, par exemple, le tiers supérieur du cheveu malade, une zone plus profonde tout à fait indemne et plus profondément encore une prolifération de champignons dans le cheveu, tandis que la gaîne interne est malade dans toute son étendue; dans ce cas la source la plus prochaine de l'invasion du champignon se trouve dans la gaîne de la racine. Par contre, on voit d'autres cheveux dont la tige est atteinte d'une manière ininterrompue, et la gaîne interne seulement par places; ces faits n'admettent que l'explication inverse. Mais, un fait certain, c'est que le champignon peut proliférer dans les deux gaînes d'une manière indépendante, puisque l'altération pénètre toujours plus profondément dans l'une des deux. D'autre part, on ne rencontre jamais de cheveux dans lesquels les foyers parasitaires sont isolés les uns des autres, soit dans le cheveu, soit dans la gaîne; aussi Unna n'admet-il pas que des champignons puissent se frayer insensiblement une voie dans la profondeur, sans altérer les cellules cornées. Par conséquent, contrairement à l'opinion de Hoffmann, l'auteur admet avec Kaposi que la cuticule oppose, en général, une résistance un peu plus grande à la pénétration du champignon que les cellules cornées de la gaîne interne de la racine et de l'écorce du cheveu. Toutefois on voit fréquemment la cuticule déchirée dans la profondeur du follicule pileux, toujours au niveau de la dépression infundibuliforme, où la migration du champignon se fait dans le cheveu, à travers la cuticule, en partant de la couche cornée environnante.

Mais sur un point essentiel, Unna est en opposition complète avec Kaposi, à propos de l'assertion suivante : Il est probable que, dans la majeure partie des cas, la prolifération, partant du bulbe du cheveu où les cellules sont succulentes et relâchées, pénètre dans sa substance, après avoir suivi jusqu'alors une marche descendante dans les cellules des gaînes de la racine (HEBRA et KAPOSI, t. II, p. 805, trad. D., fig. 12). Déjà Gudden et Wedl avaient émis une opinion opposée et prétendaient n'avoir jamais trouvé de champignon dans le bulbe du cheveu.

Sur 150 cheveux contigus pris sur un morceau de peau atteint de favus,

cules et quelques cheveux qui n'ont pas été atteints directement par la maladie. Quelques auteurs prétendent même que des os

Unna en a trouvé 100 remplis de filaments parasitaires, aussi bien dans la tige que dans la gaîne interne de la racine, tandis qu'il n'a jamais rencontré un seul filament dans le bulbe pileux de ces mêmes cheveux.

Le cheveu dont le dessin est reproduit par Kaposi est le siège d'une invasion extrêmement développée de favus, et ce cas, comme tous les cas extrêmes, est insuffisant pour appuyer l'opinion de Kaposi. Mais Unna ajoute en outre que cette *théorie du détour* (c'est-à-dire cette marche qui part d'en bas à travers les gaînes de la racine pour arriver dans la tige du cheveu) est encore sur un second point en contradiction avec toutes ses préparations microscopiques. Il a trouvé, en effet, outre le bulbe du cheveu, la gaîne externe de la racine tout entière complètement indemne de champignons (il en est de même pour l'épiderme de toute la couche dentelée).

On n'est d'ailleurs jamais assez heureux pour extraire ensemble la gaîne externe et la gaîne interne. Le dessin de Kaposi ne représente que la gaîne interne tuméfiée. S'appuyant sur ses préparations, Unna rejette donc la *théorie du détour.*

Quant à l'immunité (dont il vient d'être question) de la gaîne externe, l'auteur n'a pas trouvé de véritables exceptions, mais seulement de temps à autre des exceptions apparentes. Il s'agissait, dans ces cas, d'épaississements circonscrits de la gaîne interne de la racine, qui était tuméfiée par le champignon; aussi la gaîne externe paraissait-elle resserrée et déviée en quelques points. Mais à un plus fort grossissement, on voyait que la gaîne externe de la racine était intacte et seulement comprimée par la présence d'un corps étranger dans la gaîne interne.

Il en est ainsi, comme on le sait, pour l'épiderme. Le champignon prolifère, entre la couche cornée superficielle et la couche cornée inférieure, dans les couches moyennes relâchées. La dépression dans laquelle se trouve le godet favique est lisse, brillante, formée par l'épiderme déjà kératinisé. Les coupes faites par l'auteur montrent aussi les effets de la compression sur le tissu épidermique : d'un côté il y a un aplatissement général, précoce, de toutes les cellules dentelées; de l'autre un faible développement, on pourrait même dire une absence de la couche granuleuse, tandis que la couche cornée inférieure, contenant des noyaux, est épaissie. L'auteur a ramené à deux facteurs les modifications caractéristiques des couches de transition : Augmentation de l'afflux de la lymphe du tissu et pression venue de l'extérieur. Partout le champignon évite les cellules relâchées, succulentes, et préfère les cellules kératinisées; il passe de l'épiderme corné à la gaîne interne kératinisée de la racine; de celle-ci à la cuticule, puis à la tige; dans tout ce parcours il ne rencontre aucun obstacle entre les cellules cornées, quelle que soit leur origine, et s'arrête, au contraire, devant la couche épineuse de l'épiderme et devant la gaîne externe de la racine et le bulbe du poil, comme devant un mur. Unna a constaté ces résultats des centaines de fois, quoique sur un nombre très limité de cas; il croit qu'on peut appliquer ces conclusions à la pathologie du favus en général, mais il est beaucoup plus réservé en ce qui concerne les altérations de la peau proprement dite. (*Note des Traducteurs.*)

du crâne ont été résorbés jusqu'à disparition par suite de la pression des masses faviques (1).

Il n'existe pas d'ulcères faviques proprement dits. Au contraire, il est certain qu'il peut survenir, comme dans l'eczéma du cuir chevelu, des complications inflammatoires, eczéma, engorgements ganglionnaires, végétations.

On trouve aussi le favus sur le cuir chevelu sous forme de foyers distincts plus ou moins étendus (*favus discret*), dans quelques cas répandus presque sur toute la tête (*favus confluent*), mais il n'est qu'exceptionnellement réparti d'une manière uniforme (2).

(1) Ces auteurs ont tort, il n'est pas superflu de le dire; l'action mécanique du godet favique ne peut pas être contestée, mais elle ne s'exerce ni dans une mesure ni dans un rayon aussi étendus que cela a été dit; l'irritation chronique, les poussées phlegmasiques, l'application d'agents caustiques faite par des guérisseurs ignorants, la phlegmasie chronique des ganglions lymphatiques de la région occipitale, voilà les causes essentielles des désordres produits. Quant au rôle que pourrait jouer dans ces lésions la végétation plongeante intradermique du favus, nous ne le discuterons pas ici, cette question ayant besoin d'être étudiée à l'aide de nouveaux faits. (*Note des Traducteurs.*)

(2) La *forme* que le favus revêt sur le cuir chevelu varie dans des proportions assez étendues pour que les anciens auteurs, n'ayant pas la notion histologique de l'élément parasitaire, aient pu décrire comme des affections différentes les dispositions diverses que présente la même affection dans sa morphologie variable avec les conditions individuelles, l'âge des malades, la durée, les modifications sans nombre produites par les applications médicamenteuses de tout ordre.

Dans la forme type, favus urcéolaire, favus en godet, *tinea lupinosa*, les godets restent bien conformés, individualisés, centrés par un poil; on en distingue deux variétés : le favus urcéolaire disséminé, le favus urcéolaire cohérent ou confluent, selon que les godets restent épars ou qu'ils sont réunis en groupes plus ou moins pressés, mais dans lesquels ils sont toujours nettement distincts.

Dans une seconde forme, la partie malade est représentée par un disque, en forme d'écu, de bouclier (nummulaire, scutulé), constitué tantôt, comme chez les nouveau-nés qui contractent le favus, par la coalescence rapide des godets qui se confondent par leur bord externe, lequel constitue, à la périphérie, un ourlet simple ou multiple plus ou moins festonné, mais continu; tantôt les godets faviques, plus rapidement déformés, représentent une masse compacte blanc jaunâtre, friable, à travers laquelle les cheveux semblent sortir irrégulièrement, mais dans laquelle un examen attentif permet encore de reconnaître les godets.

Dans une troisième forme, l'irrégularité de la conformation des godets, le développement de vastes surfaces recouvertes d'une matière plâtreuse, souvent

La marche chronique du favus est en général très lente ; son évolution peut se prolonger pendant vingt et même trente ans (1).

Il peut aussi guérir spontanément en amenant *eo ipso* sur les parties atteintes, la formation de cicatrices par atrophie des follicules, le parasite ne subsistant que dans le foyer folliculaire (2).

disposée en petites masses granulées, peuvent donner, chez les enfants mal soignés, le change pour une affection eczémateuse ou impétigineuse commune; c'est sur ce terrain que s'était établie l'inextricable confusion des « teignes ».

A l'aide des signes diagnostiques que l'on possède aujourd'hui, ces difficultés et ces erreurs sont du domaine de l'histoire; la valeur de la distinction des *formes* a singulièrement diminué, et l'importance qui leur est attachée encore, même dans les œuvres de Bazin, est devenue exagérée. (*Note des Traducteurs.*)

(1) L'un de nous a eu, en 1879, dans son service, durant de longs mois, une vieille femme de quatre-vingts ans, atteinte d'un favus du cuir chevelu, dont l'origine ni le début ne pouvaient être fixés par elle; il n'y avait plus sur la surface entière qu'un duvet extrêmement grêle et de maigres godets disséminés.

La durée du favus abandonné à lui-même est, pour ainsi dire, indéfinie, tant est lente, chez quelques sujets, l'auto-inoculation. Souvent on trouve, absolument isolés au centre d'une grande masse de favus, un îlot ou de longues crêtes de cheveux sains, qui, bien que couverts pendant de longues années de poussière parasitaire, n'ont jamais servi de réceptacle au parasite. Les cheveux de la bordure, de la lisière, présentent, à ce sujet, une disposition réfractaire très remarquable ; il est tout à fait exceptionnel que, même sur les têtes faviques les plus complètement dépilées, on ne trouve pas une mince zone de cheveux intacts sur toute la périphérie; cette barrière n'existe ni pour la pelade, ni pour la trichophytie. (*Note des Traducteurs.*)

(2) Le favus (comme le trichophyton, quoique bien plus rarement), peut occuper les *poils* en dehors du cuir chevelu : la barbe en est le siège le moins rare, soit sur les parties latérales, soit dans la région sous-maxillaire, soit même à la lèvre supérieure. Si la nature de la lésion est méconnue, il se produit des périadénites pilaires isolées (sycosis tuberculeux), ou groupées (sycosis en plaques) qui ont pu en imposer pour des affections tout à fait différentes, voire même pour des épithéliomes ou des syphilomes. Parfois, le diagnostic en est d'une extrême facilité à la vue des godets caractéristiques, lesquels restent, toutefois, plus isolés et plus petits que sur le cuir chevelu ; la distinction est plus difficile quand les lésions (comme cela est ordinaire) ont déjà été aggravées et dénaturées au moment où le médecin compétent les examine. Mais, dans ces dernières circonstances, l'examen microscopique, soit immédiat, soit pratiqué quand les surfaces ma-

Sur les régions du corps qui sont dépourvues de poils, au tronc, aux membres et à la face, on rencontre plus rarement le favus, parfois on l'y observe à l'état aigu. Il forme là aussi de beaux godets discrets, ou des amas, jaune soufre, disposés en groupes ou en cercles. Mais dans ces conditions il guérit habituellement d'une manière spontanée, au bout de quelques semaines ou de quelques mois, par la chute des godets, car les follicules des poils follets sont très superficiels, et par conséquent les éléments parasitaires ne se trouvent pas à une grande profondeur (1). Exceptionnellement, le favus du tronc et des membres aurait persisté pendant plus de vingt ans (Michel); dans ces cas il laisse fréquemment des dépressions atrophiques.

Localisé au cuir chevelu ainsi que sur le tronc et les membres, le favus se combine parfois avec des cercles rouges, squameux, semblables à l'herpès tonsurant, de telle sorte que des godets sont compris dans la limite des cercles d'herpès, ou bien placés à leur centre, ou enfin confondus avec eux. Ces cas survenant à la suite d'une contagion accidentelle, ou après l'application sur la peau de compresses humides et chaudes, ou encore à la suite d'une inoculation artificielle (Köbner, Pick, Peyritsch), ont conduit Hebra à penser que le favus et l'herpès tonsurant sont essentiellement identiques entre, eux et que tous les deux pro-

lades ont été pendant une ou deux semaines abandonnées à leur évolution naturelle, tranche aisément la difficulté.

Il est donc essentiel de retenir que le *sycosis favique* existe à la face, et que sa possibilité doit entrer dans les prévisions du diagnostic des lésions sycosiques ou sycosiformes de la barbe. La fréquence plus grande du favus dans notre région explique comment nous avons pu faire aisément une constatation qui a pu échapper dans les pays moins riches en achorion. Cette année même, un beau cas de favus de la barbe a été observé chez un infirmier du service de l'un de nous à l'hôpital Saint-Louis. (*Note des Traducteurs.*)

(1) Cependant, les godets de favus peuvent acquérir sur la peau de très grandes dimensions; on en voit de magnifiques exemples dans la plupart des atlas; le musée de l'hôpital Saint-Louis en renferme de très beaux moulages par Baretta, dont quelques-uns y ont été déposés par l'un de nous; voyez aussi, nos 608 et 609, les belles reproductions (face et avant-bras) du cas de Guibout, rapporté par GALLIARD, *Annales de Dermat. et de Syphiligr.*, 2e série, t. I, 1880, p. 97. (*Note des Traducteurs.*)

viennent de champignons de moisissure (1), tandis que Köbner a désigné ces cercles comme la période herpétique prodromique (*herpetisches Vorstadium*) du favus. On trouve également des champignons dans les squames épidermiques de ces cercles.

Le favus des ongles, — *onychomycose favique*, — se montre dans la substance unguéale sous l'aspect de dépôts circonscrits, jaune soufre ou blanc jaunâtre, d'autre fois comme un épaississement uniforme, dégénérescence caséeuse et perte de l'adhérence de l'ongle. L'affection atteint un ou plusieurs ongles des doigts, sa durée dépasse souvent celle du favus du cuir chevelu; mais d'une manière générale le favus des ongles est rare (2).

L'examen microscopique du godet favique montre, comme dans la coupe d'après Bennett (3), que le godet est limité à la partie supérieure par une couche de cellules épidermiques cornées. Au-dessous d'elle, on trouve une zone mince d'une masse visqueuse, finement granulée, formée probablement du détritus épidermique, qui pénètre entre les filaments de mycélium jusqu'au corps favique. Les filaments de mycélium sont disposés d'une manière concentrique et parallèle vers le centre du corps favique, dans le voisinage duquel ils segmentent les gonidies, de telle sorte que le centre du favus ne consiste qu'en gonidies et en granulations.

On peut étudier au microscope les éléments du corps favique sans préparation spéciale, en plaçant sur le porte-objet une petite parcelle de favus mélangée avec une goutte d'eau (fig. 45). Ces éléments se distinguent par une grande diversité, ce qui permet d'admettre leur végétation luxuriante (4).

(1) Nous nous sommes déjà expliqués sur ce point (voy. page 307, note 1, et page 392, note 1). (*Note des Traducteurs.*)

(2) La rareté de l'onychomycose favique est peut-être un peu moins grande qu'on ne le constaterait si la recherche en était faite avec assiduité, mais même avec cette réserve, elle est encore extrêmement remarquable, le sillon unguéal étant en permanence, on peut le dire, durant de longues années, tapissé de fragments de favus par l'action du grattage. La rareté de la dermatomycose favique est générale; le favus ne germe sur la peau que dans des conditions particulières d'incurie. (*Note des Traducteurs.*)

(3) Voy. Ch. Robin, *Des végétaux qui croissent sur l'homme*, etc. Paris, 1847, planche III. (*N. des Trad.*)

(4) Si l'emploi des matières colorantes dans la préparation des éléments

On voit des filaments de mycélium excessivement ténus, simples, grossiers, noueux, plusieurs fois cloisonnés, ou bien articulés et ramifiés, avec des noyaux adhérents aux parois et alternant, et des gonidies de grosseur et de forme différentes, rondes, anguleuses, ovales, allongées, en forme de biscuit, cloisonnées, avec ou sans noyaux. Tous ces éléments appartiennent au champignon découvert en 1839 par Schönlein et désigné par Remak sous le nom d'achorion de Schönlein, tandis qu'on a reconnu qu'une puccinia trouvée plus tard par Ardsten n'était qu'un élément qui s'y était mêlé accidentellement.

Ces éléments, mais surtout le mycélium, se trouvent entre les cellules épidermiques des gaînes de la racine du poil, des bulbes pileux et de la substance corticale (fig. 44). Cependant dans ce cas (dans le favus) ils ne paraissent pas arriver très haut (1).

Depuis la première description très exacte de l'achorion par Gruby (1841), beaucoup d'auteurs ont cherché à éclairer l'his-

du favus n'a pas donné les résultats que nous y avons cherchés, c'est-à-dire la différenciation spécifique du parasite, on peut, au moins, l'utiliser avec grand avantage pour mettre en relief les moindres particularités de la préparation, et placer en évidence des caractères qui, sans imprégnation colorante, resteraient ignorés.

On peut obtenir de belles préparations des éléments du favus à l'aide des diverses matières colorantes employées en histologie. Balzer les a à peu près toutes essayées dans le laboratoire de l'un de nous, mais celles qui lui ont donné les résultats à la fois les plus constants et les plus durables sont l'éosine et le violet de méthylaniline. La teinture d'iode donne des préparations fort belles, mais peu persistantes. L'éosine réussit mieux quand on veut étudier les spores contenues dans l'épaisseur des cheveux; pour les éléments du godet, le violet a paru préférable; il met bien en relief les contours des tubes, leurs cloisons et leurs articulations; il teint fortement le noyau des gonidies et respecte leur enveloppe, qui reste incolore et brillante. Il est alors facile d'apprécier l'extrême diversité de formes des gonidies, de suivre leur segmentation et leur développement. On voit ainsi que le contenu des tubes se compose de gonidies nucléées parfaitement développées, de noyaux sans gaîne, enfin de granulations plus ou moins fines qui retiennent fortement la couleur bleue. La plupart des tubes qui paraissent vides dans les préparations non colorées contiennent ces granulations répandues comme une fine poussière dans leur cavité. (Balzer.) (*Note des Traducteurs*).

(1) On peut les rencontrer à 3 ou 4 centimètres au-dessus du point d'implantation du cheveu. (*N. des Trad.*)

toire naturelle de ce parasite, mais comme je vous l'ai déjà dit, on n'a pas réussi jusqu'à présent par voie directe, c'est-à-dire par la culture du champignon du favus.

La voie indirecte, — pour chercher à obtenir la production de favus (Pick, Zürn, chez des lapins) par semence sur la peau de champignons de moisissure, — n'a pas non plus conduit à des résultats décisifs. Mais la démonstration directe de la transmissibilité du champignon favique et, dans un cas, de la teigne faveuse, a été faite à plusieurs reprises, depuis la première expérience de Remak sur ce sujet (1842), par Bennett, Bazin, Gud-

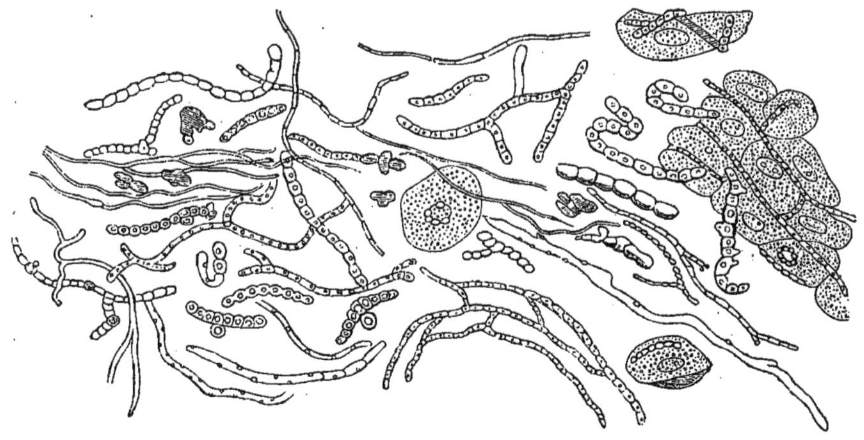

Fig. 45.

Éléments parasitaires provenant de la partie inférieure d'un godet favique. Filaments et gonidies de grosseur et de forme très différentes. A droite, amas de cellules épidermiques.

den, Hebra, Köbner, Pick, Peyritsch, etc., et cela par des inoculations de l'homme à l'homme, de celui-ci aux animaux et réciproquement (1).

Par conséquent il est certain que la cause du favus se trouve dans le champignon, les autres conditions jouant seulement un rôle accessoire.

(1) Voy. Saint-Cyr, *Recherches expérimentales sur la transmission de la teigne des hommes aux animaux, et réciproquement* (*Comptes rendus de l'Académie des sciences*. Paris, 1868; et *Annales de dermatologie*, 1re série, tome I, 1869). (*Note des Traducteurs.*)

La jeunesse paraît surtout prédisposée au favus, on l'observe en général depuis l'enfance jusqu'à l'âge de vingt à trente ans.

En Autriche, cette maladie est assez rare, elle est fréquente en Pologne et en France (1), on dit que dans le département de l'Hérault, en 1864, le favus était encore répandu au point qu'on trouvait vingt faveux sur mille individus, tandis que chez nous on en comptait à peine deux sur mille personnes atteintes de maladies de la peau (2).

(1) Cela est exact, malheureusement : aux États-Unis, en Autriche, en Angleterre, etc., le favus est rare ; il est commun en France et en Pologne. Un médecin dermatologiste distingué de Londres, voulant cette année même (1880) faire des études sur le favus, ne put s'en procurer et dut s'adresser à l'un de nous. Nous voulons espérer que la fin du siècle effacera cette tache, due en grande partie à l'insuffisance des études dermatologiques et à l'impéritie sur ce point d'un grand nombre de médecins de la campagne proprement dite, car le favus disparaît rapidement des centres où il y a des médecins instruits et soucieux de la chose publique.

Ceux qui voudront des chiffres assez précis sur l'étendue de cette tache nationale, s'éclaireront aisément par la lecture du remarquable travail de E.-J. BERGERON, *Étude sur la géographie et la prophylaxie des teignes*. Paris, 1865. Ils y verront établi : 1° ce double fait, « qui semble en opposition avec les données de la pathologie comparée », que la teigne faveuse est la teigne de la campagne, tandis que la trichophytie est la teigne des villes ; 2° que la teigne faveuse tend à diminuer, mais avec une extrême lenteur ; 3° qu'aucun des départements du pays n'est complètement exempt, et qu'elle se répartit entre eux d'une manière très inégale.

Une carte teintée, annexée au travail du savant médecin de l'hôpital Sainte-Eugénie (actuellement hôpital Trousseau), montre l'affection rare dans le Centre et dans le Nord-Est, fréquente dans le Midi et dans le Nord-Ouest.

On examinera aussi avec grand intérêt la carte teintée donnée par Arthur CHERVIN, en 1880, dans le n° 13 (mars) des *Annales de démographie internationale*, page 72 ; elle reproduit, à peu de chose près, les particularités indiquées dans la carte de Bergeron, en semblant montrer cependant une progression décroissante positive.

Nous voulons ajouter seulement que des recherches nouvelles seraient nécessaires si l'on voulait préciser exactement la proportion relative du favus, de la teigne tondante et de la pelade. C'est là une enquête qui ne peut être faite à nouveau scientifiquement que sur l'initiative gouvernementale, et à l'aide de moyens d'action appropriés. (*Note des Traducteurs.*)

(2) Ce n'est pas tout à fait cela. De 1857 à 1860, il y a eu dans le département de l'Hérault 20 CONSCRITS sur 1,000 exemptés pour cause de « TEIGNE », c'est-à-dire pour *toutes* les affections contagieuses du cuir chevelu *et pro quibusdam aliis*. Dans le département le plus chargé après l'Hérault, le chiffre

C'est surtout par contagion directe que le favus se développe d'un individu à un autre. Il est dans ce cas nécessaire, comme nous l'ont appris les expérimentations, que le champignon arrive sur une couche macérée de l'épiderme, ou peut-être même dans un follicule pileux.

La contagion peut aussi avoir lieu des animaux à l'homme, car on a observé le favus sur la souris, le lapin, le chien, les poules et le chat, et on a démontré, en partie expérimentalement, la contagion de ces animaux à l'homme et réciproquement (1).

On ne sait jusqu'à présent comment expliquer l'origine du favus qui se développe sous l'influence des fomentations ou en dehors de cette cause, pour ainsi dire spontanément (2).

Il est digne de remarque que le favus n'est pas en général très contagieux, bien que les éléments parasitaires se trouvent en quantité considérable à l'état libre chez les malades. C'est ainsi seulement qu'il est possible de comprendre que l'affection puisse, pendant des années, rester circonscrite, chez un sujet, sur un point très limité, ou qu'un individu atteint de favus puisse vivre pendant plusieurs années dans une famille, un soldat avec ses camarades à la caserne, sans transmettre sa maladie, tandis que l'on sait avec quelle rapidité se communique une autre dermatomycose, l'herpès tonsurant. Cela tient sans doute aux

s'abaisse à 8 pour 1,000. Voici, de 1850 à 1869, les proportions exactes, toujours pour les cas de réforme pour toutes teignes :

24	départements	ont donné de	1 à 3	p. 1,000.	
32	—	—	3 à 5	—	
19	—	—	5 à 7	—	
10	—	—	7 à 9	—	
4	—	—	12 à 18	—	

Ces documents sont spéciaux à une catégorie de sujets examinés à un âge déterminé ; ils ne peuvent être comparés à des documents recueillis dans une statistique nosocomiale ; ils n'ont qu'une valeur brute, s'appliquant aux « teignes » en masse, et non au favus inclusivement. (*Note des Traducteurs.*)

(1) Voy. Mégnin, *div. locis*, et *Société de biologie*, 18 décembre 1880. — Souris faveuses trouvées à Paris dans une maison de la rue de Rivoli ; ce fait, assez fréquent à Lyon, est très rare à Paris. (*Note des Traducteurs.*)

(2) Dans la mesure des choses appréciables, le favus ne naît que du favus ; quant au « favus des compresses », c'est là un point sur lequel il n'y a pas matière scientifique suffisante, ni intérêt pratique immédiat qui nous oblige à le discuter ici. (*Note des Traducteurs.*)

conditions particulières de végétation du champignon du favus.

Le diagnostic de cette affection est facile, dès qu'apparaissent les godets caractéristiques ou les masses jaune soufre ; en même temps, l'aspect terne des cheveux, les cicatrices étendues et les plaques dépilées complètent le tableau morbide.

Le diagnostic est au contraire difficile, si, comme dans un favus ancien, les masses faviques sont composées de matières semblables à du mortier ou à de la craie et sont mélangées à des squames et à des croûtes melliformes. Il y a lieu dans ce cas de faire le diagnostic différentiel d'avec l'eczéma, la séborrhée, le psoriasis et le lupus érythémateux. Il faut examiner avec soin les phénomènes propres aux processus que je viens d'énumérer, ainsi que l'état des autres régions du corps, comparativement à ceux du favus. Mais il n'est possible d'arriver à un diagnostic positif dans les cas douteux que par l'examen microscopique, par la constatation du parasite dans les amas déposés sur la peau ; alors seulement on est certain que l'affection est constituée par un favus, mais si on les trouve seulement dans les cheveux (1) et les gaînes de la racine, cela pourrait être aussi un herpès tonsurant. Mais une telle erreur n'aurait pratiquement aucune importance (2).

Le pronostic du favus est favorable, puisque, dans sa marche régulière, il n'amène tout au plus avec lui que des modifications locales de tissu et qu'il n'occasionne aucun trouble ultérieur de l'organisme et disparaît même spontanément à un âge plus avancé (3).

(1) Voy. P. Aubert, *Sur les caractères du cheveu favique, sa dissociation, son infiltration par l'air en stries longitudinales* (*Annales de dermatologie*, etc., 2e série, tome II, 1881). (*Note des Traducteurs.*)

(2) L'erreur ici supposée aurait une importance réelle, au moins au point de vue du pronostic de durée et de la prophylaxie ; elle ne pourrait subsister après un examen attentif. Les cheveux ayant été rasés (ou la région malade seulement), il sera toujours possible, par l'observation ultérieure, aussi bien clinique que microscopique, de faire le diagnostic. Il ne peut être ici question d'ambiguïté ou d'erreur que pour des cas mixtes (le favus et le trichophyton coexistant), ou pour un diagnostic extemporané et immédiat. (*Note des Traducteurs.*)

(3) Ce jugement favorable s'applique, bien entendu, au favus considéré comme maladie pouvant nuire à l'organisme, et il ne doit pas être pris à la

Le traitement du favus du cuir chevelu présente de grandes difficultés, et de tout temps il s'est trouvé des personnes étrangères à la médecine, et même des médecins qui ont prétendu posséder l'art de guérir « la teigne », comme une espèce de secret lucratif; tels les frères Mahon, par exemple, qui, à une certaine époque, avaient obtenu le privilège de traiter les teigneux de tous les grands hôpitaux de Paris et de plusieurs autres villes de France, d'après leur « méthode » qu'ils disaient ne pouvoir « divulguer » pour raisons de famille.

Il est évident qu'il est toujours facile d'enlever les masses faviques; mais la maladie se reproduit, comme nous le savons aujourd'hui, parce que le champignon repousse des follicules. Bien qu'on ignorât autrefois cette circonstance, on avait cependant observé que là où les cheveux avaient été détruits spontanément, le favus ne se reproduisait pas et que, de plus, il tombait de lui-même. Cette constatation menait immédiatement à l'idée d'avulser les cheveux, et, dans ce but, on eut généralement recours autrefois (comme aujourd'hui encore en quelques endroits), au procédé « de la calotte » (*Pechkappe*). On enduisait de poix tout l'intérieur d'une calotte de cuir, on la plaçait sur la tête et on l'arrachait ensuite par une traction brusque. On entraînait ainsi les cheveux peu adhérents, mais non les autres, ce qui donnait par conséquent un résultat incomplet. Aux frères Mahon revient le mérite d'avoir montré que cette pratique brutale de la calotte est inutile.

La connaissance exacte de la nature du favus a rendu son traitement plus simple et plus rationnel.

Avant tout, il faut détacher les godets et les masses faviques,

lettre au point de vue des altérations locales. Si le favus est traité rapidement d'une manière judicieuse, assurément l'affection n'est pas importante; mais s'il dure déjà depuis plusieurs années, s'il a eu une marche rapide ainsi qu'on l'observe souvent chez les jeunes sujets, il a pu produire une alopécie cicatricielle (par conséquent définitive) plus ou moins étendue, et donner lieu secondairement, chez les sujets strumeux, à des adénopathies de voisinage. Le pronostic du favus est même, à ce point de vue, tout à fait différent de celui de la teigne tondante, laquelle ne produit jamais d'alopécie définitive, et de la pelade, qui n'en laisse pas davantage dans ses formes parasitaires. (*Note des Traducteurs.*)

ce qui se fait exactement comme pour les dépôts de croûtes et de squames que l'on trouve dans l'eczéma ou le psoriasis. On les ramollit par l'application d'une quantité suffisante d'huile, d'huile de foie de morue avec ou sans addition de baume du Pérou, de glycérine, d'acide phénique, etc.; on les enlève ensuite avec le doigt ou avec une spatule, et on lave complètement les autres parties avec de l'alcool de savon (1). Douze à vingt-quatre heures suffisent pour cette première partie du traitement. Si l'on voulait à ce moment abandonner la maladie à elle-même, on verrait, au bout de peu de jours, survenir de minces pellicules, comme dans l'eczéma squameux, et quinze jours ou trois semaines plus tard il se produirait certainement, en un point quelconque, des godets de favus autour des cheveux, par suite de la propagation des champignons restés dans beaucoup de follicules, dans les gaînes de la racine et les poils.

La seconde partie du traitement consiste à enlever les cheveux eux-mêmes envahis par les champignons, ainsi qu'à détruire par un moyen quelconque les éléments parasitaires qui se trouvent dans les gaînes de la racine restées à l'intérieur des follicules. Ce résultat est toutefois difficile à atteindre, et on

(1) Ce premier temps du traitement consiste, dans notre pratique : 1° à faire couper au ciseau tous les cheveux qui dépassent ou débordent les groupes faviques ; 2° à couvrir pendant deux ou trois heures toute la surface avec un mélange à parties égales de savon mou de potasse et d'axonge ; à faire ensuite, avec de l'eau chaude, un lavage de toute la surface ; si l'on possède une petite douche en pluie, à la manière de celle qui fonctionne aujourd'hui chez les coiffeurs, cette opération peut s'exécuter avec une grande précision. La journée ayant été occupée à ces pratiques, on applique, durant toute la nuit, un cataplasme bien humide et bien graissé de cérat sur toute la tête, le pansement est recouvert d'un morceau de toile imperméable.

Au commencement de la deuxième journée, à l'enlèvement du cataplasme, toute la masse favique désagrégée ou détachée peut être retirée à l'aide des lavages et de la douche. La conduite immédiate à suivre est alors déterminée par l'état du cuir chevelu que l'on trouve plus ou moins hyperhémié, infiltré et exulcéré ; des pansements appropriés ramènent d'ordinaire rapidement les choses en bon état.

Aussitôt que cela est possible, nous faisons raser la totalité du cuir chevelu, à moins que le favus ne soit tout à fait localisé, et l'on peut alors, à la fin de la première semaine, dresser l'état exact des choses.

(*Note des Traducteurs.*)

n'y parvient jamais qu'avec beaucoup de soin et beaucoup de temps. Depuis qu'on a renoncé à la calotte, on a proposé de provoquer l'inflammation du cuir chevelu à l'aide de frictions d'huile de croton (1), de térébenthine, de créosote, d'huiles éthérées, etc., dans l'espoir que l'exsudation et la suppuration se produiraient dans les follicules et qu'on obtiendrait ainsi l'expulsion des cheveux et des gaînes de la racine contenant des champignons. Mais on atteignait par ce procédé tout à la fois les follicules sains et les follicules malades, et souvent même on n'atteignait pas tous les follicules malades. Cette méthode, du reste, exige en outre un traitement consécutif des parties épargnées par l'inflammation, elle n'offre pas de certitude et n'abrège pas la durée du traitement, abstraction faite de la douleur et du danger possible des inflammations de l'aponévrose occipito-frontale qu'on a ainsi provoquées.

Aussi l'épilation régulière constitue-t-elle le seul traitement rationnel; suivant la méthode de Bazin, elle est confiée aux soins d'infirmiers expérimentés qui arrachent sans distinction, au moyen d'une pince appropriée, et en plusieurs séances, tous les cheveux sains ou malades de la région atteinte, après les avoir préalablement coupés ras (2). On voit que, avec cette méthode pénible et douloureuse pour les malades, le traitement dure longtemps, parce qu'il est nécessaire d'avoir recours à des lotions et à des épilations consécutives (3). C'est pour cela que nous employons à

(1) Ce procédé et les suivants, que l'auteur condamne justement, doivent être sévèrement blâmés; plusieurs sujets ainsi traités perdent définitivement un grand nombre de cheveux qu'ils auraient, sans cela, conservés. D'une manière générale, l'huile de croton employée pure sur le cuir chevelu doit être absolument abandonnée; les folliculites intenses qu'elle détermine fréquemment sont une cause d'alopécie définitive. (*Note des Traducteurs.*)

(2-3) Ce n'est pas tout à fait cela, au moins en ce qui nous concerne; voici la réalité : les cheveux ayant reparu après une première rasure, assez longs pour être saisis à la pince, l'épileur n'arrache en aucune manière tous les poils sans distinction. Il enlève d'abord (cela est fort peu douloureux) les cheveux qui viennent sans difficulté, puis ceux qui, sur la plaque malade elle-même, résistent davantage. Quelque soin qu'il y mette, un grand nombre de ces cheveux cassent au niveau de la peau ou un peu au-dessus; que l'on examine, à la loupe, la plaque de favus la mieux épilée, et l'on en acquerra vite la preuve. Un troisième temps consiste à épiler, à partir des bords de la plaque favique, les cheveux supposés sains dans l'étendue d'un centi-

Vienne une méthode de traitement beaucoup plus simple. Nous épilons chaque jour dans le favus, nous enlevons les cheveux que l'on a eu soin de ne pas couper courts, en les saisissant entre le pouce et le rebord mousse d'une spatule linguale. Par ce procédé on arrache les cheveux malades, c'est-à-dire ceux qui ne sont plus adhérents, tandis que ceux qui sont sains restent en place. Cette méthode n'est nullement douloureuse. En outre, on prescrit chaque jour des lotions avec l'alcool de savon de potasse, des douches, et après avoir essuyé le cuir chevelu, on fait des badigeonnages avec des huiles alcooliques, éthérées, balsamiques, ou encore avec de l'huile de goudron. On sait en effet que ces substances ont la propriété de détruire les champignons et que, grâce à leur fluidité, elles peuvent pénétrer dans les follicules entr'ouverts et débarrassés de leurs cheveux. Nous employons donc : la teinture de fragon, l'acide phénique, salicylique, la créosote, la benzine, 1 sur 150 d'alcool, le pétrole, le baume du Pérou, le chloroforme, l'éther, le sublimé 0,5 sur 100 d'alcool, ou d'eau, l'huile de caryophillées, de macis, etc., ou bien des pommades

mètre environ. Un grand nombre de ces cheveux, supposés sains, cassent encore à la pince, et l'épileur ne doit s'arrêter que quand il rencontre des points où l'épilation peut se faire normalement. On n'épile donc que les cheveux malades et une très étroite portion alentour. Avec un peu d'habileté et de patience, tout cela n'est pas bien cruel. Aussitôt la besogne de l'épileur terminée, la tête est, de nouveau, rasée en entier, et ainsi de suite pendant toute la durée du traitement, de manière à maintenir la totalité du cuir chevelu en surveillance facile et sûre. Mais, encore une fois, nous n'épilons que les parties malades, et non toutes les parties saines. Bazin avait, il est vrai, recommandé une épilation générale, mais seulement une fois, au commencement du traitement; nous l'avons depuis longtemps abandonnée.

Aussitôt que les cheveux ont reparu, assez longs pour être saisis à la pince, une nouvelle série d'épilation est recommencée, et les cheveux altérés, peu adhérents, suspects, sont seuls enlevés; aussi, dès ce moment, l'épilation cesse d'être vraiment douloureuse.

En ce qui nous concerne, l'*avulsion* des parties où germe le parasite est le moyen capital, essentiel, de traitement; c'est là pour nous, une règle générale en dermatomycologie, et nous en retrouvons la preuve dans chaque dermatophytie. Dans le favus, aussi bien dans la teigne tondante et dans la pelade, nous recommandons toujours expressément à l'épileur de s'abstenir de toute application ou de toute lotion. C'est affaire au médecin, et non à l'épileur, de *traiter* l'affection par les moyens appropriés. (*Note des Traducteurs.*)

avec le précipité blanc, le goudron, l'acide phénique, l'acide salicylique, ou encore des pâtes de soufre, d'alcool et de goudron (1).

Ces trois méthodes de traitement : lotions savonneuses, épilation et application de l'un des parasiticides que je viens de nommer, en alternant ces derniers, sont employés chaque jour de la même manière.

Dans les follicules épilés les cheveux croissent ensuite très rapidement, puisque les papilles n'ont disparu que dans les points où il existe des cicatrices. Si l'on constate que, après un traitement de six semaines à trois mois, les cheveux sont tous très adhérents, on cesse toute espèce de médication, même les lavages, parce qu'il importe de s'assurer si le favus est réellement guéri. Si des débris de champignons étaient encore restés dans quelques follicules, on verrait apparaître de nouveaux godets dans l'espace de quinze jours à trois semaines. On les traiterait alors directement d'une manière plus énergique, en épilant avec la pince les cheveux malades (2) et par l'application de parasiticides, de pâtes sulfureuses, du goudron, etc. Deux ou plusieurs semaines sont de nouveau nécessaires pour la guérison; en somme, le traitement du favus du cuir chevelu exige plusieurs mois (3).

(1) Tous ces moyens sont également bons, mais également imparfaits; aucun d'eux ne serait suffisant sans l'épilation, tandis que l''épilation et les savonnages suffiraient à la rigueur; nous ne refusons pas aux malades leur effet favorable, mais nous ne saurions les considérer comme des parasiticides proprement dits. Ce sont des agents concourant au même but essentiel, sinon exclusif : l'avulsion du parasite. (*Note des Traducteurs.*)

(2) Pourquoi ne pas commencer par là, ainsi que nous le faisons? (*N. d. Trad.*)

(3) Cela dépend de l'étendue du favus, de l'âge du sujet, de la sévérité avec laquelle le traitement est appliqué ; même dans nos services hospitaliers il y a mille négligences, mille impédiments de détail qui prolongent la durée de l'affection. Nous pensons, avec Lailler, que l'on doit demander six mois pour la guérison d'un favus étendu à une grande partie du cuir chevelu; mais au bout de deux mois de traitement attentif, la situation est déjà améliorée au plus haut point, et le traitement très simplifié. Le malade ne doit être déclaré guéri définitivement que lorsqu'il a été revu plusieurs semaines après la première constatation de la guérison; tous les points du cuir chevelu qui restent hyperhémiés et squameux, quelque limités qu'ils soient, doivent être examinés et surveillés avec soin. (*Note des Traducteurs.*)

Quant au favus des parties du corps dépourvues de poils, on peut le faire disparaître complètement par une application suffisante d'huile pour ramollir les masses faviques, et par des lotions savonneuses (1).

Pour le favus des ongles, il faut l'enlever lorsqu'il est circonscrit, ou en cas d'opacité diffuse de l'ongle, le détruire peu à peu par l'application de l'emplâtre hydrargyrique, d'une solution de sublimé (1 pour 100 d'alcool), et en coupant l'ongle à partir du bord.

QUARANTE-SEPTIÈME LEÇON

Herpès tonsurant. — Ses différentes formes : herpès tonsurant du cuir chevelu, herpès-tonsurant vésiculeux, squameux, maculeux. — Onychomycose. — Sycosis parasitaire. — Eczéma marginé. — Pityriasis versicolore.

HERPÈS TONSURANT

L'herpès tonsurant, *scheerende Flechte* (*common Ringworm* des Anglais), se manifeste suivant la région et selon le degré de développement, sous diverses formes, que l'on n'a pas toujours reconnues comme étant de même nature, et qui ont été, par conséquent, l'objet de nombreuses dénominations. Dans sa localisation sur le cuir chevelu, la plus anciennement connue, l'affection a été désignée par Willan sous le nom de *porrigo scutulata* (2), par

(1) Nouvelle preuve de la généralité de la loi thérapeutique que nous avons posée. (*N. d. Trad.*)

(2) Le *porrigo scutulata* de Willan (vulg. *ringworm*, anneau-ver ou anneau vermiculaire) se rapporte, à la fois par le dessin qui en a été donné (pl. XXXIX, 1817), et par plusieurs traits de sa très imparfaite description, à la trichophytie circinée de Hardy. De plus, l'*herpès circinatus* de Bateman (*ringworm* vésiculeux), soit dans les parties de sa description qui le représentent sur la peau, soit dans celles qui le montrent sur le cuir chevelu, n'est également autre chose que notre trichophytie circinée. La fréquence des deux affections chez les enfants, son extension dans les collèges et sa contagiosité ressortent manifestement du tableau de la maladie donné par Willan-Bateman. (*Note des Traducteurs.*)

Mahon (1829) (1) sous celui de *teigne tondante*. Lorsque Cazenave (1840) (2) constata la présence de vésicules dans le processus, et par conséquent proposa de lui donner le nom d'herpès tonsurant, qui fut accepté plus tard aussi par Hebra, il devint immédiatement évident que l'herpès circiné de Bateman était identique

(1) Voy. *Recherches sur le siège et la nature des teignes*, par MAHON jeune. Paris, 1829. — Cet ouvrage, si peu recommandable sous divers rapports, contient cependant un grand nombre d'observations d'un réel intérêt, malgré leur imperfection. La trichophytie du cuir chevelu y est clairement décrite sous le nom de teigne tondante (*squarus tondens*), et exactement représentée; l'extension de la maladie sur la peau glabre s'y trouve indiquée; l'on y rapporte même une observation avec onychomycose, qui est distinguée de l'onychomycose favique. (*Note des Traducteurs.*)

(2) Une chose nous étonne surtout, c'est qu'il faille arriver jusqu'à l'année 1840 pour voir consacrer et développer par un mot heureux une chose depuis longtemps constatée, le *ringworm* vésiculeux dans ses rapports avec la teigne tondante de Mahon, le *porrigo scutulata* de Willan, et l'herpès circiné des jeunes sujets de Bateman. Ce terme d'*herpès* tonsurant de Cazenave est aujourd'hui consacré, mais il consacre lui-même une véritable erreur; cet « herpès » n'est pas de l'herpès; un grand nombre, le plus grand nombre des trichophyties ou des dermatotrichophyties évoluent sans mériter jamais le nom d'herpès, qui doit être aujourd'hui, en bonne nomenclature dermatologique, réservé à l'herpès vrai, dont les types sont fournis par l'H. labial, l'H. zoster. Quant aux formes qui présentent un érythème assez intense pour se couronner de vésicules éphémères ou vivaces, le terme d'herpès ne leur est pas davantage applicable. Ce sont des dermites vésiculeuses parasitaires dont la forme circinée est due à l'évolution des parasites, et non à une condition anatomique, ni anatomo-pathologique proprement dite. Nous avons déjà traité cette question à titre général dans le tome Ier (voy. la note 1, pages 437-438).

En ce qui concerne l'affection étudiée dans un collège de Paris, le 29 avril 1840, par Cazenave, elle ne lui parut pas être tout d'abord une teigne, puisque la prescription qu'il formula fut purement une médication interne. Les jeunes collégiens prirent pendant trois semaines des boissons amères et deux cuillerées à bouche par jour d'un sirop contenant : hyposulfite de soude, 1 gr.; sirop de squine, 125. Quant aux « vésicules », il n'en est pas question; Cazenave les admit sans doute virtuellement, et par analogie avec celles qu'il rencontrait sur des plaques simultanées de dermatophytie développées au visage, et surtout parce que la classification willanique l'exigeait.

Voici le texte : « En examinant avec soin, je crus reconnaître les caractères de l'herpès circiné; c'était sa forme ronde, sa superficialité, son développement excentrique; c'était pour moi une des variétés de l'herpès que j'ai appelé *squameux*, dans lequel les vésicules, extrêmement ténues, se sèchent *immédiatement*, dans lequel il y a une desquamation centrale. Ce

avec ce processus (1). La découverte du champignon (appelé trichophyton tonsurant) dans les cheveux de la teigne, par Gruby et Malmsten (1844), parut justifier le nom de *trichomyces tonsurans* (Malmsten).

Aux formes de la maladie déjà décrites antérieurement (squames et vésicules), Hebra (1854) en a ajouté une nouvelle, la forme maculeuse, et après de nouvelles recherches il faut encore y joindre l'eczéma marginé du même auteur et le sycosis parasitaire de Bazin. La nosologie et la symptomatologie de l'herpès tonsurant démontrent que toutes les formes que je viens de vous indiquer ne sont que des variétés tenant au siège et à des complications, qui, toutes, sont occasionnées par un champignon identique, et constituent un seul et même processus, l'herpès tonsurant.

Avant tout, il faut faire attention à la différence des symptômes entre l'herpès tonsurant localisé au cuir chevelu, et celui qui a son siège sur la peau des parties glabres, différence qui repose principalement sur ce que, dans la première localisation, le trichophyton peut proliférer à l'intérieur des follicules pileux (2).

L'herpès (3) tonsurant du cuir chevelu forme des plaques alo-

qui vient corroborer cette opinion, c'est que, quatre fois sur cinq, je rencontrai sur le front, sur le visage, sur le cou même, des plaques *analogues* qui permettaient de reconnaître les caractères évidents de l'herpès. » (CAZENAVE, *Annales des maladies de la peau*, tome Ier, 1844, page 42). (*Note des Traducteurs.*)

(1) Cette identité était déjà surabondamment démontrée par les observations et les expérimentations de Sam. Plumbe, ainsi que le professeur Kaposi l'expose lui-même dans son grand ouvrage. (Voy. HEBRA-KAPOSI, trad. DOYON, tome II, page 825.) (*Note des Traducteurs.*)

(2) Les altérations développées par le trichophyton se présentent sous des formes extrêmement différentes à tous égards, selon qu'on les observe : 1° sur le cuir chevelu ; 2° dans les poils proprement dits et particulièrement dans la barbe ; 3° sur la peau pourvue seulement de poils de duvet. Dans les trois cas, le parasite occupe les couches cornées de l'épiderme et les poils, de quelque ordre qu'ils soient. (*Note des Traducteurs.*)

(3) Le terme d'*herpès*, appliqué aux altérations que le trichophyton détermine sur le cuir chevelu, est absolument à rejeter ; il y a longtemps que le professeur Hardy a montré le vice de cette appellation, et proposé, pour la remplacer, la très heureuse expression de trichophytie (Voy. HARDY, *Leçons sur les maladies de la peau*, page 161 et suiv.). Vainement Bazin a objecté que tous les végétaux des teignes étaient trichophytes (ce qui, au demeu-

péciques, dont l'étendue varie de celle d'une pièce d'un centime à celle d'une pièce de 5 francs en argent (1), lesquelles se manifestent comme des tonsures imparfaites, comme si on avait coupé les cheveux, d'une manière irrégulière, tout près de leur point d'émergence, car il reste des tronçons de cheveux plus ou moins longs. Les cheveux sont comme cassés (2). Il y a aussi des cheveux un peu plus longs qui se cassent quand on essaie de les arracher à leur point de sortie. Dans ces régions, le cuir chevelu paraît un peu tuméfié, uni, ou recouvert en grande partie de petites squames blanches ou jaune sale ; parfois le rebord du disque est légèrement rouge, très rarement il est recouvert de petites vésicules (« herpès » de Cazenave), le plus souvent de croûtelles semblables à de la gomme (3). On trouve ces plaques au nombre d'une

rant, n'est pas exact) car il suffit, pour éviter toute ambiguïté, de réserver le terme de trichophyton au champignon de Malmsten; cette objection, et d'autres encore moins sérieuses, représentent de pures querelles de mots, auxquelles il n'y a plus lieu de s'attarder. Le terme de trichophytie tondante ou tonsurante, ou de trichophytie du cuir chevelu, est absolument approprié; on chercherait en vain quelque raison plausible de perpétuer, en préférant le terme d'herpès, à la fois une erreur de fait et une confusion indéfinie. (*Note des Traducteurs.*)

(1) La dimension des plaques trichophytiques peut être beaucoup plus petite et beaucoup plus grande; il n'y a même pas toujours de plaque à proprement parler, et on peut trouver un cheveu cassé à niveau, infiltré de trichophyton, absolument isolé au milieu de cheveux sains; on en trouve toujours un plus ou moins grand nombre (satellites), autour des grandes plaques. L'affection peut même être disséminée dans la presque totalité du cuir chevelu sous forme de cheveux atteints et cassés isolément, ou par petits groupes. (*Note des Traducteurs.*)

(2) Les cheveux sont littéralement cassés; leur friabilité est extrême, ils se rompent inévitablement sous la pression des mors de la pince à épiler le plus délicatement maniée; ils sont ramollis et n'offrent aucune résistance à l'application exacte de la plaque de verre fin, avec laquelle on peut littéralement les écraser sur le porte-objet.

La prolifération trichophytique est à ce point luxuriante, que le poil en est littéralement farci, augmenté de volume et foncé en couleur, et que le follicule en est rendu saillant. De là vient l'aspect de « barbe mal rasée » que présentent les tonsures trichophytiques, et qui est tout à fait pathognomonique. (*Note des Traducteurs.*)

(3) Chaque semaine, nous examinons avec le plus grand soin à la loupe l'évolution du trichophyton sur le cuir chevelu, chez un grand nombre de sujets, et nous pouvons affirmer que les « petites vésicules » sont bien

ou de plusieurs, de dimensions variables, et sur différentes parties de la tête. Elles atteignent une certaine étendue dans l'espace de plusieurs semaines ou de plusieurs mois. Au bout de quelques mois, de un, deux ou trois ans, le processus peut s'éteindre localement, parce que les cheveux qui repoussent et qui sont très adhérents deviennent de plus en plus nombreux, et qu'enfin la pousse des cheveux se fait d'une manière uniforme et durable. Il ne reste pas de calvitie cicatricielle étendue, lors même qu'il se trouve en quelques points un follicule pileux atrophié (1).

D'autrefois, le processus peut se développer sur tout le cuir chevelu, par l'extension et la confluence des foyers morbides. Il paraît alors recouvert dans sa totalité par une couche épaisse de squames épidermiques blanches et sèches. La maladie présente un aspect semblable à celui qu'on observe dans l'eczéma squameux, le pityriasis séborrhéique du cuir chevelu, le psoriasis de la même région, ou à celui du favus, une fois qu'il a été nettoyé; elle n'offre, en un mot, rien de caractéristique. Toutefois, à un examen plus attentif, on voit çà et là des foyers

rares; bien rares également (chez nos malades) les petites croûtelles semblables à la gomme.

Un peu de tuméfaction et d'érythème au début, en même temps que les lésions de grattage déterminées quelquefois par un prurit assez vif; rapidement un peu de tuméfaction, de la desquamation, des squames, voilà les seules altérations essentielles. Les phénomènes de *dermite* vésiculeuse, eczémateuse, impétigineuse, sycosique, sont tout accidentels et rares, sauf chez les très jeunes sujets, pour qui tout est occasion à épidermite catarrhale; dans la grande majorité des cas où nous les avons observés, tous ces accidents étaient dus aux traitements intempestifs mis en œuvre par les médecins quelquefois, les pharmaciens souvent, et les guérisseurs le plus ordinairement. (*Note des Traducteurs.*)

(1) Une plaque trichophytique d'une certaine étendue a toujours une longue durée; on y voit en même temps des cheveux infiltrés et cassés, des follets de repousse qui ne donneront pas ordinairement asile au parasite dont ils sont couverts, et quand la guérison se prépare, de nouveaux cheveux qui sont devenus impropres à la germination trichophytique. Quelque longue que soit l'évolution trichophytique, elle n'est pas indéfinie comme celle du favus; sa guérison spontanée est constante, et nous ne connaissons pas d'alopécie définitive due au trichophyton, hormis les cas où l'application intempestive d'agents irritants (l'huile de croton, par exemple) a déterminé des altérations irréparables. (*Note des Traducteurs.*)

un peu plus nettement marqués, à l'intérieur desquels les cheveux paraissent cassés courts. Dans d'autres cas, l'attention est attirée sur la nature du processus par la présence d'un cercle rouge, squameux, qui envahit la partie voisine, dépourvue de poils, du front, de la nuque. Que l'herpès tonsurant soit circonscrit à quelques points, ou étendu à tout le cuir chevelu, il peut toujours durer plusieurs années. A part un prurit modéré, cette maladie ne donne lieu à aucune sensation de malaise ; elle se termine toujours par la guérison, même lorsqu'elle a duré plusieurs années, et en ne laissant que quelques rares points chauves et de petites taches (1).

(1) Ici se place naturellement la trichophytie des poils proprement dits, et particulièrement de la barbe, dont l'évolution, bien qu'exagérée dans plusieurs de ses traits par Bazin, a été admirablement décrite par lui. Son siège de prédilection est la région du maxillaire inférieur, rarement la région de la lèvre supérieure.

Les altérations que le trichophyton détermine dans ces points sont extrêmement variables chez les divers sujets, et selon les périodes.

Chez quelques-uns, tout se borne à du prurit, à un peu de rougeur et de desquamation (pityriasis alba); les poils se cassent comme au cuir chevelu, isolément disséminés dans la barbe ou par petits groupes; la durée est de plusieurs mois. Cela est presque toujours méconnu, ou amené à un des degrés suivants par l'intervention intempestive. On peut dans ces cas observer aisément les gaînes trichophytiques péripilaires si bien décrites par Bazin, et qui ont été à tort contestées. Chez d'autres, l'affection est d'abord manifestement endermique et détermine une vive irritation cutanée; de plus, l'évolution excentrique est rapide; on observe alors dans la barbe de grandes zones circulaires, complètes ou incomplètes, empiétant sur le cou et sur la nuque; l'affection, surtout si elle est convenablement traitée, peut en rester là, et même, spontanément, ne jamais passer aux degrés suivants, ou se combiner avec le précédent. Nous répétons que les anneaux érythémateux peuvent exister sans qu'il y ait nécessairement de lésion des poils.

Soit que la maladie ait été laissée à son cours, soit que son évolution soit différente, certains sujets présentent des formes plus profondes, et parmi lesquelles il existe plusieurs variétés. Ce sont les formes phlegmoneuses, aiguës ou lentes, localisées ou généralisées; les diverses variétés du sycosis parasitaire, qui devient plus rare à mesure que les médecins connaissent mieux la trichophytie du visage, mais dont la fréquence a été en vain contestée. Ces formes existent, soit consécutivement aux précédentes, soit d'emblée, et quelquefois elles évoluent avec une grande rapidité, reproduisant les diverses variétés de sycosis ou de mentagre décrites par les auteurs. Leurs variétés sont constituées par la dissémination ou la confluence, le nombre et l'activité irritative des périadénites pilaires que la présence du parasite

Sur la peau des régions glabres (1), au tronc, sur les membres et à la face, l'herpès tonsurant apparaît soit sous la forme bien nette de vésicules, *herpès vésiculeux*, soit de taches, de disques et de cercles rouges desquamatifs, *herpès tonsurant maculeux et squameux*.

L'herpès tonsurant vésiculeux (2) représente la forme décrite par Bateman sous le nom d'herpès circiné, dans laquelle des cercles confluents de la dimension d'un centime jusqu'à celle d'une pièce de 5 francs en argent, sont constitués par des vésicules distinctes. Ils se développent à partir de certains centres ; les vésicules primitives, centrales, se transforment en petites squames, et de nouvelles vésicules surviennent à la périphérie sur une base rouge; ces dernières entourent alors en forme de couronne une aire rouge, squameuse, ou pâle au centre. L'éruption

détermine, et que les applications irritantes, sous prétexte d'être antiparasitaires, exaspèrent souvent à un haut degré. (*Note des Traducteurs.*)

(1) Les altérations déterminées sur les parties glabres de la peau par le trichophyton ne méritent pas davantage que les précédentes le nom d'*herpès*; ce sont des lésions de l'ordre érythémateux, papuleuses, discoïdes, circinées, simples, squameuses ou vésiculeuses. La dénomination d'herpès doit être absolument abandonnée, même pour l'érythème trichophytique vésiculeux, lequel ne cesse pas plus d'être un érythème parasitaire dans ses formes diverses, que l'érythème multiforme ne cesse d'être un érythème dans ses multiformités.

Le moment est venu de faire cesser ces incorrections de la nomenclature médicale, ce désordre de mots qui entraîne un inévitable désordre de choses. L'herpès véritable peut être annulaire, et c'est à lui que revient véritablement la dénomination d'*herpès circiné*. Quant aux affections que le trichophyton détermine sur la peau, elles sont assez souvent vésiculeuses et circinées dans certaines régions, les membres supérieurs, par exemple ; mais elles sont, dans un grand nombre de cas, simplement érythémateuses, affectant les types papuleux, discoïde, annulaire, centrifuge, avec desquamation simple. Le terme générique de trichophytie leur convient à toutes, et, si l'on veut bien avec nous dire : trichophytie papuleuse, squameuse, circinée, vésiculeuse, on aura ainsi adopté une terminologie exacte et parfaitement appropriée aux choses à décrire.

Le terme de *tonsurant*, appliqué à la trichophytie des parties glabres, n'est pas plus acceptable que le mot d'herpès; il n'est plus question, en effet, de tonsure, et nous cherchons toujours en vain les raisons qui pourraient faire conserver une dénomination aussi complètement impropre à tous égards. (*Note des Traducteurs.*)

(2) (Érythème trichophytique vésiculeux.) (*Note des Traducteurs.*)

est accompagnée d'une sensation modérée de cuisson et de prurit. On trouve ces cercles isolés ou en grand nombre à la face, sur la région dorsale des mains, à la nuque, au tronc, mais rarement aux membres inférieurs, etc. Plus rarement encore, on observe cette éruption de cercles vésiculeux sur tout le tronc et sur une grande partie des membres, de la face et du cou ; dans ces cas les vésicules ont une grosseur variant de celle d'un grain de milium à celle d'une tête d'épingle et au-dessus. L'éruption a toujours un caractère aigu, parfois elle s'accompagne de phénomènes fébriles, d'inflammation intense, de tuméfaction de la peau et de croûtes épaisses à la place des vésicules. Mais habituellement, le processus aigu, composé seulement de quelques cercles, dure trois à quatre semaines ; si l'éruption est plus étendue, de six semaines à trois mois. Lorsque l'éruption vésiculeuse s'arrête, les croûtes tombent et la peau, rouge au début, plus tard pigmentée, revient peu à peu à l'état normal.

L'herpès tonsurant maculeux et squameux (1) se manifeste sous forme de quelques cercles rouges, dont la dimension varie de celle d'un centime à celle d'une pièce de 5 francs en argent, pâlissant sous la pression du doigt, et dont la desquamation et la disparition s'opèrent du centre à la périphérie. Leur siège le plus habituel est la limite qui sépare la nuque et les cheveux, la face, le cuir chevelu et le cou, mais on les rencontre aussi sur une partie quelconque de la peau. L'herpès tonsurant maculeux peut encore survenir, comme nous l'observons ici très souvent, sous l'aspect d'une éruption générale aiguë du tronc et des membres.

C'est principalement sur le dos, la poitrine, l'abdomen, les parties latérales du thorax, au cou et à la face interne des membres supérieurs et inférieurs que l'on voit apparaître des papules (2) ou des taches de la grosseur d'une tête d'épingle, rouges, à surface légèrement proéminente, qui en un à deux jours forment des plaques arrondies ou ovales, rouges, de la dimension d'une lentille ou

(1) (Érythème trichophytique simple ou squameux.) (*Note des Traducteurs.*)

(2) (Érythème trichophytique papuleux) ; le début est toujours papuleux. (*Note des Traducteurs.*)

d'un centime (1). Au bout de quelques heures, le centre des plus petites papules et taches s'exfolie, et à mesure que la rougeur s'étend à la périphérie, l'épiderme se fendille (2) dans le même sens. En même temps que la peau pâlit au centre, on voit survenir, dans l'espace de une à deux semaines, des cercles dont le bord le plus périphérique est rouge et qui sont le siège, vers l'extérieur, d'une fine desquamation. Ces cercles sont pâles et aplatis au centre, ils ont l'étendue de l'ongle, leur forme est en général ovale, enfin ils peuvent avoir les dimensions d'une pièce de 50 centimes ou celles d'une pièce de 5 francs en argent. Quant ils ont atteint les proportions les plus grandes que je viens d'indiquer, toutes les taches pâlissent et, après la chute de l'épiderme, chaque partie reprend sa coloration normale et redevient unie ; cette évolution s'accomplit dans l'espace de trois à six mois. Cette maladie est accompagnée d'un prurit modéré, parfois assez vif. Souvent il reste, pendant un à deux ans, un plus grand cercle sur un point ou un autre ; parfois, enfin, le processus gagne le cuir chevelu, où, comme on le sait, sa marche est toujours extrêmement lente.

La cause la plus immédiate de l'herpès tonsurant est constituée par le champignon qui lui est propre, découvert par Malmsten et Gruby (3) et nommé, d'après le premier, trichophyton tonsurant de Malmsten. On le trouve dans l'herpès tonsurant du cuir chevelu dans beaucoup de cheveux et dans les gaînes de leurs racines (fig 46). J'ai déjà dit qu'on ne savait rien jusqu'à présent sur la place que l'on doit donner en botanique à ce parasite, ni sur son rapport avec l'achorion du favus ; pour le moment, il faut le considérer comme un champignon spécial.

Mais il existe aussi des différences importantes dans la végétation et l'action du trichophyton tonsurant comparativement au champignon du favus. Le trichophyton consiste principalement

(1) (Ér. trich. en disques, nummulaire.) (*Note des Traducteurs.*)

(2) La surface de la peau au niveau des disques *se plisse* et prend rapidement une teinte rouge un peu jaunâtre. (*Note des Traducteurs.*)

(3) Gruby (1844), Malmsten (1845). (*Note des Traducteurs.*)

en myceliums allongés, peu ramifiés, modérément larges et réguliers, et en un petit nombre de gonidies (1) ; il attaque certainement plus les cheveux que l'achorion, car, dans l'herpès

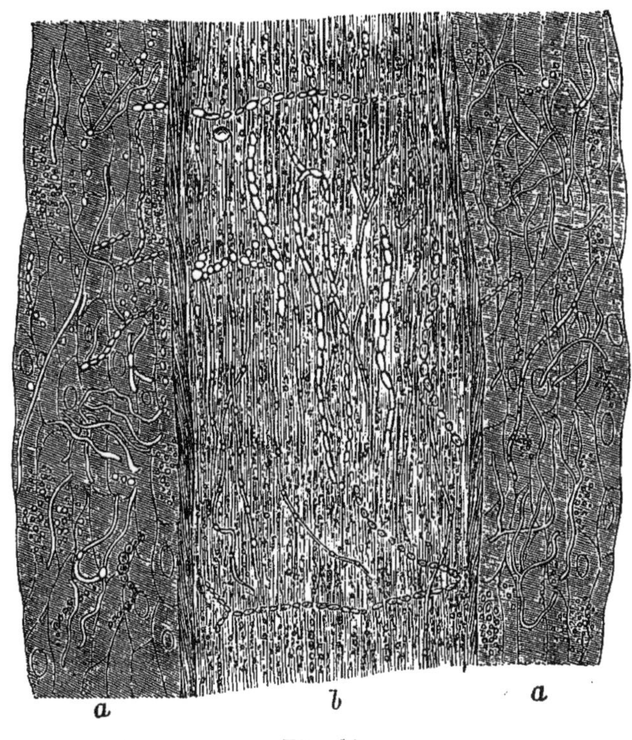

Fig. 46.

b, cheveu. — *aa*, gaînes de la racine dans l'herpès tonsurant du cuir chevelu, traversées de nombreux myceliums et gonidies de trichophyton tonsurant de Malmsten.

tonsurant, on trouve beaucoup plus facilement que dans le favus

(1) Cela ne se doit entendre que des premiers stades de la germination du trichophyton, et non de la période à laquelle il a atteint dans le poil son complet développement. Aussi longtemps qu'un poil est assez résistant encore pour être extrait à la pince, la proposition du professeur Kaposi est exacte; aussitôt que le poil est infiltré de trichophyton au point d'être devenu friable, fragile, aussitôt qu'il se brise spontanément ou que la pince qui le saisit n'en entraîne plus qu'un fragment, cette proposition cesse d'être applicable. Dans ce dernier cas, qui est, en définitive, le plus ordinaire en clinique, ce ne sont plus les tubes qui prédominent, ce sont les spores, en amas ou en chaînes longitudinales, régulières et parallèles; aussi à l'examen

un cheveu infiltré. Dans l'herpès tonsurant, en outre, le parasite s'élève incontestablement bien plus haut dans la tige du cheveu (1) ; mais ses éléments ne s'accumulent jamais, même lors-

extemporané, fait avec l'ammoniaque et la glycérine, il n'y a, à vrai dire, que des spores et des chaînes de spores qui inondent le fragment de poil, épié à ses deux extrémités. La figure ci-contre (46, page 428) ne donne pas, de cela, la représentation précise que l'on trouve dans tous nos ouvrages, français, l'*Anatomie pathologique* de LANCEREAUX, par exemple, les *Leçons sur les teignes*, de LAILLER, etc.

Dès l'année 1869, tous ces points avaient été parfaitement mis en lumière dans un travail remarquable et très avancé pour l'époque, dû à Eug. MAHAUX (*Rech. s. le trich. tons. et sur les affections cutanées qu'il détermine*, etc. Bruxelles et Paris, 1861). C'est sans fondement qu'on a fait à cet auteur distingué le reproche d'avoir dit que, dans le trichophyton, le mycélium prédominait sur les spores ; l'auteur a dit simplement (voy. page 49 de son travail) que la prédominance du mycélium appartenait à la première phase, et que les spores augmentaient progressivement en nombre avec l'âge des lésions, le mycélium disparaissant plus ou moins complètement aux phases terminales. Telle est la réalité sur le processus germinatif du trichophyton, dès longtemps, d'ailleurs, nettement indiqué par notre savant maître et ami, le professeur Charles Robin.

Mais si nous considérons comme imparfaite la portion de la figure 46 qui concerne le poil proprement dit, nous reconnaissons, au contraire, la parfaite exactitude de la représentation du parasite dans les gaînes. Les mycéliums allongés s'observent surtout, en effet, dans les gaînes, et aussi dans les lamelles épidermiques périphériques, dans lesquelles ils peuvent s'étendre assez loin. Dans ces circonstances, les tubes contiennent fréquemment des spores, mais souvent aussi ils sont vides, et principalement dans le début ou l'augment de la trichophytie ; ils sont alors très longs et très minces. (*Note des Traducteurs.*)

(1) Il faut encore ici faire une distinction entre les périodes; à toutes, le trichophyton est plus abondant dans le cheveu que dans le favus ; mais on ne peut dire, en réalité, à quel point le trichophyton s'arrêterait dans le cheveu, puisque celui-ci est inévitablement brisé dans les stades avancés. Il n'en est pas de même pour le cheveu favique, dont la friabilité n'est pas aussi considérable, qui ne se rompt guère spontanément, et qui peut être pénétré par l'achorion jusqu'à trois et quatre centimètres au-dessus de son point d'implantation.

La coloration des éléments cryptogamiques, telle qu'elle est pratiquée pour les recherches dans le laboratoire de l'un de nous, présente un intérêt particulier en ce qu'elle permet de mettre tous ces détails en évidence et hors de toute contestation. Balzer a obtenu ainsi de belles préparations persistantes du trichophyton, sur lesquelles on peut facilement étudier les nombreuses variétés de tubes et de spores, soit dans le cheveu, soit dans les squames. Notre habile collaborateur fait remarquer toutefois que les spores du trichophyton sont particulièrement réfractaires à l'action des matières

qu'ils existent depuis plusieurs années, en godets à l'orifice des follicules; ils rendent, enfin, le cheveu cassant, ce qui n'a pas lieu avec l'achorion (1).

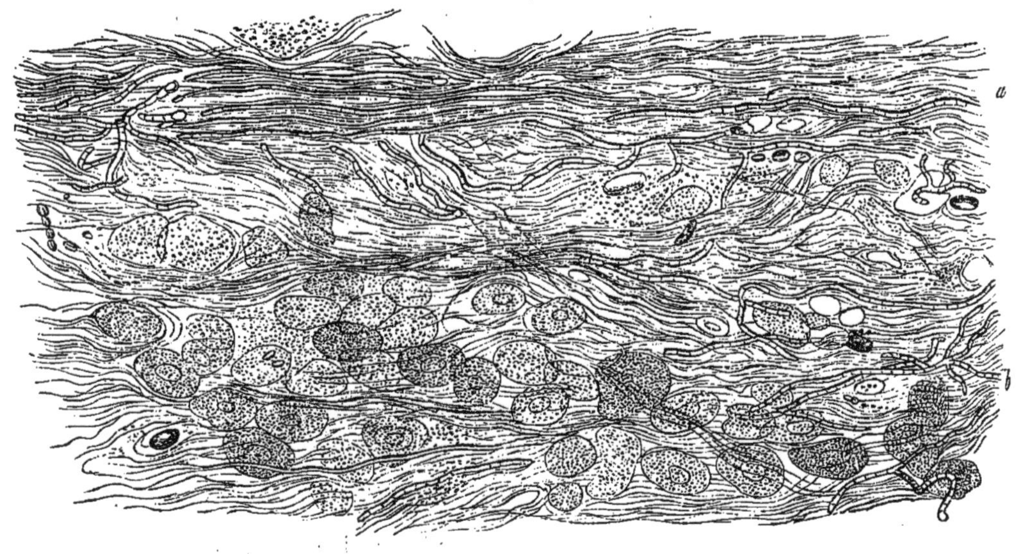

Fig. 47.

Squames épidermiques de l'herpès tonsurant maculeux.

a, couches cellulaires cornées les plus inférieures. — *b*, couches les plus superficielles du corps muqueux avec de grosses cellules contenant des noyaux, toutes les deux traversées de myceliums allongés, peu ramifiés, et d'un petit nombre de gonidies.

Le trichophyton paraît se communiquer plus facilement; aussi

colorantes; l'éosine et le violet de méthylaniline finissent cependant par les colorer, mais la préparation demande beaucoup plus de temps que celle des éléments du favus; en outre, la coloration se fait toujours d'une manière beaucoup plus irrégulière. (*Note des Traducteurs.*)

(1) La *friabilité*, le ramollissement, la fragilité sont extrêmes dans la trichophytie, on ne saurait trop le dire; mais le cheveu favique est, fréquemment aussi, assez fragile pour en rendre difficile l'épilation réelle. C'est là même, pour nous, une des circonstances qui rendent si longue relativement la durée du traitement du favus sur le cuir chevelu, par la difficulté d'avulser dans un temps déterminé la totalité des cheveux malades. (*Note des Traducteurs.*)

l'herpès tonsurant est-il infiniment plus contagieux que l'achorion et le favus (1).

Dans l'herpès tonsurant vésiculeux, squameux et maculeux, le champignon se trouve entre les couches les plus supérieures de l'épiderme à cellules nucléées, sous les couches de cellules cornées (fig. 47); comme dans les cheveux et dans les gaînes de la racine, on peut le voir au microscope après la macération de l'épiderme dans une solution de potasse.

Dans l'herpès tonsurant maculeux, on ne trouve, durant les premiers jours de son développement, que quelques spores isolées; ce n'est que dans le cours de la deuxième à la troisième semaine qu'on voit le mycélium caractéristique dans les squames des grandes plaques.

La présence constante de ce champignon et sa transmission artificielle et accidentelle, non moins que le rapport intime entre sa végétation et la durée de la maladie, doivent le faire regarder comme la cause essentielle de l'herpès tonsurant. Au cuir chevelu, où le champignon peut persister d'une manière durable et se régénérer à l'intérieur des cavités folliculaires en s'implantant toujours dans de nouveaux follicules, l'herpès tonsurant dure des années. Sur les parties glabres de la peau il est bientôt expulsé par l'exsudation (formation de vésicules) que sa présence provoque, en même temps que les couches épidermiques sont soulevées par l'exsudat, et cela d'autant plus rapidement que l'irritation locale est plus intense. Par conséquent, la maladie suit ici une marche aiguë et disparaît spontanément.

Comme causes occasionnelles de l'herpès tonsurant, il faut noter les conditions générales dont il a déjà été question pour le développement des dermatomycoses; ce sont avant tout les conditions favorables à la végétation des champignons de moisissure. Par conséquent le processus se manifeste plus fréquemment dans les saisons humides; la maladie atteint surtout les personnes qui

(1) Cette extrême contagiosité est d'une grande importance à connaître; elle indique au médecin la nécessité de prendre des mesures sévères contre la contagion, soit dans les familles, soit dans les maisons d'éducation. (*Note des Traducteurs.*)

habitent des maisons mal aérées et dans lesquelles existent de nombreuses moisissures, et les individus qui se servent habituellement dans les établissements de bains ou d'hydrothérapie de linges mal séchés, ou dont la peau, macérée ar la sueur dans les régions inguinale, axillaire ou sous-mammaire, se prête, comme on le sait, au développement des champignons. La contagiosité est la cause occasionnelle la plus commune, puisque, je vous l'ai déjà indiqué, l'herpès tonsurant est, de toutes les dermatomycoses, la plus facilement transmissible. La contagion a lieu d'individu à individu et, par conséquent, on observe ordinairement plusieurs malades dans la même famille, de petites endémies lorsque plusieurs personnes habitent ensemble (dans les pensionnats, les casernes) (1). Ou bien la transmission a lieu par l'intermédiaire d'animaux, cheval, bêtes à cornes, chat, chien, lapin, chez lesquels la maladie existe avec les mêmes caractères (2) (Alibert, Bazin, Gerlach, Bärensprung, Köbner, Hebra, Michelson, etc.) (3).

Quoique l'aptitude à contracter l'herpès tonsurant soit plus générale que pour le favus, l'affection survient cependant beaucoup plus souvent chez les enfants que chez les adultes, et l'herpès tonsurant du cuir chevelu s'observe presque exclusivement chez les premiers (4). L'herpès tonsurant maculeux généra-

(1) Les coiffures, les objets de toilette, pour les enfants; le rasoir du barbier ou le peigne du coiffeur, etc., voilà encore une série d'agents de transmission du parasite très actifs, et qu'il faut signaler pour réunir tous les moyens de prophylaxie. (*N. d. Trad.*)

(2) ... mais avec beaucoup moins de gravité et de durée. (*N. d. Trad.*)

(3) Voy. RAILLIET, *De la teigne tonsurante chez les animaux*, in *Annales de dermatologie*, etc., 2e série, t. I, 1880, p. 232; — Is. VINCENS, *Recherches expérimentales pour servir à l'histoire de l'herpès tonsurant chez les animaux*. Paris, 1874; — MÉGNIN, *div. locis* et *Société de biologie*, 18 décembre 1880, et *les Teignes chez les animaux domestiques, leur identité ou leur analogie avec celles de l'homme; Annales de dermatologie*, 2e série, t. I, 1880, page 101. (*Note des Traducteurs.*)

(4) La trichophytie des parties glabres se rencontre à tout âge, rarement chez les vieillards cependant; la trichophytie des poils s'observe chez le jeune sujet, chez l'adulte et chez les vieillards; la trichophytie du cuir chevelu s'observe EXCLUSIVEMENT chez les jeunes sujets. Après vingt ans, nous n'en connaissons pas d'exemple authentique, et nous n'en n'avons jamais vu, ni nos maîtres, ni nos collègues, ni nous. Cette circonstance paradoxale est assez

lisé est extrêmement fréquent à Vienne (3 à 5 pour 100 de toutes les maladies de la peau); on l'observe, au contraire, très rarement localisé au cuir chevelu (à peine 0,1 pour 100) (1).

Le diagnostic de l'herpès tonsurant du cuir chevelu est rendu facile par la présence des plaques dénudées caractéritisques, ou par l'existence de cercles squameux sur la limite des cheveux. Les tonsures de l'alopécie en aires se distinguent facilement des précédentes par leur surface unie, *lisse* comme la peau d'une anguille, et par l'absence de tronçons de cheveux (2); les plaques du

positive pour que, chez l'adulte, elle simplifie le diagnostic différentiel des phytopathies du cuir chevelu. (*Note des Traducteurs.*)

(1) Chose bien digne de remarque, la trichophytie du cuir chevelu est extrêmement fréquente à Paris sur les jeunes sujets, et la trichophytie isolée des parties glabres est relativement rare.

Sur le premier point, la grande fréquence de la trichophytie du cuir chevelu à Paris, aucun doute, la constatation est trop facile à faire. Sur le second point, le peu de fréquence relative de la trichophytie des parties glabres, on pourrait objecter que nous laissons passer inaperçus un plus ou moins grand nombre de cas de cette affection. Cette objection serait recevable pour l'observation antérieure; mais nous pouvons affirmer, après deux années de recherches nouvelles et précises faites sur un très grand nombre de malades, que la proportion, qui est à Vienne de 3 à 5 p. 100, ne dépasse pas à Paris 1 à 3 p. 100.

Actuellement la trichophytie du cuir chevelu est encore à Paris en voie de progression, tandis que le favus y décroît à ce point que l'existence d'un cas de favus né à Paris, *intra muros*, est positivement une rareté en dehors des cas de contagion manifeste imputables à un sujet venu du dehors. Dans la zone suburbaine le favus reprend ses droits. Ce qui est vrai pour Paris est vrai pour toutes les villes : teigne tondante à la ville, favus dans la campagne. L'observation n'en est pas moins remarquable pour n'être pas neuve. (*Note des Traducteurs.*)

(2) Il existe des variétés d'alopécie en aires (de pelade) dans lesquelles les cheveux, fragiles, se cassent à peu de distance de la peau, ou bien dans lesquelles les cheveux, cadavérisés, ayant perdu toute adhérence, paraissent, après la rasure, par exemple, assez semblables à des cheveux trichophytiques, restant ainsi immobilisés pendant plusieurs mois. Ces variétés constituaient ce que Bazin avait, à tort, appelé pseudo-pelade, et ce qui, selon la judicieuse remarque de Lailler, serait plus justement dénommé pseudo-tondante. Mais ces formes doivent conserver le nom de pelade (pelade à cheveux fragiles, pelade à cheveux cadavérisés). Le diagnostic clinique et microscopique est toujours facile; dans la pelade à cheveux cassés, on peut, avec le soin convenable, arracher le cheveu à la pince sans le casser, comme cela arriverait s'il s'agissait d'une trichophytie, et dans la pelade à cheveux

lupus érythémateux se différencient par la dépression cicatricielle de leur centre (1).

Si l'affection occupe toute l'étendue du cuir chevelu, on pourrait la confondre avec l'eczéma squameux, la séborrhée, le psoriasis, et ce n'est que par la démonstration microscopique du parasite que l'on peut établir le diagnostic scientifique (2). A l'encontre du favus, il faut noter que l'herpès tonsurant, même abandonné à lui-même, ne donne jamais lieu à des godets.

Il est à peine possible de méconnaître l'herpès tonsurant vésiculeux des parties non recouvertes de poils, et ce n'est que lorsqu'il siège sur la face dorsale des mains qu'il faut le différencier de l'herpès circiné (t. Ier, p. 436) ; mais ce dernier existe toujours des deux côtés et se trouve constamment combiné avec d'autres formes de l'érythème exsudatif polymorphe (3). Dans ce cas ce-

cadavérisés, les cheveux non atrophiés viennent à la pince comme s'ils étaient simplement implantés dans de l'axonge.

De plus, le centre de la plaque est lisse, éburné, et, en aucun point, on ne trouve ni les follicules saillants, ni l'aspect gris de barbe récemment et mal rasée. Enfin, l'examen histologique le plus élémentaire lève tous les doutes, le parasite à spores isolées et rares de la pelade (parasite des gaînes et du bulbe) ne peut pas être confondu avec les spores qui infiltrent le cheveu trichophytique dans tous ses éléments. (*Note des Traducteurs.*)

(1) L'âge des sujets atteints de lupus érythémateux se prête peu à la confusion, car il n'est pas celui de la trichophytie du cuir chevelu ; objectivement la remarque n'en n'est pas moins juste, et certaines plaques de lupus, avant la cicatrice, pourraient un moment donner le change à un observateur non prévenu. (*Note des Traducteurs.*)

(2) Cela doit s'entendre du diagnostic extemporané, car après avoir déblayé la tête et mis les surfaces à nu, le diagnostic clinique est toujours possible ; il peut être obscurci par les altérations d'un eczéma, d'un impétigo concomitant, ou par la dermite qui résulte d'applications irritantes intempestives ; mais la complication dégagée, l'affection apparaît dans toute son évidence. (*Note des Traducteurs.*)

(3) L'herpès circiné véritable (nous ne parlons pas des érythèmes polymorphes, mais de l'herpès *vrai*) est très rare ; il *n'existe pas* des deux côtés. Voilà encore, dans cette confusion de choses, la démonstration de la nécessité d'abandonner le terme d'herpès ,quand il s'agit des altérations de l'érythème polymorphe. L'érythème trichophytique, même le plus fortement vésiculeux (et il l'est communément à la main et sur l'avant-bras), ne s'accompagne pas de l'hyperesthésie propre à l'herpès vrai, pas plus que des troubles de sensibilité de voisinage qui appartiennent à l'herpès ; l'adénopathie qu'il entraîne est presque nulle, sa tolérance pour les irritants, extrême. Quel que soit son degré, une application énergique de teinture d'iode ne dé-

pendant la constatation du champignon est parfois nécessaire. La forme des cercles rouges, squameux, crée souvent des difficultés par rapport aux cercles isolés de la syphilis et du psoriasis annulaire. — L'herpès tonsurant maculeux ressemble en effet beaucoup à son début, du troisième au quatrième jour, à une éruption aiguë généralisée de psoriasis ou même de roséole. Dès que l'on peut reconnaître les petites squames minces centrales des plus petites taches et papules, le diagnostic est évident. On comprend difficilement dès lors qu'on ait pu si souvent confondre cet herpès avec la roséole syphilitiqne, qui en diffère suffisamment déjà par l'absence de desquamation (1).

Quant au traitement de l'herpès tonsurant les conditions et les indications sont essentiellement, en partie du moins, les mêmes que celles du favus. Ceci est vrai notamment pour l'herpès tonsurant du cuir chevelu, dans lequel, comme dans le favus, il s'agit de détruire les éléments parasitaires végétant dans les

termine aucune vive irritation locale, et suffit le plus souvent pour arrêter complètement son développement. Dans ces cas en particulier, on trouve le trichophyton non seulement dans le point visiblement altéré, mais on peut le rencontrer encore dans les poils follets de la périphérie, en dehors de la lésion proprement dite. Cette démonstration a été fournie pour le cas remarquable dont l'un de nous a fait déposer le moulage en 1873 dans le musée de l'hôpital Saint-Louis, sous le n° 268. (*Note des Traducteurs.*)

(1) Si la confusion entre la roséole syphilitique et la trichophytie cutanée n'a été faite par les dermatologistes que bien rarement, elle l'est encore trop fréquemment par les médecins peu versés dans l'étude des affections cutanées. Mais plusieurs dermatologistes continuent de confondre régulièrement les dermatophyties parasitaires avec des affections pseudo-exanthématiques, en raison de leur généralisation, de leur marche aiguë, de leur terminaison spontanée, et de l'absence de lésion concomitante du système pilaire. La plupart des affections rangées antérieurement sous les dénominations de pityriasis rosé, circiné, plusieurs variétés d'érythème papuleux et squameux, d'érythème annulaire, circiné, etc., sont des dermatophyties. Nous reconnaissons, sans hésiter, que nous partagions encore, en 1878, l'opinion commune pour quelques-unes de ces affections, quand nous eûmes l'honneur et la bonne fortune de recevoir à l'hôpital Saint-Louis la visite du professeur Kaposi. C'est dans le laboratoire de l'un de nous que notre savant confrère fit la démonstration de la nature parasitaire d'une affection que nous avions dénommée pityriasis rosé. Nous nous plaisons de grand cœur à lui rendre cet hommage. Depuis cette époque, nous n'avons pas cessé de vulgariser la démonstration de ces faits, aussi bien par le microscope que par l'action thérapeutique. (*Note des Traducteurs.*)

follicules et dans les cheveux. Le traitement est donc ici le même : ramollissement, enlèvement, lavage des masses squameuses à l'aide de l'huile, de savons, de douches, épilation des cheveux malades et application de liquides, d'huiles, de pommades parasiticides. Il faut faire chaque jour l'épilation avec la pince, car il est impossible de saisir autrement les cheveux qui sont cassés courts (1). Parmi les solutions indiquées dans le traitement du favus, je vous recommanderai d'employer chaque jour, et en les alternant, dans l'herpès tonsurant du cuir chevelu, outre les solutions alcooliques et éthérées d'acide phénique et d'acide salicylique, la teinture de fragon et un mélange composé de :

Huile de fragon.	15 gr.
Alcool de savon de potasse.	25 —
Lait de soufre.	10 —
Alcool de lavande.	50 —
Baume du Pérou.	1 gr. 50 cent.

Si l'affection occupe une certaine étendue, il faut au moins trois à six mois pour obtenir la guérison. On la constatera par

(1) Des différences considérables séparent la trichophytie du cuir chevelu du favus de la même région, au point de vue du traitement, et elles sont bien propres à démontrer la réalité de notre proposition, à savoir que *la durée du traitement d'une affection parasitaire est proportionnelle à la durée nécessaire à l'avulsion du parasite*. Dans l'épiderme, que ce soit le favus, le trichophyton, le microsporon, etc., la guérison est toujours rapide à l'aide de l'élimination des couches épidermiques mycosiques, obtenue avec le savon mou de potasse, par exemple, et sans aucune intervention de parasiticide proprement dit. S'agit-il, au contraire, d'un parasite occupant le cheveu, si ce cheveu peut être avulsé par la pince, la guérison est sinon très rapide, du moins obtenue dans un temps déterminé qu'on peut affirmer *à l'avance*. Tel le favus..

A-t-on, au contraire, affaire à un parasite altérant profondément le poil au point que celui-ci se rompt quand la pince le saisit, la durée de la maladie est INDÉTERMINÉE, quels que soient les agents parasitaires employés. Tel le trichophyton des cheveux et des poils à développement complet.

Pour les poils complètement envahis par le trichophyton, l'épilation est absolument impossible; elle n'est réalisable que pour les poils atteints au premier degré. Nous préciserons tout à l'heure le mode d'action, la valeur, les indications précises de l'épilation dans la trichophytie du cuir chevelu. (*Note des Traducteurs.*)

la disparition de la rougeur cutanée et de la desquamation, et la pousse régulière de cheveux épais et solides (1).

(1) Le traitement de la trichophytie du cuir chevelu est extrêmement inférieur à celui du favus; l'achorion peut être méthodiquement, *sûrement* éliminé par l'intervention du médecin dans l'espace de peu de mois, et sa durée se prolongerait au contraire indéfiniment, en produisant les désordres définitifs que l'on sait, si cette intervention ne se produisait pas. Dans la trichophytie du cuir chevelu rien de semblable; le médecin est privé, dans une assez grande mesure, de l'agent essentiel du traitement du favus, l'épilation; les cheveux complètement trichophytiques ne s'épilent pas, ils cassent ou on les casse. Dans certains cas, les soins les plus attentifs, l'emploi des agents les plus actifs n'empêchent pas l'affection de persister une année entière, et même deux années, période moyenne que l'on peut assigner à la durée de temps nécessaire à la guérison *spontanée* de la maladie. Cette guérison spontanée, qui se produit fréquemment avec une grande rapidité chez les animaux, est constante chez l'homme, et pas plus que M. Lailler nous n'avons encore observé d'alopécie définitive qui fût le résultat de l'évolution spontanée de l'affection trichophytique.

A un moment donné, soit vers l'âge de quinze à vingt ans, soit avant, les cheveux nouveaux deviennent impropres à la culture du trichophyton, lequel n'y rencontre plus, vraisemblablement par absence de l'élément nourricier, les conditions de sa végétation, et par conséquent, l'extinction de la maladie a lieu spontanément. Ce fait d'observation mérite grande attention; il doit surtout rendre le médecin très circonspect dans l'interprétation du rôle joué par son intervention thérapeutique et par les parasiticides en particulier. En veut-on la preuve? Il y a à Paris des services hospitaliers spéciaux dirigés par les hommes les plus compétents et les plus considérables en dermatologie, dans lesquels des enfants, atteints de trichophytie du cuir chevelu, internés ou non, reçoivent les soins les plus attentifs et les plus multipliés. Quelques-uns de ces enfants n'arrivent à guérison qu'au bout de dix, douze, dix-huit et vingt-quatre mois quelquefois. A la vérité, quelques médecins, moins profondément versés dans ces choses difficiles, et surtout moins anciens dans leur observation, croient, à chaque instant, avoir trouvé un moyen de modifier cet état de choses. Nous pouvons affirmer qu'ils se font illusion; il n'est pas un des moyens nouvellement proposés, qu'il vienne de France ou de l'étranger, que nous ne mettions en expérimentation sur le vaste théâtre où nous sommes en mesure d'observer; et nous n'hésitons pas à répéter que la plus grande part de la guérison, dans la trichophytie du cuir chevelu, revient à *l'élimination* spontanée.

Il est nécessaire, cependant, de préciser la marche à suivre, ne serait-ce que pour prémunir les médecins contre les dangers d'une intervention intempestive. Voici ce qui résulte pour nous d'une expérience déjà longue et de l'observation d'un nombre considérable de faits que nous ne chiffrons plus.

1° *S'abstenir de toute intervention pouvant être nuisible.* — Le médecin ne devra pas oublier que la trichophytie du cuir chevelu ne laisse jamais d'alo-

La forme vésiculeuse de l'herpès tonsurant, accompagnée d'une vive inflammation, guérit en peu de temps, en saupoudrant les parties malades avec la poudre d'amidon ; le champignon

pécie définitive ; par conséquent, il ne doit appliquer aucun agent capable de produire un accident qui n'est jamais du fait de l'état morbide, et dont il serait véritablement coupable. Chez les sujets jeunes, au niveau des points irrités par la présence des parasites, les applications excitantes dépassent souvent de beaucoup leur limite d'action présumée, et elles amènent, ou peuvent amener, la destruction des follicules pileux par phlegmasie suppurative.

2° *Au moment où le traitement commence, préciser exactement l'état du cuir chevelu.* — Les cheveux étant longs, il est à peu près impossible de noter exactement l'état des parties malades ; une fois une plaque trichophytique bien constatée, la chevelure doit être coupée absolument ras, sinon rasée, et maintenue ainsi pendant la durée du traitement. On n'oubliera pas qu'il s'agit de sujets presque toujours au-dessous de quinze ans, chez lesquels, par conséquent, cette mesure n'a aucune gravité. C'est, en outre, le seul moyen de traiter méthodiquement et sûrement l'affection, qui est rarement tout à fait isolée.

3° *Action sur les parties malades.* — Les plaques trichophytiques doivent être nettement isolées des parties saines par l'épilation de leur zone périphérique ; c'est le seul moyen d'en limiter sûrement l'étendue ; là où le poil est avulsé, n'ayez grand'crainte de l'envahissement du trichophyton. L'épileur ne doit s'arrêter que quand il a rencontré une ligne où les cheveux solides ne cassent plus, et où, en examinant à la loupe, il ne voit plus de cheveux cassés, trichophytiques, que l'on distingue toujours aisément des cheveux qui ont été coupés aux ciseaux.

On a alors une plaque trichophytique entourée par une zone glabre d'épilation, parsemée, durant quelques jours après l'épilation, de quelques vésicules ou vésico-pustules (miliaire d'épilation). La pratique s'est établie de toucher alors, au moment même de l'épilation, les surfaces avec une solution de sublimé, dans l'espoir d'aller détruire le parasite dans le follicule. Cette pratique, laissée aux épileurs (à tort), est devenue une véritable routine ; nous la déclarons inutile, et nous la jugeons souvent nuisible. Il suffit, pendant les premiers jours, d'oindre légèrement matin et soir les plaques avec une pommade soufrée, 1 à 2 pour 30 d'excipient.

Quand l'irritation produite par l'épilation a cessé, on peut essayer d'accélérer l'élimination spontanée des cheveux infiltrés en produisant une certaine irritation au niveau de la plaque. Pour cela, les moyens les plus simples sont les meilleurs : application de teinture d'iode ou de glycérine iodée à doses variées, selon les effets produits ; imbibitions avec la teinture de cantharides mitigée, le chloroforme, pulvérisations de chloroforme ou d'éther. Aucune des substances dites parasiticides, que l'on a coutume d'ajouter, ne nous a paru avoir d'action spéciale. Le problème à résoudre est toujours

est, dans ce cas, éliminé avec les couches épidermiques soulevées par l'exsudation (1).

Des cercles isolés d'herpès tonsurant squameux guérissent sûrement par l'application de topiques qui, outre la destruction des champignons, ont en même temps une action directe sur les couches épidermiques qui le recèlent, en partie aussi parce qu'ils provoquent l'exfoliation en produisant une exsudation modérée (2).

Ces topiques sont : le goudron, le savon mou, la cautérisation avec une solution de potasse (1 sur 2 d'eau distillée), la teinture d'iode, la glycérine iodée (iode pur, hydriodate de po-

simpement : favoriser l'élimination spontanée du poil infiltré, et ne déterminer aucune excitation assez vive pour amener une dermite véritable au niveau de la plaque.

Le nombre, le renouvellement, la durée de ces applications doivent être dirigés par le médecin, et non abandonnés à une personne étrangère à la profession.

L'épilation doit être renouvelée à la périphérie aussi longtemps que la plaque trichophytique reste altérée, toutes les quatre à cinq semaines environ. Sur la plaque elle-même, l'épilation se fait aussi longtemps qu'il reste des cheveux altérés; ce n'est que quand tous les cheveux malades ont été remplacés par des cheveux sains que celle-ci doit être terminée. Par ce moyen on arrive au but mieux que par aucun autre, et l'on tient toujours les parties malades en surveillance; tout point malade, fût-il miliaire, étant sans cesse entouré d'une zone d'épilation, et les cheveux sur toute la tête étant tenus courts par une *tonte* à ras, faite chaque semaine (non par la *rasure*, qui peut propager indéfiniment le trichophyton sur le cuir chevelu).

Pendant toute la durée du traitement, la tête est savonnée chaque jour à l'eau chaude et frictionnée dans toute son étendue avec une pommade modérément soufrée (le turbith minéral, dont on fait usage traditionnellement, n'a pas d'action spécifique). Les onctions grasses et l'emploi du soufre ont un double but : 1° rendre le sujet aussi peu dangereux que possible pour les autres en ne laissant pas d'état pityriasique s'établir; 2° agir dans la mesure du possible comme préservatif pour les parties non atteintes. (*Note des Traducteurs.*)

(1) Cela n'est pas constant; plusieurs semaines peuvent se passer pendant que le cercle s'accroît sans cesse, prenant en deux septénaires, sur le dos de l'avant-bras, par exemple, la dimension d'une pièce de 5 francs en argent. Une ou deux applications de teinture d'iode, de ouate iodée, ou de glycérine iodé, constituent d'excellents moyens d'élimination. (*Note des Traducteurs*).

(2) Ce dernier mode d'action est le mode essentiel, sinon exclusif.

(*N. d. Trad.*)

tasse, ââ 5 grammes, glycérine 10 grammes), l'acide acétique, le soufre mélangé à ce dernier ou à l'alcool, et l'alcool de savon :

Lait de soufre.	10 gr.
Alcool de savon de potasse	āā 25 —
— de lavande	
Glycérine	2 —

ou encore la pommade de Wilkinson. On peut avoir recours aux agents expérimentés dans ces dernières années :

Poudre de Goa.	10 gr.
Acide acétique	5 —
Onguent simple.	50 —

à la chrysarobine et à l'acide pyrogallique, 5 sur 50 d'axonge; enfin à cette dernière substance dissoute dans l'alcool. Il faut employer tous ces remèdes dans un cycle de quatre à douze fois, jusqu'à ce que les bords des cercles herpétiques soient aplatis et pâles, après quoi on attend la chute spontanée de la croûte épidermique.

Pour le traitement de l'herpès tonsurant maculeux généralisé, qui est fréquent en Autriche, tous les moyens que nous avons cités ne sont pas également appropriés, car plusieurs d'entre eux, appliqués d'une manière un peu étendue, provoqueraient des dermites graves. Le remède le plus actif dans ces cas est une friction faite deux fois chaque jour avec du savon vert. Ordinairement un cycle de six jours est suffisant; si la peau est délicate, de deux à trois jours, en s'arrêtant aussitôt qu'il survient de la rougeur et de l'œdème de la peau. On attend, en se bornant à l'emploi de poudres inertes, la chute complète des lambeaux épidermiques ratatinés, et ce n'est que vers le dixième ou le quinzième jour qu'on permet un bain. Tous les autres modes de traitement qui, par une irritation modérée du derme, ne produisent pas une mortification et une desquamation régulière et égale de l'épiderme, comme des bains pris chaque jour, des lotions savonneuses, des applications avec les parasiticides alcooliques, éthérés, balsamiques, que j'ai cités auparavant, les pommades avec l'acide pyrogallique et la chrysarobine, les pâtes sulfureuses, tous ces modes de traitement, dis-je, ne sauraient donner des résultats aussi rapides ni aussi certains (1).

Aux types de l'herpès tonsurant que je viens de décrire, il faut encore ajouter trois autres affections qui procèdent, soit d'une manière évidente, soit d'une manière probable, de cette dernière dermatomycose. Avant tout, il faut citer l'*onychomycose tonsurante*, c'est-à-dire que le trichophyton produit la dégénérescence caséeuse,

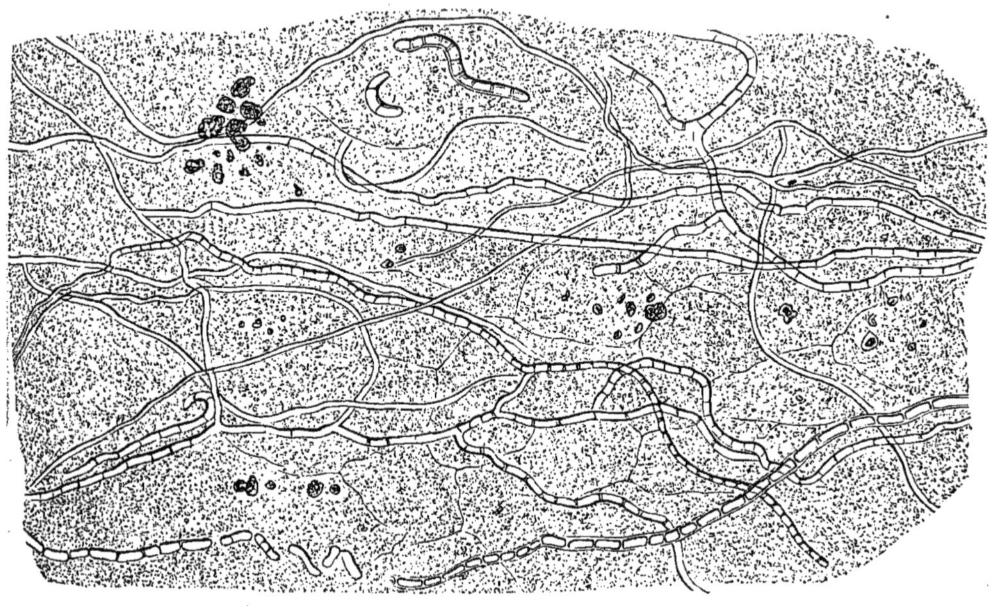

Fig. 48.

Onychomycose trichophytique. — Réseau abondant de mycélium entre les lamelles de l'ongle dont les contours cellulaires étaient encore visibles dans la préparation (après le traitement par la potasse).

l'opacité, l'effeuillement, la fragilité de quelques-uns ou de tous

(1) Tel est aussi le résultat de notre observation, ce qui continue à prouver le bien fondé de notre proposition générale sur le meilleur mode de traitement des dermatophyties sans exception. Nous devons dire cependant que nous avons obtenu d'excellents résultats des pommades à l'acide borique : Glycéré d'amidon 95, acide borique 2 à 4, en friction générale chaque jour à la suite d'un bain savonneux contenant 25 grammes d'acide borique. Mais quand le traitement peut être surveillé par le médecin, la méthode du professeur Kaposi est certainement la plus expéditive. (*Note des Traducteurs.*)

les ongles des doigts et des orteils. A l'examen à l'œil nu, on ne peut pas toujours distinguer cette altération de celle qui survient dans le psoriasis, l'eczéma, le lichen ruber; et c'est seulement par l'examen microscopique que l'on peut être fixé sur le caractère de la trichophytie unguéale (fig. 48). On trouve quelquefois l'onychomycose accompagnée de l'herpès tonsurant. Mais comme ce dernier peut guérir dans l'espace de quelques mois ou de quelques semaines, tandis que l'ongle ne se renouvelle pas complètement dans un si court espace de temps, et que le champignon peut aussi se continuer d'une manière tenace dans l'ongle qui repousse, on s'explique facilement comment des onychomycoses de cette nature peuvent se manifester plus tard comme affection indépendante. Baum et Meissner (1853), Virchow (1854 et 1856), Förster (1854), Köbner, Kleinhans et moi avons très souvent constaté la présence de champignons dans des ongles dégénérés, en apparence idiopathiquement, dont on n'a pu jusqu'ici expliquer dans quelle proportion ils sont tous identiques à l'herpès tonsurant, ou à quel titre ils en diffèrent, comme on le prétend pour le champignon de Meissner.

Je crois donc qu'il serait préférable d'employer simplement ce terme d'onychomycose toutes les fois qu'on ne trouve pas en même temps du favus ou de l'herpès tonsurant (1).

Le traitement de l'onychomycose consiste dans le raclage, le grattage ou l'enlèvement complet de la partie dégénérée, la macération de l'ongle au moyen de doigtiers de caoutchouc, ou encore en des attouchements avec la créosote, l'acide acétique, la benzine, le sublimé (1 sur 50 d'alcool ou de chloroforme).

Le sycosis parasitaire est une affection analogue (page 40) au sycosis de la barbe, dans laquelle on trouve un champignon dans les poils malades. Après que Gruby eut démontré, en 1842, la présence d'un parasite de ce genre dans la mentagre, mais qui n'avait pas été admis par les autres auteurs, Bazin (1853, teigne sycosique), plus tard Anderson, Deffis, Robin, Hardy, Köbner, ont constaté et confirmé qu'il pouvait y avoir un parasite dans

(1) Voy. Vidal, *Trichophytie unguéale; Gazette des hôp.* 1880. (*Note des Traducteurs.*)

le sycosis. Ce dernier auteur a expliqué ce fait, longtemps contesté, que le sycosis ordinaire (folliculite de la barbe), comme on l'avait enseigné autrefois, n'avait dorénavant rien à faire avec le parasitisme, mais que l'herpès tonsurant localisé à la barbe pouvait, par l'augmentation des processus inflammatoires locaux, occasionner des phénomènes sycosiques (trichomycose noueuse), de sorte que le sycosis parasitaire constitue seule-

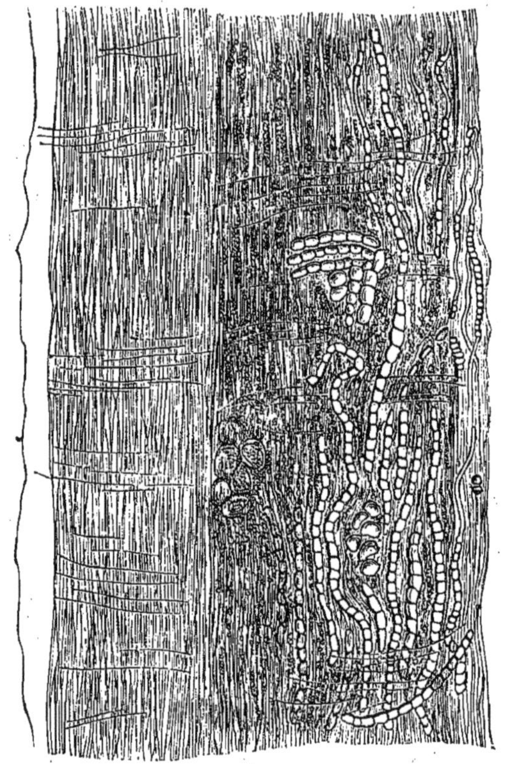

Fig. 49.

Poil provenant d'une nodosité de sycosis parasitaire (seulement la moitié) traversé de mycéliums ramifiés, à gros troncs.

ment une variété de forme de l'herpès tonsurant et procède de ce dernier (1).

(1) Sans diminuer en rien le mérite de Köbner, il faut reconnaître que la démonstration du sycosis trichophytique et de sa généalogie parasitaire appartient surtout à Bazin. — Voy. sur cette affection la note 1 de la page 422, où nous avons indiqué à la place normale les traits principaux de la trichophytie de la barbe. (*Note des Traducteurs.*)

Tandis que, en règle générale, même localisé aux parties velues de la face (ainsi qu'au mont de Vénus), l'herpès tonsurant se présente sous l'aspect de cercles rouges, squameux, il survient quelquefois dans la région qu'il occupe une dermite aiguë sous l'influence du champignon dont la végétation est active. Dans ce cas il se produit une infiltration diffuse, de la suppuration, des ecchymoses, un décollement hémorrhagique de la peau, des éruptions pustuleuses confluentes et des abcès, après l'ouverture desquels la peau offre l'aspect d'une passoire (Lewin), ou d'un rayon de miel. D'autrefois, il se forme des tumeurs noueuses (Michelson, Neumann, Kaposi) à surface unie ou papillomateuse, sécrétant un liquide visqueux. On a vu aussi sur le cuir chevelu des tumeurs de cette nature avec de l'herpès tonsurant et en dérivant, qui ont été décrites comme analogues au *kerion* de Celse par E. Wilson, Fox, Auspitz, Tanturri, comme *vespajo del capillitio* par Dubini, et qui ont été considérées comme identiques au dernier processus par tous les auteurs que je viens de citer en dernier lieu, en raison de leur coexistence avec l'herpès tonsurant et de la présence des champignons (fig. 49).

Le diagnostic de cette affection repose sur les données que je viens d'énumérer. En l'absence de cercles herpétiques, puisque dans le sycosis non parasitaire on voit survenir les mêmes proliférations papillaires et les mêmes abcès fistuleux, le développement aigu de ces cercles, constaté par l'anamnèse, nous amène à supposer le parasitisme, car dans ce cas l'expérience a démontré que les symptômes ci-dessus peuvent se développer dans l'espace de trois à quatre semaines.

Les causes occasionnelles sont les mêmes pour le sycosis parasitaire que pour l'herpès tonsurant, à savoir principalement la contagion par les bêtes à cornes et les chevaux. Par conséquent, on rencontre surtout le sycosis parasitaire chez les individus qui soignent ces races animales, et dans les pays où l'on observe de nombreux cas d'herpès tonsurant chez les animaux et chez l'homme : France, Holstein (1).

(1) Le sycosis tuberculeux, le sycosis en plaques (voy. les notes des pages 38 et 39), qui présente les caractères typiques que nous avons indi-

Le traitement du sycosis parasitaire est le même que celui de l'herpès tonsurant du cuir chevelu. Pour amener le plus rapidement possible la résolution des végétations papillaires et la destruction des champignons, il faut avoir recours à des applications de sublimé (1 pour 100), ou à des savons alcooliques sulfureux, à l'acide acétique, en ayant soin de pulvériser immédiatement avec du lait de soufre, de sorte que l'épilation devient souvent inutile (1).

Je vous parlerai, en dernier lieu, de l'eczéma marginé de Hebra; les parties génitales et leur voisinage immédiat sont le siège le plus habituel de cette affection; on voit se former en ces points des cercles et des arcs de cercle dont la dimension varie de celle d'un centime à celle de la paume de la main et plus, lesquels, par exemple, vont sans interruption du scrotum sur la région inguinale, vers les faces interne et postérieure des cuisses, de là vers la région lombaire et, revenant de ce point sur l'autre membre, atteignent le pubis, en passant par-dessus la face interne des cuisses. En outre, on peut rencontrer un ou plusieurs de ces cercles et de ces arcs de cercle également sur le tronc et les membres. Leur bord est dentelé, recouvert

qués, est le plus ordinairement parasitaire. Nous ne parlons pas de l'eczéma de la lèvre supérieure, appelé à tort sycosis par beaucoup d'auteurs, ni des folliculites secondaires à l'eczéma pilaire, mais, nous le répétons, du sycosis à évolution propre. La négation qui en a été faite autrefois par l'école de Hebra n'est plus produite aujourd'hui, et la discussion ne porterait que sur la fréquence relative du sycosis simple et du sycosis parasitaire.

Quant à la cause directe, la plus commune c'est le rasoir du barbier; les épidémies trichophytiques de village le démontrent surabondamment.

Sans être encore très rare, le sycosis parasitaire est devenu moins fréquent qu'autrefois; l'affection reconnue dans ses premières périodes est mieux traitée et enrayée. (*Note des Traducteurs.*)

(1) Nous ferons les mêmes réserves que pour la trichophytie du cuir chevelu; la conduite à tenir varie suivant l'état particulier. Dans tous les cas, la première chose à faire, le sycosis étant constitué, est d'avoir recours aux douches de vapeur, aux émollients, au besoin aux scarifications, afin de combattre les accidents phlegmasiques s'ils sont intenses; la seconde consiste à pratiquer l'épilation sur les foyers trichophytiques et autour d'eux. En dernier lieu, viennent les applications topiques résolutives et expulsives : La glycérine iodée, la ouate imprégnée de poudre de soufre, la pommade de Hebra, etc., sont des moyens suffisants, aidés des douches pulvérisées, simples ou médicamenteuses. (*Note des Traducteurs.*)

de petites papules, de vésicules ou de croûtelles brun jaune, tandis que la surface cutanée qui se trouve au centre est pigmentée en brun foncé, déchirée par le grattage, recouverte de petites croûtes ou entourée de cercles de nouvelle formation. Comme la présence de la sécrétion et des croûtes en témoigne, cette affection donne lieu à un prurit intense et au grattage, lesquels joints à l'éruption papuleuse que l'on observe, ont décidé Hebra à désigner cette affection sous le nom d'eczéma; la forme annulaire offre cependant la plus grande ressemblance avec l'herpès tonsurant (1).

Köbner et Pick en premier lieu, et plus tard moi-même, avons trouvé, dans l'épiderme correspondant aux cercles de l'eczéma marginé, des champignons semblables à ceux de l'herpès tonsurant, et les deux auteurs que je viens de nommer ont fait valoir, en partie expérimentalement, des motifs à l'appui de l'opinion que l'érythrasma (2) de Bärensprung et l'eczéma marginé de

(1) Les lésions sont celles de l'érythème vésiculeux, parfois celles de l'eczéma; ces deux dénominations sont préférables à celles d'herpès, nous n'avons pas besoin d'en dire une fois de plus les raisons. (*N. des Trad.*)

(2) Le parasite de l'érythrasma de von Bärensprung (*n. Beobacht. üb. Herpes, Ann. d. Charité Krank.* Berlin, 1862) n'est pas le trichophyton; sa ténuité extraordinaire l'a fait appeler *microsporon minutissimum* (Burchardt, *Med. Zeit.* 1859, Berlin).

Cette année même, l'un de nous a observé, dans son service à l'hôpital Saint-Louis, et recueilli le dessin photographique d'un sujet présentant de vastes *plaques pigmentées*, très légèrement desquamatives, à contours géographiques occupant essentiellement et symétriquement les deux aisselles et les régions inguinales, qu'elles débordaient très largement les unes et les autres dans toutes les directions. Sur la cuisse, de vastes plaques, isolées ou adhérentes par un de leurs segments aux plaques inguinales, atteignaient jusqu'à la région du genou.

Cette affection datait d'un grand nombre d'années, elle était assez notablement prurigineuse, nullement inflammatoire; elle différait des dischromies simples par ce prurit et par sa légère desquamation furfuracée, mais elle se différenciait des plaques trichophytiques par son uniformité absolue, *son égalité de teinte au centre et à la périphérie*, ainsi que par l'intensité de la pigmentation; elle se distinguait nettement du pityriasis versicolore par cette pigmentation même et par l'absence complète de lambeau pouvant être enlevé par le coup d'ongle.

Nous publierons prochainement, en même temps qu'un nouveau fait que nous observons en ce moment (février 1881), l'observation clinique très intéressante de ce malade, et l'analyse phyto-histologique très détaillée

Hebra sont identiques entre eux et avec l'herpès tonsurant. Hebra, au contraire, bien qu'il admette la nature parasitaire de l'affection, pense devoir toujours maintenir intacte sa nature eczémateuse, ainsi que sa dénomination. On ne peut, en effet, méconnaître la valeur, à ce point de vue, des phénomènes suivants : en premier lieu, de la vive démangeaison qui existe dans cette affection ; en second lieu, de sa grande ténacité, quinze à vingt ans et même plus ; en troisième lieu, de la résistance énergique qu'elle oppose au traitement, et de ses récidives fréquentes aux mêmes lieu et place ; en quatrième lieu, enfin de sa non-contagiosité, vu qu'elle ne se communique pas directement entre personnes vivant dans un contact intime, par exemple des gens mariés (1). C'est pour cela aussi qu'on ne la rencontre jamais d'une manière endémique, comme dans une institution ou dans une famille. En cinquième lieu, les poils de la région envahie ne se cassent pas et ne deviennent pas ternes, toutes conditions qui n'existent pas dans l'herpès tonsurant. C'est pour ce motif

qui en a été faite, dans le laboratoire de l'un de nous. Voici seulement le résumé de cette analyse :

La couche cornée de l'épiderme, siège principal de la végétation du parasite, contient en grande abondance des éléments cryptogamiques d'une extrême ténuité; même lorsqu'on les examine avec l'objectif à immersion de Nachet, et à l'aide des plus forts oculaires, ces éléments présentent encore une gracilité surprenante. Le nombre considérable de tubes de mycélium et de sporules (ils ont pu être colorés par le violet de Paris), les réseaux multipliés, à mailles serrées, formés par les tubes, constituent des particularités extrêmement remarquables. Les tubes et les spores libres, ou incluses, sont tout à fait spécialisés par leur minceur et par leur finesse, qui permettent de les différencier de tous les autres parasites.

Bien que le siège principal de ce parasite soit la couche cornée tout entière, Balzer l'a aussi déterminé jusque dans le voisinage du corps muqueux ; il ne pénètre pas jusque dans les bulbes pileux, et n'attaque pas directement le poil ; cependant on observe, au niveau de la surface cornée du poil, des masses parasitaires adhérentes, ne dépassant pas la couche corticale, rappelant la végétation chevelue du leptothrix buccal.

La coloration des plaques est due, non seulement à l'abondance extrême du parasite qui infiltre la couche cornée, mais encore à la présence de granulations pigmentaires mêlées aux sporules (irritation cutanée et prurit chroniques). (*Note des Traducteurs.*)

(1) La contagiosité de l'eczéma marginé de Hebra est pour nous incontestable, d'après plusieurs exemples ; nous avons observé de petites *épidémies de famille*. (*Note des Traducteurs.*)

aussi que Pick s'est vu forcé de considérer l'eczéma marginé comme une combinaison de l'herpès tonsurant et de l'eczéma, ce qui est aussi mon opinion (1).

A l'appui de cette manière de voir, il faut encore noter les causes occasionnelles qui favorisent l'apparition et les récidives de l'eczéma marginé. C'est ainsi que l'on voit se développer tout d'abord de l'intertrigo eczémateux sous une forme marginée, et plus tard de l'eczéma marginé, sur la peau de personnes dont l'épiderme est macéré par la transpiration au niveau des surfaces qui se trouvent en contact réciproque des plis génito-cruraux, sous-mammaires, etc., chez les personnes obèses ou chez celles qui sont obligées de rester longtemps assises (2). Une cause analogue et très fréquente, c'est la macération de l'épiderme par l'eau dans l'hydrothérapie et principalement avec la ceinture de Priessnitz, sous laquelle il se développe très habituellement un

(1) Cela dépend comme on l'entend; nous considérons que l'affection peut être appelée eczéma, et rapportée au trichophyton ou à tout autre parasite, sans qu'il soit nécessaire d'invoquer une combinaison, à proprement parler.

Nous ne sommes pas éloignés de penser qu'il ne s'agit pas ici du trichophyton, mais d'un parasite intermédiaire. Plus nous multiplions nos observations sur les dermatophyties qui existent en dehors de la trichophytie du cuir chevelu, ou de la trichophytie circinée vésiculeuse typique, plus nous inclinons à penser que des espèces diverses de parasites répondent à ces diverses formes. (*Note des Traducteurs.*)

(2) Ainsi que nous l'avons dit dans la note qui précède, nous inclinons fortement à penser qu'il s'agit, dans cette affection, d'un parasite voisin, mais *différent*, non seulement par son siège plus profond, mais par sa vitalité beaucoup plus persistante; peut-être par sa qualité irritative plus prononcée.

Dans le dos et sur le sternum, la pérennité est aussi prononcée, mais l'irritation produite moins grande et la curation plus facile; dans la région axillaire, la guérison est un peu plus difficile. Dans les régions de l'intertrigo ano-génital, l'irritabilité des tissus est très prononcée, et la thérapeutique a besoin de tenir compte de l'association des lésions catarrhales de la peau et de la présence du parasite.

Dans l'eczéma marginé de Hebra et dans diverses dermatophyties généralisées aiguës que le professeur Kaposi réunit sous la dénomination d'herpès tonsurant maculeux, nous trouvons toujours un parasite; mais six cas examinés en dernier lieu, par Balzer, dans le laboratoire de l'un de nous, ont montré de la manière la plus nette, d'après des préparations multipliées, que le parasite rencontré se rapproche davantage du microsporon furfur que du trichophyton.

eczéma simple, souvent de l'herpès tonsurant, et très fréquemment dans ces cas d'une manière incontestable les deux affections ensemble sous forme d'eczéma marginé (1).

Le diagnostic de cette affection est facile, parce que la forme annulaire de l'herpès tonsurant et le caractère de l'eczéma sont représentés en même temps et distinctement par les vésicules et les effets du grattage. Il n'est pas aisé d'obtenir une guérison durable ; la persistance des causes favorise les récidives, et l'on n'obtient que difficilement la destruction des germes parasitaires. Dans cette affection (et c'est là un caractère qui lui est particulier), le champignon est placé profondément, sans doute à cause de la grande épaisseur des couches épidermiques, et il faut pour l'atteindre dépasser les couches supérieures, circonstance dont il faudra se rappeler dans le traitement.

Parmi tous les moyens thérapeutiques dont il a été question

Les tubes sont difficiles à voir : ils sont *courts*, peu flexueux, leurs parois paraissent minces ; on les trouve tantôt isolés, tantôt réunis en groupes. N'ayant pas de préparations colorées, nous n'avons pas pu reconnaître exactement leur contenu ; celui-ci existe cependant, car les tubes offrent un aspect compact, massif, et paraissent même fréquemment granuleux. Les spores ressemblent beaucoup à celles du pityriasis versicolore, mais elles sont plus petites. On les trouve tantôt isolées, tantôt groupées en séries linéaires ; plus souvent encore elles forment des amas, entourés de tous côtés par les cellules épidermiques écartées. La recherche de ces éléments est difficile et minutieuse. (*Note des Traducteurs.*)

(1) En dehors du pityriasis versicolore que la sudation, le séjour au lit, la présence de la flanelle longtemps portée, favorisent certainement, on rencontre très fréquemment, sur les régions antérieure et postérieure du tronc, une affection eczématiforme particulière, que l'on confond avec diverses altérations différentes. Généralement disposée sous forme de disques plus ou moins arrondis ou semi-lunaires, elle s'observe surtout chez les sujets (les hommes notamment) qui portent sur la peau une chemise de laine ou de flanelle. Cliniquement, c'est un *eczéma érythémateux*, eczéma souvent fruste, avec saillie acnéiforme des follicules pilosébacés, et *bordure finement incisée*, occupée par une croûtelle légère. Aux alentours, quelques groupes d'eczéma papuleux léger, avec croûtelle au sommet, sans forme précise ; quelques-uns cependant, examinés à la loupe, se montrent entourés individuellement de la petite fissure fine périphérique que nous considérons comme pathognomonique.

Cette affection est parasitaire, avec parasites de l'ordre de ceux qui viennent d'être déterminés dans la note ci-dessus. Sa guérison s'obtient aisément avec le savon noir, et avec tous les agents d'élimination épithéliale. (*Note des Traducteurs.*)

jusqu'à présent pour le traitement de l'herpès tonsurant, il en est quelques-uns seulement dont l'expérience ait prouvé l'efficacité. Parmi ces derniers, ceux qui réussissent le mieux sont la pommade de chrysarobine et l'onguent de Wilkinson, que l'on emploie dans un cycle de six à douze fois. Nous recommandons ensuite les applications de sublimé (1 sur 100 d'alcool), la pâte de goudron, d'alcool et de soufre, le goudron, la teinture d'iode. Si la guérison est lente et l'épaisseur de l'épiderme considérable, ce qu'il y a de mieux à faire pour amener la résolution, c'est d'avoir recours à la potasse (1 sur 2 d'eau), aux applications de savon mou, ou à l'acide acétique et, une fois que la cicatrisation a eu lieu, de faire des frictions avec la pommade de chrysarobine ou de Wilkinson.

Comme après la guérison de l'eczéma, il faut encore avoir soin de séparer les plis de la peau à l'aide de plumasseaux recouverts de poudre, et de les protéger contre l'action de la sueur (1).

(1) Les érythèmes ou les dermatites parasitaires qui correspondent réellement à l'eczéma marginé de Hebra (l'érythrasma, par exemple, qui est beaucoup plus rebelle étant laissé de côté), ne présentent de difficulté réelle de traitement que dans l'aisselle, et à la région génitale, particulièrement chez l'homme, en raison de l'ancienneté souvent grande des lésions, et de leur siège.

Chez la femme, même en dehors des érythèmes et des dermites diabétiques qui peuvent aussi donner asile à un parasite végétal, l'eczéma marginé, ayant quelque ancienneté, devient papuleux, amène un épaississement du derme au niveau de la surface malade, et constitue une lésion mixte d'une curation vraiment difficile. Il faut alors exiger un repos complet, et avoir recours à un traitement expulsif et substitutif, dirigé par le médecin. Les badigeonnages avec une solution de nitrate d'argent, les applications de savon noir suivies du traitement commun de l'eczéma, les précautions les plus minutieuses prises contre le contact de l'urine, amènent la guérison définitive.

Chez l'homme, il faut exiger des lotions savonneuses faites *plusieurs fois par jour*, et suivies de l'application de poudres non altérables (le sous-nitrate de bismuth en particulier); la plus grande propreté dans les vêtements; l'usage constant, de jour et de nuit, d'un bon suspensoir fréquemment lavé; enfin, pendant la nuit, l'application de compresses imbibées de solution d'acide borique (1 à 2 p. 100), ou d'une pommade à l'acide borique (1 p. 30 de vaseline), selon les cas particuliers.

Les mêmes moyens doivent être continués longtemps, à titre préventif, contre les récidives. (*Note des Traducteurs.*)

PITYRIASIS VERSICOLORE

Le pityriasis versicolore (1), considéré à tort par quelques pathologistes (2) comme un « chloasma », connu par les gens du

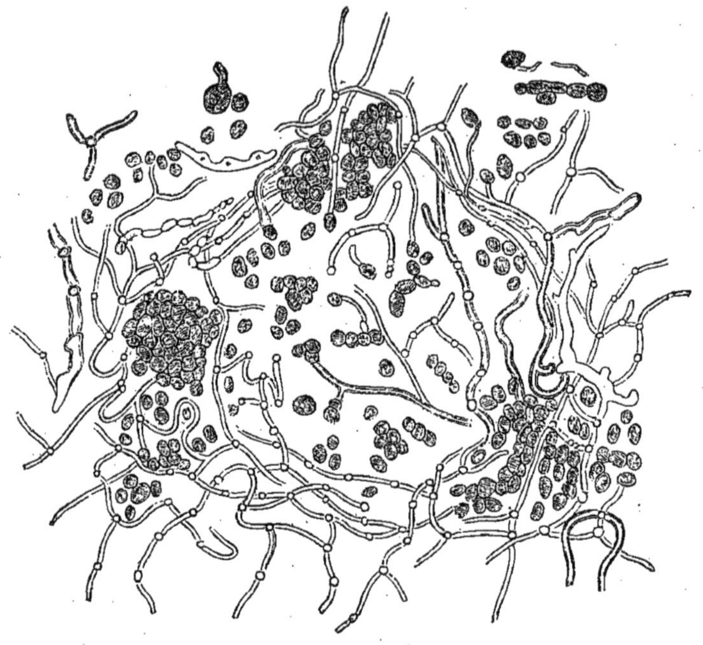

Fig. 50.

Microsporon furfur, champignon du pityriasis versicolore. Grossissement d'environ 700 diam. (Dans le dessin on n'a pas représenté les cellules épidermiques dissoutes.)

monde sous le nom de « taches hépatiques », se manifeste sous la

(1) *Versicolor*, versicolore (variable de couleur), qualificatif emprunté à la botanique, où on l'applique aux organes qui changent plusieurs fois de couleur pendant les phases de leur développement, comme la corolle de diverses borraginées. Cette qualification, que les auteurs omettent communément de préciser ou d'expliquer, a une valeur réelle, en ce sens que la couleur « café au lait » du pityriasis d'Eischtedt peut varier chez le même malade, au point d'être quelquefois momentanément rosée, et simuler une éruption d'une autre nature, surtout dans les cas où il est disposé en gouttes. (*Note des Traducteurs.*)

(2) Quelques médecins (il n'est que trop vrai) confondent encore le pityriasis versicolore avec les taches pigmentaires d'ordres divers; mais il faut espérer qu'aucun « pathologiste » ne propage plus cette confusion. (*Note des Traducteurs.*)

forme de points dont la coloration varie du jaune pâle, brun jaune au brun foncé, de taches irrégulières (1) de la dimension d'une lentille, d'une pièce de 50 centimes à celle de la paume de la main, et répandues d'une manière uniforme sur de grandes surfaces de la peau. Ces taches sont tantôt unies, brillantes, tantôt mates et squameuses. Elles ont leur siège principal au tronc, au cou et aux côtés de flexion des membres supérieurs, plus rarement à ceux des membres inférieurs, jamais aux mains, aux pieds et à la face (2). On les observe également sous forme de taches, net-

(1) Les taches parasitaires peuvent être tout à fait régulières, formant quelquefois un pointillé élégant, en avant de l'aisselle, par exemple, chaque orifice pilo-sébacé étant le centre (*Pityr. ponctué*); quelquefois même les taches sont nettement lenticulaires (*Pityr. en gouttes*); souvent en plaques déformées, irrégulières, de toutes les formes et de toutes les dimensions. Très exceptionnellement on peut observer une disposition annulaire régulière par extinction du microsporon au centre d'une plaque (*Pityr. annulaire ou circiné*).

Unna (*Myk. Beiträge. Vierteljahr. f. Dermat. und Syph.*, 1880, n°s 2 et 3) aurait observé très souvent, en 1879, à Hambourg, le phénomène, qu'il n'avait pas rencontré jusqu'alors, du pityriasis versicolore qui se modifiait sous forme d'anneaux comme l'herpès tonsurant vésiculeux. Les taches nouvellement apparues étaient toujours de forme circulaire, avaient l'étendue d'une pièce de 1 franc. Pendant que ces taches s'agrandissaient à la périphérie, la couleur brune du centre disparaissait complètement, et on voyait des anneaux ayant l'étendue d'une pièce de 2 francs, tandis que le centre devenait pâle et avait les dimensions de la plaque primitive. Ces éruptions aiguës et en forme de cercles n'avaient pas de tendance à devenir confluentes, comme le pityriasis généralisé qui a une marche très chronique. L'affection s'améliora, et disparut même dans quelques cas spontanément avec des lotions ordinaires ; dans d'autres, un traitement approprié détermina une réduction des anneaux pendant que la croissance périphérique ne dépassait jamais l'étendue d'une pièce de 2 francs, mais le centre pâle s'agrandissait petit à petit. Il ne se produisit pas de transformation de formes annulaires en formes ordinaires de cercles; mais, au contraire, Unna observa les deux variétés sur le même individu; par exemple, il trouva sur la poitrine des taches circulaires confluentes, et des anneaux discrets sur la région inguinale.

Nous n'avons jamais été à même de faire une constatation semblable, bien que les cas de pityriasis versicolore que nous avons observés soient extrêmement multipliés. La pérennité si remarquable des champs de microsporon furfur se prête peu à l'idée de cette évolution centrifuge rapide, observée par Unna. A titre provisoire nous faisons nos réserves, pensant que les dermatophyties à évolution positivement distincte sont dues à des parasites distincts, quelque voisins qu'ils puissent paraître. (*Note des Traducteurs.*)

(2) La négation est absolue pour les mains et les pieds, non pour la face, où l'on peut observer le pityriasis versicolore, bien que rarement, sauf chez

tement délimitées, brun jaune, squameuses, dans le creux de l'aisselle, dans la région sous-mammaire, et aux surfaces de contact du scrotum et de la cuisse. On peut enlever par le grattage avec l'ongle, sous forme de lamelles (1), l'épiderme des taches, et la base rouge et saignante est mise à nu. Un prurit modéré accompagne cette maladie qui, dans des points isolés chez quelques personnes, persiste d'une manière diffuse et générale avec de légères modifications souvent pendant de nombreuses années, quinze à vingt ans. Son développement se fait d'une manière insensible, ainsi que sa régression, qui se produit parfois de bonne heure, mais toujours à un certain âge, vu que chez les personnes âgées, on ne rencontre jamais le pityriasis versicolore, mais seulement chez celles qui sont entre la puberté et l'âge mûr.

On peut voir immédiatement au microscope, dans les lamelles épidermiques enlevées par le grattage, le champignon propre à cette mycose découvert, en 1846, par Eichstedt, et désigné par Robin sous le nom de microsporon furfur (fig. 50). Il consiste en gonidies extraordinairement et régulièrement grosses, qui forment toujours de petits amas au nombre de trente, et même plus uniformément répartis, et en mycéliums multiformes et courts qui relient entre elles ces gonidies et ces amas de gonidies et qui, en partie, émettent des gonidies, en partie proviennent de ces mêmes gonidies (2).

les hommes, dans les régions velues qui échappent aux soins assidus de la toilette quotidienne, laquelle suffit pour arrêter l'extension de la végétation parasitaire, au moins communément. (*Note des Traducteurs.*)

(1) Ce point a une valeur diagnostique de premier ordre; dans le pityriasis d'Eischtedt, on peut *toujours*, en donnant un coup d'ongle un peu sec sur une plaque, enlever un *lambeau* d'épiderme corné; on ne le peut jamais, sur aucune des dyschromies qui peuvent simuler le pityriasis versicolore; de plus, le lambeau épidermique écrasé sous la lamelle de verre avec une goutte d'ammoniaque, montre aisément au plus inexpérimenté la magnifique végétation du microsporon. (*Note des Traducteurs.*)

(2) Les spores du microsporon furfur se colorent très bien et très vite à l'aide de l'éosine et surtout du violet de méthylaniline. La couleur se fixe sur leur noyau; leur enveloppe, plus fine et plus délicate que celle des spores du favus et de la teigne tondante, reste également claire et transparente. Dans les nombreuses préparations exécutées pour les études cliniques de l'un de nous, Balzer a été frappé de voir que les tubes se colorent comme les spores. A un fort grossissement, il a reconnu que cette coloration très mar-

On n'a jamais vu une prolifération du champignon pénétrer dans les cheveux, mais seulement dans l'épiderme de l'orifice folliculaire (Gudden) (1).

Bien que Köbner ait pu s'inoculer expérimentalement le pityriasis versicolore, il est cependant vrai que la transmission accidentelle de cette affection d'un individu à un autre a rarement lieu, bien que le parasite existe en grande quantité et soit superficiel. Une disposition tout à fait spéciale de la peau semble nécessaire pour qu'il puisse se fixer, cela résulte déjà de ce que cette affection récidive facilement chez les personnes qui en ont été déjà atteintes, même après qu'elles ont été guéries plusieurs fois ; on n'a, au contraire, pas observé de transmission certaine chez des personnes mariées, malgré une vie commune de plusieurs années (2). On voit à quel point le pityriasis versicolore diffère des autres mycoses par l'aspect, la marche, le mode particulier de végétation du champignon et les conditions de contagion.

quée et constante tenait à ce que les tubes ne sont pas vides, comme les figurent les auteurs, et tels qu'ils apparaissent, en effet, sur les préparations non colorées. Ils contiennent toujours des spores qui se présentent sous divers aspects dans leur cavité : fines, arrondies, ou carrées, polyédriques par pression réciproque. Très souvent les tubes sont remplis par une matière évidemment de même constitution que les spores, car elle se colore de la même manière compacte, et formant des cylindres assez réguliers qui occupent parfois toute la longueur du tube sans se fragmenter. (*N. d. Trad.*)

(1) On n'a pas, croyons-nous, assez été frappé de la singularité de cet épidermophyte, si merveilleusement actif dans sa végétation, et si absolument inoffensif. Alors que quelques spores et de rares tubes de trichophyton (ou des autres parasites encore confondus avec lui) donnent lieu à des érythèmes allant jusqu'à la vésication, jamais il ne dépasse l'irritation érythémateuse; bien qu'il végète pendant vingt années sur la peau, il n'atteint jamais les couches profondes, et séjourne dans l'aine ou dans l'aisselle, sans jamais envahir les poils ni les follicules. Où trouver un exemple plus positif de la spécificité des dermatophytes, de leur individualité et de leur immutabilité? (*Note des Traducteurs.*)

(2) Ici comme dans beaucoup d'affections parasitaires, on rencontre en nombre égal des faits positifs ou négatifs. Tantôt la trace originelle se trouve, tantôt elle échappe complètement; tantôt enfin, une personne vivant dans la plus étroite conjonction avec un sujet couvert de microsporon de Robin depuis un temps fort long, reste absolument indemne. Voici, dans l'ordre positif, un fait qui emprunte un intérêt particulier au nom et au talent de l'observateur, Lancereaux : « Voulant, dit cet anatomo-pathologiste éminent, placer dans mon *Atlas d'anatomie pathologique*, un dessin microscopique du

Au point de vue du diagnostic, une erreur est à peine possible ; même les formes rappelant la roséole syphilitique par des taches rouge tendre et discrètes se reconnaîtront à première vue, puisqu'on peut les enlever avec l'ongle (1).

Le traitement du pityriasis versicolore doit être dirigé d'après le même principe et avec les mêmes méthodes et remèdes employés dans l'herpès tonsurant maculeux ; il s'agit également ici de faire tomber d'une manière méthodique et en peu de jours toutes les couches épidermiques supérieures qui sont le siège du champignon (2).

Microsporon furfur, je me rendis à l'hôpital Saint-Louis, où je recueillis sur une feuille de papier ce champignon que j'avais gratté à la surface de la peau d'un malade; puis je mis cette feuille de papier dans la poche de mon gilet, et j'eus la maladresse de l'y laisser pendant plusieurs jours. Or, environ un mois plus tard, ma femme me fit remarquer qu'elle portait sur la poitrine des taches qu'elle n'avait jamais vues, et qui n'étaient autre chose qu'une éruption de pityriasis versicolore. M'étant alors examiné moi-même, je me trouvai porteur de la même affection qui, sans aucun doute, m'avait été communiquée par les spores du champignon rapporté de l'hôpital Saint-Louis. » (LANCEREAUX, *Traité d'anatomie pathologique*, t. Ier, p. 265. Paris, 1875-1877). (*Note des Traducteurs.*)

(1) Nous avons vu confondre le pityriasis versicolore avec les dyschromies de tout ordre, voire même celle de la lèpre. Le procédé du coup d'ongle, procédé diagnostique infaillible, doit donc être vulgarisé avec le plus grand soin. (*Note des Traducteurs.*)

(2) Ici la thérapeutique est très facile à exécuter, et ne réclame d'attention particulière que dans les cas où l'affection est très étendue. Tous les procédés d'exfoliation épidermique, au premier rang desquels se placent les frictions avec le savon mou de potasse, sont excellents, de même la teinture d'iode. On peut ainsi arriver au même but apparent par des préparations de soufre ou de mercure, même à faible dose, mais la récidive est alors à peu près certaine.

Dans les cas où le savon mou de potasse (excellent procédé d'hôpital) ou la teinture d'iode ne sont pas agréés par les intéressés, on peut, à l'aide de frictions faites dans le bain (ou sans bain avec de l'eau chaude) avec un savon ponce, répétées pendant une semaine, éliminer complètement le parasite. Quelques bains sulfureux, des onctions faites avec des pommades contenant un ou deux grammes de soufre ou de calomel pour 30 d'excipient, employés pendant une ou deux semaines, avec des savonnages répétés chaque jour, assurent la non-récidive.

On n'omettra pas de recommander au malade le changement complet du linge de corps, qui devra être absolument purifié, les vêtements de flanelle en particulier. (*Note des Traducteurs.*)

QUARANTE-HUITIÈME LEÇON

MALADIES DE LA PEAU OCCASIONNÉES PAR DES PARASITES ANIMAUX

Parasites animaux; parasites et épizoaires proprement dits. — Leur mode d'action sur la peau. — Dermatozoonoses. — Gale, historique. — Histoire naturelle de l'insecte de la gale. — Sillons de l'acare.

DERMATOZOONOSES

Les maladies de la peau occasionnées par les parasites animaux présentent, comme celles qui sont produites par des champignons, deux espèces de phénomènes symptomatiques. Les premiers sont représentés par les parasites en tant qu'individualité naturelle, ainsi que par leur genre de vie (habitation, nutrition, reproduction), les seconds sont constitués par les modalités pathologiques de la peau déterminées directement ou indirectement par les parasites.

Les organismes animaux que nous avons à étudier ici sont de deux ordres :

1. Les uns qui, soit exclusivement, soit seulement d'une manière temporaire, habitent dans la peau humaine, ce sont de véritables parasites, — *dermatozoaires*. Il faut compter parmi ceux-ci : 1. l'insecte de la gale, — acare ; — 2. l'acare des follicules ; — 3. la puce de sable ; — 4. le ver filiforme, — filaire de Médine ; — 5. l'insecte d'automne, — lepte automnal (1) ; — 6. la tique commune ; — 7. le cysticerque du tissu cellulaire.

2. Les autres, qui ne visitent la peau que temporairement pour y chercher leur nourriture, et qui habitent en partie dans son

(1) On pourrait ajouter ici quelques autres dermatozoaires sévissant assez ordinairement encore sur l'homme ; telle, par exemple, la dermanysse des poulaillers et des pigeonniers, laquelle produit des éruptions prurigineuses assez intenses quelquefois pour amener les sujets atteints à l'hôpital. Nous donnerons plus loin les détails nécessaires sur ce point. (*Note des Traducteurs.*)

voisinage le plus immédiat (poils, vêtements), — *épizoaires*. Ce sont : 1. les poux (pou de tête, pou du pubis, pou des vêtements); — 2. les puces; — 3. les punaises, les cousins, et plusieurs autres insectes.

Ces parasites provoquent directement des affections cutanées en attaquant, en blessant ou en irritant la peau, en fouillant l'épiderme où ils vivent; ils produisent dans ces points des phénomènes inflammatoires (hyperhémie, exsudation, efflorescences, hémorrhagie, dégénérescence, hyperplasie de l'épiderme et de la substance de l'ongle). Indirectement, les parasites animaux agissent encore en causant des sensations de prurit, de brûlure qui provoquent le grattage et ses résultats bien connus, (excoriations, pustules, inflammation, ulcérations, eczéma dans toutes les variétés et à tous les degrés).

Ces altérations de nutrition de la peau appartiennent donc essentiellement à la série des formes de l'inflammation, en particulier à l'eczéma, mais elles représentent une maladie bien caractérisée lorsqu'elles se trouvent en connexion avec les symptômes propres à chaque parasite en particulier. En effet, le caractère de ces symptômes, leur localisation, leur intensité et leur marche sont en partie déterminés par l'irritabilité individuelle de la peau, mais surtout par les propriétés naturelles et biologiques de chaque parasite (1). Pour se rendre compte des types cliniques qui leur correspondent, il est donc essentiel d'avoir une connaissance exacte de ces parasites.

(1) Les parasites animaux déterminent, il est vrai, dans la peau ou à sa surface, des altérations souvent assez caractéristiques par leur nature, leur forme, leur siège, etc., pour qu'elles soient tout à fait pathognomoniques. Mais ceci établi, il faut ajouter que le degré, l'intensité, la durée, etc., des symptômes ou des lésions varient dans des proportions considérables, selon l'âge, le sexe, l'état constitutionnel, la situation de santé ou de maladie des sujets atteints. Ce sont ces variétés individuelles, nous ne saurions trop le répéter, si étendues et si remarquables, qui, en multipliant les types des lésions parasitaires, ont obscurci pendant aussi longtemps cette partie de la dermatopathologie, et la rendent encore assez souvent difficile pour la généralité des médecins, quelquefois même pour les dermatologistes de profession. (*Note des Traducteurs.*)

GALE (SCABIES)

La gale est une affection de la peau contagieuse, très prurigineuse et obligeant ceux qui en sont atteints à se gratter (scabere) ; elle est bien connue depuis des milliers d'années, et depuis plusieurs siècles on sait qu'un animalcule se rencontre dans la peau et joue un rôle dans la maladie. Cependant, il faut arriver à l'époque contemporaine pour trouver une conception positive de la gale, et une étude exacte de sa pathologie. L'histoire nosologique de cette dermatose vulgaire, très instructive en elle-même, montre, en outre, l'influence considérable que la manière de la comprendre a exercée sur le développement de la pathologie générale moderne. La doctrine humorale ancienne qui avait déjà, vers l'année 1840, été très ébranlée par la masse des faits appartenant à l'histoire naturelle, a été complètement renversée et abandonnée, après qu'elle eut été (qu'on me permette cette métaphore), entièrement sapée par le travail souterrain du petit acare. Ainsi, c'est dans l'histoire de la gale que prend racine la nouvelle ère de la médecine fondée sur les sciences naturelles, et nous devons être fiers de devoir cette science, pour une grande partie, aux travaux de l'École de Vienne et de notre maître Hebra (1).

Déjà les Arabes (Ben-Sohr) (2) avaient fait mention d'un petit animal dans la gale (assimilé aux cirons), et à partir du

(1) L'auteur est entraîné trop loin par son admiration, d'ailleurs très légitime, pour son maître, alors qu'il fait naitre l'ère nouvelle de la médecine de l'histoire de la gale, et en partie des travaux d'Hebra. Le développement de la médecine moderne, connexe à l'évolution générale des sciences naturelles, n'est dû ni à un homme ni à une découverte particulière ; toutes les découvertes de détail dérivent elles-mêmes d'une source commune et supérieure : le progrès général de la philosophie scientifique.

Depuis plusieurs siècles, l'acare de la gale était connu, mais le cerveau médical (si l'on veut nous permettre cette abstraction) n'était pas apte à en concevoir la signification exacte. En réalité même, la conception absolue du rôle des parasites animaux en général n'a pu être établie sans contestation possible, que par la négation définitive de la génération spontanée. (*Note des Traducteurs.*)

(2) Ibn-Zohr, *vulg.* Avenzoar (XIIe siècle.) (*N. d. Trad.*)

XIIe siècle (d'abord dans sainte Hildegarde) (1) jusque dans le XVIIe siècle on a de nombreuses données dont il résulte que dans le peuple on connaissait généralement l'existence de ce petit animal spécial à la gale, appelé seuren, sueren, syrones, cirons, briganti, pellicelli; l'art de l'extraire au moyen d'une aiguille et de l'écraser sur l'ongle était généralement répandu.

Beaucoup de médecins savaient également (Guy de Chauliac, XIVe siècle ; Ambroise Paré, XVIe siècle, etc.) que ce petit animal, considéré par quelques auteurs comme une espèce de pou et par d'autres comme une mite (*Milbe*), creuse des sillons dans la peau. Le naturaliste Thomas Mouffet l'a le premier décrit d'une manière plus exacte (1634), Hauptmann, plus tard Ettmüller l'ont assez bien représenté. Enfin Bonomo et Cestoni, dans une lettre (1687) adressée au célèbre Redi, donnèrent la description zoologique précise et le dessin de l'insecte de la gale et de ses œufs, et déduisirent de leur observation la conclusion juste que l'acare est de sexe distinct, et que c'est cet insecte, et non pas les « humeurs altérées », qui était la seule cause de la gale, et qu'en le détruisant par des remèdes locaux on guérissait aussi la maladie.

On voit que la connaissance de la gale était déjà très complète vers la fin du XVIIe siècle; mais malheureusement chez quelques observateurs seulement, et un siècle et demi était encore nécessaire pour que cette connaissance devînt générale. A la vérité, Linné (1746) avait décrit, et avait classé au point de vue zoologique l'insecte de la gale; Degeer (1788) l'avait dessiné exactement d'après nature, et Wichmann (1791) l'avait transporté expérimentalement du cheval à l'homme ; ce dernier avait, en outre, observé les effets de son action; beaucoup d'autres observateurs enfin, des vétérinaires notamment (à l'occasion de la gale des moutons), avaient acquis une connaissance approfondie de ce parasite. Mais en même temps que plusieurs médecins célèbres, tels que John Hunter, prenaient énergiquement la défense de l'opinion de Bonomo, d'autres médecins et dermatologistes éminents, comme Lorry, Willan, vers la fin du siècle précédent, avaient soit ignoré complètement l'existence de

(1) *Physique* de sainte Hildegarde, abbesse (XIIe siècle). (*N. d. Trad.*)

l'acare, soit nié ses rapports avec la gale, ou avaient soutenu qu'un poison inoculé dans le sang par les animalcules produisait la démangeaison, ou encore que ceux-ci provenaient des humeurs altérées du sujet atteint. Ces opinions furent corroborées par la doctrine de Hahneman sur les effets nuisibles de la gale supprimée ou combattue; elles le furent de nouveau, beaucoup plus tard, par des maîtres tels que Schönlein, Fuchs, Hildenbrandt; et cela avec d'autant plus de raison en apparence que l'art d'extraire les acares, compromis par les tentatives inutiles de Galès (1) (1812), de Raspail (1829), etc., n'a été réalisé d'une manière générale par les médecins qu'après la démonstration de Renucci (1834) (2). Dans les années qui sui-

(1) La grandeur et la décadence de Galès, élève en pharmacie à l'hôpital Saint-Louis, seraient extrêmement intéressantes à raconter : nous voulons dire ici seulement, qu'à notre sens (et nous sommes heureux de nous appuyer sur une opinion concordante du professeur Hardy) il n'a jamais été démontré pertinemment qu'il eût été véritablement, comme on l'a dit et répété, un imposteur. Assurément il a donné un dessin erroné de l'acare de la gale, mais cela prouve-t-il qu'il ne l'ait pas vu réellement? Ne s'est-il pas donné la gale par le transfert d'un acare? A-t-on démontré que les enfants auxquels il a transmis expérimentalement la gale, l'avaient contractée autrement (voy. J.-C. Galès, *Mémoire et Rapports sur les fumigations sulfureuses appliquées au traitement des affections cutanées*, etc. *Imprimerie royale*, Paris, 1816, pp. 2 et 3)? En fait, il était dans le vrai en signalant la différence qui existe entre « les affections psoriques et les affections psoriformes », et en écrivant que « le moyen le plus sûr (de guérir la gale) est de détruire l'insecte qui la produit », et tous ses détracteurs restèrent dans l'erreur jusqu'à la démonstration de Renucci. Au lieu de se donner le facile triomphe de montrer que l'acare dessiné par Galès n'était autre que la mite du fromage, ou d'autre chose, les contradicteurs eussent mieux fait de rechercher le véritable insecte, là où Mouffet avait indiqué qu'il était, et où il avait été retrouvé par Bonomo et par d'autres. Galès a été maladroit, inhabile, et il a eu le tort grave d'ignorer la littérature médicale antérieure; mais ce reproche ne s'applique pas à lui seulement; on peut, sur ce point, l'étendre à ceux qui ont étudié la question à la même époque que lui; rien ne prouve qu'il n'ait pas extrait des acares de l'épiderme des galeux, qu'il n'ait pas démontré la transmissibilité de la maladie par le parasite. La supercherie, l'imposture dont on l'accuse traditionnellement ne sont pas démontrées, à notre sens, et nous croyons juste de le dire. (*Note des Traducteurs.*)

(2) Renucci, étudiant en médecine français, ayant appris dans son pays (la Corse) à extraire les animalcules de la gale, fit, en 1834, à l'hôpital Saint-Louis, devant Alibert lui-même, une démonstration, cette fois exacte et définitive. A côté du nom de Renucci doit être placé celui d'Albin Gras, éga-

virent, l'histoire naturelle de l'insecte de la gale a été poursuivie par des auteurs nombreux et célèbres : Eichstedt (1846), qui publia le premier dessin d'un sillon d'acare avec son contenu, et d'un mâle découvert par Krämer (1845), et de la larve à six pattes ; Lanquetin (1) ; Bourguignon ; Hebra qui a observé deux acares au moment de la copulation ; G. Simon, Canstadt, Weld, Küchenmeister, Gerlach, Fürstenberg, Gudden, Bergh, etc. (2). Enfin, la pathologie de la gale fut avancée par les mêmes travaux d'une manière directe et indirecte, et surtout élucidée au point de vue de l'histoire naturelle et placée sur le terrain immuable des faits cliniques et expérimentaux, par le travail classique de Hebra « sur le diagnostic, l'étiologie et le traitement de la gale » (1844) (3).

DE L'INSECTE DE LA GALE

L'insecte de la gale, *acarus scabiei* (Degeer), *sarcoptes hominis* (Raspail), est rangé par les naturalistes les plus modernes dans la classe des mites (*Milben*), acariens. Enlevé hors de son sillon intra-épidermique (avec la pointe d'un bistouri ou d'une aiguille à cataracte), il apparaît (acare femelle) comme un petit corps hémisphérique blanc jaunâtre, visible à l'œil nu. Déposé sur l'ongle, il reste un moment immobile, puis peut être vu se mouvant avec rapidité. Si on le presse entre les ongles, il éclate avec un petit bruit. Examiné au microscope, il se présente

lement élève de l'hôpital Saint-Louis, qui, indépendamment des détails entomologiques intéressants qu'il fournit, paraît être le premier qui ait bien compris la valeur diagnostique du *sillon* (1834). On voit qu'en ceci comme en d'autres choses quelquefois, c'est de la France et de l'hôpital Saint-Louis qu'est partie la vérité vraie. (*Note des Traducteurs.*)

(1) Paris, 1851. (*N. d. Trad.*)

(2) Au premier rang, Ch. Robin, *Recherches sur le sarcopte de la gale humaine*, et *Mémoire zoologique et anatomique sur différentes espèces d'acariens*, 1859, 1860. — Voy. *les Parasites et les maladies parasitaires chez l'homme, les animaux domestiques*, etc., par P. Mégnin, texte et atlas. Paris, 1880. (*Note des Traducteurs.*)

(3) Les travaux de Bazin et de Hardy sur la gale ont amené au point où elle est aujourd'hui la pathologie, et surtout la thérapeutique de la gale. Nous aurons occasion de le rappeler tout à l'heure. (*Note des Traducteurs.*)

comme un animalcule en forme de tortue, pourvu d'une trompe conique et de huit pattes. Le corps ovale présente des sillons transversaux ondulés (*Rillen*) qui, pendant la marche, permettent aux écailles formant la cuirasse de se superposer.

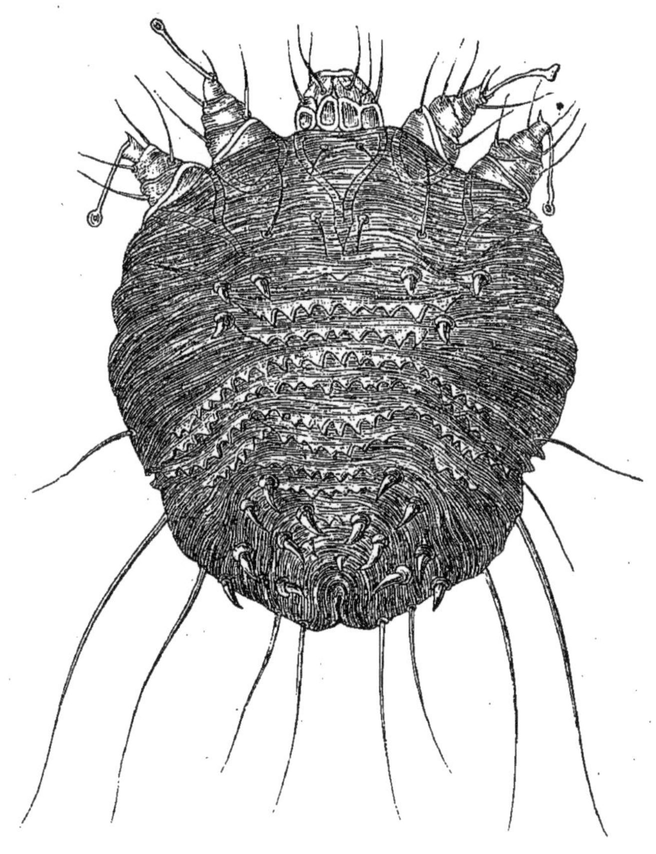

Fig. 51.

Insecte de la gale, femelle pubère, 0,35 millim. de long. sur 0,50 millim. de larg. Face dorsale : une paire d'épines cervicales, derrière lesquelles on trouve l'organe en lunettes, les soies et les (33) cônes de l'épaule, les rangées transverses des squames et des petits ongles, tout à fait en arrière les 14 épines disposées en quatre séries longitudinales. (Grossiss. de 300 diamètres.)

Le dos est garni d'épines plus ou moins longues implantées sur des bourrelets annulaires, ainsi que de séries de spinules ; celles situées au milieu regardent en avant, celles de la partie

postérieure sont dirigées en arrière d'une manière convexe. La tête, pourvue de six soies, détachée du tronc, a quatre paires de demi-mâchoires, et, placées à côté d'elles, deux palpes à trois articles. Huit pattes à cinq articles, la première et la

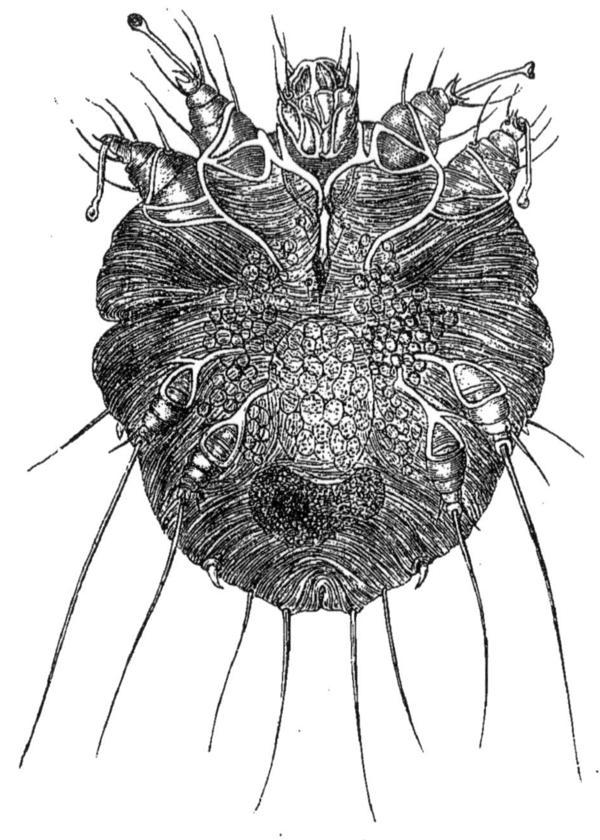

Fig. 52.

Femelle de l'acare fécondée. Côté du ventre, la crête médiane appartenant à la première paire de pattes (il est différent chez le mâle, la femelle et la larve, Bergh). Les pattes de derrière avec de longues soies. A l'intérieur de l'acare on voit un œuf arrivé à maturité.

seconde paire dans les deux sexes avec des ventouses pédiculées. La femelle (fig. 51 et 52, les dessins des acares sont reproduits d'après Hebra et Elfinger) porte à chaque troisième et quatrième paire une longue soie, elle a au bord postérieur du corps,

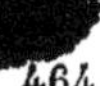

entre les soies les plus postérieures (soies anales), une fente donnant accès au vagin, et, sur le ventre, un vagin pour la ponte (Gudden). On peut démontrer anatomiquement (Gudden, Bourguignon, Eichstedt, Weld, etc.) la présence d'un tube digestif divisé en estomac et en intestin, d'ovaires, de muscles, et sou-

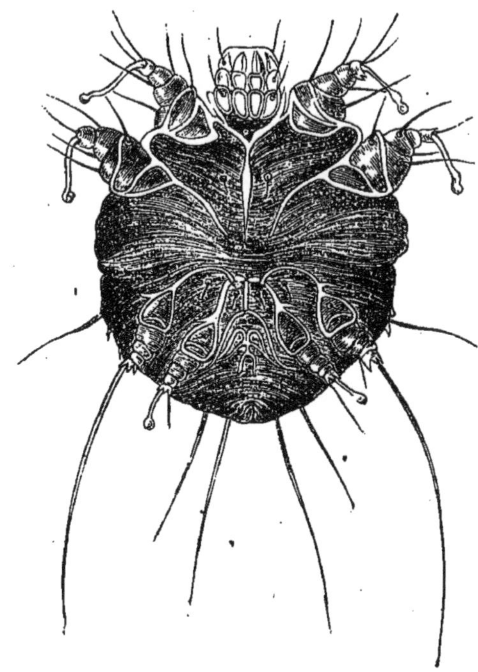

Fig. 53.

Acare mâle, face abdominale.

vent on peut voir un œuf mûr à l'intérieur de l'acare. La femelle peut, dit-on, vivre de vingt à soixante jours.

Le mâle est plus petit (0,20 mill. de long. sur 0,35 mill. de larg.) que la femelle; il porte à la quatrième paire de pattes une ventouse (au lieu de soies chez la femelle), et entre les pattes de derrière une charpente médiane en chitine, en fer à cheval, dans laquelle est engaîné un pénis en forme de fourchette, comme on le voit dans la figure 53.

L'acare mâle habite, dans des dépressions humides de l'épiderme, de petites papules et vésicules dans le voisinage des sillons qui cachent l'acare femelle; il paraît aussi avoir des ha-

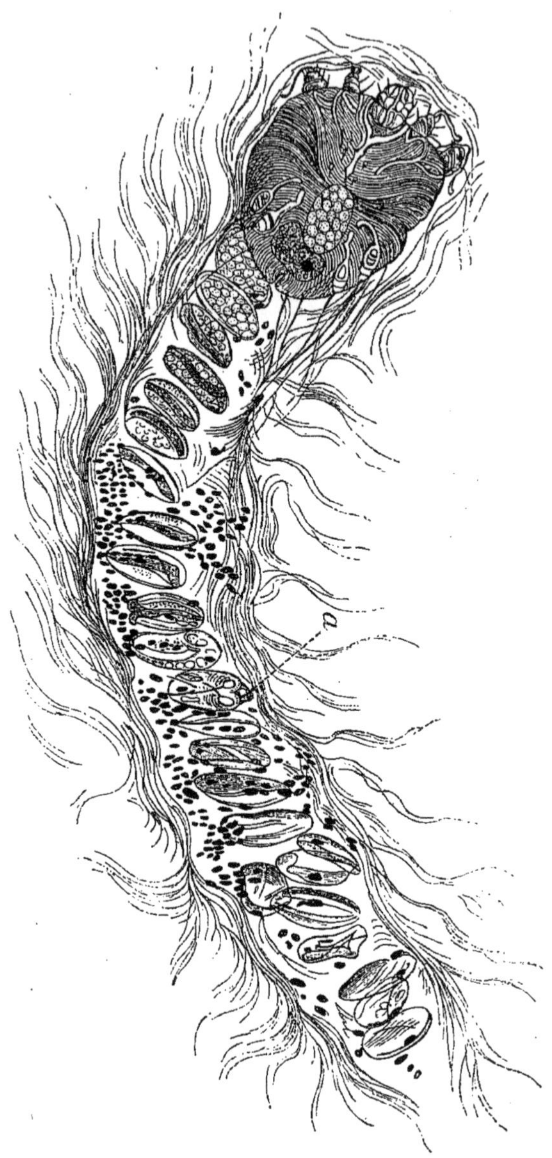

Fig. 54.

Sillon acarien pris sur la région lombaire, et vu au microscope à un faible grossissement.

A l'extrémité caudale de ce sillon on voit l'acare femelle par sa face abdominale et un œuf, arrivé à maturité dans son intérieur. Derrière elle, douze œufs et douze enveloppes. Il paraît que cette acare a pondu deux œufs dans la journée, car c'est seulement dans le troisième que se trouve la première trace de l'embryon, et ce n'est que dans le douzième qu'on observe une larve mûre, pourvue d'une paire distincte de pattes antérieures (détail qui n'est pas bien représenté dans ce dessin), ce qui, dans d'autres sillons, se voit déjà dans le sixième et le septième œuf. Entre les œufs et leurs enveloppes, on trouve de petits corpuscules noirs (fèces).

bitudes moins sédentaires que celles-ci. Hebra a eu une fois l'occasion d'observer d'une manière évidente sous le microscope, l'accouplement avec la femelle. Les mâles sont moins nombreux que les femelles dans la gale humaine, et difficiles à trouver; on les rencontre plus aisément dans la gale des animaux et dans la gale croûteuse ; ils meurent, dit-on, six à huit jours après leur accouplement (Gudden).

C'est seulement la femelle pubère, fécondée, qui creuse un

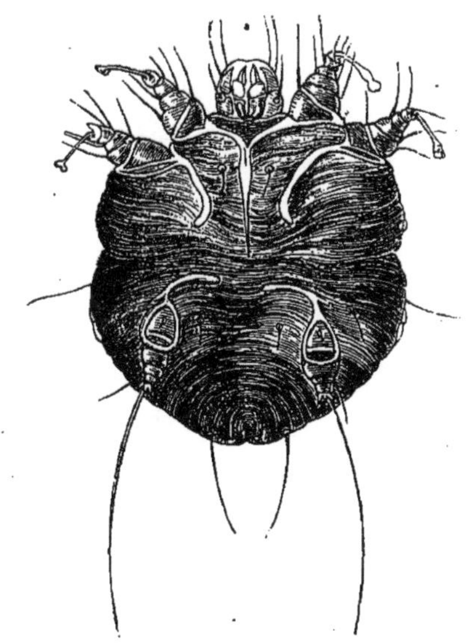

Fig. 55.

Larve d'acare à six pattes (surface abdominale).

sillon dans l'épiderme, — sillon de l'acare (fig. 54), — dans lequel elle dépose ses œufs et meurt après l'accomplissement de cette fonction.

Dans la transmission expérimentale, on a observé comment l'acare coupe l'épiderme avec ses mandibules acérées, pénètre la tête la première et disparaît sous l'épiderme; l'étude de ce sillon découpé, rapprochée du résultat d'autres observations, permet de présumer le genre de vie ultérieur de l'acare femelle. Elle dépose ses œufs derrière elle, chaque jour un, au plus deux, en tout de vingt à cinquante, peut-être encore plus. Les œufs, au nombre de douze à vingt et même plus (fig. 54) dans un sillon, sont ovales, à axe longitudinal placé transversalement à celui du sillon, ils ont environ de 0,16 millim. de long. sur 0,11 millim. de larg. Les deux ou trois œufs pondus en dernier lieu, situés immédiatement après l'acare, sont remplis d'un jaune cloisonné; dans le troisième et jusqu'au cinquième, on peut déjà

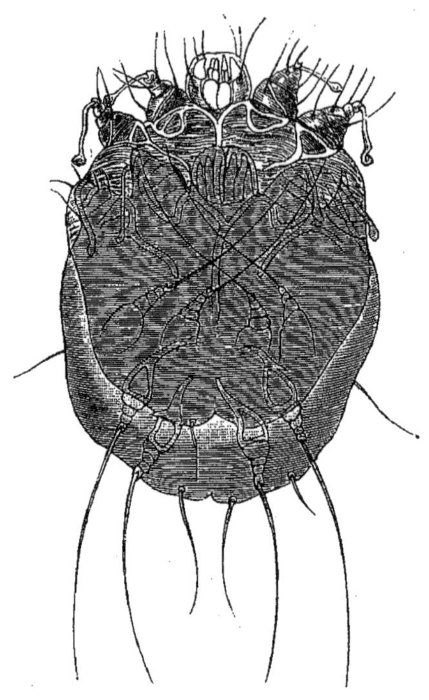

Fig. 56.

Deuxième mue.

A l'intérieur d'une acare octopode on reconnaît le nouvel animal également octopode en voie de développement.

voir clairement la trace de l'embryon, et du sixième au neuvième les larves d'acares, dans les plus anciens, souvent avec la tête et une paire de pattes antérieures.

La larve d'acare (fig. 55) est sexapode, elle atteint son complet développement dans l'espace de trois à six jours, brise la paroi de l'œuf, atteint 0,15 millim. de long. sur 0,10 mill. de larg., et progresse vers l'orifice d'entrée du sillon; suivant quelques auteurs (Gerlach, Bourguignon, Burchhard), elle arrive sur la peau par des ouvertures de la paroi supérieure du sillon (*Luftlöcher*), erre pendant un certain temps, et s'introduit ensuite par perforation dans un point où elle séjourne peu de temps et où elle accomplit ses processus de mue.

L'acare passe par trois mues (d'après Gudden, Fürstenberg, Bourguignon, elle en aurait quatre). La larve sortie de l'œuf n'a qu'une paire de pattes postérieures, deux soies anales et dix épines dorsales. Après la première mue (deuxième période), il sort un acare octopode, avec quatre soies anales et douze épines dorsales. A la deuxième mue, l'acare gagne encore deux épines dorsales, et l'animal pourvu de quatorze épines devient après la troisième mue (quatrième période) acare pubère.

Hors de la peau, l'acare peut vivre deux à trois jours et même plus longtemps dans des liquides qui s'opposent à l'entrée de l'air (eau, huile, pétrole).

Il paraît démontré par les transmissions réciproques fréquemment constatées entre l'animal et l'homme, et d'après le résultat de recherches comparées, que les acares observés chez différents animaux (brebis, chat, furet, lapin, cheval, chameau, dromadaire, éléphant, etc.) appartiennent essentiellement à la même espèce d'acare que l'acare de l'homme (peut-être l'espèce est-elle modifiée dans la dimension des individus selon le terrain spécial sur lequel elle vit) (1).

(1) Voy. MÉGNIN, *loc. cit.*, pour l'exposé complet de cette question; ses conclusions, qui sont tout à fait en concordance avec l'observation clinique simple, sont les suivantes :

« ... Les gales des animaux, — causées par des variétés du *Sarcoptes scabiei*, — peuvent se transmettre à l'homme avec plus ou moins de facilité, en provoquant le développement d'une gale qui a tous les caractères de la gale ordinaire humaine, mais qui est beaucoup plus fugace et qui disparaît ordinairement spontanément, ou avec de légers soins, sauf celle des grands carnassiers sauvages, causée par le *Sarcoptes scabiei*, variété *lupi*. Mais la cause, infiniment la plus fréquente de la gale ordinaire de l'homme, est le *Sarcoptes scabiei*, de la variété qui lui est propre. »

Inversement, le sarcopte de la gale humaine peut être transmis aux animaux : mais il ne s'acclimate pas sur eux et ne détermine sur leur tégument que des altérations passagères et moins intenses que celles qui appartiennent à leurs variétés propres. *Cuique suum!* (*Note des Traducteurs.*)

QUARANTE-NEUVIEME LEÇON

Symptômes, pathologie, étiologie, traitement.

GALE (SUITE).

Les symptômes de la gale consistent, en premier lieu, dans les modifications de la peau que les acares occasionnent directement par leur présence dans l'intérieur de l'épiderme, et parmi lesquelles le sillon (*Milbengang*) occupe le premier rang.

Pour pouvoir le reconnaître par son aspect clinique essentiellement variable, mais toujours caractéristique, sans le secours du microscope, il est nécessaire de savoir comment il est produit et comment se manifestent successivement ses caractères.

Au niveau des points où l'acare pénètre, l'épiderme est creusé en une espèce de cercle arrondi, de 1 à 2 millimètres, comme on peut le voir dans le dessin schématique (fig. 57, *a*), ou bien il se produit, par l'irritation que déterminent la morsure et les fouilles de l'acare, de l'exsudation, et une vésicule qui n'a absolument rien de caractéristique pour la gale, et après la dessiccation et la chute de l'enveloppe, il se fait de nouveau une exfoliation infundibuliforme de l'épiderme (voir dans la coupe fig. 57 *a* ovale). L'acare creuse plus avant pour arriver dans la couche des cellules molles du réseau muqueux, en suivant une direction descendante en ligne oblique, par rapport à la surface de la peau, et arrive au point I (fig. 57 *a*). Ainsi que cela a lieu sous l'influence de tout corps étranger, par exemple par l'introduction d'un petit éclat de bois (1), on voit l'action irri-

(1) Il est bien difficile, en voyant l'acuité du prurit, l'intensité des lésions produites chez un grand nombre de sujets par les acares, la multiplicité des vésicules, des pustules, voire chez quelques-uns des bulles ou des phlyctènes, de faire une assimilation véritable entre l'action du *Sarcoptes scabiei* et celle d'un corps étranger proprement dit. Les médecins ont depuis longtemps

tante de l'acare, ses mouvements et ses attaques, bien plus que sa présence, déterminer une hyperplasie épidermique éliminatrice, et une kératinisation de l'épiderme au point I. Il en résulte que la partie est soulevée, en même temps que l'acare est séparé des couches nutritives du réseau muqueux. Il creuse alors plus avant pour chercher sa nourriture, et laisser, en

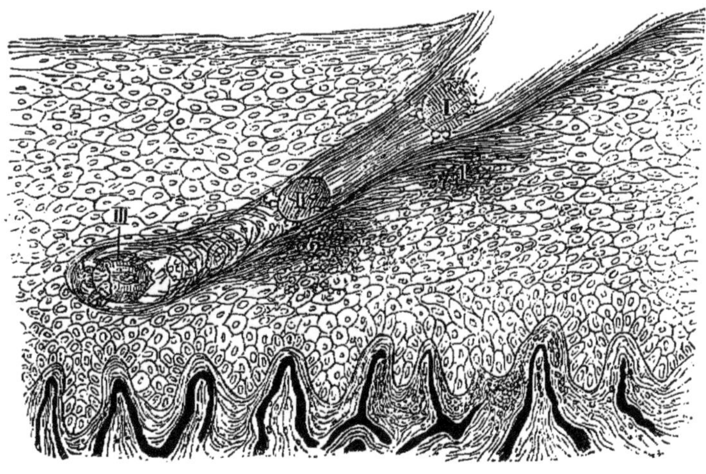

Fig. 57 (*a*).

a coupe oblique schématique à travers l'épiderme, sillon, et couche papillaire du derme.

même temps, une place pour ses œufs, et arrive au point II. Ici se produit de nouveau la kératinisation éliminatrice de l'épiderme, et au-dessous le soulèvement de la partie ancienne du sillon (fig. 57, *a*), ce qui oblige l'acare à pénétrer encore plus profondément; il atteint ainsi le point III en suivant un trajet oblique en descendant par rapport aux points II et I; c'est ainsi qu'on peut se faire une idée du sillon et de son aspect caractéristique.

admis l'hypothèse d'un principe venimeux, que les naturalistes regardent aujourd'hui comme démontrée (Moquin-Tandon, Gerlach, etc.). — Voy. dans le remarquable article *Gale*, de Hardy, dans le *Nouveau dictionnaire de médecine*, etc., l'exposé des auto-inoculations faites sur lui-même par notre savant maître, qui semblent bien établir la présence d'une matière irritante dans l'acare. (*Note des Traducteurs.*)

Ce sillon apparaît comme une galerie de plusieurs millimètres de longueur, souvent même de 1 jusqu'à 2 centimètres. Ce sillon est droit, habituellement un peu courbé, en forme d'arc dentelé, ponctué de place en place; on dirait qu'il *a été* fait avec une aiguille enfoncée sous l'épiderme. C'est une véritable mine, dont le contour commence par une exfoliation visible, limitée, ovale, assez large, — extrémité supérieure du sillon — (fig. 57, *a*, avant I); elle se prolonge ensuite en une parallèle étroite, dont les lignes ne s'écartent de nouveau un peu qu'à l'extrémité du sillon, — extrémité terminale, queue du sillon, — pour se confondre enfin dans un cul-de-sac arrondi (fig. 57, *a*, III), qui se distingue par un petit point saillant, blanc jaunâtre, brillant : c'est l'acare.

Au-dessus de l'ancien sillon soulevé par la kératinisation sous-jacente, l'épiderme corné est desséché, déprimé, fendillé et détaché. Plus le canal se rapproche de la partie la plus nouvelle, plus il est profondément placé, et plus épaisse et plus succulente est l'enveloppe épidermique qui le recouvre; plus blanc aussi, et plus vivant apparaît le sillon, dont le contenu, œufs et fèces, brille comme des points jaunes et noirs à travers le revêtement épidermique. Quant à l'extrémité terminale du sillon, elle se reconnaît à une petite nodosité (*Knöpfchen*) brillante, blanc jaunâtre, qui n'est autre que l'acare. On sait donc que l'on trouvera l'acare, non sur le côté désorganisé, mais bien sur celui qui est succulent, et cela à l'extrémité boutonneuse du sillon; on réussit facilement à le saisir en piquant, avec la pointe d'un bistouri ou d'une aiguille à cataracte, tout à fait près du point terminal blanc jaunâtre, on retire doucement le contenu et on le dépose sur l'ongle du pouce.

L'aspect du sillon tel que je viens de le décrire est caractéristique. On peut l'enlever avec des ciseaux pour l'examiner au microscope; ou, comme je le fais habituellement, on passe du côté de l'acare et au-dessous de lui une aiguille à vacciner, que l'on fait sortir à l'extrémité du sillon et latéralement avec la pointe et le tranchant de l'aiguille. On ouvre par ce procédé la couche de tissu contenant le sillon, et on peut la détacher sans comprimer le côté encore adhérent. Placé entre les deux verres de l'objectif, et examiné au microscope, le sillon montre les œufs, les fèces et l'acare, tels qu'on les voit dans la figure 54.

Lorsque la présence de l'acare provoque une vive irritation des papilles, de manière à amener de l'exsudation, des vésicules et des pustules (gale pustuleuse), l'aspect du sillon est un peu différent. Cet état peut se produire à toutes les périodes pendant lesquelles l'insecte fouille la peau ; mais comme l'exsudation a toujours son point de départ dans les vaisseaux des papilles, son produit se trouve constamment sous la couche cellulaire cornée

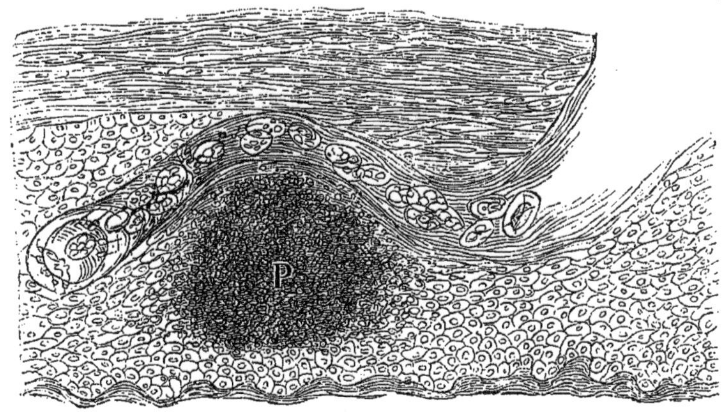

Fig. 57 (*b*).

Coupe schématique à travers une pustule (P) ; dans son enveloppe épidermique se trouve un sillon.

qui forme la base du sillon, et la couche épidermique qui le renferme constitue, en même temps, la paroi de la pustule ; on aperçoit dans son épaisseur la ligne ponctuée du sillon, comme dans la figure 57, *b*.

Puis l'acare creuse plus avant pour arriver dans le réseau muqueux normal, au delà de la sphère du foyer pustuleux ; par conséquent le contour de la pustule est toujours un peu dévié dans le prolongement des lignes ponctuées du sillon, là où l'acare s'est avancé.

On peut rencontrer des sillons sur tous les points de la surface cutanée, toutefois on les trouve, sans qu'il soit possible de l'expliquer, plus souvent sur certaines régions, qu'il importe au praticien de connaître. Ces régions sont dans l'ordre de leur fréquence et du nombre des sillons : le côté de flexion du poignet, les surfaces latérales des doigts et les plis interdigitaux; chez les enfants et les personnes qui ont une peau délicate, la paume des mains, le côté de l'extension des coudes, le pli antérieur des aisselles, le mamelon et les parties environnantes chez les femmes, le nombril et son voisinage, le pénis et surtout le gland et le tégument pénien, le scrotum, les fesses, principalement au-dessus des trochanters, le bord interne des pieds. Il faut encore ajouter à ces régions, comme siège habituel des sillons, toutes les parties de la peau qui sont souvent comprimées, et où l'épiderme est épaissi. Par consé-

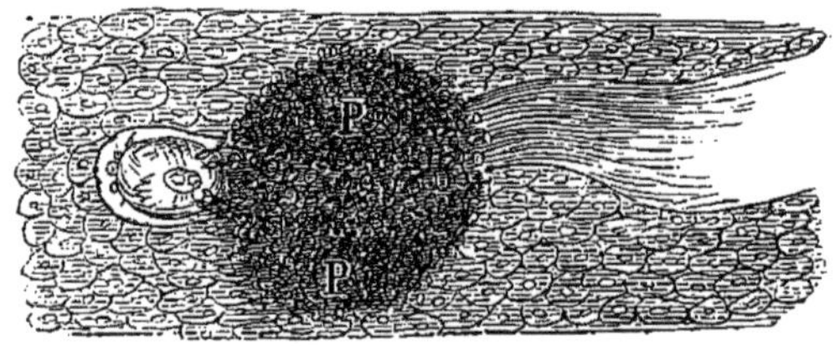

Fig. 57 (*c*).

La même coupe vue en surface. L'acare se trouve au delà de la limite de la pustule, dans le réseau muqueux non soulevé.

quent on les trouve d'une manière régulière chez les femmes et les hommes au niveau de la ceinture, où les corsets et les courroies produisent des callosités cutanées; chez les cordonniers, au niveau de la région trochantérienne, dont la peau est épaissie par le contact d'escabeaux de bois; sur les épaules, chez les portefaix; chez les tisserands, à la courbure des côtes, qui est souvent comprimée par le métier. Les régions que je viens de citer sont le siège habituel des sillons, et en même temps les foyers d'où l'invasion des acares se répand habituellement sur les parties voisines, de sorte que, dans un cas de moyenne intensité, on peut voir des sillons sur quelques-uns des points indiqués, surtout aux mains, au creux des aisselles, au pénis (1). Si la maladie est plus longue et plus intense, ce ne sont pas seulement ces

(1) Les lésions acariennes sont si constantes au pénis chez l'homme adulte, au mamelon chez la femme, et dans les deux sexes à la *partie antérieure* du creux axillaire, qu'elles acquièrent une valeur sémiologique presque absolue

régions qui sont couvertes de sillons, mais encore toutes celles qui se trouvent dans l'intervalle : le ventre, l'avant-bras et le bras, les fesses, les cuisses, les épaules; chez les enfants également, la face et le cuir chevelu, la surface dorsale des mains et des pieds.

Outre les sillons, l'eczéma constitue un phénomène objectif important de la gale; d'une part, il est le résultat direct de l'irritation produite par l'acare; de l'autre, une conséquence indirecte de son action.

C'est à l'irritation causée par l'acare qu'il faut rapporter les papules, les pustules, les vésicules, les bulles qui se développent au point d'introduction des jeunes acares mâles, et sous les sillons (gale vésiculeuse, bulleuse, pustuleuse). Toutefois ces efflorescences n'ont en elles-mêmes rien de caractéristique (1), sauf dans les cas où elles sont accompagnées de sillons. Certaines personnes sont particulièrement prédisposées au développement des éruptions, et certaines régions s'y prêtent plus aisément que d'autres : chez les enfants et les jeunes gens, par exemple, ainsi que chez les femmes, lorsque la gale existe aux mains et aux pieds, on observe souvent de nombreuses pustules et des bulles à grand développement, lesquelles, comme je l'ai montré précédemment (fig. 57, *b*), produisent le soulèvement du sillon.

Au creux de l'aisselle, sur le mamelon et à l'aréole, au nombril, sur les hanches et au pénis, il se forme, au-dessous des

au seul point de vue de la localisation; nous considérons, en outre, pour l'homme le pénis, et pour la femme l'aréole du mamelon, comme des points très ordinaires du lieu d'invasion première de l'acare chez l'adulte.

Nous avons, en outre, signalé souvent ces lésions acariennes comme un danger particulier de contracter la syphilis au point d'effraction de l'épiderme, point que nous avons vu, à plusieurs reprises, être le lieu manifeste de l'inoculation virulente. (*Note des Traducteurs.*)

(1) Les vésicules acariennes n'ont pas, cela est vrai, de caractère absolu; mais on ne peut dire cependant qu'elles n'ont rien de caractéristique. Leur petit nombre, leur émergence d'une peau saine, leur consistance, leur transparence assez longue dans sa durée, sans parler de leur siège, etc., leur constatation possible assez peu de temps après l'envahissement acarien, et plusieurs jours avant la constatation manifeste du sillon, font de la vésicule acarienne, chronologiquement, le premier caractère diagnostique de la gale, et pratiquement l'un de ses meilleurs caractères. (*Note des Traducteurs.*)

sillons, des nodosités rouges, dures, qui suivent la direction de ces derniers, de sorte que le sillon occupe le plan supérieur de chaque nodosité (1). En outre, on trouve sur le pénis des sillons courts, ayant l'aspect d'une égratignure dentelée, fine, produite par une aiguille.

Enfin, il peut se développer (comme dans tous les eczémas) d'autres centres eczémateux, soit par irritation réflexe, soit par complication locale, soit par rétention du pus, mais surtout sous l'action du grattage, qui est provoqué par les acares eux-mêmes, ou par l'eczéma antérieur (2).

Dans la gale, le prurit est très vif, toutefois il n'est pas continuel (3); il survient surtout le soir, au moment où les

(1) En divers points, notamment à l'aréole du mamelon et au pénis (gland ou fourreau), l'irritation acarienne se propage fréquemment au réseau vasculaire superficiel du derme, au point de produire de véritables indurations, lesquelles peuvent s'ulcérer (chancre acarien) et simuler soit des lésions syphilitiques (condylomes, syphilides papuleuses), voire même des chancres syphilitiques (chancres nains), soit encore des indurations papuleuses ou papulo-ulcéreuses, d'origine arsenicale directe.

Grâce aux progrès de l'hygiène industrielle, les ulcérations arsenicales du pénis sont devenues tout à fait rares; mais la coexistence, si fréquente chez nos malades d'hôpital, de la gale avec la syphilis, réclame une attention particulière pour éviter la confusion vraiment facile dans quelques cas particuliers. (*Note des Traducteurs.*)

(2) L'irritation acarienne, mécanique ou venimeuse (peu importe ici), est la cause première des éruptions de la gale; la cause seconde réside dans l'action mécanique du grattage et dans le transport, à l'aide des ongles, soit de leucocytes, soit de produits irritants qui réalisent chez le galeux une série indéfinie d'auto-inoculations. Ce dernier mode d'action est celui auquel nous rapportons, pour une part, les éruptions aberrantes d'impétigo que l'on observe quelquefois chez les jeunes sujets acariens, et les éruptions d'eczéma de la face et du cuir chevelu chez les enfants.

Quant au rôle joué par « l'irritation réflexe », nous renouvelons, à titre particulier, les réserves que nous avons déjà exprimées précédemment, à titre général. (*Note des Traducteurs.*)

(3) Bien que cela puisse paraître paradoxal, la gale peut exister, assez intense même, sans ce que nous appelons le *prurit conscient*, fait qui, d'ailleurs, n'est pas spécial à la gale. Certains malades, atteints de diverses affections prurigineuses, au moment même où on les prend en flagrant délit de grattage, déclarent qu'ils n'ont pas de démangeaisons; ils reconnaissent qu'ils se grattent instinctivement, inconsciemment, sans *percevoir* la démangeaison. Le *prurit inconscient* est réalisé *ad integrum* chez les sujets qui se grattent en dormant, sans que leur sommeil soit interrompu; ce dernier cas n'est pas rare. (*Note des Traducteurs.*)

malades se déshabillent, et sous l'influence de la chaleur du lit, évidemment parce que, à ce moment, les acares poursuivent avec plus d'activité leurs fouilles, leurs pérégrinations, et cherchent leur nourriture. Le grattage aggrave l'eczéma, et comme le prurit et le grattage atteignent principalement les foyers de la gale, c'est aussi sur ces points que l'eczéma consécutif devient le plus intense.

D'après ce que je viens de dire, les phénomènes eczémateux sont surtout prononcés au niveau des sillons; c'est là un des caractères importants de la gale. L'éruption eczémateuse consiste habituellement en quelques papules et vésicules disséminées qui, à mesure qu'elles sont détruites par le grattage, s'accompagnent de pustules, de croûtes et d'excoriations sanguinolentes; plus rarement elle se produit sous forme d'un eczéma diffus, humide. Cet eczéma occupe d'une manière typique la région cutanée qui s'étend du mamelon jusqu'un peu au-dessus des genoux; la partie antérieure du tronc, à partir de chaque mamelon comme limite supérieure; les parties génitales, la face interne des cuisses sont recouvertes par ces efflorescences discrètes et par les lésions de grattage. On l'observe aussi à la face interne des bras, sur les fesses, les jambes et sur toutes les régions facilement accessibles aux ongles (peu, par conséquent, sur la région dorsale), toujours avec plus d'intensité (et cela est caractéristique) sur les foyers principaux des sillons, c'est-à-dire le mamelon, le pénis, le creux des aisselles, etc., et leur voisinage immédiat. L'aspect est si typique, qu'on peut le reconnaître de loin au premier coup d'œil.

Les régions dans lesquelles l'eczéma est habituellement très prononcé, sous forme pustuleuse et croûteuse, et avec infiltration de la peau, sont : les mains; chez les femmes, le sein; les fesses, chez les cordonniers (1), quelquefois le pénis, le scrotum, les mains et les pieds, ainsi que généralement toutes les parties de la peau qui peuvent être le siège de callosités produites par compression. Aux mains et aux pieds, chez les enfants à la mamelle

(1) Les cordonniers partagent le privilège de cette localisation avec tous les sujets que leur profession maintient habituellement assis dans des conditions analogues. (*Note des Traducteurs.*)

et chez les jeunes gens, on voit, au-dessous et près des sillons, de grosses vésicules et des bulles qui se développent souvent sous forme de rupia, dont les croûtes recouvrent les sillons au point de les rendre méconnaissables (1).

(1) Voici la caractéristique principale des éruptions psoriques :

Elles sont *polymorphes* : sur le même sujet on peut rencontrer des plaques ortiées, des papules (eczéma papuleux, lichen de la plupart des auteurs, prurigo psorique de Hardy, etc.), des vésicules simples (miliaire acarienne), des vésicules eczémateuses ou impétigineuses, des pustules (ecthyma simple, rupioïde, furonculeux), la série entière des croûtes appartenant aux épidermites, depuis la petite croûtelle sanguine qui couronne le sommet des saillies pilaires dans l'eczéma papuleux, jusqu'aux croûtes rupioïdes; enfin de véritables bulles qui ont été parfois confondues avec du pemphigus vrai.

Chronologiquement, la première de ces manifestations est la miliaire acarienne; la seconde, la plus étendue, est l'eczéma papuleux, — prurigo de Hardy — (lieux d'élection : avant-bras, toute la face antérieure du tronc au-dessous des mamelons, faces interne et antérieure des cuisses).

En troisième lieu nous plaçons l'eczéma vésiculeux et pustuleux, plus ou moins suintant et croûteux selon les sujets, souvent à forme d'impétigo, rarement tout à fait généralisé, si ce n'est chez les très jeunes sujets. La valeur diagnostique de l'eczéma psorique procède, non de ses caractères propres, mais de son association avec les éruptions précédentes, et de ses localisations : espaces interdigitaux, avant-bras, coudes, régions fessières, pieds, jarrets.

Lorsque la gale a quelque durée, et lorsque les démangeaisons se produisent depuis un certain temps, on observe, en outre, au niveau des lieux d'élection, sur le tronc particulièrement, au-devant des aisselles, une hyperchromie diffuse (mélanodermie acarienne), laquelle est plus ou moins prononcée selon la faculté chromatogène très variable suivant les sujets, et qui appartient à la gale comme à toutes les affections prurigineuses; sa *localisation* propre dans plusieurs d'entre elles acquiert une valeur diagnostique importante.

Enfin il suffit d'ajouter, pour ne rien omettre, que, soit en raison d'une disposition constitutionnelle particulière, soit en raison du manque de soins, ou encore du fait de traitements irrationnels, on peut voir survenir, régulièrement chez les jeunes enfants, à titre d'exception ou de complication chez les adultes, toutes les variétés de dermite impétigineuse ou eczémateuse, même les plus étendues et les plus graves; des adénopathies aiguës douloureuses, avec ou sans phlegmon périadénique; de la lymphodermite avec abcès (pseudo-phlegmons). Des complications plus profondes, plus graves, plus insolites ont été observées, mais cela à titre tout exceptionnel.

On ne peut pas encore donner une explication satisfaisante du développement de toutes les variétés particulières que l'on observe dans la symptomatologie acarienne; dans certains cas, par exemple : sillons multipliés, éruptions cutanées très légères; dans d'autres, éruptions cutanées et symptômes subjectifs intenses, très peu de sillons. Cette opposition est presque la règle.

Sous le nom de gale de Norvège ou de Bœck (1) (gale croûteuse), Hebra a décrit une espèce particulière de gale, qui avait été auparavant signalée chez les lépreux, par Bœck et Danielssen, et plus tard par Fuchs, Gumpert et Bamberger, Bergh, Rigler,

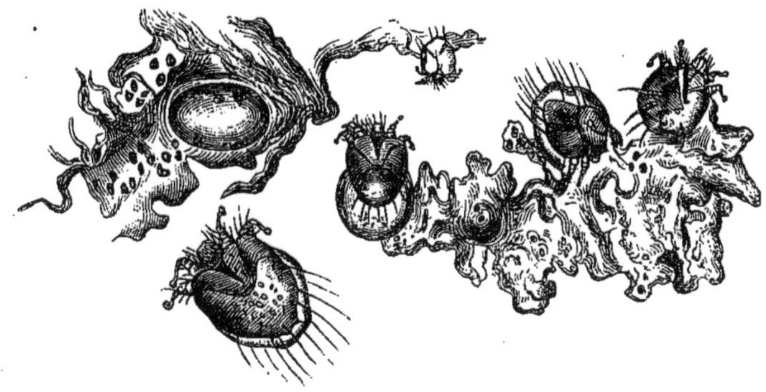

Fig. 58.

Croûtes d'une *gale croûteuse*. Acares à diverses périodes de développement, œufs, fèces.

Vogel, Duben, Mittermayer, et dont nous avons vu aussi quel-

C'est là une question qui a besoin d'être reprise à l'aide de faits précis et complets; la seule donnée pratique que nous en voulons retenir et souligner en ce moment, c'est que l'absence de sillons apparents au premier abord, et même à un examen approfondi, n'implique pas la négation de la gale. Nous reviendrons tout à l'heure sur ce point, à propos du diagnostic. (*Note des Traducteurs.*)

(1) La découverte de la *gale des lépreux* par Boeck, à titre général, d'abord pendant ses premières recherches (voy. la traduction française du *Traité de la Spedalsked.* Paris, 1847-48), puis à titre particulier de 1848 à 1851, est d'un très grand intérêt, à la fois pour l'histoire de la lèpre et pour l'histoire de la gale. Sur le premier point surtout, elle éclaire d'une vive lumière la série des complications eczémateuses de la lèpre, qui ont si souvent dénaturé l'aspect de la maladie et causé les confusions les plus inextricables. Sur le second point, la question n'est pas encore déterminée de savoir si la gale de Boeck, la gale norvégienne, ce que nous appelons la gale à croûtes géantes, dépend, dans ses formes extraordinaires, du terrain sur lequel elle se développe (opinion de Hebra), ou de la variété particulière de sarcopte qui la cause (opinion de Fürstenberg, *sarcoptes crustosæ*. Mégnin adopte l'opinion de Fürstenberg (théorie suédoise), et précise le *sarcopte des carnassiers* comme propre à cette forme de gale (voy. Mégnin, *loc. cit.*, p. 305 et suiv.).

Voy. l'observation si remarquable de Féréol, 1856, *Gazette médicale*, et l'*examen histologique* de Ch. Robin, qui y est annexé. (*Note des Traducteurs.*)

ques cas à notre clinique (1). Dans cette variété, lorsque la maladie a duré plusieurs années, ou, chez certains sujets ayant une prédisposition individuelle, après un laps de temps plus court, il se produit à la paume des mains, à la plante des pieds, aux coudes, aux genoux, des callosités épidermiques de plusieurs millimètres d'épaisseur, à l'intérieur desquelles on ne trouve pas les acares dans des sillons réguliers, mais, comme dans la gale des troupeaux, dans des espaces creusés d'une manière irrégulière.

Probablement cet état tient au grand nombre d'acares dont on peut trouver, à l'intérieur de la couche muqueuse, un nombre infini, à tous les degrés de développement, tandis que les couches de cellules cornées, insuffisantes pour leur nutrition, n'en contiennent que des débris morts. On a observé aussi comme conséquence de la présence de ces masses acariennes l'épaississement caséeux des ongles et la chute des poils, comme cela a lieu dans la gale des animaux. Un ongle de gale croûteuse, appartenant à la clinique de Vienne, contient en grande quantité des débris d'acares dans des cavités irrégulières (2).

L'apparition de la gale, comme le montrent l'inoculation expérimentale ainsi que la transmission accidentelle, suit immédiatement la sensation de prurit qui augmente en intensité avec les progrès de l'affection. Le premier sillon ne se produisant qu'au bout de huit à quinze jours, et quelques semaines étant encore nécessaires pour le développement de nouveaux sillons par des acares fécondés, émigrés, et débarrassés de leur mue, on peut considérer toute gale, même d'une intensité moyenne et répandue sur diverses parties du corps, comme existant depuis au moins six semaines à trois mois. La maladie, abandonnée à elle-même, se généralise dans l'espace de quelques mois avec des symptômes de plus en plus accusés (sillons et eczéma) sur les points de localisation typique que j'ai cités ; elle peut alors persister pendant un temps illimité, même pen-

(1) Voy. l'observation de FÉRÉOL, *loc. sup. cit.* (*N. d. Trad.*)

(2) Tous ces faits sont bien confirmatifs de l'opinion de Mégnin ; le sarcopte vulgaire de l'homme ne saurait modifier ainsi ses mœurs, ni produire de semblables altérations. (*N. d. Trad.*)

dant toute la vie, comme l'enseignent quelques observations faites en Norvège, par Bœck, Hebra, sur des lépreux. La gale n'a pas d'autres effets que la série des modifications cutanées que j'ai décrites, même quand elle persiste aussi longtemps ; elle n'amène notamment aucune espèce de lésion des organes internes ou de leurs fonctions.

Pendant la durée des maladies fébriles et dépressives, pneumonie, variole, typhus, fièvres puerpérales graves, etc., les symptômes de la gale disparaissent, car le prurit cesse, les éruptions eczémateuses s'effacent et les sillons deviennent invisibles, mais on les voit se manifester de nouveau nettement avec la convalescence. A l'époque où l'on n'avait encore aucune connaissance exacte de la nature de cette affection, ni de la pathologie de ces divers processus fébriles, cette circonstance avait fait croire que la disparition de la gale était due à ces maladies générales graves et dangereuses, et que celles-ci étaient la suite d'une gale « repoussée », « rentrée » par suite de refroidissement, d'onctions, etc., en un mot que ces maladies étaient des métastases de la gale. Il est facile de se rendre compte de ce qui se passe dans ces cas; les acares meurent dans la peau qui, desséchée par la fièvre, présente une température anormalement élevée, ou est devenue atonique par anémie; il en résulte l'absence de prurit et de grattage, et, comme conséquence ultérieure, la disparition de l'eczéma. Mais les œufs restent intacts. Pendant la convalescence, les jeunes acares reviennent sur la peau turgescente, et les symptômes scabiéiques se produisent de nouveau.

L'étiologie de la gale, d'après ce que je viens de dire, n'exige pas de nouvelles explications; sa cause réside uniquement dans le sarcopte. La contagion n'a lieu que si plusieurs acares pleines, ou bien des femelles et des mâles arrivent en même temps sur la peau et pénètrent dans l'épiderme, qu'ils proviennent de l'homme ou bien d'animaux atteints de gale. La contagion de l'homme à l'homme, la plus habituelle, se produit assez facilement, mais elle n'a lieu cependant que par un contact prolongé et durable, surtout dans la chaleur du lit, par le fait du coucher en commun, circonstances particulièrement favorables au but que les acares poursuivent sur la surface cutanée (accouplement et fouille). La gale se transmet à coup sûr difficilement pendant le jour et dans des contacts passagers, ou par l'usage d'outils et de vêtements d'individus atteints de gale.

Je montre continuellement, dans mes cours, des galeux, je les fais circuler de groupe en groupe, je tiens, pendant plusieurs minutes, dans ma main, leur main pleine d'acares, je ne me lave souvent qu'au bout d'une demi-heure, et, malgré tout, je n'ai jamais pris la gale (1). Parmi les classes de la société qui, chez nous, fournissent le plus fort contingent de galeux, il faut citer les ouvriers (les apprentis), qui ont l'habitude d'avoir un lit pour deux, et avant tout les cordonniers, puis les tailleurs. Les cordonniers constituent 40 à 50 pour 100 de nos galeux, les tailleurs de 20 jusqu'à 30 pour 100 (2), et, grâce à ces deux corps de métier, nous

(1) L'exemple est plus frappant encore, si cela est possible, dans notre hôpital Saint-Louis, à cause du nombre particulièrement considérable des galeux que nous *manions* souvent durant plusieurs heures. Nous ajoutons que jamais, dans les longues contemplations faites, à la loupe, de surfaces tégumentaires acariennes, nous n'avons surpris d'acares errant sur la peau, et nous ne sachions pas que personne en ait jamais constaté, ou au moins que l'on en constate aisément ou communément, comme cela aurait lieu si ces parasites avaient des mœurs diurnes vagabondes.

Il ne se passe pas de semaine que quelque étudiant en médecine ne vienne demander un *bon* pour le traitement de la gale, mais, chose étrange, ce ne sont pas ceux de l'hôpital où l'on manie les galeux; nos futurs confrères ont contracté la gale, quoique étudiants en médecine, et non parce que; plus experts dans l'art de la reconnaître, ou plus défiants, les élèves de l'hôpital Saint-Louis savent mieux éviter le danger.

On ne le saurait trop dire, la gale ne se contracte *ordinairement* que par cohabitation, contact intime prolongé ou répété, et nocturne plus particulièrement; il ne faut pas affirmer que cela n'ait *jamais* lieu plus accidentellement, mais il suffit de bien savoir que cela est en dehors de la règle.

Dans les cas où la gale est contractée médiatement par les vêtements, des objets de literie, des gants, nous sommes disposés à penser que la transmission a lieu par les œufs renfermés dans des squames ou dans des croûtelles de grattage, plutôt que par l'existence d'acares restés libres. (*Note des Traducteurs.*)

(2) Nos cordonniers et nos tailleurs parisiens ne sont pas, à ce degré, plus atteints par la gale que les autres ouvriers; cela indique seulement qu'ils sont disséminés dans l'agglomération, et soustraits aux causes particulières de communauté qui seules peuvent expliquer l'envahissement d'un corps d'état par la gale. (*N. d. Trad.*)

avons eu en traitement, dans la division dermatologique, pendant les années précédentes, de 1,000 jusqu'à 1,200 galeux par an. Depuis 1864, que les corps de métier ont des médecins à eux qui soignent les galeux à la consultation gratuite, le nombre des sujets atteints de gale traités à la clinique a diminué de 200 jusqu'à 300 par an. Mais, chez les cordonniers, la gale est toujours prédominante, et le Dr Weinberg, médecin de ce corps d'état, a, depuis 1864 jusqu'à présent, c'est-à-dire dans l'espace de quinze ans, trouvé sur 29,497 cordonniers venus à la consultation gratuite, 5,632 galeux, c'est-à-dire 20 pour 100 de tous les malades (1).

Pour le diagnostic de la gale, il suffit de donner une attention suffisante à ses symptômes caractéristiques. Et pourtant c'est un fait qu'il n'y a guère de dermatose qui ait été plus souvent méconnue par des médecins, d'ailleurs instruits. Nous avons eu assez souvent l'occasion de voir des malades atteints de gale ou affectés de vives démangeaisons avec grattage (et d'eczéma), qui avaient été traités sans succès pendant des mois et des années par des remèdes internes et externes, des cures de boisson et de bains, seulement et uniquement parce que le diagnostic « gale » n'avait pas été porté (2), tandis que, comme notre mode de traitement en fait la démonstration, une friction avec un remède antiscabiéique quelconque eût d'un coup amené la fin de leurs longues souffrances. On ne peut pas exiger que tout médecin possède l'art d'extraire les acares, ce qui n'est pas facile, même pour le spécialiste, dans les formes

(1) Cela ne s'applique pas, dans les mêmes proportions, à la ville de Paris. (*N. d. Trad.*)

(2) Ici il n'y a plus de différence entre Vienne et Paris, et nous voyons aussi trop souvent des cas de gale méconnus par des médecins, d'ailleurs instruits, qui traitent avec résignation de pauvres patients de toute catégorie pendant de longs mois, malgré les preuves les plus extrêmes d'insuccès, par les médications internes ou externes les plus variées. Nous ne parlons pas, bien entendu, en rappelant ces erreurs, des cas de gale exceptionnels, débutant, altérés déjà par des applications locales; en un mot, de ces cas où l'ambiguïté existe pour tout le monde, même pour les dermatologistes de profession, mais bien des seuls cas à diagnostic facile, manifeste, patent, que chacun doit savoir reconnaître et traiter. Ce sont ceux-là que l'on rencontre encore trop souvent méconnus. (*Note des Traducteurs.*)

compliquées ou dans les cas de lésions modifiées par des bains, des lotions savonneuses, etc.; mais cette démonstration n'est pas nécessaire, et le diagnostic des formes communes ne présente véritablement pas de difficulté.

Dans les cas types, les sillons sont très faciles à reconnaître, à la condition de les rechercher en différents points du corps. On ne devra pas, en effet, se borner à examiner seulement les mains sur lesquelles les sillons peuvent être altérés et rendus méconnaissables par l'usage du savon, chez les personnes qui prennent des soins de toilette attentifs, ou qui sont occupées à laver; il en sera de même chez les ouvriers sous l'influence des acides ou du frottement. Chez l'homme on ne devra jamais omettre d'examiner aussi le pénis; chez les femmes on aura soin d'explorer le mamelon et les régions où les attaches des robes ont exercé une pression: dans tous ces points on trouvera certainement des sillons et des indurations allongées. Enfin, dans les cas même où les sillons ont été détruits par un traitement incomplet, on peut encore reconnaître leurs contours caractéristiques (fig. 57), qui se distinguent des éraillures communes de la peau en ce que de distance en distance leurs bords sont parallèles, et que, divergents à une de leurs extrémités, ils se fusionnent à l'autre en forme de fer à cheval (1).

Un autre élément bien plus important pour le diagnostic est, outre le caractère de l'eczéma (consistant principalement en papules, vésicules et pustules discrètes), la localisation principale sur les régions du corps dont il a été question précédemment (2).

(1) La recherche du sillon est le moyen pratique essentiel de diagnostiquer la gale, et de démontrer la réalité de son diagnostic; c'est un véritable signe de certitude, à la portée de tous. Mais pour réussir dans tous les cas où ce sillon existe, il faut *savoir le chercher*; or cela s'apprend sur le galeux, non dans le livre. (*Note des Traducteurs.*)

(2) La *polymorphie* des éruptions, leurs *localisations* interdigitale, antibrachiale, préaxillaire, pénienne, mammaire, etc., etc., et, par-dessus tout, l'examen attentif d'un certain nombre de galeux fait antérieurement, permettront, huit fois sur dix, de faire du premier coup d'œil un diagnostic de présomption que la recherche du sillon complète aisément, neuf fois sur dix. (*Note des Traducteurs.*)

Je conseillerais volontiers de diagnostiquer tout simplement comme gale tout cas dans lequel une telle localisation s'impose à l'observateur, ou du moins, — c'est la chose principale dans la pratique. — de le traiter comme tel (1). Car on fera certainement disparaître la plus grande partie des symptômes, eczéma et prurit, par l'application d'une pommade pour la gale, et, dans aucun cas, ce traitement ne sera nuisible, si même le diagnostic n'était pas exact. Le préjudice serait à coup sûr moins grand que si l'on se bornait à une médecine expectante, ou si l'on soumettait le malade à des cures de boissons ou de bains qui ne répondraient nullement au but qu'on se propose.

Le pronostic de la gale, même de celle qui a persisté plusieurs années, qui s'est généralisée et a présenté des complications de toute espèce, est absolument favorable, car on peut guérir la maladie pour toujours, d'une manière certaine et dans un délai très court (2).

Le problème à résoudre pour le traitement de la gale est indiqué d'une manière positive.

En premier lieu, il faut détruire la cause de la maladie, c'est-à-dire les acares et leur couvée. On fera cesser ainsi en même temps le prurit et le grattage, et avec ces derniers la cause de l'eczéma, qui disparaît alors spontanément.

Mais comme l'eczéma donne lieu à des démangeaisons nécessairement suivies de grattage, et que, dans bon nombre de

(1) Cela se fait communément dans la pratique de la policlinique, ou dans la pratique nosocomiale, et l'évènement démontre le bien-fondé du conseil de l'auteur. (*N. d. Trad.*)

(2) Ce tableau est assez souvent plus sombre; tantôt chez les enfants ou chez les sujets eczémateux les éruptions acariennes sont continuées par un véritable eczéma souvent de longue durée; tantôt il survient des complications auxquelles nous avons déjà fait plus haut allusion (voy. la note 1 de la page 477). Dans d'autres cas encore, un prurit opiniâtre succède à la gale, et persiste longtemps après. Le médecin est assez souvent poursuivi par les plaintes de malades devenus véritablement psorophobes, et qui viennent réclamer une série indéfinie de *frottes*. Nous engageons donc vivement le médecin jaloux de sa réputation à ne pas formuler son pronostic à titre banal, mais seulement après l'avoir basé sur un examen attentif du malade, et à ne prendre la responsabilité que des seules médications qu'il est appelé à surveiller ou à diriger. (*Note des Traducteurs.*)

cas, il se développe avec une intensité telle, qu'il devient une véritable maladie, et que dans ces conditions un homme est hors d'état de travailler et ne peut être dit bien portant, la seconde partie du traitement consiste à guérir cet eczéma.

Il importe de se rappeler ces circonstances en présence des cures rapides qui ont été vantées, de différents côtés (1), dans ces dernières années. Car il est évident, pour tous ceux qui connaissent bien la question, que la première partie du traitement dont j'ai parlé, la destruction des acares, se réalise chaque fois rapidement, et que par suite le malade est, dans beaucoup de cas, rétabli de fait, mais que dans les points où existe un eczéma intense, il n'est pas guéri malgré la disparition de la gale. Il faut donc encore traiter l'eczéma, mais jamais par une cure rapide (2); on ne parvient souvent à le faire disparaître qu'à l'aide d'un traitement de plusieurs jours, ou même de plusieurs semaines. Nous ne considérons pas un

(1) L'école de l'hôpital Saint-Louis s'honore d'avoir en même temps indiqué la nécessité des frictions générales, et d'avoir simplifié au plus haut degré le traitement de la gale ; les noms de Bazin et de Hardy sont ceux auxquels se rattachent ces progrès considérables (voy. BAZIN, art. GALE, *Dict. encycl. des Sc. méd.*, et HARDY, art. GALE du *Nouveau Dict. de méd. et chir.* (*Note des Traducteurs.*)

(2) Il ne doit subsister ici aucune ambiguïté; la *cure rapide* de la gale, où le procédé de Hardy, constitue un fait thérapeutique d'une grande importance populaire, et qu'il ne s'agit pas de juger ainsi sommairement. La question, pour être posée avec rectitude, doit être divisée, et non pas exposée en bloc. Il y a des cas où la *cure rapide* est applicable, logique, bonne, suffisante; il y a d'autres cas dans lesquels elle n'est pas applicable, et où elle serait illogique, mauvaise, inutile ou nuisible; nécessité est donc d'examiner les catégories à part.

1° *Cas où la cure rapide est indiquée.* — Pour tous les sujets chez lesquels les lésions cutanées sont peu intenses, la *cure rapide,* faite en dehors de tout séjour à l'hôpital (ainsi que cela se pratique à Paris depuis l'année 1852, époque à laquelle Hardy a institué sa méthode), est un bienfait considérable pour la population, et, dans une ville comme Paris, un soulagement, un grand profit pour le budget des pauvres. Ces cas, auxquels nous venons de faire allusion, constituent la grande majorité ; le séjour de l'hôpital serait, pour la plupart de ces malades, une obligation à laquelle ils ne se résigneraient plus aujourd'hui.

L'observation démontre surabondamment que la *cure rapide* est suffisante dans la grande majorité de ces cas; ceux chez qui l'eczéma survit intense à la destruction des acares reviennent, et sont alors admis à l'intérieur, ou

malade atteint de gale, comme guéri, ainsi que le prouve l'expérience, tant qu'on n'a pas fait disparaître les phénomènes morbides provenant de la cause première, et que l'individu n'a pas repris ses occupations habituelles et la santé. Aussi, nous ne proclamerons pas la supériorité de la cure rapide, et nous déclarerons, au contraire, que, dans notre hôpital, la durée moyenne du traitement de la gale est, pour les hommes, de trois à cinq jours; pour les femmes, de cinq à sept; parce que chez les premiers (les cordonniers et autres ouvriers) l'eczéma des fesses, chez les femmes celui des seins, exigent souvent pour leur guérison de deux à six semaines.

Les remèdes dont l'efficacité est certaine pour la destruction des acares et de leur couvée, sont les suivants : le soufre; les infusions, les décoctions et les huiles éthérées de certaines plantes : les semences de staphysaigre, l'ellébore, les baies de laurier, l'huile de caryophyllée, de romarin, de menthe, etc.; en outre, les huiles balsamiques et empyreumatiques, le baume du Pérou, de tolu; le pétrole (Decaisne), le styrax (Pastau), le goudron. A ces médicaments il faut encore ajouter ceux qui, en macérant l'épiderme, facilitent la pénétration des parasiticides dans les sillons, comme le savon et les poudres grossières (craie et pierre ponce).

Avec les médicaments que j'ai indiqués, l'empirisme a multiplié des combinaisons qui peuvent se compter par centaines,

munis des moyens nécessaires à achever la guérison des lésions cutanées consécutives; ils sont en minorité.

2° *Cas où la cure rapide n'est pas indiquée.* — Pour les sujets qui offrent des lésions acariennes intenses, pour les malades qui se présentent avec de véritables dermites eczémateuses, la *cure* rapide n'a plus de raison d'être, et il vaut mieux les prendre à l'hôpital et les traiter pendant le temps nécessaire, une semaine ordinairement, d'après nos usages, quelquefois davantage et beaucoup plus.

Ces réserves faites, nous ne refusons pas de reconnaître que la *cure rapide* est surtout un procédé populaire, expéditif et économique, plutôt qu'un moyen méthodique, et qu'on doit l'entendre au point de vue de la *destruction de la cause*, non de *la guérison immédiate des lésions cutanées.* Le médecin qui promettrait à un galeux la guérison en une heure et demie, sans lui expliquer ce qu'il entend par cette guérison, ne tarderait pas à apprendre, à ses dépens, la nécessité de cette explication préalable. (*Note des Traducteurs.*)

combinaisons qui ont joui d'une renommée plus ou moins grande, sous le nom de « pommades pour la gale », « lotions antipsoriques », et dont l'emploi a, en général, justifié le crédit.

Voici quelques-uns de ces remèdes :

Pommade d'Helmerich :

Soufre citrin.	10 gr.
Sous-carbonate de potasse.	1 —
Axonge	40 —

P. d'Alibert :

Fleur de soufre.	40 gr.
Muriate d'ammoniaque.	10 —
Axonge	80 —

P. de Jadelot :

Sulfure de potasse.	20 gr.
Savon blanc.	80 —
Huile d'olive.	14 —
— de thym.	1 —

P. de Vezin :

Fleur de soufre.	ââ 20 gr.
Savon blanc.	
Axonge	
Poudre d'ellébore blanc.	1 —
Nitre pur.	0 gr. 1 décigr.

P. de Wilkinson modifiée (par Hebra) :

Fleur de soufre.	ââ 40 gr.
Huile de fragon	
Savon vert.	ââ 80 —
Axonge.	
Craie blanche pulvérisée	5 —

P. de Weinberg :

Styrax liquide.	ââ 10 gr.
Fleur de soufre	
Craie blanche.	
Savon vert.	ââ 20 —
Axonge.	

P. de Bourguignon :

Huile de lavande	āā 1 gr. 50
— menthe	
— caryophyllée.	
— cinnamome.	
Gomme adragante.	5 —
Carbonate de potasse.	35 —
Fleur de soufre.	100 —
Glycérine.	200 —

(Préparation d'un prix très élevé).

P. d'Adolf :

Fleur de soufre.	āā 35 gr.
Baies de genévrier.	
Baies de laurier pulv.	
Axonge	

Solution de Vlemingkx : solution de foie de soufre et de chaux, d'après la formule magistrale.

On peut encore employer avec avantage le savon de potasse seul ou les savons sulfureux, les savons de sable et de soufre du commerce; ou bien le baume du Pérou ou le styrax, soit purs, soit mélangés avec des huiles. Le pétrole (1) seul et toutes les infusions et décoctions aqueuses aromatiques ont moins d'efficacité.

Quant au choix du remède et au mode d'application, il faut, d'après notre expérience, se guider sur la double considération que les principes imposent à la thérapeutique. D'après cela, on doit recommander de préférence les remèdes et les méthodes de traitement qui permettent de détruire le plus promptement les acares et leurs sillons, et qui irritent le moins la peau. Sous ce rapport, la pommade de Wilkinson modifiée est certainement la meilleure de toutes les préparations contre

(1) Nous proscrivons absolument l'usage du pétrole en frictions générales, à cause des accidents que nous avons constatés chez des sujets brûlés gravement pendant son emploi, et des violentes dermites eczémateuses qu'il peut provoquer. C'est, en outre, un des antiscabiéiques les plus infidèles. (*Note des Traducteurs.*)

la gale. Sous son action, les sillons et les éruptions eczémateuses se flétrissent, et la démangeaison se calme immédiatement. En même temps, la teinte noire que le goudron donne aux sillons indique d'une manière positive que les acares et leur couvée ont été imprégnés par le remède, de sorte que s'il survenait plus tard du prurit, le médecin ne serait pas tenté d'employer de nouveau une pommade contre la gale, puisque dans ces circonstances le prurit ne tient certainement pas aux acares, mais seulement à l'eczéma. Je conseille donc, en m'appuyant sur les études comparatives que nous avons faites à plusieurs reprises, et récemment encore sur un grand nombre de malades, et sur les résultats que nous avons obtenus, d'avoir recours à la pommade de Wilkinson modifiée, pour tous les cas de gale du degré le plus intense, dans la clientèle privée comme à l'hôpital. Contre ceux de gravité moyenne il suffit d'employer une des préparations suivantes : le baume du Pérou pur ou le liniment ci-après formulé :

Styrax liquide		5 gr.
Pétrole du commerce.	ââ	15 —
Huile d'olive	ââ	15 —
Baume du Pérou.		10 —
Alcool de savon de potasse.		20 —

Ou bien encore :

Fleur de soufre.		15 gr.
Onguent émollient.		30 —
Huile de lavande	ââ	5 gouttes.
— menthe	ââ	5 gouttes.
— naphe.	ââ	5 gouttes.

Tous les corps gras, comme le baume du Pérou, le styrax, etc., ont au contraire l'inconvénient, en premier lieu de ne pas amener la dessication de l'eczéma, et en second lieu, les sillons, en raison du gonflement de leur enveloppe épidermique, paraissent pâles et succulents et en outre incolores, en sorte qu'il est difficile de se rendre compte si, dans chaque sillon, on a détruit les acares et les œufs. C'est ainsi que, après un traitement quelconque, surtout à la suite de pommades sulfureuses, il survient des éruptions eczémateuses et du prurit dont l'apparition pousse par erreur le médecin à recommencer le traitement, ce qui a souvent une influence nuisible pour la peau, et oblige par conséquent à prolonger la médication.

Il est inutile de faire subir au malade un traitement préparatoire au moyen de bains et de frictions savonneuses; s'il existait de l'eczéma, cette méthode serait même nuisible. Des frictions énergiques avec la main suffisent si l'on se sert d'une pommade, avec un morceau de flanelle si l'on emploie un remède huileux. Il est seulement essentiel de frotter énergiquement toutes les régions de la peau qui sont le siège habituel des sillons.

Ce sont donc en premier lieu les doigts séparément, ensuite les replis interdigitaux, le pli du poignet, la paume et la face dorsale des mains, puis le côté de l'extension des coudes, le repli antérieur des aisselles, le mamelon et les parties adjacentes, le nombril, les hanches, les fesses, principalement la peau qui recouvre les tubérosités ischiatiques, les plis fessiers, le pénis, le scrotum, le rebord interne du pied.

On frotte séparément et vivement toutes les parties que je viens d'énumérer, et ensuite on étend le remède sur toute la surface cutanée. Deux frictions bien faites suffisent une fois pour toutes. L'enveloppement dans des couvertures de laine, ou même la sudation (méthode anglaise d'autrefois) sont inutiles et même nuisibles, parce qu'on provoque ainsi un eczéma artificiel. On fait mettre aux malades après la friction des vêtements de laine sur le corps nu : à l'hôpital, on les fait coucher entre des couvertures de laine, pour éviter que la pommade ne soit absorbée par le linge, et on attend non seulement que la peau soit devenue tout à fait sèche, mais encore que tout l'épiderme ratatiné soit exfolié (après l'emploi de la pommade de Wilkinson et de toutes les pommades au savon) et qu'on ait vu disparaître tous les symptômes d'irritation cutanée, lesquels ne manquent que dans un très petit nombre de cas, comme l'urticaire, l'eczéma papuleux. C'est à ce moment seulement qu'on prescrira un bain de propreté; en général il convient d'y avoir recours du troisième au cinquième jour. Comme moyens complémentaires on aura soin, à l'aide d'applications de poudre, en neutralisant l'action irritante de la sueur ainsi qu'en proscrivant l'usage des bains, d'éloigner toute irritation inutile de la peau et toutes les causes d'eczéma artificiel; donnez à ce point d'autant plus d'attention que vous aurez affaire à une peau plus prédisposée à cette forme d'éruption (1).

(1) Le traitement de la gale est, en somme, une chose simple et réductible aux règles générales de la thérapeutique dermatologique.

Le premier point à remplir est la destruction du parasite sur le malade et autour de lui. Quand il n'y a pas de lésion cutanée phlegmasique intense, rien de plus simple, à la condition de satisfaire à ce principe que la *totalité* du corps doit être mise en contact avec l'agent parasiticide, et que tous les points où existent des *sillons* soient soumis à une friction assez rude, ou ramollis au point de laisser cet agent arriver au contact du parasite.

Le procédé de Hardy (avec la pommade ou la solution parasiticide que l'on voudra choisir, et quelle qu'elle soit) est ici préférable. Il comprend trois temps :

Premier temps. — Vingt minutes. Friction générale sur tout le corps, mais accentuée surtout dans tous les points où les sillons sont reconnus prédominer, avec du savon mou de potasse convenablement hydraté. Il est aisé de comprendre qu'aucune pratique ne peut mieux nettoyer la peau, attaquer l'épiderme au niveau des sillons.

Deuxième temps. — Un bain d'une heure (une demi-heure suffit si l'eau est portée à une température un peu élevée), pour achever ce qui a été commencé par la friction. Inutile d'ajouter que pendant ce bain le malade doit sans cesse se frictionner ou être frictionné sous l'eau.

Troisième temps. — Friction sur tout le corps avec la pommade d'Helmerich modifiée par Hardy (*axonge* 300, *fleur de soufre* 50, *sous-carbonate de potasse dissous dans eau s. q.* 25). Ce temps réclame quinze à vingt minutes; comme dans les deux autres, on doit exiger l'application plus intense et plus prolongée sur tous les points suspects. Les malades soignés au traitement externe sont alors revêtus de leurs vêtements qui ont été désinfectés à l'étuve (+ 100) pendant l'opération de la *frotte*, et qu'ils remettent *sans s'essuyer;* quand ils sont soignés à l'hôpital, ou à domicile, ils retournent immédiatement au lit et ne doivent pas prendre de bain avant douze ou vingt-quatre heures.

Pour les malades de la ville, Hardy prescrit habituellement deux frictions de pommade sulfuro-alcaline, chacune à vingt-quatre heures de distance précédées immédiatement d'un bain tiède.

Nous appliquons en ville le procédé de Hardy, de la manière suivante, que nous considérons comme la plus pratique et la plus simple : A la dernière heure de la journée, avant de se coucher, le malade prend un bain chaud, soit chez lui, soit à l'établissement voisin, dans lequel il se frictionne (selon les règles) avec un savon ordinaire ou un savon ponce fin. Rentré

Après une gale de quelque intensité il reste le plus habituellement de l'eczéma, du suintement, des nodosités, des pustules aux fesses chez les cordonniers, de l'eczéma des seins chez les femmes, des pustules et des bulles aux doigts.

La guérison de ces eczémas s'obtient d'après les procédés ordinaires, au moyen d'onguent diachylon, de l'application de compresses humides, de cautérisations avec une solution de potasse, de manuluves mercuriels et de linges imbibés d'une solution de sublimé, de goudron, etc.

chez lui, ou sorti du bain, il fait une friction d'une demi-heure (selon les règles) avec une pommade antiscabiéique, celle de Hardy ou de Wilkinson, etc., et il conserve la pommade sur le corps toute la nuit. Le lendemain, nouveau bain d'eau ou de vapeur tiède, à volonté. C'est toujours chose prudente que les vêtements, objets de literie, etc., soient envoyés à l'étuve.

Si les lésions cutanées sont intenses, il ne s'agit plus de cure rapide; et la conduite varie selon l'intensité, l'étendue, le siège de ces lésions, la susceptibilité cutanée du sujet, etc.

Si ces lésions sont manifestement phlegmasiques, on combat d'abord les localisations les plus aiguës par les moyens appropriés : caoutchouc, cataplasmes, pansements au liniment oléo-calcaire, etc. Mais il est tout à fait exceptionnel, même chez les jeunes enfants, que ces déterminations aiguës soient assez généralisées pour que les frictions locales ne puissent pas être commencées immédiatement. C'est ainsi que nous agissons en pareil cas, étendant chaque jour à une autre surface les applications parasiticides, lesquelles sont généralisées, une dernière fois, à la totalité du corps, le *plus tôt possible*.

La limite à fixer entre les cas où l'on peut d'emblée faire le traitement spécial, et ceux où l'on doit le différer, ou, selon notre pratique, le fractionner, ne peut pas être fixée didactiquement. C'est affaire d'expérience et d'observation. Mais il faut toujours arriver au traitement spécial le plus tôt possible, et l'on est souvent étonné de voir ce traitement ne déterminer aucun des accidents de vive irritation que l'on redoutait, mais qu'il faut toujours prévoir.

Ajoutons, enfin, un avis pratique que l'on omet communément : dans tous les cas, l'application de la pommade parasiticide est désagréable, plus ou moins cuisante; chez les malades délicats, impressionnables, elle produit une véritable douleur. Dans notre procédé de traitement nocturne, l'usage du chloral à dose appropriée permet d'assurer le sommeil de la nuit, bien que le malade conserve la pommade sulfuro-alcaline pendant toute sa durée.

Ultérieurement, le traitement des lésions cutanées consécutives rentre dans la thérapeutique dermatologique commune. (*Note des Traducteurs.*)

CINQUANTIÈME LEÇON

DERMATOZOONOSES. — ÉPIZOONOSES.

Acare des follicules. — Puce pénétrante. — Filaire de Médine. — Lepte automnal. — Tique commune. — Cysticerque du tissu cellulaire. — Épizoonoses : poux de tête, de corps, du pubis et pédiculose ou phthiriase. — Puce. — Punaise de lit. — Cousin. — Oestre.

ACARE DES FOLLICULES. — DIE HAARSACKMILBE

L'acare des follicules a été découvert par G. Simon en 1842 dans le contenu des follicules de la peau, et depuis lors il a été décrit par Miescher, Owen (*Demodex folliculorum*), Gervais (*Simonea folliculorum*), Gruby, Wedl, E. Wilson, Küchenmeister, etc. (1).

On trouve l'acare des follicules chez beaucoup de personnes, notamment chez celles qui ont de l'acné, ou dont la peau de la face est le siège d'une abondante sécrétion graisseuse; pour l'observer, on examine au microscope la substance des comédons extraits par la pression, ou la matière sébacée que l'on peut obtenir en raclant légèrement sur les parties malades de la face, le front, les oreilles, le nez, la lèvre supérieure.

La forme la plus habituelle de l'acare est celle d'un ver; souvent on peut voir les pattes et les mandibules en mouvement, sa longueur est de 0,08 à 0,12 millim. et sa largeur de 0,02 millim. (fig. 59).

La tête allongée en forme de trompe porte de chaque côté deux palpes, et, perpendiculairement deux mandibules; sur la partie postérieure existent deux saillies verruqueuses. Un sillon en forme de croissant sépare la tête du thorax, lequel porte de chaque côté quatre pattes conoïdes à trois articles qui se terminent par trois crochets et des bandes transversales (char-

(1) Comparez Mégnin, *loc. cit.*, p. 255-272. (*N. d. Trad.*)

pente) qui courent probablement tout autour du corps et sont en connexion avec une bande longitudinale médiane.

La partie postérieure du corps en forme de ver, à extrémité terminale arrondie, a trois fois la longueur de la partie antérieure; elle est pourvue d'étranglements latéraux, de fines entailles et de bandes transversales qui l'entourent. A l'intérieur on a vu un tube digestif (Wilson, Wedl), un corps noirâtre et semblable à une goutte de graisse, et un organe en forme de cœur que Wedl considère comme le jeune animal.

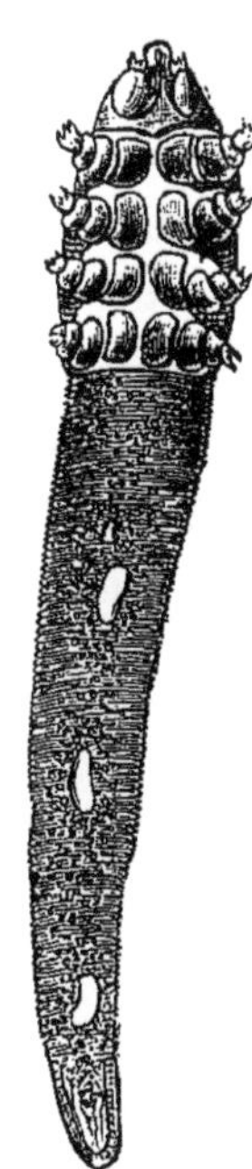

Fig. 59.
Acare des follicules (d'après Küchenmeister).

L'acare des follicules est-il de sexe distinct ainsi que l'admet Wedl? passe-t-il par des mues comme l'acare? ce sont là des faits que les récentes recherches de Csokor sur le demodex du porc ont démontrés d'une manière presque certaine. L'animal que l'on trouve souvent sexapode à la rupture de l'œuf, devient octopode après la première mue, et à la deuxième il est pubère.

Les acares sont enfoncés dans les follicules au nombre de 2, de 5 et même de 20, le plus souvent la tête dirigée vers la base du follicule.

Chez l'homme, ils ne donnent lieu à aucune maladie, et on ne peut pas même les considérer comme une des causes de l'acné.

Chez le chien et le porc (ainsi que chez le chat) il existe un demodex qui ne serait, au point de vue de l'histoire naturelle, qu'une variété de l'acare des follicules de l'homme (Csokor), mais chez ces animaux il occasionne des pustules, des furoncles, des abcès en grand nombre, chez le chien la chute des poils, le marasme et la mort. Gruby aurait réussi à transmettre l'acare des follicules de l'homme au chien, mais aucun autre auteur n'a pu y parvenir; la transmissibilité d'un de ces animaux à l'autre n'est pas mieux démontrée, bien que dans quelques cas les acares envahissent le corps tout entier et que, à ce degré, on les ait trouvés aussi dans quelques meutes de chiens, et dans des troupeaux entiers de porcs au marché de Vienne (Csokor); cet état rend les porcs impropres à servir à l'alimentation.

PUCE DE SABLE (PULEX PENETRANS)

La puce de sable (*Rhinochoprion penetrans*) habite l'Amérique centrale et méridionale, entre le 29e degré de latitude nord et sud (Paraguay, Brésil, Mexique, Virginie), et se trouve dans l'Équateur (Quito, Bogota) jusqu'à 6,000 ou 7,000 pieds de hauteur des Cordillières.

Elle pénètre dans la peau de l'homme et de divers animaux : les rats, les souris, ainsi que d'autres espèces, logent les œufs de la « Nigua » (chique), et ceux-ci contribuent à l'extension de l'insecte parasite. Les mâles de couleur jaunâtre circulent librement. La femelle fécondée seule (plus petite de moitié que la puce de l'homme) attaque la peau, et la pénètre dans la région des malléoles, sur un point quelconque de la jambe ou sous les ongles des orteils. La douleur de la piqûre est insignifiante et disparaît immédiatement, de sorte que des voyageurs qui en sont atteints pour la première fois laissent passer ce fait sans y porter d'attention. Du deuxième au cinquième jour la peau se tuméfie et devient le siège de vives douleurs ; il survient des phénomènes inflammatoires, parfois de la lymphangite (comme Karsten l'a observé sur lui-même), et l'on peut même voir se développer un abcès, de la gangrène, la nécrose des os, le tétanos et la mort suivre ces graves accidents (ainsi qu'on l'a constaté chez des nègres).

La cause de ces symptômes réside dans l'amplification de l'animal occasionnée par le développement des œufs dans l'ovaire ; cette tuméfaction peut atteindre 5 millim., ce qui fait cinq fois sa grandeur primitive. Le dépôt, dans les tissus, des œufs fécondés contribue aussi au développement des accidents.

Le procédé de traitement employé par les indigènes consiste à retirer l'animal au moyen d'une aiguille incandescente et à cautériser la plaie avec du tabac. L'extraction réussit mieux au commencement de la tuméfaction inflammatoire qu'aussitôt après l'introduction de l'animal; à ce moment les mandibules cassent facilement et restent dans la peau.

Comme Karsten l'a démontré, l'animal est en grande partie enfoncé dans le derme, de telle façon cependant que le stigma terminal du canal trachéal, dont la plus grande partie est oblitérée, reste ici en communication avec la couche cellulaire cornée contenant de l'air, et rend possible la respiration.

Le ver du bœuf (« Founza ia ngômbé »), dont l'introduction dans la peau de la jambe est suivie de phénomènes semblables, et que Dutrieux a récemment observé dans l'Afrique orientale, paraîtrait être une larve de mouche.

FILAIRE DE MÉDINE (PEITSCHENWURM)

La filaire de Médine (*filaria sanguinis*) (1) se trouve principalement sur les côtes occidentales de l'Afrique (Sénégal, Guinée), on la rencontre aussi d'une manière sporadique sur les côtes de l'Inde, de l'Arabie, en Perse, en Arabie, mais ce n'est que dans des cas où elle a été importée qu'on l'a observée en Europe. Ce parasite a son siège dans le tissu cellulaire sous-cutané, dans toutes les parties du corps indifféremment, sous la conjonctive, sous la langue, on en trouve parfois 20 et même plus réunis.

Douleur, tuméfaction, bulle, furoncle à l'ouverture duquel une portion du ver devient visible, tels sont les signes caractéristiques qui indiquent sa présence; ils sont accompagnés de fièvre et de convulsions; la maladie se termine quelquefois par un ulcère fistuleux et la gangrène.

On a cru pendant longtemps que le ver s'enfonçait dans la peau, mais cette assertion est manifestement inexacte. Les études de Jacobson, Maisonneuve, Lang, Bancrost, Lewis, ont démontré que le ver, à partir de la terminaison de la tête,

(1) La filaire de Médine, connue en français sous le nom de *Dragonneau* ou *Ver de Médine* (*filaria Medinensis, dracunculus Medinensis*) est une espèce différente de la Filaire du sang (*filaria sanguinis hominis*), laquelle produit des lésions viscérales, de l'hématurie, et n'a pas trait à la pathologie cutanée. (*Note des Traducteurs.*)

consiste en une enveloppe sarcodiforme qui contient des milliers de petits vers, lesquels, une fois sortis, ont des mouvements vifs. Ils ont 0,05 mill. de long et 0,02 mill. de large ; leur tête est épaisse, sans appareil buccal, leur extrémité caudale est pointue, il leur est impossible de s'introduire dans la peau. Il n'est donc pas exact, ainsi que beaucoup d'auteurs le croient, que la filaire pénètre dans le tégument des individus qui marchent pieds nus dans le sable ou qui se baignent. Il paraît beaucoup plus probable que les vers, devenus libres, se développent et arrivent à l'état de puberté, mâles et femelles, et qu'ils s'introduisent d'une manière accidentelle dans l'intestin, selon toute probabilité, par l'eau en boisson. De là l'animal, quand le développement des jeunes vers l'exige, émigre vraisemblablement le long des vaisseaux dans la trame des organes et s'établit dans le tissu cellulaire sous-cutané (1). Mais on a trouvé la forme pubère également dans un abcès lymphatique (Bancrost) et de nombreux embryons dans le sang et dans le liquide de l'hydrocèle (T. Lewis), ce qui vient à l'appui du mode de propagation, dont j'ai parlé ci-dessus. D'après des faits bien constatés, le laps de temps qui s'écoule entre l'introduction de l'animal dans l'intestin et son émigration dans les tissus est de cinq à quinze mois.

Le meilleur traitement est celui qu'emploient les nègres : dès que le ver se montre à l'ouverture de l'abcès ou du furoncle, on le retire avec précaution en l'enroulant autour d'une baguette, opération qui exige de dix à quinze heures. Si l'on sent une résistance, on s'arrête, parce que, si la filaire se casse, tous les jeunes vers

(1) Il n'est pas vraisemblable que la filaire puisse pénétrer dans la peau par effraction directe, mais il n'est pas impossible qu'elle s'introduise par une lacune déjà faite, au niveau d'une piqûre d'insecte, par exemple, que cet insecte la transporte ou non. La voie interne semble être la plus ordinaire. Les jeunes filaires pénétreraient dans de petits crustacés microscopiques communs dans l'eau douce (expériences de Fedschenko dans le Turkestan), et seraient ingurgitées avec l'eau de boisson (Voy. VAN BENEDEN, article FILAIRE du *Dict. encycl. des Sc. méd.*). Cette dernière constatation aurait une véritable importance pour la prophylaxie, puisque l'on pourrait se préserver en filtrant l'eau de boisson, ou en la soumettant à l'ébullition ; il faut ajouter que cette prophylaxie ne serait que relative si la jeune filaire peut pénétrer dans la peau, ou y être apportée par certains insectes. (*Note des Traducteurs.*)

tombent dans le tissu environnant et en augmentent l'inflammation. Ce ver peut avoir de 1 à 4 mètres (1).

LE LEPTE AUTOMNAL (DIE ERNTEMILBE)

Le lepte d'automne (2) est un petit insecte à six pattes, qui se voit facilement à l'œil nu ; sa coloration varie du rouge au rouge jaunâtre (fig. 60); suivant Schmarda c'est la larve (encore sans sexe distinct) du thrombidium automnal (3). On le trouve pendant l'automne sur beaucoup de buissons (groseilliers à maquereau) et de plantes herbacées ; il s'introduit accidentellement dans la peau de l'homme, mais il y meurt dans l'espace de peu de jours. Il occasionne une vive sensation de brûlure et de démangeaison, des plaques d'urticaire et des papules au centre desquelles on l'aperçoit comme un petit point rouge et on peut l'extraire avec une aiguille (4). Le prurit, qui disparaît spontanément après la mort de l'animal, est calmé au moyen d'applications froides ou de lotions alcooliques. Mais le procédé suivant est encore préférable, car en même temps il fait périr l'animal : il consiste à faire des frictions avec

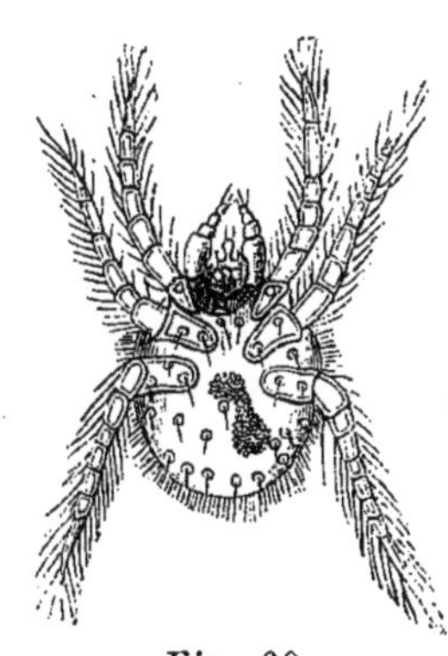

Fig. 60.

Lepte automnal (Küchenmeister).

(1) Voy. comme complément, DAVAINE, *Traité des entozoaires*, 3e édit. Paris, 1877, page 782 et suiv., et VAN BENEDEN, article cité. (*Note des Traducteurs.*)

(2) Le lepte d'automne, aoutat, aouti (bête d'août, bête d'automne), puceron rouge, rouget, vendangeur, etc., pullule dans le centre et dans l'ouest de la France. (*Note des Traducteurs.*)

(3) Larve sexapode du *thrombidium* (thrombidion soyeux, Mégnin). (*N. d. Trad.*)

(4) Le rouget attaque plus particulièrement les membres inférieurs, mais il peut se rencontrer sur tous les points, même sur le cuir chevelu ; d'après Gruby et Mégnin, il implante le rostre dans les orifices sébacés et sudoripares, s'insérant fortement; le corps reste en dehors sous forme d'un petit point rouge orangé.

L'action produite varie extrêmement selon les sujets; pour tous, le prurit est vif, plus ou moins irritant ou douloureux, et déterminant un grat-

de l'huile grasse additionnée d'un peu d'huile éthérée (baume du Pérou et huile d'olive (1).

Il y a encore d'autres insectes de plantes herbacées et de graminées qui pénètrent accidentellement dans la peau de l'homme et déterminent une éruption passagère, parfois très intense, d'urticaire et d'eczéma papuleux, comme Geber en a récemment communiqué un cas (2).

TIQUE COMMUNE (GEMEINE HOLZBOCK, IXODES RICINUS)

La tique commune se trouve habituellement dans les bois de pins ; elle a une forme ovale, rouge sang, jaunâtre. La femelle, qui a 1 mill. 05 de long, s'attache dans la peau qu'elle suce, et par le sang qu'elle absorbe ainsi enfle au point de former une bulle de la grosseur d'une fève ; dans cet état elle reste souvent suspendue plusieurs jours au même point. Si l'on arrache l'animal, la tête reste facilement dans la plaie ; dans ce cas, l'in-

tage excessif, auquel sont dues la plupart des altérations secondaires : papules excoriées, plaques eczématoïdes, etc. Dans quelques cas exceptionnels, ou chez des sujets prédisposés, l'action simultanée d'un grand nombre de leptes peut déterminer des érythèmes plus ou moins intenses (érythème automnal, Gruby), des éruptions généralisées d'urticaire papuleuse, parfois même des éruptions vésiculeuses (eczéma aigu probablement), avec phénomènes généraux éphémères, mais intenses.

D'après Mégnin (*loc. cit.*), diverses éruptions, désignées sous le nom de *fièvre de grain*, etc., pourraient être produites chez des hommes manipulant des blés, en grain ou en gerbe, infestés de rougets, alors même que ceux-ci auraient été transportés loin de leur point d'origine. Il y a là un souvenir à conserver pour l'utiliser au besoin dans l'interprétation de certaines éruptions de cause ignorée. (*Note des Traducteurs.*)

(1) Une solution phéniquée légère (1 à 2 p. 100) constitue un très bon moyen curatif et préventif. La benzine (Mégnin) arrive au même résultat, et probablement tous les succédanés ou analogues. Les lotions et les bains acidulés (eau vinaigrée ordinaire), suivis d'applications de poudre d'amidon, de s. n. de bismuth ou d'oxyde de zinc, complètent la cure. (*Note des Traducteurs.*)

(2) Parmi les éruptions de cause souvent inaperçue, il faut placer une affection prurigineuse ressemblant à certaines formes de l'eczéma papuleux acarien vulgaire, et qui acquiert parfois assez d'intensité pour amener les malades à l'hôpital. On l'observe surtout sur le dos des mains et les avant-

flammation persiste plus longtemps. Par conséquent il est préférable de chercher à faire lâcher prise volontairement à l'animal, ce à quoi on réussit par des applications d'huile éthérée (1).

Dans d'autres pays il existe différentes espèces d'ixodes indigènes, l'*ixodes marginatus*, l'*ixodes americanus*, l'*ixodes humanus*, lesquels sous le nom de « *carabatos* » font le tourment des hommes (Schmarda); ces insectes attaquent de la même manière soit des peuplades isolées, soit, comme l'*argas persicus*, des populations entières.

CYSTICERQUE DU TISSU CELLULAIRE (CYSTICERCUS CELLULOSAE)

Le cysticerque du tissu cellulaire a été, dans ces dernières années, observé à plusieurs reprises dans la peau de l'homme

bras dans la partie découverte pendant le travail; mais elle peut exister aussi sur toutes les parties exposées, et même sur la généralité du tronc. On l'observe surtout chez les garçons ou filles de basse-cour, à la campagne, et, dans les villes, chez les personnes employées à manier ou à plumer des volailles. Cette éruption serait plus souvent reconnue si la cause particulière en était généralement connue. L'un de nous en a rencontré plusieurs exemples pendant l'été de 1879, et les a montrés dans ses cliniques. Cette affection répond à celle qui a été décrite par Mégnin (*loc. cit.*) sous le nom de prurigo dermanyssique (*dermanyssus gallinæ*), du nom d'une espèce d'acariens propre aux poulaillers et aux pigeonniers. Mais ces acariens des animaux, pas plus que les autres, ne persistent chez l'homme, et ils n'y causent que des lésions éphémères.

Ces éruptions peuvent, en se répandant autour d'un poulailler, ou d'un lot de volailles infesté, constituer des sortes de petites épidémies éruptives (voy. Mégnin, *loc. cit.*). (*Note des Traducteurs.*)

(1) L'ixode, tique, ou pou de bois, « enfonce son rostre dans la peau comme on enfonce un trocart, les petits crochets récurrents qui garnissent le dard maxillo-labial et l'extrémité des mandibules l'empêchent de sortir du point où il a pénétré, et il est engagé d'une manière tellement solide, que, si on cherche à l'en détacher violemment, ce rostre se rompt et reste dans la plaie. Lorsque l'acarien enfonce son rostre, on ne le sent pas, et on ne s'aperçoit de sa présence que quand il a pris les dimensions, la forme, et jusqu'à la couleur ardoisée d'une graine de ricin; il ressemble à une petite tumeur étroitement pédiculée, et on éprouve alors de violentes douleurs si on la tiraille et si on cherche à l'enlever de force. Pour faire tomber l'acarien, il faut le toucher avec une goutte d'essence de térébenthine ou de benzine; il retire alors son bec tout seul et tombe ». Mégnin, *loc. cit.*, p. 321. (*Note des Traducteurs.*)

(Lewin, Chiff) (1). Il forme là des tumeurs mobiles et indolores, rénitentes, plus ou moins nombreuses, isolées ou disséminées, déposées dans le tissu cellulaire sous-cutané, arrondies, de la grosseur d'un pois jusqu'à celle d'une noisette, qui peuvent rester sans changement pendant plusieurs années. Si on les enlève, elles laissent voir une enveloppe cellulaire dont le contenu forme une ampoule à paroi délicate, avec une tête allongée à laquelle il y a quatre ventouses et une couronne de crochets. Dans quelques circonstances on a en même temps constaté la présence du cysticerque dans les organes internes, cerveau, bulbe, etc.; en pareil cas des troubles fonctionnels graves accompagnent leur présence.

ÉPIZOAIRES ET MALADIES DE LA PEAU OCCASIONNÉES PAR CES PARASITES ÉPIZOONOSES, POUX, PEDICULI

Les poux forment la première famille (*Pediculida*) du premier sous-ordre (*Parasites*) du premier ordre (*Rhynchota*) des insectes sans métamorphoses (Schmarda). Ce sont des insectes aptères, parasites, sans métamorphoses, avec deux petits yeux simples et une bouche pouvant mordre et sucer. D'après les recherches de Schmarda, de Wedl, mais surtout d'Erichsohn, de G. Simon et de Landois, on doit admettre que les poux mordent d'abord la peau avec leurs mandibules, et enfoncent ensuite dans la plaie leur rostre pour sucer. La famille des poux comprend trois espèces qui infestent le corps de l'homme :

a. Le pou de tête, *pediculus capitis ;*

b. Le pou de corps, *pediculus humani corporis,* ou *P. vestimenti;*

c. Le pou du pubis, *phthirius inguinalis,* ou *P. pubis.*

Une quatrième espèce de poux, *pediculus tabescentium*, admise par Alt (1824) n'existe pas.

(1) Les observations de cysticerque hypodermique se sont multipliées dans ces dernières années; Féréol, Duguet, Rathery, etc., en ont présenté des exemples remarquables (voy. *Bullet. et Mém. de la Soc. méd. des Hôpit.*, 1879-1880). (*Note des Traducteurs.*)

Depuis Swammerdam, on sait que les poux sont de sexe distinct, et qu'ils pondent des œufs, ce qui constitue leur mode de développement. D'après cela, il est superflu de revenir sur cette opinion, qui avait pu se maintenir, depuis Aristote jusqu'à nos jours, d'après laquelle les poux survenant sur l'homme proviennent des humeurs corrompues du corps, s'échappent de tumeurs fermées, constituant par leur développement considérable la phthiriase, qui devait être considérée comme une dyscrasie, à laquelle plusieurs hommes illustres, Sylla, Hérode, Philippe II, etc., auraient, disait-on, succombé misérablement. Il est incontestable que dans les faits « historiques » de phthiriase, il ne s'agit pas de larves de mouches provenant des plaies, mais en réalité de poux ; seulement ceux-ci ne pouvaient venir que de l'extérieur : aussi doit-on dire que, dans le sens traditionnel, il n'y a pas de phthiriase.

Il n'existe pas davantage de maladie pédiculaire prurigineuse spéciale, que l'on puisse désigner sous le nom de *acariasis knesmus* (Fuchs) ou de prurigo pédiculaire des auteurs. L'action des poux sur la peau est absolument la même que celle de tous les autres épizoaires : d'abord, blessure au point de la piqûre, hémorrhagie locale et sécrétion séreuse, formation consécutive de croûtes, et, comme conséquence de la succion du pou, hémorrhagie ou élevure analogue à une plaque d'urticaire autour de la morsure. Il se produit ensuite du prurit et du grattage à la suite desquels il survient, non seulement sur les points piqués, mais encore sur d'autres régions du corps, des excoriations, des phénomènes eczémateux sous forme de papules, d'urticaire, de vésicules, de pustules, de croûtes, de furoncles, d'abcès, et enfin de pigmentations, de telle sorte que l'ensemble des symptômes consécutifs à la présence des poux, et que l'on pourrait désigner sous le nom de pédiculose, se manifeste essentiellement par des excoriations ou de l'eczéma provoqué par des poux (de tête, des vêtements ou du pubis).

Ce n'est que sous le rapport des formes extérieures, c'est-à-dire quant à la localisation, à l'intensité et au nombre, que s'observent, sous des aspects différents, des modifications qui constituent un tableau morbide spécial, suivant chaque espèce de poux, suivant leur nombre et la durée de leur séjour. Sous ce rapport, il est important de se rappeler que les trois variétés de poux que j'ai nommées restent chacune dans des régions absolument distinctes. Car les poux de tête ne dépassent jamais le cuir chevelu (1) ; les poux de vêtements n'habitent dans aucun cas sur la peau, mais toujours dans les plis des habillements et dans les parties les plus rapprochées du tégument, principalement dans les points où les vêtements sont très étroitement appliqués au corps, à la nuque et aux reins. Quant aux poux du pubis, ils séjournent particulièrement dans les poils des parties génitales. Par conséquent aussi les excoriations et les phénomènes eczémateux occasionnés par ces animaux sont limités à la région occupée par chaque espèce de poux. En outre, la plus grosse variété de poux, le pou des vêtements, provoque également la plus forte lésion locale, par conséquent des excoriations profondes.

POU DE TÊTE

Le pou de tête, *pediculus capitis,* est de couleur grise, de 2 mill. de long., la tête et les pattes sont plus épaisses, le thorax plus large que chez le pou des vêtements. Sur le bord, de chaque côté, il y a six stigmates des trachées liées les unes aux autres à la partie postérieure du corps par un arc. Le thorax est étroit, la partie postérieure du corps plus large, avec sept segments entaillés sur le bord et noirâtres, six pattes avec un crochet au dernier article tarsal, vers la partie interne deux pointes courtes et une soie. Les mâles sont moins nombreux que les femelles, le dernier cercle abdominal est prédominant ; on voit sur le dos des aspérités et une ouverture qu'on peut considérer comme l'anus et le pore génital, avec un pénis conoïde et deux paires de testicules. Les femelles sont plus nombreuses, elles présentent au dernier anneau abdominal une dépression profonde dans laquelle

(1) Cela n'est pas tout à fait absolu ; chez les vieillards à longue chevelure et à longue barbe, les poux de tête émigrent très manifestement dans la barbe, et y élisent domicile comme dans la chevelure. Cependant cela est tout exceptionnel et n'infirme pas la règle. (*Note des Traducteurs.*)

s'ouvrent l'orifice anal, deux ovaires, et dont les oviductes débouchent dans un vagin. L'ouverture vaginale est sur l'abdomen. L'accouplement ne peut avoir lieu que si la femelle est accroupie sur le mâle.

Les œufs (lentes) sont réunis, quelquefois ils sont placés par

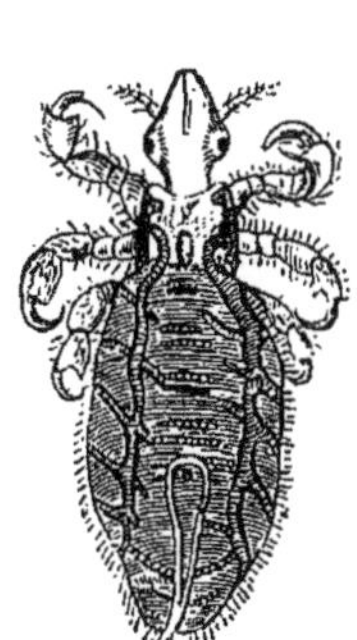

Fig. 61.

Pou de tête mâle, avec le système de trachées et les stigmates de respiration, d'après Küchenmeister.

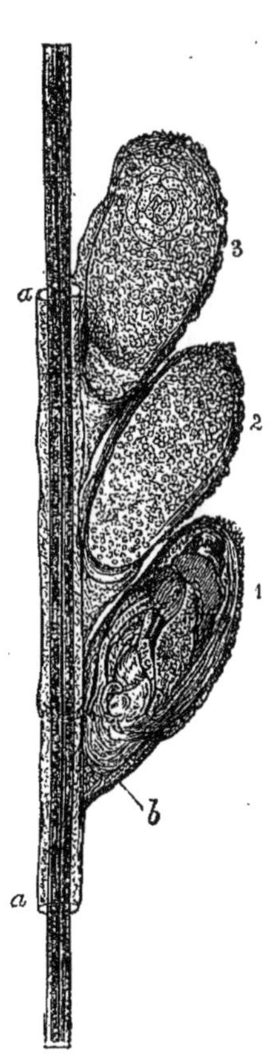

Fig. 62.

Cheveu avec des lentes de pou de tête.

séries continues et collés sur une charpente de chitine qui entoure le cheveu comme une gaîne (fig. 62 *aa*); comme le pou rampe de bas en haut le long du cheveu, il en résulte que l'œuf situé à la partie inférieure de la série est le plus ancien et se développe le premier (fig. 62). Les jeunes éclosent au bout de trois à huit jours, et ont pris toute leur croissance après dix-huit à vingt et un jours. Une femelle mère peut dans l'espace de six jours pondre 50 œufs et avoir en huit semaines 5,000 rejetons.

Les phénomènes morbides occasionnés par les poux de tête, — pédiculose du cuir chevelu, — sont les mêmes que ceux de l'eczéma artificiel, avec ses suites, et avec ses complications locales.

Les symptômes sont plus développés chez les femmes, dans la chevelure desquelles les poux trouvent un abri bien approprié pour leur existence et leur multiplication illimitée. La pédiculose se révèle par la présence de nombreuses pustules discrètes, de bulles et d'excoriations à la nuque, à partir de la limite des cheveux jusque sur les épaules, et par des pustules isolées, parfois par des bulles analogues à du pemphigus (impétigo de la face, t. Ier, p. 561), par des croûtes semblables à de la gomme et par des taches pigmentaires correspondant à ces bulles, ou enfin par un eczéma humide diffus de la face. Si l'on soulève les cheveux au niveau de la nuque, on voit alors les poux s'agiter et les cheveux garnis de nombreuses lentes. Comme les poux déposent les lentes toujours près du cuir chevelu, la présence de ces lentes près de l'extrémité des cheveux indique que la pédiculose existe depuis longtemps, car c'est par la croissance des cheveux que les lentes se trouvent ainsi portées vers leur sommet.

Si l'on sépare les cheveux enchevêtrés les uns avec les autres (plique) et agglutinés par la matière sébacée et les sécrétions visqueuses de la peau enflammée, on découvre, principalement limitées au cuir chevelu, surtout dans des foyers circonscrits recouverts de croûtes, des portions de peau, humides, baignées de pus ou saignantes, c'est-à-dire de l'eczéma à tous les degrés. Parfois on trouve des plaques de la dimension d'une pièce de 50 centimes ou d'une pièce de 5 francs en argent, recouvertes de proliférations rouges, glanduliformes, humides et saignantes, — *achor granulatus, porrigo, teigne granulée.* L'engorgement plus ou moins considérable des ganglions correspondants, la pâleur et l'aspect languissant des sujets atteints complètent le tableau morbide. Dans cet état, les troubles subjectifs sont : une grande sensibilité et une vive démangeaison au niveau des parties atteintes, de l'agitation nocturne et de l'insomnie.

On peut suivre le développement de la maladie dans beaucoup de cas, depuis les débuts les plus faibles jusqu'aux degrés intenses que j'ai décrits. Ainsi un enfant prend quelques poux de tête. Leur morsure et leur succion donnent lieu à de la démangeaison et à du grattage, il se produit localement un écoulement de sang et de sérum, c'est-à-dire une plaie, des croûtes, de la suppuration et une certaine sensibilité. Dans la crainte de provoquer de la douleur on évite d'atteindre la croûte, « *grind* », avec le peigne. Il en résulte que les poux ont là un petit terrain assuré pour s'établir, et alors leur propagation se fait de ce point, et en quelque sorte par étapes, dans les conditions les plus favorables sous tous les rapports. Tous les phénomènes eczémateux que j'ai décrits, outre la plique, sont la conséquence ultérieure soit de la lésion directe du cuir chevelu par le parasite qui cherche sa nourriture, soit du grattage. La tuméfaction des glandes lymphatiques est le résultat des processus inflammatoires qui ont leur siège sur le cuir chevelu, tandis que l'aspect languissant des malades tient à l'insomnie, peut-être aussi à une leucocythose provenant des ganglions hyperplasiés.

On observe la pédiculose du cuir chevelu principalement chez de jeunes sujets et chez les femmes dont la longue chevelure offre des conditions favorables pour le séjour de poux qui y sont arrivés accidentellement. Il est facile de comprendre que l'absence des soins de toilette, notamment en ce qui concerne la chevelure, favorise la pédiculose de la tête; aussi l'observe-t-on non seulement chez les domestiques et chez les personnes qui se soignent mal, mais encore chez des enfants et des femmes appartenant aux classes les plus élevées, dans le cas où elles ont été obligées de garder le lit pendant longtemps, comme les femmes en couches, qui sont dans l'impossibilité d'être suffisamment peignées.

Le diagnostic de la pédiculose du cuir chevelu ne présente pas la moindre difficulté, car outre l'eczéma caractéristique et localisé, la présence des poux et des lentes indique assez clairement à quel état on a affaire. Et cependant, si incroyable que cela puisse paraître, beaucoup de médecins méconnaissent souvent cette maladie. On traite alors les malades pendant des mois et des années pour un eczéma, ou pour un engorgement ganglionnaire, et, eu égard à la pâleur que donne une « scrofulose », on prodigue les remèdes internes, tandis qu'il suffirait de soulever les cheveux pour porter à l'instant le diagnostic de pédiculose, et pour faire disparaître la maladie immédiatement en la traitant par les topiques appropriés.

Le traitement de la pédiculose du cuir chevelu implique tout d'abord la destruction des poux et des lentes et ensuite la guérison de l'eczéma.

Pour remplir la première indication, on employait autrefois et on emploie encore aujourd'hui dans le peuple des pommades mercurielles, des infusions, des décoctions, des pommades de cévadille, de staphysaigre, des huiles éthérées et beaucoup d'autres substances analogues (1). Mais dans ces dernières années on a eu recours de préférence au pétrole, qui, pour prévenir le danger du feu, doit être employé sous la forme suivante :

Pétrole du commerce.	100 gr.
Huile d'olive.	50 —
Baume du Pérou.	20 —

On verse ce mélange en grande quantité sur la chevelure, on frictionne, puis on enveloppe la tête avec de la flanelle. Au bout de vingt-quatre heures, tous les poux sont détruits et les œufs ne peuvent plus se développer. On fait alors laver la tête avec de l'alcool de savon; les croûtes de l'eczéma étant ainsi ramollies, le cuir chevelu apparaît dans un état satisfaisant. On peut alors démêler et peigner les cheveux, opération qui détermine la chute de tous ceux qui avaient perdu leur adhérence. Chez les femmes, on serait inexcusable de couper les cheveux courts pour arriver à ce résultat; cette pratique n'est pas nécessaire, et elle pourrait être préjudiciable aux malades, à divers titres d'une autre nature (2).

(1) Les poudres insecticides communes suffisent dans un grand nombre de cas pour la destruction immédiate des poux de tout ordre (voy. P. Aubert, *Un point d'hygiène scolaire; les Poux et les Écoles* (*Lyon médical*, 1879, t. XXXII, p. 318). (*N. d. Trad.*)

(2) Les cheveux ne doivent être sacrifiés inutilement dans aucune circon-

Le traitement ultérieur est le même que dans tout eczéma du cuir chevelu : chaque jour, onctions huileuses et lavages, jusqu'à guérison de toutes les parties malades. Immédiatement après la destruction des parasites, le sommeil redevient calme, en même temps l'engorgement ganglionnaire diminue et l'aspect du malade s'améliore.

Il est assez difficile d'enlever les lentes, non pas les œufs déjà détruits et desséchés, mais leur charpente de chitine qui adhère aux cheveux sous forme de petites granulations brunes, brillantes, et qui fait encore paraître l'individu « pouilleux », « *lausig* », bien que, en réalité, il n'en soit plus ainsi. Cette charpente, qui entoure le cheveu comme une gaîne (fig. 62 *aa*), ne saurait être ni dissoute, ni enlevée par fragments, il faut la détacher tout ensemble, en détruisant les adhérences avec de l'acide acétique dilué, ensuite on la fait glisser le long du cheveu. Le succès des infirmières expérimentées tient à ce qu'elles trempent leur peigne dans du vinaigre, et qu'elles emploient avec soin le peigne fin, entre les dents rapprochées duquel chaque cheveu, passant isolément, se trouve débarrassé des lentes.

POU DES VÊTEMENTS

Le pou des vêtements, *pediculus vestimenti*, *P. humanus*, *Zeug-oder Leiblaus,* se distingue du pou de tête par sa grosseur plus considérable, par sa plus grande agilité et par des différences peu importantes de ses propriétés anatomiques.

Il habite exclusivement le linge de corps et les parties des vêtements qui se trouvent en contact avec la peau, c'est dans leurs plis qu'il dépose ses œufs sous forme de chapelet.

On ne le trouve pas sur le cuir chevelu, mais sur le tronc,

stance, et il n'est pas douteux que l'on peut toujours arriver à guérir la pédiculose du cuir chevelu et les lésions qu'elle a déterminées, sans recourir à une mesure radicale. Mais, chez les enfants et les jeunes sujets ainsi que chez les hommes, quand les lésions produites sont considérables, il y a tout avantage à couper les cheveux ; on obtient alors dans un délai fort court une délivrance complète et facile. (*Note des Traducteurs.*)

qui est le terrain spécial pour sa subsistance, toutefois il n'y séjourne que le temps nécessaire pour se nourrir. Si un individu atteint de nombreux poux des vêtements se déshabille rapidement, on peut surprendre un ou plusieurs poux sur la peau, au moment où ils se livrent à la succion, la chute des vêtements ne leur ayant pas permis de fuir assez à temps. Mais ils commencent aussitôt à courir rapidement çà et là pour gagner un abri. Ces poux n'habitent pas sur la peau et encore moins dans la peau. Si un individu affecté depuis plusieurs mois de poux des vêtements a pris du linge et des habits propres, on ne trouve sur lui absolument aucun parasite, quoiqu'il présente tous les signes de la pédiculose du corps.

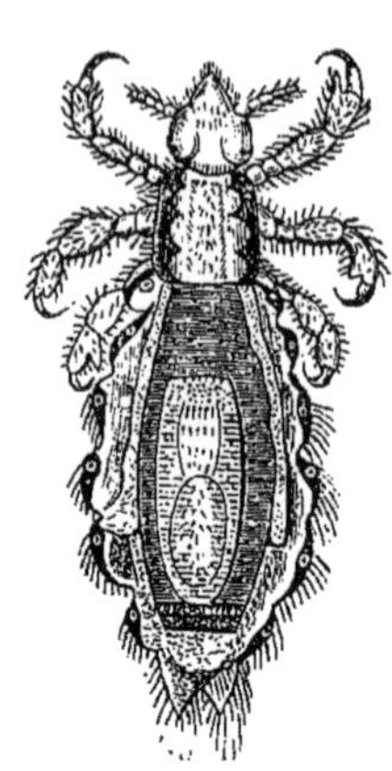

Fig. 63.

Pou des vêtements femelle (Küchenmeister).

PÉDICULOSE DU CORPS

Les lésions de la pédiculose du corps consistent essentiellement en excoriations; elles sont très caractéristiques et se montrent en rapport exact avec le genre de vie, et le séjour plus ou moins long des poux des vêtements.

Ces parasites, en effet, séjournant dans le voisinage le plus immédiat de la peau, pour pouvoir l'atteindre et la quitter rapidement, occupent surtout les plis des vêtements serrés au corps ; c'est, en conséquence, principalement à la nuque dans la partie correspondante à ces plis, sur les épaules, sur les reins, à la taille, aux poignets, aux régions fessières et sur la face externe des cuisses, que les lésions produites par les poux seront particulièrement rencontrées.

Les poux de corps attaquent directement la peau avec leurs fortes mandibules, ils y déterminent une plaie superficielle, et, par leur succion énergique, produisent autour de la morsure une grosse plaque d'urticaire. La vive démangeaison provoquée par ces lésions entraîne des grattages énergiques à l'aide des ongles, qui pénètrent plus profondément au niveau des points lésés que sur un point de la peau saine et donnent un caractère spécial aux excoriations produites. Celles-ci se montrent sous la forme de traînées sanguinolentes, de plusieurs centimètres de longueur, en même temps larges et profondes, dont le centre correspondant à la piqûre est le siège d'une plaque excoriée encore plus profonde et plus large, ayant une étendue supérieure à celle d'une lentille. Au bout de peu de jours, les extrémités de ces excoriations guérissent; plus tard leur partie centrale guérit à son tour. Mais une pigmentation foncée reste encore visible pendant deux à trois semaines après la disparition des excoriations, les traînées paraissent d'un blanc anormal, le centre a même souvent un aspect cicatriciel.

S'il n'y a qu'un petit nombre de poux et s'ils surviennent pour la première fois sur un individu, on trouve immédiatement de récentes excoriations présentant les caractères que je viens de décrire, le plus souvent à la nuque et dans la région sacrée. Mais, s'il existe en outre des traînées pigmentaires ou même des stries blanches dans les régions que j'ai indiquées, on peut en conclure qu'il a eu, à plusieurs reprises, des poux dans l'espace de quelques semaines, c'est un *pédiculeux d'habitude.* La première forme (dans laquelle on trouve souvent, en même temps, une éruption générale aiguë de papules eczémateuses miliaires, — *miliaire rouge*) s'observe chez les ouvriers, qui, durant un voyage, couchent pendant plusieurs nuits sur la paille, chez des personnes qui ont fait un court séjour dans des quartiers populeux, dans des salles de police, ou encore, chez les sujets même les plus soigneux de leur tenue ayant passé un temps plus ou moins long en voiture publique.

Dans la pédiculose habituelle de personnes atteintes de poux des vêtements, qui, pendant toute l'année, à de courtes interruptions près, séjournent à l'hôpital, on voit s'aggraver considérablement les symptômes que j'ai décrits. Les excoriations sont plus nombreuses, plus profondes, compliquées d'inflammation, de suppuration, de croûtes; elles s'accompagnent de pustules, de croûtes rupioïdes, de lymphangite, de dermatite diffuse et de fièvre, de furoncles volumineux et indolents, d'abcès, d'anthrax avec grangrène de la peau. Ces lésions sont disséminées partout; cependant elles sont surtout confluentes sur les épaules, à la nuque et aux reins. Il peut en résulter des trajets fistuleux entre les divers abcès, des ulcères à bords rongés et soulevés, et des granulations à excroissances verruqueuses ; cet ensemble de symptômes persiste souvent pendant plusieurs mois après que les malades ont quitté leurs vêtements infestés de poux (1).

Le tableau morbide que je viens de décrire est complété par la pigmentation de la peau qui arrive jusqu'au brun foncé intense, brun gris, et atteint même la couleur de la peau des nègres; cette pigmentation s'étend dans quelques cas à la nuque et principalement aux reins, mais dans une pédiculose de longue durée elle envahit presque toute la surface cutanée (2).

Beaucoup de ces individus menant une vie errante, ayant une alimentation défectueuse, se livrant à la boisson, ou bien étant atteints de malaria, ont en même temps le teint bruni par le séjour dans des baraquements ou en plein air, ce qui leur donne l'aspect que l'on attribue à la maladie d'Addison; et il est probable que dans le cadre de cette affection non encore déterminée figurent plusieurs cas de pédiculose intense.

La marche de la maladie dépend donc complètement et uniquement de la présence des poux. Si l'on en délivre le malade en le dépouillant de ses vêtements et le transportant dans un lieu indemne, les excoriations, les abcès, les furoncles guérissent d'après le schema général, bien que (on en a cité des exemples) les derniers puissent récidiver encore pendant longtemps.

(1) C'est bien rarement, pour ne pas dire jamais, que les lésions pédiculaires sont rencontrées dans nos hôpitaux, arrivées à ce point extrême. (*N. d. Trad.*)

(2) La mélanodermie, à un degré quelconque, appartient à tous les cas de prurit chronique, de prurit parasitaire particulièrement; chez les sujets cachectiques, cette mélanodermie, qu'elle soit localisée ou généralisée, atteint ses plus grandes proportions. Voy. Paul Fabre (de Commentry), *Des Mélanodermies, et en particulier d'une Mélanodermie parasitaire*. Paris, 1875; et *Du rôle des parasites dans la pigmentation cutanée, à propos d'une observation de mélanodermie phthiriasique*. Paris, 1879. (*Note des Traducteurs.*)

La pigmentation disparaît aussi tout à fait dans l'espace de plusieurs semaines ou de plusieurs mois. Il n'existe absolument pas de cachexie provenant de la pédiculose, et si quelques pédiculaires paraissent cachectiques, ou meurent dans cet état, cela tient au genre de vie précaire indiqué ci-dessus, lequel a depuis longtemps altéré leur santé.

Le diagnostic de la pédiculose n'est pas toujours facile, car dès que les malades ont quitté les vêtements qui contenaient des poux, le corps du délit, c'est-à-dire le parasite, fait défaut. Il faut donc s'en tenir au siège caractéristique des excoriations et de la pigmentation précédemment décrites, pour la distinguer du prurit cutané et de l'urticaire chronique, dans lesquels les traces de grattage sont disséminées d'une manière irrégulière sur tout le corps. Chez les personnes qui changent chaque jour de linge et présentent cependant des symptômes de pédiculose, j'ai souvent été à même de démontrer le corps du délit dans la couture d'une camisole de laine portée d'une manière continue ou d'une ceinture de flanelle entourant l'abdomen.

Le traitement de la pédiculose du corps consiste avant tout dans le changement de linge et des vêtements. A notre hôpital, pour détruire les poux et les lentes, on place les habillements dans un récipient à double cylindre, qui ferme hermétiquement, et dont l'intérieur est chauffé par de la vapeur à 75 ou 80° C (1). Les affections légères de la peau que j'ai décrites guérissent spontanément ; celles dont l'inflammation et la suppuration sont plus intenses sont traitées rapidement avec succès d'après les règles générales, par des enveloppements humides, des pommades, des emplâtres, etc.

(1) Loin des établissements spéciaux, il faut faire passer les vêtements à la vapeur de soufre, ce qui s'exécute chez tous les dégraisseurs, ou plus simplement on les confie au boulanger, en lui recommandant de ne pas dépasser le degré compatible avec l'intégrité des vêtements. (*Note des Traducteurs.*)

POU DU PUBIS

Le pou du pubis, *phthirius inguinalis*, *pediculus pubis*, *morpion*, a une tête en forme de violon et un thorax large. Il vit sur les parties pileuses du corps, à l'exception du cuir chevelu, principalement et en plus grand nombre dans la région génitale; on le trouve aussi sur les poils de la poitrine, du creux axillaire, des membres, de la moustache, des autres parties de la barbe et des cils qui peuvent être envahis par les lentes dans toute leur longueur. Le pou du pubis s'introduit profondément, et reste immobile, la tête enfoncée dans un follicule, la partie postérieure du corps dirigée en haut et étreignant avec les pattes antérieures le poil à son point d'émergence, en sorte que pour l'arracher il faut le saisir par derrière avec la pince et le retirer en le faisant glisser le long du poil. Toutefois, quand les parasites du pubis sont en grand nombre, on peut en voir quelques-uns se détacher et tomber au moment où le sujet quitte ses vêtements. En raison de son immobilité et de la couleur pâle du phthirius, on ne le reconnaît que par un examen attentif et à un bon éclairage. Le prurit causé par le pou du pubis est très désagréable; il s'accompagne d'eczéma à petites papules.

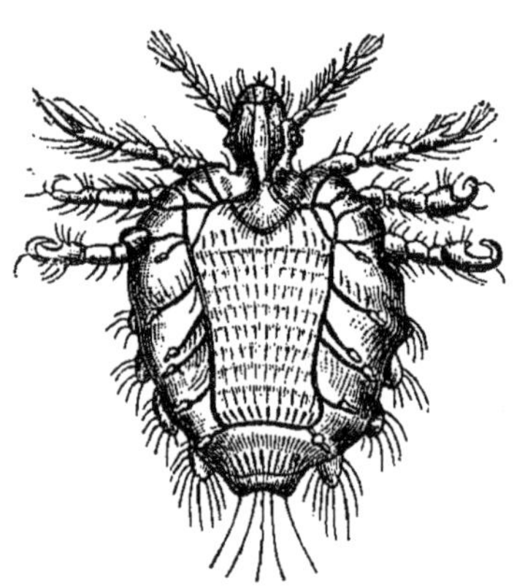

Fig. 64.

Pou du pubis (Schmarda).

Au nombre des divers moyens conseillés pour détruire le phthirius, les plus usités consistent en frictions faites deux fois par jour sur toutes les régions où il se rencontre, avec l'onguent napolitain ou avec la pommade moins salissante de :

Précipité blanc.	5 gr.
Onguent émollient.	30 —

ou bien avec la solution suivante :

Sublimé..	1 gr.
Eau distillée.	100 —

Mais comme les préparations mercurielles provoquent souvent un eczéma intense, je vous recommande de préférence les applications de pétrole, de baume du Pérou et de Tolu, d'huile de laurier, etc., en les associant en proportion convenable, par exemple d'après la formule ci-après :

Pétrole	aa 15 gr.
Baume du Pérou.	
Huile de laurier.	1 gr.

On saupoudre ensuite les parties atteintes avec une poudre inerte et on ne fait prendre un bain qu'après la disparition des irritations de la peau provoquées par le phthirius (1).

Il est encore d'autres épizoaires qui ne séjournent que de temps en temps sur la peau et qui irritent cet organe, ceux que l'on rencontre le plus souvent sont les puces et les punaises.

Puce commune, pulex irritans. — Elle occasionne une petite lésion de la peau bien connue et détermine une vive sensation de piqûre. Il survient une hémorrhagie punctiforme, de la dimension d'une graine de pavot, autour de laquelle il se déve-

(1) On sait que, dans ces dernières années, les *taches bleues, macules cyaniques,* etc., qui étaient rapportées autrefois à diverses affections fébriles, ont été rattachées, par plusieurs médecins de la marine, directement et exclusivement à l'action des poux du pubis (J. Moursou, *Annales de dermatologie et de syphiligraphie,* t. IX, n° 3, p. 198. Paris, 1877-1878). Cette question a été reprise et développée par notre savant collègue et ami Duguet, qui a produit expérimentalement les taches bleues, en insérant le produit du magma, obtenu par la trituration de plusieurs poux du pubis. Voy. Duguet, *Sur les taches bleues, leur production artificielle et leur valeur séméiologique; Gazette des hôpitaux,* 20 avril 1880. — En reproduisant *in extenso* le travail de Duguet dans les *Annales de dermatologie,* 2e série, t. Ier, année 1880, p. 544, l'un de nous a donné un aperçu général, et précisé quelques points de l'historique de la question, pour faciliter les recherches de ceux qui traiteront le même sujet. — V. p. complément, même *Recueil,* t. II, 1881, 25 avril. (*Note des Traducteurs.*)

loppe au moment de la succion de la peau un cercle d'injection rouge de 2 à 5 millim. d'étendue.

Ce cercle pâlit immédiatement, tandis que le point hémorrhagique ne disparaît sans laisser de traces qu'au bout de quelques jours, et en passant par toutes les modifications de coloration que vous connaissez. Sur une peau délicate, chez les enfants, la puce provoque en outre par son contact direct, ainsi que d'une manière réflexe, l'apparition de plaques d'urticaire. On voit souvent la peau envahie par des piqûres de puce (*purpura pulicosa*), en sorte que cet état rappelle l'aspect d'un véritable purpura. La dimension égale des piqûres, leur localisation principale correspondant aux plis des vêtements serrés étroitement autour du corps, et la présence de quelques cercles autour des piqûres, ainsi que les fèces bien connues des puces, permettent suffisamment de reconnaître cet état.

Punaise, cimex lectularius, acanthia lectularia. Elle provoque une urticaire intense et un violent prurit, aussi bien sur les parties atteintes directement par piqûre, succion et contact, que d'une manière réflexe sur tout le corps. Comme on se gratte le plus ordinairement avec deux ou trois doigts, les résultats du grattage apparaissent dans ces cas sous forme de traînées deux ou trois fois parallèles, s'entre-croisant souvent comme les dessins que l'on rencontre sur les anciennes pièces de monnaie, et disséminées irrégulièrement sur la peau. Il n'est pas facile de distinguer cet état du prurit cutané ou de l'urticaire chronique, et, chez les enfants de un à deux ans, d'un prurigo commençant. On se prononcera surtout d'après ce fait que l'éruption est plus marquée le matin à la sortie du lit qui abrite des punaises, et qu'elle disparaît pendant le jour.

Il y aurait encore à citer les mouches, les cousins (*culex pipiens*), les moustiques, qui, ainsi que beaucoup d'espèces du même genre, particulièrement de celles qui sont propres aux régions des tropiques, piquent accidentellement la peau et occasionnent localement, et d'une manière générale, des plaques d'urticaire, des tuméfactions œdémateuses et ecchymotiques, du prurit et de la douleur. Contre leurs piqûres, ainsi que contre celles des abeilles il faut recourir à l'application immédiate d'ammoniaque ou de sel ammoniac.

Je vous signalerai encore, parmi certaines espèces d'œstre, celle qui a été désignée par A. de Humboldt sous le nom d'œstre de l'homme; elle dépose quelquefois par une piqûre ses œufs dans la peau et occasionne ainsi un abcès douloureux d'où sortiront plus tard des larves développées. Tous ces insectes et d'autres semblables ne jouent le rôle d'épizoaires du corps humain que d'une manière accidentelle.

FIN DU TOME SECOND

TABLE DES MATIÈRES

CONTENUES DANS LE TOME SECOND

TRENTE ET UNIÈME LEÇON

TRENTE-DEUXIÈME LEÇON

TRENTE-TROISIÈME LEÇON

TRENTE-QUATRIÈME LEÇON

TRENTE-CINQUIÈME LEÇON

Pages.

FIN DE LA TABLE DES MATIÈRES DU TOME SECOND

TABLE GÉNÉRALE DES MATIÈRES

A

B

C

D

E

F

G

H

M

R

T

U

FIN DE LA TABLE GÉNÉRALE DES MATIÈRES

LISTE ALPHABÉTIQUE DES AUTEURS

A

B

C

D

H

J

K

L

M

N

S

T

U

V

W

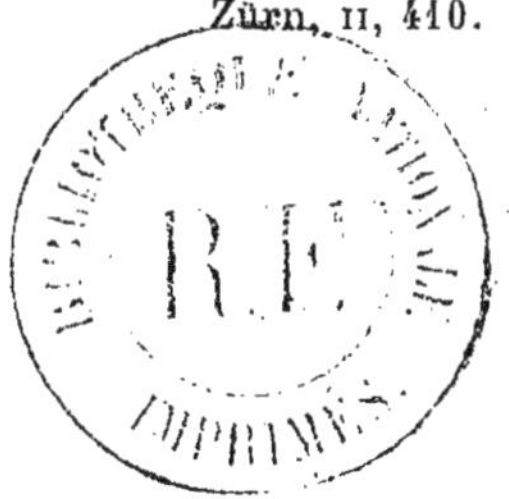

FIN DE LA LISTE ALPHABÉTIQUE DES AUTEURS.

Paris. — Typographie Georges Chamerot, 19, rue des Saints-Pères. — 10223.

www.ingramcontent.com/pod-product-compliance
Ingram Content Group UK Ltd.
Pitfield, Milton Keynes, MK11 3LW, UK
UKHW012143240726
13966UKWH00001B/118